Krankengymnastik Aktuell

Medizinische Fachbuchreihe
Physikalische Therapie – Prävention – Rehabilitation
– Sonderband –

Kranken-
gymnastik
Aktuell

Referate und Kurzreferate
der Fachtagung Krankengymnastik Aktuell
Hamburg, 1.–3. Mai 1980

Redaktionelle Leitung:
Margrit List

Herausgegeben vom
Deutschen Verband für Physiotherapie – Zentralverband
der Krankengymnasten (ZVK) e.V.

Pflaum Verlag München

CIP-Kurztitelaufnahme der Deutschen Bibliothek
Krankengymnastik Aktuell: Referate u. Kurzreferate d. Fachtagung Krankengymnastik Aktuell, Hamburg, 1.–3. Mai 1980 / hrsg. vom Dt. Verb. für Physiotherapie, Zentralverb. d. Krankengymnasten (ZKV) e.V. Red. Leitung: Margrit List. – München: Pflaum, 1980.
(Medizinische Fachbuchreihe: Sonderbd.)
ISBN 3-7905-0332-0
NE: List, Margrit [Red.]; Fachtagung Krankengymnastik Aktuell ‹1980, Hamburg›; Deutscher Verband für Physiotherapie

ISBN 3-7905-0332-0
Copyright 1980 by Richard Pflaum Verlag KG
Alle Rechte, insbesondere die der Übersetzung, des Nachdrucks, der Entnahme von Abbildungen, der Funksendung, der Wiedergabe auf fotomechanischem oder ähnlichem Wege und der Speicherung in Datenverarbeitungsanlagen, bleiben, auch bei nur auszugsweiser Verwertung, vorbehalten.
Satz und Druck: Richard Pflaum Verlag KG, München

Inhaltsverzeichnis

Grußwort 9
Empirische Untersuchungsansätze im krankengymnastischen Ausbildungsbereich 11

I   Funktionsstörung der Atmung 29
1   Zum Stellenwert der krankengymnastischen Atemtherapie bei bronchopulmonalen Erkrankungen 30
2   Objektivierung der Wirksamkeit krankengymnastischer Atemtherapie auf die gestörte Atemmechanik des Erwachsenen 39
3   Objektivierung der Wirksamkeit krankengymnastischer Atemtherapie auf die gestörte Atemmechanik des Kindes 47
4   Objektivierung der Auswirkung krankengymnastischer Atemtherapie auf den Lungenkreislauf 51
5   Klinische Anwendung der krankengymnastischen Atemtherapie bei Säuglingen in der postoperativen Phase nach Herzoperationen 55
6   Klinische Anwendung der krankengymnastischen Atemtherapie bei Atemwegserkrankungen im Kindesalter 58
7   Klinische Anwendung krankengymnastischer Atemtherapie in Verbindung mit dem variablen, künstlichen Totraumvergrößerer und mit Respiratoren . . . 60

II.   Funktionsstörung des Herz- und Kreislaufsystems 69

1   Über den Stellenwert der Bewegung im Rehabilitationsprogramm bei der coronaren Herzerkrankung 70
2   Bewegung in der Frühmobilisation nach Myokardinfarkten 77
3   Bewegungen im Rahmen des Anschlußheilverfahrens – Gruppenbehandlung durch Krankengymnasten 82
4   Bewegung mit ambulanten Koronargruppen; der Krankengymnast neben Sport-, Gymnastiklehrern und Übungsleitern der Sportvereine als Leiter von Koronargruppen 87
5   Das pectanginöse Syndrom und die krankengymnastische Behandlung im Rahmen der Rehabilitation 90

III   Störung der Haltung 95

1   Haltung und Bewegung als Kontrahenten und Partner in der Motorik: Ein neurophysiologischer Lehrdisput in zwei Teilen. Teil 1: Der Konflikt und seine Folgen 96
2   Beurteilung und Abgrenzung von Haltungsschwäche, Haltungsschäden und Haltungsverfall 102
3   Krankengymnastische Befunderhebung bei Haltungsstörungen im Kindesalter 110

		Seite
4	Krankengymnastische Behandlungsbeispiele bei Haltungsproblemen im Kleinkindesalter	117
5	Krankengymnastische Befundaufnahme bei Störungen der Haltung von Schulkindern und Jugendlichen	126
6	Gesichtspunkte krankengymnastischer Behandlung von Skoliosen bei Kindern und Jugendlichen	131
7	Krankengymnastische Behandlungsmöglichkeiten und Korrekturen der Haltung bei Haltungsstörungen des Erwachsenen	136

IV	**Störung der Bewegung**	141
1	Haltung und Bewegung als Kontrahenten und Partner in der Motorik: Ein neurophysiologischer Lehrdisput in zwei Teilen; Teil 2: Der Ausgleich und seine Risiken	142
2	Frühdiagnose – krankengymnastische Befunderhebung zentraler Bewegungsstörungen bei Säuglingen und Kleinkindern	151
3	Krankengymnastische Behandlungsmöglichkeiten zentraler Bewegungsstörungen bei Säuglingen und Kleinkindern	159
4	Krankengymnastische Befunderhebung bei zentralen Bewegungsstörungen des Erwachsenen	168
5	Krankengymnastische Behandlungsmöglichkeiten zentraler Bewegungsstörungen des Erwachsenen am Beispiel der Encephalomyelitis disseminata	173
6	Psychomotorische Aspekte der Bewegungsstörung	178
7	Die Bewegungsstörung und ihre Auswirkung auf das Bewegungsverhalten im Sport	185
8	Abriß der wissenschaftlichen Grundlagen einer behinderungsadäquaten Didaktik und Methodik des Schwimmens	189

V	**Funktionsstörung des Gelenkes**	201
1	Mechanische, neurophysiologische und diagnostische Grundlagen der Manuellen Therapie	202
2	Manuelle Therapie bei Hypomobilität des Gelenkes	206
3	Manuelle Therapie bei Hypermobilität des Gelenkes	210
4	Krankengymnastische Techniken zur Mobilisation und Stabilisation von Gelenken	215
5	Krankengymnastische Befunderhebung des polyarthritischen Gelenkes	224
6	Krankengymnastische Behandlungsmöglichkeiten bei der primär chronischen Polyarthritis	231

VI	**Forum Freie Kurzvorträge**	239
1	Krankengymnastische Behandlung bei Störungen der Bewegungsentwicklung im Bereich der Automatisierung und Programmsteuerung von sequentiellen Abläufen	240

		Seite
2	Schwerpunktverlagerung im Schultergürtel in der normalen Entwicklung und beim Reflexkriechen	243
3	Stellenwert der Neumann-Neurode-Methode im Rahmen der heutigen Säuglingsbehandlung	245
4	Gruppentherapie bei minimaler cerebraler Dysfunktion unter psychomotorischen Gesichtspunkten	248
5	Behandlung von Säuglingen und Kleinkindern mit motorischen Störungen unter Berücksichtigung pädagogischer Aspekte	250
6	Plexusschädigung beim Säugling und deren krankengymnastische Behandlung aus klinischer Sicht	252
7	Lagerung und Handling beim Opisthotonus	255
8	Die postoperative krankengymnastische Behandlung bei frühkindlichem Hirntumor	257
9	Nachbehandlung von Herzinfarktpatienten in der freien Praxis	259
10	Trainingstherapie bei arteriellen und venösen Zirkulationsstörungen	261
11	Aspekte krankengymnastischer Behandlung bei Patienten in der Geriatrie	263
12	Schulung der Sinne bei Späterblindeten	265
13	Syndrome der Lendenwirbelsäule und ihre Behandlung mit dem Stecktisch	268
14	Krankengymnastische Behandlung nach Wirbelsäulenoperationen	270
15	Die konservative Behandlung der Skoliose mit Krankengymnastik und Milwaukee-Korsett	272
16	Krankengymnastik bei Skoliosen	275
17	Krankengymnastik bei Morbus Bechterew	277
18	Krankengymnastische Behandlung von Patienten mit Morbus Scheuermann mit dem Hannover'schen Rückentrainer	279
19	Kriterien für die Erstellung von Programmen zum Selbstüben	282
20	Motorisches Training von Parkinson-Kranken in der krankengymnastischen Praxis zur Bewältigung der Alltagsprobleme	284
21	Die Bedeutung des Bewegungsrhythmus bei der Gangschulung in der Orthopädie	286
22	Krankengymnastische Behandlung nach Sehnenverletzungen an der Hand	289
23	Gesichtspunkte zum Gelenkschutz bei rheumatischen Erkrankungen	291
24	Krankengymnastische Grundsätze in der Betreuung von Sportlern	294
25	Hippotherapie	298
26	Sporttherapie für den Querschnittgelähmten	300
27	Krankengymnastik in der Rehabilitation	303
28	Krankengymnastik in der Psychiatrie	306
29	Elektrotherapie – eine aktuelle Begleittherapie?	308
30	Standort und Zielsetzung der Krankengymnastik im geburtsvorbereitenden Team	310
31	Bericht über die Arbeits- und Ausbildungsorganisation beim Aufbau einer zentralisierten Abteilung für Physikalische Medizin und Rehabilitation	312
32	Probleme der Interaktion zwischen frei praktizierendem Krankengymnast und Arzt	314
33	Überlegungen zur Planung einer Krankengymnastik-Praxis	316
34	Anwendung der Verstärkung und Bekräftigung in der Lernsituation mit Krankengymnastikschülern	319

		Seite
35	Erfahrungen mit Beurteilungsbögen für die Beurteilung von Schülern im klinischen Praktikum	321
36	Unterschiede in der Krankengymnastischen Ausbildung innerhalb der Europäischen Gemeinschaft	323
37	Aufnahmebedingungen zur Ausbildung als Krankengymnast in der Europäischen Gemeinschaft	325
38	Einsatz des Biofeedback-Innervationstrainings bei Inaktivitätsatrophie	329

Referentenverzeichnis 332

Grußwort Prof. Jochheim

Dem wissenschaftlichen Leiter dieses Kongresses ist ein eigenes Grußwort eingeräumt worden. Ich benutze die Gelegenheit, um als Mitglied des Rehabilitationsausschusses der Bundesärztekammer das Ereignis zu würdigen, das einen hohen Prozentsatz der in der Bundesrepublik, in Klinik und eigener Praxis tätigen Krankengymnasten und Krankengymnastinnen zu einer Fortbildungsveranstaltung zusammengeführt hat. Dieser Kongreß behandelt einige recht wesentliche Abschnitte der physikalischen Therapie und eröffnet auch die Aspekte zu Nachbargebieten in einer Weise, die gerade im Bereich der Rehabilitation und seiner interdisziplinären Verflechtung besonders begrüßt wird.

Allerdings darf man durchaus hervorheben, daß dieser Kongreß als 30jähriges Jubiläum des Zentralverbandes der Krankengymnasten ein besonderes Gepräge hat. Er erfüllt alle Anforderungen an einen klassischen Kongreß, die musikalische Einleitung, die Grußworte engagierter Persönlichkeiten und Organisationen und weist somit alle Merkmale auf, die auch sonst Damen um die 30 auszeichnen, jene Mischung zwischen Reife und Attraktivität, die keines besonderen Komplimentes bedarf, sondern seine Anerkennung in sich selbst findet.

In den oft recht mühsamen Phasen der Reifung sind schließlich als Ausweis einer eigenen methodischen Kompetenz eine wissenschaftliche Zeitschrift, eine eigene Schriftenreihe und jetzt ein Fachkongreß entstanden. Jede Berufsgruppe ist zweifellos bestrebt, ihre eigenen Probleme in einer derartigen Fachtagung besonders herauszustellen. Dennoch hat der hiesige Kongreß mit seinen zahlreichen Ansatzpunkten für interdisziplinäre Themenstellungen die entsprechenden Nachbardisziplinen deutlich werden lassen. In der Zukunft werden wir sicher gerade für die viel schwierigeren extramuralen Teamaufgaben Fortbildungsmöglichkeiten entwickeln müssen, die ärztliche, pflegerische, krankengymnastische, beschäftigungstherapeutische und soziale Verflechtungen nicht nur erkennen lassen, sondern auch einzuüben helfen.

Prof. Dr. med. K.-A. Jochheim
Leiter des Rehabilitationszentrums
der Universität zu Köln, Lindenburger
Allee 44, 5000 Köln 41

Empirische Untersuchungsansätze im krankengymnastischen Ausbildungsbereich

Prof. Dr. H. Sennewald
und die Lehrer der Krankengymnastik:
S. Plodek, M. Vollmer, K. Recklies

Vor 250 Jahren hat der deutsche Philosoph Immanuel Kant einen Grundsatz geprägt, der noch immer Gegenwartsbedeutung hat. Auf dieser Fachtagung mit dem Motto: KRANKEN-GYMNASTIK AKTUELL darf dieser Grundsatz wegen seines überzeitlichen Wertes zitiert werden. Er lautet: *„Alle unsere Erkenntnisse fangen mit der Erfahrung an."*

Dieser Grundsatz hat seine Gültigkeit bis heute nicht verloren. Diejenigen, die über ihre beruflichen Tätigkeiten nachdenken, stellen immer wieder fest: „Ohne Erfahrung in der Praxis geht es nicht, gibt es keinen Erkenntnisgewinn". Wer herausfinden will, ob seine Tätigkeit zweckmäßig und sinnvoll ist, muß Erfahrungen sammeln. Er muß beobachten, Fakten gewinnen und systematisch aufbereiten. Zuverlässige und weittragende Aussagen sind nur möglich, wenn sehr viele Erfahrungen verfügbar sind.

Empirische Untersuchungen gehen diesen Weg. Sie sind Bestandteil der sogenannten Erfahrungswissenschaften, d. h. Erkenntnisse werden hier auf der Grundlage von Erfahrungsmaterial aufgebaut und überprüft. Die wichtigsten *Schritte* bestehen aus
— Wahrnehmung eines noch ungelösten Problems und Formulierung zugehöriger Fragestellungen
— Entwurf eines Lösungsweges verbunden mit der Wahl erfahrungswissenschaftlicher Methoden (z. B. Beobachtung, Experiment, Befragung)
— möglichst korrekte Gewinnung von Fakten bzw. Befunden und ihre Aufbereitung
— Erklärung und Diskussion der Untersuchungsergebnisse sowie Ableitung von Folgerungen
— weitere Beobachtungen bzw. Erhebungen zur Bewahrheitung oder Widerlegung der Annahmen.

In Kurzform gebracht: Empirisch untersuchen heißt, seine Erkenntnisse auf der Basis von Erfahrungen und mittels methodischen Vorgehen möglichst sorgfältig gewinnen und überprüfen.

Die Erfahrungen, die der Einzelne im Lebensalltag macht, sind ebenfalls Quelle für die Urteilsbildung. Sie haben jedoch gewisse Schwächen, insofern sie subjektiven Wahrnehmungen und Deutungen ausgesetzt sind, also nicht ohne weiteres einen allgemeingültigen Wert beanspruchen können Persönliche Erfahrungen haben außerdem nicht selten „erwartungsgemäße" Ergebnisse: Sie bewegen sich dann in einem Kreislauf von Befangenheit, Selbstrechtfertigung und hartnäckigem Vorurteil. Die Reaktion: „Siehste, es stimmt" ist weit verbreitet.

Es ist leicht, Befürworter für den Grundsatz zu finden: „Alle unsere Erkenntnisse fangen mit der Erfahrung an". Es ist schwer, Anhänger für den weitergehenden Grundsatz zu gewinnen: „Aus persönlicher Erfahrung gewonnene Erkenntnisse sind zunächst skeptisch zu betrachten." Häufig hat derjenige, der eine Berufstätigkeit ausübt, das Gefühl der Gewißheit: Was ich bemerke, ist eine Bestätigung für das, was ich erreichen möchte.

Persönliche Erfahrungen haben mithin einen begrenzten Erkenntniswert, solange nichts unternommen wird, den individuellen Erfahrungs- und Wissenshorizont zu erweitern. Anders ausgedrückt: Was der Einzelne bemerkt, hat subjektive Anteile. Damit es überindividuell gültige Erkenntnisse geben kann, bedarf es der Erweiterung von „Hier-und-jetzt-Erfahrungen" einzelner Personen. Empirische Untersuchungen versuchen, von personen- und zufallsabhängigen Erkenntnis- und Urteilsprozessen wegzukommen und Ergebnisse zu erhalten, die objektivere Aufschlüsse über feststellbare Tatsachen und anstehende Probleme zulassen, also nicht nur Spekulation sind.

Im krankengymnastischen Ausbildungsbereich gibt es in unseren Tagen eine lange Reihe von *Fragestellungen*, die besetzt sind von persönlicher Erfahrungs- und Meinungsbildung. Nach unserem Eindruck werden drei Fragen wiederkehrend diskutiert:
1. die Frage: Wer eignet sich für die krankengymnastische Berufsausbildung?
2. die Frage: Wie kann die krankengymnastische Ausbildung wirkungsvoller gestaltet werden?
3. die Frage: Sind die derzeitig üblichen Prüfungen in der krankengymnastischen Ausbildung zweckmäßig?

Bei der ersten Frage drehen sich die Diskussionen auf seiten der Ausbildungsstätten für Krankengymnastik und vor allem auf seiten der Bewerber um Ausbildungsplätze um das *Aufnahmeverfahren*. Aus verschiedenen Gründen ist eine Berufseignungsprüfung unerläßlich:

— Nicht bei jedem Bewerber besteht ohne weiteres ein angemessenes Verhältnis zwischen den Berufsanforderungen und den persönlichen Leistungsfähigkeiten.
— Es melden sich mehr Bewerber zur Ausbildung als Krankengymnast an, als Ausbildungsplätze vorhanden sind.

Zur Lösung dieses akuten Problems sind „Auslesefilter" für Ausbildungsbewerber geschaffen worden, die einer langjährigen Überarbeitung und Abwandlung unterworfen worden sind. Ein Modellentwurf der Deutschen Zentrale für Volksgesundheitspflege hat bei etwa 40% der Krankengymnastikschulen in der Bundesrepublik Deutschland Anklang gefunden und wird dort praktiziert. Geblieben ist die Frage, ob eine derartige, sehr zeit- und arbeitsaufwendige Prozedur auch wirklich „etwas bringt". Sowohl Lehrkräfte wie auch Schüler der Krankengymnastikschulen hegen Zweifel, ob die heute angewandten Prüfungsverfahren mit Gewißheit eine Auskunft über die Berufseignung erteilen.

Es liegt nahe, in einem solchen Falle eine empirische Untersuchung durchzuführen. Das heißt: Man verläßt sich nicht auf bloße Mutmaßungen, sondern sammelt Fakten, bereitet sie systematisch auf und versucht, die Ergebnisse sachlich und sachdienlich auszuwerten. Die empirische Untersuchung kann solche unüberprüften Behauptungen klären helfen, die sich auf ein einziges „Beispiel" beziehen und etwa lauten: „Wenn eine Schülerin im Aufnahmeverfahren einer Schule durchfällt, kommt sie im Aufnahmeverfahren der nächsten Schule durch". Oder: „Nur ausnahmsweise ist sie noch in die krankengymnastische Ausbildung aufgenommen worden; heute ist sie eine außerordentlich leistungsfähige und beliebte Krankengymnastin".

In bezug auf die zweite Frage, die sich auf die didaktische Effektivität krankengymnastischer Ausbidung richtet, ist zu hören, daß die Unterweisungs- und Arbeitsformen änderungsbedürftig sind. Es gibt Streitgespräche in der Lehrerschaft und unter den Schülern der Krankengymnastikschulen darüber, welche *Formen des Unterrichts* ein rasches und erfolgreiches Vorankommen zu den Ausbildungszielen gewährleisten. Genügt es, theoretische Kenntnisse in den Basisfächern der Krankengymnastik in Vortragsform zu übermitteln und im praktischen Unterricht die Fertigkeiten, die für die krankengymnastische Behandlung von Patienten benötigt werden, durch bloßes Vor- und Nachmachen einzuüben?

Diese Frage verdient besonderes Interesse, weil sich offenbar gegenwärtig eine stärkere Wendung zu Unterrichtsformen anbahnt, bei denen die aktive und selbsttätige Mitarbeit der Schüler begünstigt wird. Es geht um die Gestaltung von Lehr-Lernprozessen, die unter der modernen Bezeichnung „schülerorientierter Unterricht" bekannt ist. Dahinter steht die Idee, Unterricht derart einzurichten, daß ein zunehmend größeres Ausmaß an Selbständigkeit und Produktivität des Lernverhaltens möglich wird.

Wenn man Aufschluß darüber haben möchte, welche Lehr- resp. Unterrichtsformen in der krankengymnastischen Ausbildung als schülerorientiert gelten können, kann man sich nicht ausschließlich auf persönliche Annahmen und gelegentlich empfangene Eindrücke verlassen.

Im Sinne empirischer Untersuchungsweise wäre durch eine Erhebung zu ermitteln, was Schüler z. B. von Formen des Unterrichts halten, in denen ihre Mitarbeit in unterschiedlicher Art und Weise — also nicht nach Schema F — verlangt und verwirklicht wird.

Zur dritten Frage — nämlich Zweckmäßigkeit von Prüfungen — kann man die persönliche Erfahrung gemacht haben, daß die laut Ausbildungsordnung für Krankengymnasten durchzuführende Abschlußprüfung — von dem üblichen Streß abgesehen — im großen und ganzen funktioniert. Es heißt dann etwa: „Wie bei jeder Prüfung ging es auch diesmal hektisch zu. Die Schüler hatten ziemlich Angst — wer hat die nicht bei Prüfungen —, und einige haben es nur mit Müh' und Not geschafft. Hinterher sind aber alle wieder froh und entspannt gewesen."

Gewiß mag diese Beobachtung zum Prüfungsgeschehen der Realität entsprechen. Enthält sie aber die ganze Wahrheit? Wie sieht es wirklich mit dem Erleben von Prüfungen auf seiten der Prüflinge und Prüfer aus? Es müßte doch aufschlußreich sein, zunächst die Prüfungssituationen unter bestimmten Fragestellunen zu erfassen, eine Art Bestandsaufnahme zu machen. Weitere Verbesserungsmöglichkeiten sind durch Äußerungen von Schülern und Lehrern zu gewinnen.

Während die Aussagen und Erklärungen aus der Alltagserfahrung sich meist nur auf der Vermutungsebene bewegen können, versucht die empirische Untersuchung, beweiskräftige Ergebnisse und Folgerungen zu erzielen, die über Bedingungen und Zusammenhänge möglichst objektive Auskunft geben. Wie empirische Untersuchungen im einzelnen angelegt sein können, soll an drei Projekten verdeutlicht werden. Diese Projekte sind in jüngster Zeit entstanden. Es handelt sich um Untersuchungsthemen, die im direkten Bezug zu den vorgetragenen Fragestellungen stehen:
1. Aufnahmeverfahren an Krankengymnastikschulen
2. Lehrformen im krankengymnastischen Unterricht
3. Prüfungen in der krankengymnastischen Ausbildung

Die drei Projekte markieren den Ausbildungsgang zum Krankengymnasten im Längsschnitt:

— die *Eingangsphase* mit der Bewerbung und Aufnahme
— das eigentliche *Ausbildungsstadium* mit geregeltem Lehrprogramm und verschiedenen Unterrichtsformen
— die *Abschlußphase* mit dem Prüfungsabschnitt und ein Übergang in die Berufspraxis.

Die drei Untersuchungsansätze erfassen nicht vollständig die Vorgänge, die sich am Beginn, während der Ausbildung und bei Beendigung der krankengymnastischen Ausbildung ereignen. Sie behandeln jedoch häufig erörterte, weil entscheidungsträchtige Stationen des Ausbildungsganges, die mit großer Wahrscheinlichkeit von länger währender Aktualität sind. Sie drehen sich um die Fragen, wie zweckmäßig und sinnvoll sind selektierende Aufnahmeverfahren, abgewandelte Unterrichtsformen und Prüfungsprozeduren.

Bei Festvorträgen ist es üblich, daß ein — mehr oder weniger berufsfremder — Redner auftritt und seine Gedanken über derartige, das Auditorium interessierende Fragen äußert. Es soll einmal eine andere Form des Festvortrages ausprobiert werden. Die drei Beiträge zum Vortragsthema werden nämlich von Berufsangehörigen selbst vorgetragen, von Lehrern der Krankengymnastik, die sich unter wissenschaftlicher Begleitung mit den drei genannten Fragen auseinandergesetzt und dabei den empirischen Untersuchungsweg eingeschlagen haben. Ihre Arbeiten sind im Rahmen des dreisemestrigen Ausbildungsseminars für Lehrer der Krankengymnastik in Heidelberg und im Rahmen des 2-Jahres-Studienlehrganges zur pädagogischen Qualifizierung der Deutschen Zentrale für Volksgesundheitspflege in Frankfurt entstanden.

Der erste Beitrag befaßt sich mit Aufnahmeverfahren zur krankengymnastischen Ausbildung. Frau Plodek, Lehrkraft an der Krankengymnastikschule in Mannheim, hat sich nicht mit der pauschalen und ungeprüften Behauptung zufrieden gegeben, daß solche Aufnahmeverfahren etwas bringen. Sie ist dem Problem mit Hilfe einer Untersuchung nachgegangen, der Datenmaterial zugrunde liegt. Ihr empirischer Untersuchungsansatz vermag nicht die Frage zu beantworten:
„Aufnahmeverfahren: ja oder nein?"
Er liefert aber Anregungen zu einem erneuten und fortgesetzten Nachdenken über die Konzeption und Methodik von Aufnahmeverfahren.

1. Fragestellung

Die vorliegende Untersuchung dient der Überprüfung eines Aufnahmeverfahrens für die Ausbildung als Krankengymnast. Es handelt sich um einen Modellentwurf aus dem Jahre 1975, der unter wissenschaftlicher Leitung von Herrn Professor SENNEWALD von Mitarbeitern eines Lehrgangsseminars des Lehrgangswerkes für Berufe im Gesundheitswesen der Deutschen Zentrale für Volksgesundheitspflege e. V. vorgeschlagen wurde. Unseres Wissens nach wird dieses Verfahren in leicht modifizierter Form an einer Reihe von Krankengymnastikschulen in der BRD durchgeführt.

Bei diesem Modellentwurf wurde davon ausgegangen, daß bei der Aufnahme in eine Krankengymnastikschule eine sogenannte Eignungsdiagnose für die Ausbildung als Krankengymnast erforderlich sei, nicht zuletzt aufgrund des bereits erwähnten krassen Mißverhältnisses zwischen der Zahl der angebotenen Ausbildungsplätze und der Anzahl der Bewerber dafür.

Wir gingen in unserer Untersuchung der Frage nach, inwieweit die bei dem verwandten Aufnahmeverfahren gewonnenen Beurteilungsbefunde mit den während und am Ende der

Ausbildungszeit erreichten Schulnoten zusammenhängen, inwieweit sie also als Voraussage für die nachher in der Ausbildung erreichten Leistungsnachweise dienen können. Das von uns untersuchte Aufnahmeverfahren enthält neben den üblichen Bewerbungsbestandteilen wie Lebenslauf, Schul- und Gesundheitszeugnisse als Kernstück eine Eignungsuntersuchung, bestehend aus einem standardisierten psychologischen Test und einer „krankengymnastischen Befunderhebung". Als Test diente der „Intelligenzstrukturtest" von Rudolf AMTHAUER (IST). Die „krankengymnastisch Befunderhebung" bestand aus einer „systematischen Verhaltensbeobachtung", bei welcher die Bewerber bezüglich ihres Leistungs- und Sozialverhaltens eingeschätzt wurden und einem „diagnostischen Gespräch", bei welchem „Kontaktfähigkeit", „Sprachbeherrschung" und „Berufsmotivation" der Bewerber berücksichtigt wurden (**Abb. 1**).

EIGNUNGSUNTERSUCHUNG:

1 PSYCHOL. TEST   J-S-T

2 KG-BEFUNDERHEBUNG

2.1 SYSTEMAT. VERH. BEOB.

2.2 DIAGN. GESPRÄCH

Abb. 1: Zusammensetzung der von uns verwendeten „Eignungsuntersuchung".

2. Methodik

Wir untersuchten die Daten von fünf Semestern einer Krankengymnastikschule in den Aufnahmejahren 1976 bis 1978 und den zugehörigen Staatsexamensjahren 1978 bis 1980. Von den 51 dabei erfaßten Schülern waren 7 männlich und 44 weiblich. Aus dem Intelligenztest wurden die Gesamtstandardwerte verwendet. Bei der „krankengymnastischen Befunderhebung" lagen die Ergebnisse der „systematischen Verhaltensbeobachtung" und des „diagnostischen Gesprächs" als Werte von Schätzskalen vor. Diese waren von mindestens 3 respektive 2 auf diese Aufgabe vorbereiteten Lehrkräften erhoben worden. Des weiteren existierte von jedem Schüler ein Gesamt-Notenwert seiner Zwischenprüfung und seines Staatsexamens.

Abbildungen zu Vortrag Sennewald
Thema: Zusammenhang eines Aufnahmeverfahrens mit erreichten Schulnoten an einer Krankengymnastikschule

Durch entsprechende Korrelationsverfahren wurden die Ergebnisse des Aufnahmeverfahrens und seiner Bestandteile mit denen der Zwischenprüfung und des Staatsexamens verglichen. Dabei drückt sich ein enger Zusammenhang in einem Korrelationskoeffizienten von maximal plus oder minus 1, ein fehlender Zusammenhang in einem Korrelationskoeffizienten um 0 aus. Die Korrelationskoeffizienten wurden mit entsprechenden Verfahren auf ihre statistische Signifikanz geprüft, um eventuell zufällig zustande gekommenen Werten nicht ungerechtfertigterweise eine Bedeutung zuzumessen.

3. Ergebnisse

Abb. 2 zeigt den Zusammenhang zwischen den Bestandteilen der Eignungsuntersuchung und dem Staatsexamen.

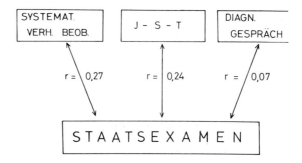

Abb. 2: Schematische Darstellung des Zusammenhangs zwischen den Ergebnissen der Bestandteile der Eignungsuntersuchung und dem Gesamtnotenwert des Staatsexamens anhand der Korrelationskoeffizienten (n = 51).

Es stellt sich heraus, daß die „systematische Verhaltensbeobachtung" am stärksten mit der im Staatsexamen erhaltenen Beurteilung zusammenhängt. An zweiter Stelle steht der Intelligenztest. Mit den angegebenen Korrelationskoeffizienten von 0,27 und 0,24 korrelieren diese Untertests zwar gering, jedoch überzufällig mit den Staatsexamensnoten. Im Gegensatz dazu zeigt sich kein Zusammenhang zwischen der beim „diagnostischen Gespräch" erhaltenen Beurteilung und den beim Staatsexamen erhaltenen Notenwerten.
Nimmt man die Bestandteile unserer Eignungsuntersuchung zusammen, so erhöht sich bei optimaler Wichtung die Gesamtkorrelation, wie in **Abb. 3** angegeben, auf 0,38. Mit der Zwischenprüfung ist diese Korrelation enger und beträgt 0,51.

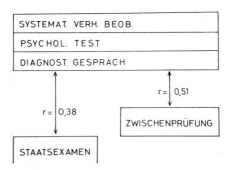

Abb. 3: Schematische Darstellung des Zusammenhangs zwischen dem Gesamtergebnis der Eignungsuntersuchung (bei optimaler Wichtung seiner Bestandteile) und den Gesamtnotenwerten der Zwischenprüfung bzw. des Staatsexamens anhand der multiplen Korrelationskoeffizienten (n = 51).

4. Exkurs: Vergleich mit Schulnoten

Die obengenannten geringen Korrelationen zwischen dem Aufnahmeverfahren und den erreichten Staatsexamensnoten veranlaßten uns, an einer Untergruppe von 20 Schülern (4 männlich, 16 weiblich) zu untersuchen, wie stark die im Staatsexamen erreichten Notenwerte mit allgemein zugänglichen Leistungsnachweisen, nämlich Schulzeugnissen, zusammenhängen. Dabei lagen uns von 35% der Probanden dieser Untergruppe „Mittlere-Reife"-Zeugnisse, von den übrigen Fachhochschul- oder Reifezeugnisse vor. Aus diesen Zeugnissen wurde nach den Richtlinien der Kultusministerkonferenz ein mittlerer Notenwert errechnet und dieser mit dem im Staatsexamen erreichten Notenwert verglichen. Es ergab sich eine hohe Korrelation von 0,67. Die Kombination von beiden Beurteilungsinstrumenten, den Schulnoten und der Eignungsuntersuchung, erhöhte diese Korrelation nur geringfügig auf 0,69.

5. Diskussion der Ergebnisse

Unsere Untersuchung hat die Überprüfung eines Aufnahmeverfahrens als ein Instrument zur sogenannten Eignungsdiagnose für die Ausbildung zum Krankengymnasten zur Grundlage, welches in seiner ursprünglichen Form von seinen Autoren als Modellentwurf für „erste Probeläufe" herausgegeben wurde. Mit dieser Untersuchung soll ein Beitrag zur Bewährungskontrolle der von uns angewandten Aufnahmeprozedur geleistet werden. In Ermangelung besserer Kriterien wurde das Aufnahmeverfahren gemessen an den von den Krankengymnastikschülern erreichten Notenwerten in der krankengymnastischen Zwischenprüfung und im Staatsexamen. Somit haften diesem Vergleich auch alle Vor- und Nachteile von Schulnoten an. Sicherlich wäre für die Beurteilung des Verfahrens ein Maß für die Bewährung im krankengymnastischen Beruf sinnvoll gewesen. Ein solches liegt jedoch nicht vor und dürfte, wenn überhaupt, nur äußerst schwierig zu erhalten sein. Konventionsgemäß zogen wir daher die nach der Ausbildungs- und Prüfungsordnung für Krankengymnasten errechneten Notenwerte heran. An diesen wurden die 3 Einzelinstrumente unserer Eignungsuntersuchung, die „systematische Verhaltensbeobachtung", der Intelligenztest und das „diagnostische Gespräch" sowie deren Gesamtheit gemessen.

Die „systematische Verhaltensbeobachtung" ist natürlich mit den bekannten Nachteilen von Beobachtungswerten behaftet. Für diesen Untertest liegen keine Aussagen bezüglich seiner Gütekriterien vor. Die gefundene Korrelation von 0,27 übersteigt zwar das durch reine Zufallseinflüsse erklärbare Maß, erreicht jedoch nur eine recht geringe Höhe.

Die Gesamtstandardwerte des Intelligenz-Strukturtests von AMTHAUER streuen in einem Bereich von 103–127 Standardwertpunkten, was einem Intelligenzquotienten von 104–140 IQ-Punkten entspricht. Somit liegt die von uns untersuchte Stichprobe bezüglich der Gesamtstandardwerte bzw. der IQ-Punkte im Bereich der oberen 40% der Gesamtverteilung. Dies erscheint aufgrund der in der Ausbildungs- und Prüfungsordnung für Krankengymnasten geforderten schulischen Voraussetzungen nicht weiter verwunderlich.

Die Korrelation dieses standardisierten Testinstrumentes ist mit 0,24 ebenfalls sehr gering. Neben der eingeschränkten Streubreite läßt sich dafür auch folgende Begründung anführen: Bekanntlich erreichen Intelligenztests auch unter optimalen Bedingungen höchstens einen Korrelationskoeffizienten von 0,7 mit Schulnoten. Es ist jedoch durchaus denkbar, daß das an einer Krankengymnastikschule vermittelte Wissen und Können nur in einem unzureichenden Maße durch einen globalen IQ-Wert abgebildet wird.

Aufgrund seiner Art erscheint das „diagnostische Gespräch" für Beurteilungsfehler besonders auffällig. Bemerkenswert ist, daß dieses Verfahren auch keinen Zusammenhang mit den im Staatsexamen erhaltenen Notenwerten zeigt.

Faßt man nun alle drei verwendeten Untersuchungsinstrumente zusammen, so erhöht sich die Gesamtkorrelation mit dem Staatsexamen auf 0,38. Bei diesem niedrigen Wert ist zu bedenken, daß zwischen der Erstellung des Aufnahmeverfahrens und der Ablegung des Staatsexamens eine Zeit von mindestens zwei, oft drei Jahren verstreicht. Sicherlich muß bei Voraussagen über derartige Zeiträume mit Lern- und Veränderungsprozessen gerechnet werden, welche die prognostische Aussagekraft beeinträchtigen. Dies zeigt sich auch in der Tatsache, daß das Aufnahmeverfahren mit der zeitlich früher liegenden Zwischenprüfung mit 0,51 deutlich höher korreliert. Gemessen am Aufwand für die Erhebung dieser Daten erscheinen die genannten Gesamtkorrelationen wenig befriedigend. Dagegen erweist sich die über eine Teilstichprobe von 20 Absolventen errechnete Korrelation zwischen den leicht zugänglichen Schulzeugnissen und den Noten des Staatsexamens mit 0,67 als überraschend hoch. Die Hinzunahme des Aufnahmeverfahrens erhöht diese Korrelation nur unwesentlich. Somit erscheinen zumindest für diese Teilstichprobe die Schulnoten derzeit eine bessere Grundlage für die Vorhersage der Staatsexamensnoten abzugeben, als die „systematische Verhaltensbeobachtung" und der Intelligenztest. Sicherlich ist für diese Ergebnisse die Überprüfung an größeren Stichproben vorrangig erforderlich.

6. Folgerungen

1. Zieht man — wie in unserer Untersuchung — die Staatsexamensnoten für die Beurteilung der Eignungsuntersuchung heran, so erscheint deren verbindliche Einführung in der dargestellten Form als verfrüht: Gemessen am Arbeitsaufwand für die Informationsgewinnung mit diesem Instrument stellt sich seine prognostische Aussagekraft für das Abschneiden im Staatsexamen — insbesondere im Vergleich mit leichtzugänglichen Daten wie den Schulnoten — als recht gering dar.

2. Zur Erhöhung dieser Aussagekraft bedarf es der Modifikation des Verfahrens, z. B. durch Hinzunahme von standardisierten Testverfahren — wie es auch schon im ursprünglichen Modellentwurf von 1975 vorgeschlagen war — und durch Fortlassung von Testteilen von geringer oder fehlender Aussagekraft. Erwartungsgemäß sind dies Verfahren mit mangelhaften oder fehlenden Gütekriterien, in unserem Fall insbesondere das „diagnostische Gespräch". Der Inhalt dieses Gespräches sollte u. E. beschränkt bleiben auf die Besprechung von Problemen des einzelnen in der vorangegangenen Testsituation und von ausbildungsbezogenen persönlichen Umständen.

3. Das hier vorgestellte Aufnahmeverfahren und seine anzustrebenden Modifikationen bedürfen der weiteren empirischen Überprüfung mit dem Fernziel einer schrittweisen Annäherung an ein standardisiertes Aufnahmeverfahren von optimaler Aussagekraft.

4. Zur Erreichung dieses Fernzieles ist noch einige Vorarbeit notwendig. Dabei sind die Analyse des Berufsfeldes und die Erstellung eines Maßes für die Bewährung im krankengymnastischen Beruf als besonders dringlich zu nennen. An diesem Maßstab wären dann geeignete Aufnahmeverfahren zu überprüfen. Es ist durchaus denkbar, daß man dabei zu einer anderen Bewertung der einzelnen Untersuchungsinstrumente gelangen würde.

Damit dürften Aufnahmeverfahren der hier vorgestellten Art auch gleichzeitig an ihre Grenzen gelangen, weil mit der Berufsbewährung sozio-emotionale Fähigkeiten, wie z. B. Einfühlungsvermögen und partnerschaftliches Verhalten, gefragt sind, welche über reines Wissen und Können hinausgehen und somit nur sehr schwer oder überhaupt nicht treffsicher erfaßt oder gar vorhergesagt werden können.

In jedem Falle — so scheint mir — bleibt hier ein großes Feld für weitere empirische Untersuchungen — und damit natürlich auch für Arbeiten im Rahmen der Ausbildung für Lehrer der Krankengymnastik.

Um Mißverständnissen vorzubeugen, soll diesem Untersuchungsbeitrag folgendes angemerkt werden: Diagnostische Klärungen und Beurteilungen von Berufseignung sind außerordentlich komplexe Vorgänge. Sie haben nicht nur eine methodische Problemseite, d. h. es geht nicht nur um die Exaktheit und Zuverlässigkeit von Prüfungsinstrumenten. Vielmehr ist zu sehen, daß auch ein qualifiziertes Werkzeug in der Hand von bestimmten Personen Schaden anrichten kann. Dies ist vor allem der Fall, wenn die Prüfer nicht ausreichend im Umgang mit den diagnostischen Instrumenten geschult sind. Was in unseren Tagen dringlich, also brandaktuell ist, ist eine gründliche und sorgfältige Ausbildung der Ausbilder. Sie müssen imstande sein, ihre Beurteilungsverfahren kritisch zu betrachten und Wege zu gehen, die nachgewiesen besser sind als das „Ablesen der Berufsqualifikation an der Nasenspitze".

Der zweite empirische Untersuchungsansatz befaßt sich mit der Frage, welche Auffassungen die Schüler an krankengymnastischen Ausbildungsstätten zu bestimmten Lehr- bzw. Unterrichtsformen haben. Die Untersuchung ist von Frau M. Vollmer, Lehrkraft an der Krankengymnastikschule Friedrichsheim in Frankfurt (Main) durchgeführt worden. Es ist unseres Erachtens nach notwendig, daß der Schüler im praktischen Teil der Ausbildung verstärkt zur Mitwirkung am unterrichtlichen Geschehen herangezogen wird.

Diese These kann zugleich als Forderung angesehen werden und wird folgendermaßen begründet:

— Im praktischen Unterricht geht es nicht allein um das Erlernen von Techniken, Übungsformen und speziellen Behandlungsmaßnahmen — praktischer Unterricht muß ermöglichen, daß partnerschaftliches Verhalten, Rücksichtnahme, Einfühlungsvermögen und Selbstverantwortlichkeit erlernt werden.
— Soziale Prozesse müssen zum Unterrichtsgegenstand werden, um den Schülern zu helfen, sich in diesem Bereich kompetenter zu bewegen. Denn: Nach wenigen Ausbildungswochen wird der Krankengymnastikschüler an den Patienten herangeführt, das heißt, er muß schon in der Lage sein, neben einer fachgerechten Behandlung sich auf jeden Patienten neu einzustellen und sich jederzeit angemessen zu verhalten.

Folgende Aussage aus dem Forschungsbereich unterstreicht diese Forderung: „Lernen im Bereich der Schule darf nicht reduziert werden auf die Vermittlung von Kenntnissen und Fertigkeiten, sondern muß die Veränderungen von Einstellungen, Motiven, Werthaltungen und sozialen Verhaltensweisen einschließen."

Die Anforderungen an die Schüler sind hoch, aber ebenso hoch sind die Anforderungen, die damit an Unterricht und Unterrichtende gestellt werden.
Es bedarf einer veränderten Strukturierung des Krankengymnastikunterrichts.
Neue Lehrformen müssen zur Anwendung kommen, wie zum Beispiel

— die Gruppenarbeit
— das Referat
— das Unterrichtsgespräch
— das Rollenspiel

Diese erfordern die Selbsttätigkeit des Schülers, eignen sich zum Erwerb von Fachkenntnissen und fördern die soziale Interaktion.

Welche Bedeutung haben diese Lehrformen für Schüler und Lehrer und was bleibt von diesen grundsätzlichen Überlegungen, wenn man sich den Unterrichtsalltag vor Augen hält?

Oft sitzen die Schüler abwartend oder in Konsumentenhaltung dem Lehrer gegenüber, äußern sich ablehnend über den Vorschlag des Lehrers, der die Schüler zu initiativem und produktivem Mitarbeiten ermutigen soll; nur wenige Schüler sind in der Mitarbeit beständig; Äußerungen zum Unterrichtsthema kommen immer von denselben Schülern — und über allem steht die Klage, daß man ja gar nicht mitschreiben könne.

Ausbildungsziele und Unterrichtsalltag — es differieren Vorstellung und Wirklichkeit! Wie denken die Schüler überhaupt über ihre Mitarbeit im Krankengymnastikunterricht? Haben dozierende Lehrformen wirklich Vorrang, nur weil hier das Mitschreiben leichter ist? Oder sind ausbildungsabhängige Gegebenheiten für die mangelnde Bereitschaft verantwortlich zu machen?

Einzelne Schüler zu befragen, bringt keine aufschlußreichen Ergebnisse. Nur eine gezielte und umfangreiche Meinungserhebung kann zu Erkenntnissen führen.

Die Methode der Wahl zur Erfassung von Schülermeinungen zu diesem Thema war die schriftliche Befragung.

Die Untersuchung ging von den folgenden Hypothesen aus:
1. Die Schüler bewerten ihre Mitarbeit unterschiedlich in den einzelnen Semestern.
2. Die Auffassungen der Schüler sind abhängig von der Form ihrer Mitarbeit.

Es wurde ein Erhebungsbogen entwickelt, der an drei Krankengymnastikschulen ausgeteilt wurde.

Form und Inhalt waren folgendermaßen:
— Drei Lehrformen, das Unterrichtsgespräch, das Referat und die Schülerdemonstration, wurden in einem Beispiel aus dem Krankengymnastikunterricht dargestellt, mit Lernziel oder Lerninhalt, Schüler- oder Lehreraktivitäten. Alle vorgestellten Lehrformen erfüllen die Bedingungen des schülerorientierten Unterrichts und waren den Schülern aus dem Unterricht bekannt.
— Jedem Beispiel waren vier Auffassungen für und vier Auffassungen gegen die jeweilige Form der Schülermitarbeit vorgegeben. Der Schüler konnte also zu jeder Form seine Einstellung äußern, durch Ankreuzen der vorgegebenen und durch Hinzufügen von eigenen Auffassungen.

Zu welchen Ereignissen führte diese Untersuchung? Ich kann vorwegnehmen, die Überraschung war groß. 228 Schüler nahmen an der Untersuchung teil und 75% aller Stimmen wurden für die Mitarbeit abgegeben; oder anders gerechnet, jeder Schüler hat sich dreimal so häufig für seine Mitarbeit im Unterricht ausgesprochen als dagegen.

Eigene Auffassungen wurden nur wenig notiert. Erstaunlich war das Abschneiden des Referates; eine Form der Schülermitarbeit, die einen erheblichen Zeitaufwand außerhalb des Unterrichts erfordert. Das Referat erhielt nur 14% weniger befürwortende Stimmen als das

Unterrichtsgespräch, nimmt aber den 3. Platz ein. An 2. Stelle in der Beliebtheit steht die Schülerdemonstration.

Wie sind die Ergebnisse zu sehen? Die überraschend gute Bewertung des Referates hat folgende Begründung:
Die Schüler schätzen diese Form, weil die intensive Bearbeitung eines Stoffgebietes einen großen Lern- und Behaltungseffekt bewirkt; weiterhin werden sie dadurch zum selbständigen Arbeiten angehalten und üben sich in der freien Rede.
Zwar vereinigt das Referat die meisten Dagegen-Stimmen auf sich, aber womöglich nur deshalb, weil die Schüler hier den Lerneffekt für die Gesamtgruppe als zu gering einschätzen. Ihre am häufigsten vertretene Auffassung ist, daß nur derjenige Schüler etwas lernt, der das Referat ausarbeitet und hält. Der hohe Zeitaufwand spielt nur bei drei Semestern eine Rolle, einem zweiten, einem dritten und einem vierten Semester.
Möglicherweise zeichnen hier Stundenplan und Examensvorbereitung verantwortlich.

Favorit unter den drei Beispielen war die Mitarbeit in Form des Unterrichtsgesprächs: Umgerechnet kamen auf sieben Dafür-Stimmen nur eine ablehnende Stimme. Die Bevorzugung dieser Form basiert vermutlich auf der Erfahrung, daß hier jeder Schüler die Möglichkeit hat, sich aktiv an der Ergebnisfindung zu beteiligen und daß im Gespräch Unverstandenes von Mitschülern oder Lehrern geklärt werden kann.
Die wenigen Einwände zum Unterrichtsgespräch kommen größtenteils aus einer Schule, denn ein Drittel dieser Schüler geben als ablehnenden Grund an, daß sich manche Schüler gerne reden hören und dadurch vom Thema abschweifen. Spiegeln sich hier gruppendynamische oder didaktische Probleme wieder?
Diese Frage zu beantworten bedarf weiterer Untersuchungen, die aber den Rahmen dieser Arbeit sprengen würden.
Die Schülerdemonstration beinhaltet, daß zwei Schüler eine krankengymnastische Behandlung demonstrieren, wobei auch die Patient-Behandler-Situation dargestellt werden sollte. Die Auffassungen hierzu sind schulbezogen zu betrachten. Aufgrund der Häufigkeitsverteilung kann gesagt werden, daß die Schüler eine Mitarbeit in Form einer Schülerdemonstration unterschiedlich bewerten.

Vermutlich auf unterschiedlichen Erfahrungen basierend, wird einmal im III. und IV. Semester und einmal im I. und II. Semester häufiger abgelehnt.
Diese Schüler vertreten häufiger die Auffassung, daß — wie im Beispiel angegeben — die Patient-Behandler-Situation nicht von zwei Schülern dargestellt werden kann, auch sind meist einige Schüler unaufmerksam während der Demonstration.
60 % aller Schüler befürworten aber eine Schülerdemonstration, weil hierdurch dem Lehrer die Probleme des Schülers in der Behandlersituation verdeutlicht werden und, weil selten genug, theoretische Kenntnisse zur Anwendung kommen.

Bei der Betrachtung der häufigsten vorgegebenen Auffassungen und der eigenen Auffassungen der Schüler wird deutlich, unter welchen Aspekten die Schüler ihre Mitarbeit befürworten:
— Lerneffekt
— Lehrer-Schüler-Verhältnis
— Schüler-Schüler-Verhältnis
— Eignung der Lehrformen und der Zeitaufwand bis zur Erreichung des Lernziels.

Die festgestellten semester- oder schulabhängigen Auffassungsunterschiede sollten nach dieser Betrachtung als weniger bedeutsam angesehen werden.

Die Überprüfung der dargelegten Untersuchungsergebnisse erfolgten mit einem statistischen Verfahren.

Dabei handelt es sich um eine Signifikanzprüfung, die die Wahrscheinlichkeit für Abweichungen einer bestimmten Größe feststellt.

Zusammenfassung

1. Krankengymnastikunterricht bedeutet nicht nur, daß Lehren und Lernen auf die spätere Ausübung des Berufs abzielt — Krankengymnatikunterricht erhebt gleichermaßen den Anspruch, Wegbereiter für den Umgang mit anderen Menschen zu sein.
2. Krankengymnastikunterricht mit den zentralen Beziehungspunkten Krankengymnastik — Pädagogik — Psychologie erfordert somit den Einbezug bestimmter Lehrformen.
3. Mag auch differierendes Schülerverhalten den Anschein erwecken, daß die Einstellung der Schüler nicht mit den Ausbildungszielen konform geht, so kann aufgrund dieser Erhebung folgendes gesagt werden:

Die Schüler befürworten in einem hohen Maße eine Mitarbeit im Unterricht.

Bedeutsame Unterschiede zwischen den Auffassungen in den einzelnen Semestern sind nicht festzustellen.

Abweichungen geben eher den Hinweis auf Abhängigkeit vom Klima im Semester oder der jeweiligen Schule.

Die Schüler stimmen jeder Form der Mitarbeit zu, wenn sie erkennen, daß hierdurch das Lernziel für alle Schüler gleichermaßen erreichbar wird. In einem angemessenen Verhältnis zum Zeitaufwand.

Diese Untersuchung wird somit zu einem Plädoyer der Schüler für ein gemeinsames Bemühen von Lehrern und Schülern, den hohen Anforderungen dieser Ausbildung gerecht zu werden.

Die eben vorgetragenen Untersuchungsergebnisse bestätigen, daß gegenwärtig im krankengymnastischen Ausbildungsbereich durchaus Chancen bestehen, Unterricht schülerorientiert zu gestalten. Die Kennzeichen schülerorientierten Unterrichts sind sichtbar geworden:
1. Die Schüler verstehen sich nicht ausschließlich als passive Empfänger von Informationen und Anweisungen. Sie möchten in der Mehrzahl selbst an der inhaltlichen Ausfüllung des Unterrichts und der Erreichung von Lernzielen aktiv mitwirken.
2. Die Lehrer verzichten auf das einförmige Praktizieren vortragender, stark lenkender Unterweisung. Sie verstehen sich nicht als „Alleinakteure des Unterrichts", sondern als „Partner in Lernsituationen". Damit eröffnen sich neue Zugänge zur Lernbereitschaft der Schüler und zur Verbesserung der Ergebnisse von Lehr-Lernprozessen an Krankengymnastikschulen.

Der dritte Beitrag behandelt das Thema: Prüfungen. Hierzu gibt es bereits eine beachtliche Reihe von Forschungsarbeiten mit Resultaten, die teilweise auch in den krankengymnastischen Ausbildungsbereich übertragbar sind.

Frau K. Recklies, Lehrkraft an der Krankengymnastikschule in Kiel, stellt eine Untersuchung zu diesem weiten Themenkreis vor, die auf einer Bestandsaufnahme derzeitiger Verhältnisse im krankengymnastischen Ausbildungsbereich beruht.

Im Rahmen einer Projektarbeit während unserer Zeit am Ausbildungsseminar für Lehrer der Krankengymnastik haben sich Frau Boesch, Frau Weber und ich mit der Prüfung als Teil unserer Lehrtätigkeit auseinandergesetzt.
Wir haben Formen und Funktionen von Prüfungen im allgemeinen und ihre praktische Ausführung an KG-Schulen mit Hilfe einer Fragebogenaktion untersucht.
Die *Formen* der Prüfung lassen sich einteilen hinsichtlich ihrer zeitlichen Stellung im Lehr-Lernprozeß z. B. Eingangs-, Zwischen-, Abschlußprüfungen und nach Art der Durchführung z. B. schriftliche, praktische, mündliche Prüfungen.
Allen Lehrern der Krankengymnastik sind diese Prüfungen aus dem schulischen Alltag bekannt.
Bei der Fragebogenaktion galt unser besonderes Interesse der kombinierten mündlichen-praktischen Prüfung.
Sie ermöglicht eine Diagnose d. h. Lernkontrolle für Lehrer und Schüler.
Die Ergebnisse der Diagnose können zu einer prognostischen Aussage führen, d. h. vor allem von Noten der Abschlußprüfung wird eine Vorhersage hinsichtlich der weiter zu erwartenden Lernfähigkeit und -willigkeit abgeleitet. Es wird dabei meist nicht berücksichtigt, daß in der Prüfung selbst ein Lernzuwachs stattfindet.
Die Fragebogenaktion führten wir an 10 KG-Schulen durch. Am Beispiel einer Prüfung in dem Fachgebiet Atemtherapie erfragten wir die konkrete Prüfungspraxis, d. h. Vorbereitung, Durchführung und Nachbereitung. Außerdem holten wir Auskünfte ein über die Prüfungsangst und baten um Änderungsvorschläge.
139 Schülerbogen und 37 Lehrerbogen konnten ausgewertet werden.
An dieser Stelle können nur auszugsweise einige Fragen aus dem Erhebungsbogen zitiert werden.
Die erste Frage des Schülerfragebogens lautete:
Wie war das damals?
Der Prüfungstermin wurde rechtzeitig bekannt gegeben.
Die Prüfungssituation wurde beschrieben.
Sie wurden mit der Prüfungsangst vertraut gemacht.
Es gab eine Fragensammlung.
Sie wurden über adäquate Prüfungskleidung und Verhalten informiert.
Es sollten alle Fragen mit ja oder mit nein beantwortet werden.
Die Frage 3 richtete sich auf den Sinn der Prüfung.
Hat der Lehrer Sie über den Sinn bzw. das Ziel dieser Prüfung informiert?
Man konnte „ja", „nein" oder „kann mich nicht erinnern" ankreuzen.
Frage 9 beschäftigte sich mit der Angst.
Wir fragten: „Wenn Sie an ihre letzte Prüfung denken, hatten Sie Angst"? Es gab die Möglichkeit „ja", „nein" oder „weiß ich nicht" anzukreuzen.
Wir wollten auch gern die Gründe der Angst erfahren.
Zur Auswahl standen die Möglichkeiten:
— zu wenig gelernt, — Angst, daß mir alles nicht im richtigen Augenblick einfällt, — Angst vor dem Prüfer, — Angst vor den Konsequenzen, — oder ... hier konnten andere Möglichkeiten eingetragen werden. Es durften mehrere Angaben gemacht werden.
Die Frage 12 beschäftigte sich mit der Nachbereitung. Hatten Sie die Möglichkeit, in einem Gespräch die Begründung für Ihre Note zu erfahren?
Waren Sie einverstanden mit Ihrer Bewertung? Beide Fragen konnten mit ja oder nein

beantwortet werden. Durch die Frage 14 wollten wir erfahren, welche Änderungen den Schülern wichtig sind.
Wir formulierten: Stellen Sie sich vor, Sie sollten prüfen: Wie würden Sie die Prüfung durchführen? — ebenso, — anders. Haben Sie Änderungsvorschläge z. B. zu folgenden Punkten? Prüfungsverlauf, mündliche Prüfung, praktische Prüfung, Verhalten des Schülers während der Prüfung, Verhalten des Lehrers während der Prüfung.
Der Lehrerfragebogen war eingeteilt in Planung der Prüfung, Vorbereitung der Schüler, Durchführung der Prüfung, Nachbereiten und Änderungsvorschläge.
In dem Komplex Vorbereitung der Schüler lautete die Frage 5: Wurden den Schülern die Prüfungsinhalte bekanntgegeben? — Erhielten sie einen Fragenkatalog? - Wurde den Schülern die Prüfungssituation durch „Probeläufe" vertraut gemacht? — Klärten Sie die Schüler über evtl. Konsequenzen auf? — Wurden Vorschläge der Schüler zur Prüfungsgestaltung berücksichtigt? Auch Lehrer haben bei Prüfungen Angst. Unsere Frage hierzu lautete: Schüler erzählen oft von Prüfungsängsten. Haben auch Sie als Prüfer Angst? Wenn ja, können Sie Gründe für diese Angst angeben? Hier konnte die Antwort frei formuliert werden.
Auch die Lehrer fragten wir nach dem Zweck der Prüfung: Welchen Zwecken sollten Ihres Erachtens eine Prüfung dienen?
— Der Erfüllung der Ausbildungs- und Prüfungsordnung.
— Rückmeldung an den Schüler über den erreichten Leistungs- bzw. Ausbildungsstand.
— Überprüfung der Effektivität des Unterrichts und der Ausbildung.
— Sicherstellen einer fachgerechten Tätigkeit im Praxisfeld.
— keinen Zweck
Es gab auch hier die Möglichkeit frei zu formulieren. Die letzte Frage sollte die Möglichkeit bieten, Änderungen vorzuschlagen. Die weiteren Fragen, die in die Bögen aufgenommen worden sind, können dem jetzt folgenden Ergebnisbericht zur Auswertung entnommen werden .
Bei der *Auswertung* ergab sich folgende Tendenz:
Der KG-Schüler wird auf die Prüfung vorbereitet durch den Lehrer, indem u. a. rechtzeitig der Termin bekannt gegeben wird. Dennoch fühlt er sich nicht mit der Situation vertraut. Fragensammlungen sind an den KG-Schulen unüblich.
Es wird von dem Schüler ein unterschiedlicher Sinn in der Prüfung gesehen, am seltensten der, daß Eignung zum Beruf geprüft wird.
Lehrer sehen vorrangig die diagnostische Funktion. Die Prüfung findet pünktlich oder nach kurzen Wartezeiten statt, es wird in Gruppen zu zweit oder viert geprüft, meist von einem Prüfer mit einem „stummen" Beisitzer. Die Lehrer meinen, daß sie mehr in Form eines Gesprächs prüfen, der Schüler erlebt es als enge Frage-Antwort Situation. Üblicherweise erhält er die Fragen schriftlich. 100% der Lehrer gaben an, Bewertungskriterien zu haben, fast jeder Beisitzer stimmt mit dem Urteil des Prüfers überein. Aber nur 50% der Beisitzer sind gleichberechtigt bei der Bewertung.
Fast jeder Prüfungskandidat hat Angst, besonders vor Denkblockaden. Nur einzelne Schüler der KG-Schulen bekennen sich — im Gegensatz zu Studenten — zur Medikamenteneinnahme. Nur wenige Lehrer geben zu, daß auch sie Angst haben.
Zur Prüfungsnachbereitung ist festzustellen, daß knapp die Hälfte der Lehrer in jedem Fall mit dem Schüler über die Note sprechen. 48% gaben an, bei schlechten Leistungen mit dem Schüler zu reden. Gute Leistungen werden fast nie besprochen. Allerdings gaben auch

knapp 2/3 der Schüler an, zufrieden mit ihren Noten zu sein, ohne daß sie begründet wird. Man kann zusammenfassend sagen, daß die Prüfungssituation an den KG-Schulen offensichtlich von den meisten Beteiligten als zufriedenstellend und nicht verbesserungsbedürftig erlebt wurde.

Die Lehrer hatten nur in fünf Fällen Änderungsvorschläge, während knapp die Hälfte der Schüler Änderungswünsche hatten. Eine Feststellung erscheint uns in diesem Zusammenhang noch bemerkenswert: Bei der Auswertung des Lehrerbogens zeigte es sich, daß sich die Lehrer nur sehr schwer für ein klares „ja" oder „nein" entscheiden können.

Im weiteren haben wir uns in dieser Arbeit mit Literatur zur Prüfung auseinander gesetzt. Von der PH Kiel gibt es zwei Veröffentlichungen zu dem Thema „Prüfungsangst und kooperative Gruppenführung".

Die Autoren sehen als Hauptstörfaktor in der Prüfung die Angst, die durch die individuelle Entwicklung und das schulorganisatorische System bedingt ist. Sie glauben, daß durch eine kooperative Gruppenführung, Angst zu mindern ist, und belegen diese Aussage durch eine Untersuchung. Die Kennzeichen der kooperativen Gruppenprüfung sind:
— langfristige gemeinsame Prüfungsvorbereitung
— in der Prüfungssituation wird eine gemeinsame, lernbezogene Problemlösung ermöglicht, die eine Bewertung von Kooperation und fachlicher Einzelleistung zuläßt.
— Bewertung mit Beobachtungsbogen und -kategorien, die eine Rekonstruktion ermöglichen
— Gruppe als Gegengewicht zur „Allmacht des Prüfers"

P. Birkel berichtet über den allgemeinen Forschungsstand von Prüfungen und beschreibt ein Feldexperiment mit Prüfungskandidaten. Seine Ergebnisse lassen sich auch auf andere mündliche Prüfungen übertragen.
In seinen Änderungsvorschlägen beschreibt er Faktoren, die vom Prüfer ausgehend die Leistungsbeurteilung beeinflussen.
Einige seien hier beispielhaft genannt:
— Eindruck der letzten Antwort — d. h. die Schwächen des Schülers regen den Lehrer zu neuen Fragen an
— Primary Effekt — d. h. der Gesamteindruck wird am stärksten durch den ersten Eindruck geprägt.
— Zentrale Eigenschaft — d. h. negative Informationen über eine Person haben einen stärkeren Einfluß als positive
— Kontrasteffekte — d. h. die Beurteilung des zweiten Kandidaten ist abhängig vom Vorgänger. Vor allem, wenn die Leistungen kontrastieren.

Überlegungen und Vorschläge zur Prüfungsgestaltung in der KG-Ausbildung

Wir müssen davon ausgehen, daß es die ideale Prüfung nicht gibt.
Das Problem liegt in dem Konflikt, daß die Objektivierung und die Individualisierung von Prüfungen unvereinbar sind. Die Prüfungssituation kann aber trotzdem in verschiedenen Bereichen verbessert und damit auch harmonisiert werden. Unsere Vorschläge resultieren aus Ergebnissen der eigenen Untersuchung und aus dem Literaturstudium. Sie sind nicht als Rezept zu verstehen und können hier nur zusammenfassend genannt werden.
Wir haben sie vier Bereichen zugeordnet: Prüfer, Prüfling, Inhalte, situativer Rahmen.
Der *Prüfer* bestimmt im wesentlichen den Prüfungsverlauf, geht man von den üblichen

Interaktionsstrukturen aus. Darum müssen Verbesserungen auch vorrangig von ihm ausgehen. Er muß Impulse setzen. Durch ein akzeptierendes Verhalten, daß sich durch Echtheit und Natürlichkeit auszeichnet und durch einfühlsames Verstehen kann er die zwischenmenschliche Situation zwischen Prüfer und Prüfling günstig beeinflussen.

Lernzielorientierter Unterricht und ebensolche Prüfungen, Einbeziehung des Schülers in Planung und Durchführung, Vertrautmachen des Schülers mit den Bewertungskriterien und Üben der Selbstbeurteilung kann Prüfungen entschärfen. Der Prüfer sollte selbstkritisch nach Fehlerquellen in der Beurteilung suchen und seine Bewertung begründen.

Der *Prüfling* sollte sich seinerseits ebenfalls rechtzeitig und gut vorbereiten, um ruhiger in die Prüfung gehen zu können.

Das Prüfungsurteil ist als Lernkontrolle zu werten und nicht als Urteil über die ganze Person. Der Prüfling sollte aber auch nicht jeden Mißerfolg anderen zuschreiben.

Die *Prüfungsinhalte* sind grundsätzlich auf die tatsächlichen Anforderungen des Berufes zu beziehen. Es sollten nicht nur auswendig gelernte Fakten abgefragt werden, sondern auch Denkleistungen des Verstehens und Bewertens der Analyse und Synthese erfaßt werden. Theoretisches Wissen kann schriftlich geprüft werden, manuelle Fähigkeiten nur in praktischen Prüfungen.

Zum *situativen Rahmen*. Die Organisation einer Prüfung muß besonders gut auch im Kollegium vorbereitet und durchgeführt werden. Geeignete Räume, Ruhe, entspannte Atmosphäre in der Schule, eine gute zeitliche Planung, geeignete Hilfsmittel lassen Prüfungen erträglicher werden. Ein Prüfungsprotokoll ist so zu führen, daß es eine Rekonstruktion zuläßt. Fachlehrer und Beisitzer sollten immer erst getrennt bewerten. Jede Prüfung sollte im Kollegium schließlich nachbereitet werden.

Zusammenfassend ist zu sagen, daß sich alle Beteiligten mit der komplexen Problematik auseinandersetzen sollten. Uns hat diese Arbeit geholfen, den Stellenwert von Prüfungen zu relativieren. Wir sehen, daß es auch in Zukunft Prüfungen geben wird. Wir können nur feststellen, daß sie auf Grund verschiedener Einflüsse nie hundertprozentig objektiv, zuverlässig und treffgenau sein können.

Es ist viel geschrieben worden über unerwünschte Konsequenzen von Prüfungen: Strebertum, Lernen um guter Noten willen statt aus Sachinteresse, leistungshemmende Mißerfolgserwartung besonders bei schwachen Schülern, Angst und Streß anstelle eines entspannten Lernklimas. Neuere Untersuchungen zeigen aber auch Möglichkeiten zur Minderung solcher Folgen, wenn folgende Grundsätze beachtet werden:

1. Leistungsanforderungen und ihr Bewertungsmaßstab sollten dem Prüfling bekannt sein und in konkreter Weise offengelegt werden.
2. Die Beurteilung von Prüfungsleistungen sollte nicht ausschließlich als Fremdbeurteilung erlebt werden. Der Proband muß den Beurteilungsprozeß von sich aus mit- bzw. nachvollziehen können.
3. Der Erfolg oder Mißerfolg abgelegter Prüfungen sollte in der Regel unmittelbar und unverzüglich zurückgemeldet werden. Das Schweben in Ungewißheit über das Prüfungsresultat ist auszuschalten.

Schluß

Es sind drei empirische Untersuchungsansätze zu den Fragenkreisen der Aufnahmeverfahren, Unterrichtsformen und Prüfungen an krankengymnastischen Ausbildungsstätten vorgestellt worden. Mit Bedacht haben wir die Bezeichnung „Untersuchungs*ansatz*" gewählt und das Wort „Forschungen" vermieden. Handelt es sich doch vorläufig nur um erste Versuche und Studien, die weder vollständig noch endgültig sind. Es können daher auch keine absolut gesicherten Ergebnisse oder sensationelle Reformthesen erwartet werden.

Außerdem muß sich derjenige, der Untersuchungen anstellt, für eine dauernde Revision seiner Ergebnisse offenhalten, seine Annahmen in die Gesamtheit von Erkenntnissen einordnen und den Grad der Allgemeingültigkeit kontrollieren. Es gibt noch viel zu tun, bevor eine Bestätigung der Resultate erreicht wird und das Erfahrungsmaterial zu Erklärungs- und Handlungskonzepten abstrahiert werden kann.

Zum Anpacken solches dringend notwendigen Erkundens und Klärens aktueller Probleme gehören dennoch solche Erhebungen und Pilotstudien. Gerade im pädagogischen Arbeitsbereich sollte nicht vorschnell gesagt werden: „Was bedeuten schon diese vereinzelten Untersuchungen, jeder hat ja darüber schon seine feste Meinung." Aber eben jeder eine andere. Bringen nicht auch die kleinsten Versuche zur Erfahrungssammlung und -auswertung Befunde, die verfestigte und starre Auffassungen in Frage stellen und zum Nachdenken und Nachprüfen anregen?

Empirische Untersuchungsansätze im krankengymnastischen Ausbildungsbereich vorzustellen, erscheint außerdem aus folgenden Gründen gerechtfertigt:

1. Empirische Untersuchungsberichte spiegeln unmittelbarer und differenzierter wider, was tatsächlich „vor Ort" in Sachen krankengymnastischer Ausbildung geschieht und geleistet wird.
2. Sie geben zu erkennen, daß Fortschritte im krankengymnastischen Ausbildungsbereich nur zu erwarten sind, wenn sich die Berufsangehörigen darum selbst kümmern und das Betätigungsfeld nicht ausschließlich berufsentfernten Psychologen und Pädagogen überlassen.
3. Pilotstudien, die einzelne Berufsangehörige durchgeführt haben, ermutigen vielleicht manche Zauderer und Zögerer in den Reihen des Berufsstandes, nicht auf außenstehende Kompetenzen zu warten, sondern selbst Initiativen zur Lösung berufsständischer Probleme zu ergreifen. Was wir können, vermögen wir mit Gewißheit erst zu sagen, wenn wir es probiert haben.

Literatur:

Ausbildungs- und Prüfungsordnung für Krankengymnasten
BGBl. I, 1960, p.885ff u. 1971, p.847ff

CLAUSS, G. und H. EBNER: Grundlagen der Statistik
Zürich: 1975

DEUTSCHE ZENTRALE FÜR VOLKSGESUNDHEITSPFLEGE E. V.: Modellentwurf zu Kriterien zum Aufnahmeverfahren für die Ausbildung als Krankengymnast.
Frankfurt: 1975

DIETRICH, R.: Psychodiagnostik
München: 1977

HOPF, D.: Möglichkeiten und Grenzen der Anwendung von Tests. In: HOFER, M. u. F. E. WEINERT: Reader zum Funk-Kolleg Pädagogische Psychologie Band 2. Frankfurt 1976, pp. 302-312

LIENERT, G. A.: Testaufbau und Testanalyse Weinheim: 1969

SIMONS, H.: Intelligenz und Schulleistung. Schule und Psychologie **16** (1969), 307-318

WEINERT F. E.: Fähigkeits- und Kenntnisunterschiede zwischen Schülern. In: F. E. WEINERT et al.: Funk-Kolleg Pädagogische Psychologie. Frankfurt 1978, pp. 763-794

ZIELINSKI, W.: Die Beurteilung von Schülerleistung. In: F. E. WEINERT et al.: Funk-Kolleg Pädagogische Psychologie. Frankfurt 1978, pp. 763-794

Prof. Dr. phil. H. Sennewald
Direktor des Instituts f. Pädagogische
Psychologie der J. W. Goethe Universität
Senckenberganlage 31
6000 Frankfurt a.M.

S. Plodek
Lehranstalt für Krankengymnastik
Klinikum der Stadt Mannheim
Käfertalerstr. 162
6800 Mannheim 1

K. Recklies
Staatl. anerk. Lehranstalt
für Krankengymnastik Dr. Lubinus
Dahlmannstr. 1
2300 Kiel 1

M. Vollmer
Klinikum der J. W. Goethe Universität
Abt. Innere Medizin
Am Sternkai 7
6000 Frankfurt a. M. 70

I Funktionsstörung der Atmung

H. Ehrenberg
Priv. Doz. Dr. G. Siemon
Dr. B. Fehlig
Dr. D. Sommerwerck
G. Bingel
E. Keil
B. Brünger, B. Stühmer

1 Zum Stellenwert krankengymnastischer Atemtherapie bei bronchopulmonalen Erkrankungen

H. Ehrenberg, Würzburg

Um den Stellenwert krankengymnastischer Atemtherapie in Prophylaxe und Therapie bronchopulmonaler Erkrankungen zu beurteilen, sind einige Voraussetzungen nötig:
1. eine Darstellung der, durch bronchopulmonale Erkrankungen hervorgerufenen, Störungen der Atmungsfunktion,
2. eine Gliederung krankengymnastischer Atemtherapie,
3. eine Diskussion über gesicherte und nicht gesicherte Wirkungen krankengymnastischer Techniken auf Atemmechanik, Ventilation und Gasaustausch.

Zu. 1. Pathophysiologie der Atmung bei bronchopulmonalen Erkrankungen
Krankheiten von Bronchien und Lunge sowie pulmonal gefährdete Situationen bettlägeriger Patienten gehen mit Störungen des Gasaustausches und/oder der Atemmechanik einher. Mit Atemmechanik werden Vorgänge bezeichnet, die durch Erweitern und Verengen des Brustraums Unterschiede zwischen dem Luftdruck in der Lunge und in der Atmosphäre für das Ein- und Ausströmen der Luft herstellen. Dabei sind elastische Widerstände des Lungen- und Thoraxgewebes und viskose Widerstände in den Atemwegen (Strömungswiderstände) zu überwinden. Das wird durch die Atemarbeit d. h. durch die, für Atembewegungen, erforderliche Muskelenergie geleistet. Von dem eingeatmeten Volumen gelangen bei effektiver Ventilation ca. 70% in die Alveolen (alveolare Ventilation), ca. 30% verbleiben in dem, für den Gasaustausch ungenutzten Raum, von Nase/Mund bis Alveolen (Totraumventilation). Störungen der Atemmechanik führen zu Störungen der Ventilation, die bei verminderter Thorax- und Lungendehnbarkeit und beim Lungenparenchymverlust als restriktive und bei Einengung der Atemwege als obstruktive Ventilationsstörungen bezeichnet werden. Die beeinträchtigte Ventilation besteht in ungleichmäßiger Verteilung des Einatemvolumens auf die Alveolen (ventilatorische Verteilungsstörung) und einer regionalen bis globalen Minderbelüftung der Alveolen (alveolare Hypoventilation). Ventilatorische Verteilungsstörungen führen zur Störung des Belüftungs-Durchblutungsverhältnisses, so daß nicht ausreichend arterialisiertes Blut (sog. Shuntblut) in den Körperkreislauf strömt. Intrapulmonaler Gasaustausch (Diffusion) bedeutet Wechsel von Sauerstoff und Kohlendioxyd zwischen Alveolarraum und Lungenblut auf Grund von Unterschieden der Sauerstoff- und Kohlendioxyddrucke ($PO_2 + PCO_2$). Gasaustauschstörungen werden hervorgerufen durch ungleichmäßige Anpassung von Belüftung an die Durchblutung und umgekehrt oder infolge Erschwerung des Gasaustausches durch die alveolo-kapillare Membran. (Diffusionsstörung). Folge des gestörten Gasaustausches sind verminderter Sauerstoffdruck und erhöhter Kohlendioxyddruck im arteriellen Blut (Hypoxämie — Hyperkapnie). Gasaustauschstörungen sind durch Blutgasanalysen erfaßbar.

Zu 2. Techniken der krankengymnastischen Atemtherapie
Die krankengymnastische Atembefunderhebung unterscheidet zwischen Ausdrucksatemformen und Erfordernisatemformen (EHRENBERG + SIEMON, 1979). **Abb.1** zeigt Atemtypen der *Ausdrucksatemform* aus einem Spirogramm (CHRISTIAN, 1955), eingezeichnet in das Schema der Atemvolumina.

Rechts sind Residualvolumen (RV), Exspiratorisches Reservevolumen (ERV), Atemvolumen bzw. tital volume (V_T), Inspiratorisches Reservevolumen (IRV) und links die Atemruhelage

Ausdrucksatemform

Spirogramm:

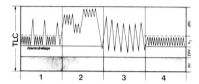

1 Seufzer
2 Atemmittellageschwankungen
3 Hyperventilation
4 Tachypnoe

Abb. 1: Atemtypen der Ausdrucksatemform nach Spirogramm (Christian et al, 1955)

(Ende der normalen Ausatmung) bezeichnet. Atemmittellage ist die Mitte des normalen Atemzugs, um das das Ruheatemvolumen schwankt. — Die Atemtypen als *Ausdruck erhöhter psychischer Spannung* — verursacht durch Angst, Schmerz, starke Erregung — sind häufige Seufzer (meist verbunden mit erhöhter Atemfrequenz), Atemmittellageschwankungen im Bereich des inspiratorischen Reservevolumens, Hyperventilation (emotionell verursacht), Tachypnoe (erhöhte Atemfrequenz). Außerdem klagt der Patient über das Gefühl „Nicht durchatmen zu können" und atmet mehr mit kosto-sternalen als kostoabdominalen Atembewegungen (ARBEITSGEMEINSCHAFT ATEMTHERAPIE: Terminologie, 1975). Ausdrucksatemformen zeigen sich postoperativ in der frequenten „Schonatmung" des Frischoperierten sowie beim sog. „Nervösen Atmungssyndrom" (CHRISTIAN et al, 1955).

Abb. 2 zeigt die *Erfordernisatemform bei mittelschwerer bis schwerer Restriktion* mit der — verglichen mit normalen Atemvolumina — verkleinerten totalen Lungenkapazität (TLC) und Vitalkapazität (VC). Zur Minderung der erhöhten elastischen Widerstände atmet der Kranke mit kleinen Atemzügen. Um eine alveolare Hypoventilation zu vermeiden, ist aber *ein größeres Atemminutenvolumen als beim Gesunden erforderlich.* Das leistet er mit Erhöhung der Atemfrequenz u. U mit Hyperventilation. Wir beobachten — wegen der kleinen Atemzüge — mäßig erhöhte Atemarbeit d. h. geringen inspiratorischen Atemhilfsmuskeleinsatz und exspiratorischen Bauchmuskeleinsatz, aber — wegen des größeren Atemminutenvolumens — erhöhte Atemfrequenz in Ruhe und bei Belastung. Der Patient klagt über wenig Ruhe- aber

31

starke Belastungsdyspnoe wegen erhöhter Ventilation mit großer Totraumventilation. Wir messen geringe Umfangsdifferenzen am Thorax zwischen maximaler Ein- und Ausatmung.

Erfordernisatemform bei Atemwegsobstruktion

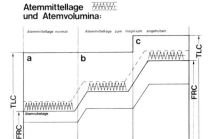

Atemmittellage und Atemvolumina:

Strömungswiderstände erhöht

a   Normal

b   Mittelschwere Obstruktion = funktionelle Residualcapazität (FRC): vergrößert

c   Schwere Obstruktion = FRC und TLC (totale Lungencapazität): vergrößert

Abb. 2: *Erfordernisatemform bei mittelschwerer-schwerer Restriktion*

Abb. 3 zeigt die *Erfordernisatemform bei Atemwegsobstruktion*. Die Atemmittellage ist — infolge erschwerter Ausatmung — zum Inspirium verschoben (b+c). Die Funktionelle Residualkapazität (FRC = RV+ERV) ist vergrößert (b+c), bei schwerer Obstruktion (c) auch die Totale Lungenkapazität (TLC).

Die Luftströmung durch verengte Bronchien erfordert hohen unteratmosphärischen Druck für Einatmen und hohen überatmosphärischen Druck für Ausatmen. Der Kranke muß erhöhte Atemarbeit leisten, zu erkennen am starken inspiratorischen Atemhilfsmuskeleinsatz mit kosto-sternalen Atembewegungen und exspiratorischem Bauchmuskeleinsatz. Er hat Ruhedyspnoe oder Belastungsdyspnoe und atmet zur Minderung turbulenter Strömung mit langsamer Atemfrequenz. Atemnebengeräusche sind meist hörbar (Piepen-Rasseln). Der hohe inspiratorische Unterdruck zeigt sich am Einsinken der Interkostalräume und die — infolge Lungenüberblähung — abgeflachten Zwerchfellkuppen ziehen bei ihrer Kontraktion die unteren Rippen nach medial, erkennbar am sog. Zwerchfell-Thoraxwand-Antagonismus (ULMER et al, 1966). Typisch ist die aufrechte Position bei Ruhedyspnoe (Asthmatiker).

Atemtypen der Ausdrucksatemform verbinden sich häufig mit der Erfordernisatemform bei Restriktion oder Obstruktion. Das zu erkennen und in der Behandlung zu berücksichtigen ist für den Behandlungserfolg wesentlich.

Erfordernisatemform bei Restriktion

Atemlagen
Atemvolumina
Atemfrequenzen

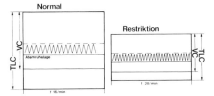

Elastische Widerstände erhöht

Totale Lungencapazität (TLC) — verkleinert
Vitalcapazität (VC)
Atemminutenvolumen ——— vergrößert

Abb. 3: Erfordernisatemform bei Atemwegsobstruktion

In folgendes Schema lassen sich alle Techniken krankengymnastischer Atemtherapie einordnen:
1. Therapeutische Körperstellungen
2. Wahrnehmen von Atembewegungen
3. Manuelle Techniken am Oberkörper
4. Atemtechniken
   4.1 Einatemtechniken
   4.2 Ausatemtechniken
   4.3 Kombinierte Ein- und Ausatemtechniken
5. Hustentechniken
6. Bewegungstechniken
   6.1 Koppelung von Körper- und Atembewegungen beim Bewegen
   6.2 Weiteratmen beim Halten
7. Unterstützende Maßnahmen
   (Wärme, Massage, Tuch- und Bandhilfen)

Zu 3. Über gesicherte und nicht gesicherte Wirkungen krankengymnastischer Techniken der Atemtherapie
Wir unterscheiden Wirkungen, die sich auf Atemmechanik, Ventilation, Ventilations-Perfusionsverhältnisse also den Gasaustausch beziehen und hier nur beispielhaft dargestellt werden.

3.1 Wirkungen, die am Patienten beobachtet und als gesicherte positive Behandlungseffekte gewertet werden können:
3.1.1 Umstellen psychisch verursachter Atemtypen (s. Ausdrucksatemform) in Richtung individueller Norm,
3.1.2 Verbessern der Thoraxdehnbarkeit durch Senken erhöhter Spannung in Haut und Muskel des Rumpfes + durch Mobilisieren der Rippen-Wirbelgelenke,

3.1.3 Verbessern von Atemmuskelkoordination und -kraft,
3.1.4 Verbessern von Sekrettransport und Husten.

3.2 *Wirkungen, die am Patienten beobachtet, aber durch Lungenfunktionskontrollen gesichert werden sollten*

3.2.1 *Körperstellungen*, die Patienten mit *Atemwegsobstruktion Atemerleichterung* (Asth. br., obstr. Bronchitis, obstr. Emphysem) sind gekennzeichnet durch Abnahme des Schultergürtels von den Rippen und Einatembewegungen der dorsalen Rippen. **Abb. 4** zeigt Abstützen und Ablegen der Arme in Schulterhöhe d. h. im Kutschersitz, Päckchensitz mit breiten Knien, Sitz mit adipösem Abdomen, Sitz mit Armen auf Kissen vor Tisch oder auf Knien im Bett.*
In *Körperstellungen mit Armen über dem Kopf oder Drehdehnlagen* machen die gleichen Patienten unterschiedliche Angaben über leichtes oder schweres Atmen. Wir müssen dann beim einen Patienten Senken, beim anderen Ansteigen der erhöhten Strömungswiderstände annehmen (Meßergebnisse über Wirkung der Körperstellungen s. SIEMON).

3.2.2 Von den *manuellen Techniken* haben sich die *„Packegriffe"* aus verschiedenen Gründen bewährt (SCHAARSCHUCH s. EHRENBERG, 1970). Auch scheint ein Einfluß auf erhöhte Strömungswiderstände möglich, da Patienten mit Atemwegsobstruktion während des Greifens Atemerleichterung angeben (s. Ausführungen von SIEMON).

3.2.3 *Tiefe Atemzüge* werden *reflektorisch* (BRÜNE, 1977) oder willkürlich mit *Ein- und Ausatemtechniken* (z. B. schnüffelnd einatmen, auf Laute ausatmen) erzielt. Bei eingeschränkter Thoraxdehnbarkeit (M. Bechterew, thorakale Skoliose) werden sie zur Erhaltung bzw. Besserung der Thoraxbeweglichkeit mit manuellen Techniken, Rumpfgymnastik, Dehnlagen kombiniert. Bisher wurden Messungen über den Effekt von Atemübungen auf Vitalkapazität und Atemgrenzwert (maximal willkürliche Ventilation / min) sowie auf die Atemfrequenz nicht bei einzelnen Techniken, sondern nach wochen- und monatelanger Behandlung eines Programms von mehreren Übungen durchgeführt (LINDH, 1970). Sie wurden z. Teil auch mit Hyperthermie beim M. Bechterew (WEIMANN-ÖLZAP, 1972) und bei thorakalen Skoliosen mit Ausdauertraining kombiniert (STOBOY-SPEIER, 1975 und GÖTZE et al, 1976). Über Wirkungen einzelner Techniken der Atemtherapie kann daher keine Ausage gemacht werden. Wichtig sind diese Untersuchungen für uns aber insofern als sich zeigte, daß bei eingeschränkter Vitalkapazität und Totalkapazität keine (M. Bechterew s. WEIMANN) oder nur geringe Besserung der Vitalkapazität von 100-300 ml (thorakale Skoliose s. LINDH, GÖTZE) eintrat und die erhöhte Atemfrequenz bei Belastung sich nicht minderte. Ergebnisse, die nach Erläuterung der Erfordernisatemform bei Restriktion (s. vorne) auch verständlich sind. Auffallend war aber die Besserung des Atemgrenzwertes bei thorakalen Skoliosen nach Ausdauertraining kombiniert mit Atemtechniken. Der trainierte Restriktive ist also in der Lage, mit dem verbliebenen Atemvolumen eine größere Atemarbeit zu leisten.

---

* Biomechanische + energetische Faktoren können aus Zeitgründen nicht berücksichtigt werden

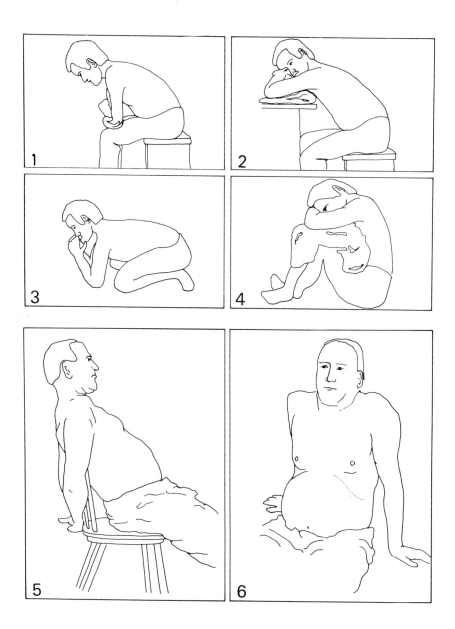

Abb. 4: Körperstellungen zur Atemerleichterung für Patienten mit Atemwegsobstruktion (Asthmatiker oder spastischer Bronchitiker in Atemnotsituationen) 1 Kutschersitz, 2 Sitz vor Tisch Arme auf Kissen, 3 Päckchensitz mit breiten Knien, 4 Sitz im Bett Kopf auf Knien mit Kissen, 5+6 Sitzarten für Asthmatiker mit adipösem Abdomen.

3.3 *Wirkungen, die von der Pathophysiologie der Atmung abgeleitet werden können:*
Die *dosierte Lippenbremse ist eine Ausatemtechnik* zur Vermeidung des Tracheobronchialkollaps der großen Atemwege bei instabilem Bronchialsystem (obstr. Emphysem, obstr. Bronchitis) und beim Asthmatiker mit angstvoll forcierter Ausatmung. Das Wort „dosiert" beschreibt die Technik des nicht zu langen und zu kräftigen Blasens durch den Lippenspalt s. **Abb. 5**. Die Wirkung muß dem Patienten an einem einfachen Schema erklärt werden s. **Abb. 6**. Links symbolisieren die äußeren, dicken Pfeile den Druck, der von der Kontraktion der Ausatemmuskulatur auf Bronchien und Trachea ausgeübt wird. Rechts zeigen Pfeile in den Atemwegen den höheren intrabronchialen Druck an, der beim Ausatmen gegen die Enge am Mund entsteht. (Näheres über Meßergebnisse s. SIEMON). Diese Wirkung kann der Krankengymnast nur aus der Pathophysiologie der Atemwegsobstruktion lernen. Schädigend ist das forciert lange Ausatmen, das die Bronchien noch mehr komprimiert, so daß sich die Lunge weiter aufbläht.

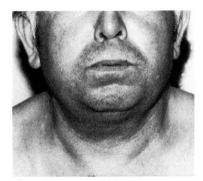

Abb. 5: Lippenspalt bei dosierter Lippenbremse

3.4 *Wirkungen, die von der Pathophysiologie abgeleitet, aber schwer zu sichern sind:*
Tiefe Einatemzüge werden von uns Krankengymnasten mit *verschiedenen Einatemtechniken* (auch auf reflektorischem Wege) in die normalen Atemzüge eingeschaltet. Dabei ist zu berücksichtigen, daß die Verteilung (Distribution) der Einatemluft bei ungleichmäßig (inhomogen) in der Lunge vorhandenen bronchialen Obstruktionen erschwert ist. Tiefere Atemzüge sind dann mit langsamer Luftströmung und Luftanhalten nach Einatmen auszuführen. Von den *äußeren Atembewegungen auf Luftverteilung und Ventilation zu schließen ist nicht möglich*. Man weiß jedoch aus der Pathophysiologie, daß tiefe Atemzüge mit langsamer Strömung die Luft gleichmäßiger auf die Alveolen verteilen und dadurch ein gestörtes Belüftungs-Durchblutungsverhältnis zu bessern ist. Da aber Minderbelüftung und ventilatorische Verteilung oft regional bestehen, läßt sich eine Wirkung nicht an den Blutgasen nachweisen, weil diese stets den Gasaustausch in der gesamten Lunge angeben.

Ohne dosierte Lippenbremse
Kompression der großen Atemwege

Mit dosierter Lippenbremse
Weithalten der großen Atemwege

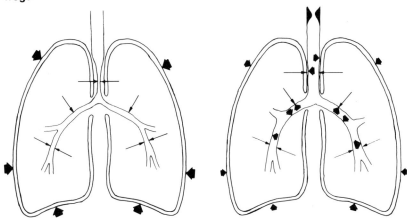

Abb. 6: Wirkung der Lippenbremse (vereinfachtes Schema zur Erklärung für Patienten, s. dazu Ausführungen von SIEMON in diesem Heft)

Abschlußdiskussion
Die Beurteilung des Stellenwertes krankengymnastischer Atemtherapie bei bronchopulmonalen Erkrankungen ist — wie erwähnt — an Voraussetzungen geknüpft, die für Pathophysiologie und Gliederung der Techniken zu leisten sind. Da wir Krankengymnasten aus einer Fülle von Techniken zu wählen haben, sind Untersuchungen über einzelne wünschenswert. Dann kann — auch von ärztlicher Seite — besser entschieden werden, was in der Atemtherapie sinnvoll ist. Heute kann zum Stellenwert festgestellt werden: Krankengymnastische Atemtherapie ist in der Prophylaxe bei pulmonal gefährdeten Patienten — vor allem prae- und postoperativ — erwiesen. In der Therapie restriktiver und obstruktiver Ventilationsstörungen ist dagegen der Stellenwert noch nicht klar zu beurteilen. Nach den bisherigen Untersuchungen sind erste Hinweise über positive und negative Wirkungen zu geben. Wir müssen aber Ärzte um weitere Untersuchungen bitten, um den krankengymnastischen Techniken den gesicherten therapeutischen Hintergrund zu geben.
Auf die — für die krankengymnastische Behandlung charakteristische — personale Begegnung von Behandler und Patient, die für den Behandlungserfolg eine wesentliche Rolle spielt, konnte ich aus Zeitgründen nicht eingehen.

Zusammenfassung
Zur Beurteilung des Stellenwertes krankengymnastischer Atemtherapie bei bronchopulmonalen Erkrankungen werden Voraussetzungen geschildert, eine funktionsbezogene Befundaufnahme der gestörten Atemform dargelegt und eine Diskussion über gesicherte und nicht gesicherte Wirkungen einzelner Techniken begonnen. Während der Wert in der Prophylaxe

pulmonal gefährdeter Patienten erwiesen ist, sind zur klaren Beurteilung der krankengymnastischen Atemtherapie bei restriktiven und obstruktiven Ventilationsstörungen noch mehr Untersuchungen über die Wirkung auf Atemmechanik, Ventilation und Gasaustausch nötig.

Literatur

1 ARBEITSGEMEINSCHAFT ATEMTHERAPIE: Terminologie der Atemtherapie in der Krankengymnastik, Kr.gym. **27**, 1-4, 1975
2 BRÜNE, L.: Reflektorische Atemtherapie, Thieme Verlag, Stuttgart, 1977
3 CHRISTIAN, P., P. MOHR, H. SCHRENK und W. ULMER: Zur Phänomenologie der abnormen Atmung beim sog. Nervösen Atmungssyndrom, Der Nervenarzt, **26**, 191-197 (1955)
4 EHRENBERG, H.: Über die Lösungs- und Atemtherapie von A. Schaarschuch, Kr.gym. **22**, 176-181, (1970)
5 EHRENBERG, H., G. SIEMON: Zur Beobachtung und Beurteilung der Atmung in der Krankengymnastik, Kr.gym. **31**, 56-67, (1979)
6 EHRENBERG, H.: Atemtherapie beim Asthma bronchiale. Kr.gym. **27**, 15-20, (1975)
7 GÖTZE, H.-G., G. SEIBT, U. GÜNTHER: Metrische Befunddokumentation pulmonaler Funktionswerte von jugendlichen und erwachsenen Skoliosepatienten unter 4wöchiger Kurbehandlung, Kr.gym. **30**, 333-338, (1978)
8 LINDH, M., A. NACHEMSON: The effect of Breathing Exercises on the Vitalcapacity in patients with Scoliosis treated by surgical Correction with the Harrington Technique, Scan. J. Rehab. Med. **2**, 1-6, (1970)
9 STOBOY H., B. SPEIERER: Lungenfunktionswerte und spiroergometrische Parameter während der Rehabilitation mit idiopathischer Skoliose (Fusionsoperation der WS nach Harrington und Training): Arch. Orthop. Unfall-chir. **81** 247-254, (1975)
10 ULMER, W., REIF E., W. WELLER: Die obstruktiven Atemwegserkrankungen, Thieme Verlag 1966
11 WEIMANN G., M. ÖZALP: Zur klinischen Bedeutung und therapeutischen Beeinflußbarkeit der eingeschränkten Atemfunktion bei Spondylitis Ankylopoetica, Kongreßbericht, 6. Int. Kongreß für Physikalische Medizin, Barcelona, 56-60 (1972) (Band II)

H. Ehrenberg
Arbeitsgemeinschaft Atemtherapie
im Deutschen Verband für Physiotherapie
Zentralverband der Krankengymnasten e. V.
Keesburgstr. 38
8700 Würzburg

2 Objektivierung der Wirksamkeit krankengymnastischer Atemtherapie auf die gestörte Atemmechanik des Erwachsenen

Priv. Doz. Dr. med. G. Siemon, Krankenhaus Donaustauf

I

Die krankengymnastische Atemtherapie ist ein fester Bestandteil im Rahmen der prä- und postoperativen Behandlung bei thorakalen oder großen abdominellen Eingriffen. Hier hat sich an großen Untersuchungsreihen die Überlegenheit einer *prä- und* postoperativen physikalisch-atemtherapeutischen Behandlung hinsichtlich Pneumonie-/Atelektasenprophylaxe gezeigt gegenüber einer alleinigen postoperativen Behandlung oder der Wahl einer rein medikamentösen Therapie.

Der Nutzen einer krankengymnastischen Atemtherapie bei chronischen Atemwegs- und Lungenerkrankungen wird immer noch infrage gestellt, vielfach wird sie erst eingesetzt, wenn die üblichen Therapieprinzipien erschöpft sind. Die einzelnen Krankengymnastikschulen bevorzugen teilweise sehr unterschiedliche Behandlungsmethoden, ohne daß bisher ausreichende Untersuchungen über Wirkungsweise, Wirkungslosigkeit oder schädliche Nebenwirkungen bei den einzelnen Behandlungsprinzipien vorliegen. Natürlich muß nicht jede positive oder negative Erkenntnis bewiesen werden. Bei der Frage nach dem Stellenwert der krankengymnastischen Atemtherapie muß jedoch nach gesicherter oder nicht gesicherter Wirkung gefragt werden.

II

Als Beurteilungsmöglichkeiten einer Wirksamkeit physikalisch-atemtherapeutischer Techniken und Übungen sind zu sehen:
a) die Beobachtung von Änderungen der Atmung (Atemform) durch den Behandler, insbesondere Atemtiefe, der Thorax- oder Abdominalbewegungen, der Atemfrequenz, auch Änderungen von Atemgeräuschen, Änderungen einer Gesichts- oder Lippencyanose etc.
b) Angaben des Behandelten über Änderungen der Beschwerden, Verminderung oder Zunahme von Atemnot, Erleichterung der Expektoration usw.
c) Messungen von Wirkungen auf die Atemfunktion oder die gestörte Atemfunktion, insbesondere auf die Atemmechanik, den Gasaustausch oder die pulmonale Hämodynamik. Die Atemmechanik läßt sich durch Messung der Atemwegswiderstände mittels Ganzkörperplethysmographie oder der Gesamtatemwiderstände durch oszillatorische Atemwiderstandsmessung beurteilen, der Gasaustausch an den Blutgasen und der alveolaren Ventilation, die pulmonale Hämodynamik durch Herzkatheteruntersuchungen.

Beobachtungen durch den Behandler sowie Angaben der Behandelten sind vielfach subjektiven Einflüssen ausgesetzt. Die „Objektivierbarkeit" soll sich daher vorwiegend mit dem meßtechnischen Nachweis von Änderungen der Atemmechanik oder des Gasaustausches durch krankengymnastische Atemtherapie befassen.

III

In früheren Untersuchungen ließ sich zeigen, daß durch Entspannungsübungen mit gähnender Einatmung eine — durch Bronchospasmus, Schleimhautoedem und Bronchialsekret entstandene — Einengung der Bronchiallumina d. h. eine *volumenbedingte* Obstruktion wie bei Asthma bronchiale sowie spastische Bronchitis günstig beeinflußbar war (1,2). Die nachfolgenden Befunde befassen sich mit Einwirkungen von Körperstellungen und manuellen Techniken auf eine gestörte Atemmechanik sowie mit Atemtechniken bei vorwiegend *druckbedingter* Obstruktion d. h. bei den exspiratorischen Kollapsphänomenen in den Atemwegen bei chronisch obstruktiver Bronchitis und obstruktivem Emphysem mit instabilem Bronchialsystem.

a) *Therapeutische Körperstellungen:*
Der Kranke mit Ruhedyspnoe bei obstruktiver Belüftungsstörung sucht sich instinktiv eine Position, die ihm Atemerleichterung bringt. Mittels Messung des Atemwiderstands durch eine oszillatorische Widerstandsmeßmethode (FD 5 der Fa. Siemens) lassen sich die Gesamtwiderstände in verschiedenen Körperpositionen messen (**Abb. 1 und 2**).

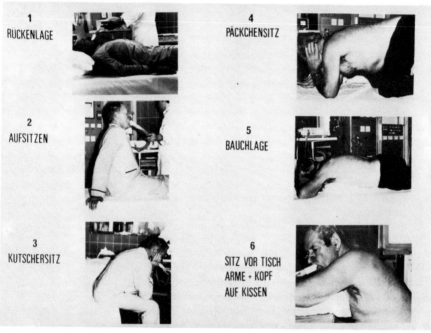

Abb. 1: Sechs verschiedene Körperstellungen bei Messung des Atemwiderstands

Es zeigt sich bei Untersuchungen an 10 Probanden (8 Kranken und 2 Gesunden), daß übereinstimmend die flache Rückenlage (gelegentlich auch die Bauchlage) zu den höchsten Atemwiderständen führt, während bei vornübergebeugtem Sitz vor dem Tisch und im sog. Kutschersitz, bei einigen auch im sog. Päckchensitz, die größte Atemerleichterung nachgewiesen werden kann. Die Reihenfolge der verschiedenen Positionen hat keinen Einfluß auf die Höhe der Atemwiderstände (**Abb. 2**).

Somit kann allein durch die geeignete Wahl der Körperposition bereits geholfen werden. Wichtig erscheint dabei der Hinweis, daß die flache Rückenlage bei Kranken mit obstruktiver Belüftungsstörung am ungünstigsten ist. Dieses sollte, insbesondere auf der Intensivpflegestation, u. U. bei künstlicher Beatmung stärker berücksichtigt werden.

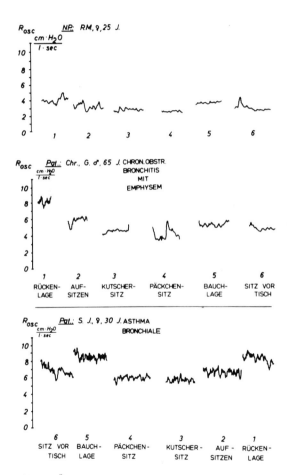

Abb. 2: Änderung des Atemwiderstands, gemessen mit der oszillatorischen Widerstandsmethode der Fa. Siemens (FD 5) an einer Gesunden und 2 Kranken. Die Messung der Normalperson (oben) und des Pat. Chr. G. (Mitte) erfolgten in der Reihenfolge 1 bis 6, die Messung der Pat. S. J. (unten) in umgekehrter Reihenfolge (6-1)

Der Organismus paßt sich der Atemwegsobstruktion durch Verschiebung der Atemmittellage zur Inspiration an. Mit Vergrößerung des pulmonalen Lungenvolumens durch Erweiterung des Thorax wird ein verstärkter Zug auf die Atemwege ausgeübt, der zur Bronchiallumenerweiterung mit Absinken der Atemwegswiderstände führt. Dieser Kompensationsmechanismus kann unterstützt werden durch Verstärkung der Einatemstellung, z. B. durch Verschränken der Arme über dem Kopf. So nimmt bei Patienten mit vorwiegend spastisch bedingter Obstruktion in dieser Haltung das thorakale Gasvolumen zu und der erhöhte Atemwegswiderstand ab, so daß sich die bei Obstruktion erhöhte Atemarbeit mindert. Die Patienten haben Atemerleichterung. Bei Patienten mit schwerem obstruktiven Emphysem bewirkt die gleiche Armhaltung ebenfalls ein Ansteigen des thorakalen Gasvolumens, dagegen kein Absinken des Atemwegswiderstands. Die erhöhte Atemarbeit wird zusätzlich gesteigert und die Patienten geben Atemerschwerung an (**Abb. 3**).

Patient · in	E. H. 50 J. männl.		H. R. 55 J. weibl.	
Diagnose	Chron. spast. Bronchitis		obstr. Emphysem	
Sitzhaltung	TGV = FRC ml	$kPa \cdot l^{-1}/s$	TGV = FRC ml	$kPa \cdot l^{-1}/s$
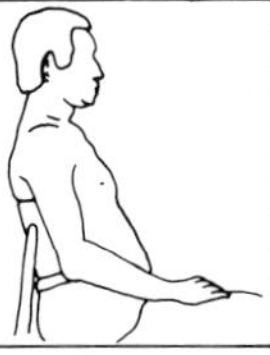	5500	1,67	5090	1,06
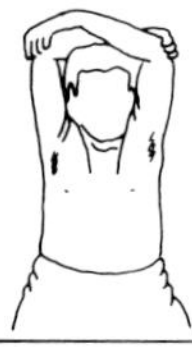	5700	1,28	5420	1,08
Subjektives Gefühl	Atemerleichterung		Atemerschwerung	

Abb. 3: Beeinflussung der Atemmechanik durch Armhaltung über den Kopf. TGV (thorakales Gasvolumen) entspricht FRC (Funktionelle Residualkapazität). $kPa \cdot l^{-1} \cdot s$ ist Einheit des Atemwegwiderstands (R_t), der normal ca. 0,1 – 0,3 beträgt.

In verschiedenen Körperstellungen läßt sich die Atemmechanik beeinflussen. Bei 2 Patienten sind Atemzüge (exspiratorisch) zusammen mit Mittelwerten für Atemminuten AMV), Atemfrequenz (AF) und Atemzugvolumen (AV) in Rücken-, Bauch- und Drehdehnlagen dargestellt. Beim Patienten K. B. mit obstruktiver Ventilationsstörung (asth. Bronchitis und obstr. Emphysem) (s. **Abb. 4a**) nimmt die Atemtiefe (AV) in den Drehlagen und in der Bauchlage stark zu bei gleichzeitiger Minderung der Atemfrequenz, während das Atemminutenvolumen geringfügig ansteigt.

Pat.: K.B. 64 J. ♂
Diag.: obstr. Emphysem u. asthm. Bronchitis
R_t 14,6 $\frac{cm\ H_2O}{l/sec}$
FRC 5950 ml (Sollwert: 3120 ml)

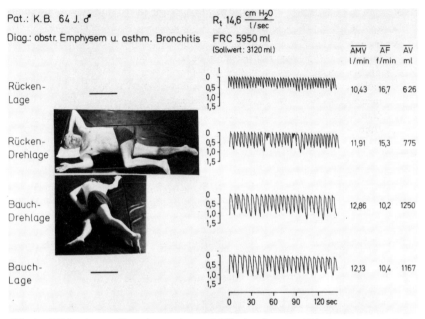

		AMV l/min	AF f/min	AV ml
Rücken-Lage		10,43	16,7	626
Rücken-Drehlage		11,91	15,3	775
Bauch-Drehlage		12,86	10,2	1250
Bauch-Lage		12,13	10,4	1167

Abb. 4a: Mittelwerte von Atemminutenvolumen (AMV), Atemfrequenz (AF), Atemvolumen (AV) in verschiedenen Körperstellungen bei Patient mit asth. Bronchitis + obstr. Emphysem (K. B.)

PAT. H.P. 55 J.♂ PLEURASCHWARTE,
CHRON. OBSTR. BRONCHITIS mit EMPHYSEM

R_t 9,3 $\frac{cm\ H_2O}{l\cdot sec}$
R_{ex} 24,6
FRC 3260 ml (Sollwert: 4560 ml)
VC 48%

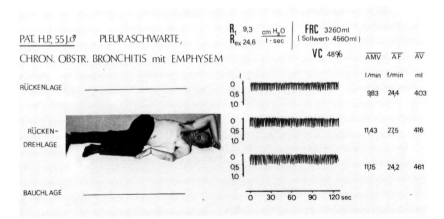

		AMV l/min	AF f/min	AV ml
RÜCKENLAGE		9,83	24,4	403
RÜCKEN-DREHLAGE		11,43	27,5	416
BAUCHLAGE		11,15	24,2	461

4b: Mittelwerte von AMV, AF, AV, in verschiedenen Körperstellungen bei Patienten mit komb. obstr. und restr. Ventilationsstörungen H. P.

Diese Positionen setzen infolge verlangsamter Strömungsgeschwindigkeit bei verminderter Atemfrequenz die erhöhten Atemwegswiderstände herab. Die Atemtiefe nimmt zu, damit wird die alveolare Ventilation gesteigert mit günstiger Beeinflussung des Belüftungs-Durchblutungsverhältnisses. Beim Patienten H. P. mit kombiniert obstruktiver und restriktiver Ventilationsstörung (**Abb. 4b**) nehmen in Bauchlage Atemvolumen und Atemminutenvolumen zu bei — im Vergleich zur Rückenlage — gleicher Atemfrequenz. Dagegen erhöht sich in der Rückendrehlage infolge Steigerung der Atemfrequenz die Atemarbeit. Der Patient gibt auch in dieser Position erschwertes Atmen an, d. h. diese Lage ist für den Patienten ungünstig. Wichtig ist daher, daß der Krankengymnast zur Beurteilung der Wirkung besonders in den Drehlagen die Atemfrequenz zählt.

b) *Manuelle Techniken am Oberkörper:*
Neben den vom Kranken zu wählenden geeigneten Körperpositionen kann er selbst durch sog. Packegriffe die Atemmechanik günstig beeinflussen, wie auf der **Abb. 5** erkennbar ist. Hier wurden die atemmechanischen Parameter mittels Ganzkörperplethysmographie gewonnen. Bei Patienten, die fühlbare Atemerleichterung während des Packgriffs angaben, ließen sich die Atemwegswiderstände (R_t = totale Resistance, d. h. der gesamte Atemwegswiderstand und R_{ex} = exspiratorische Resistance, d. h. der Atemwegswiderstand während der Ausatmung) absenken, ohne daß das thorakale Gasvolumen (TGV) stieg.

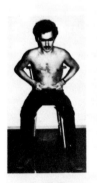

L. W. geb. 9.10.47
männl.
schweres obstr. Emphysem

Ausgangswerte

TGV = FRC	R_t	R_{ex}	
5700	0.52	1.90	$kPa \cdot l^{-1}/s$
	5.3	19.4	$\frac{cm\ H_2O}{l \cdot s}$

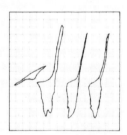

Packegriff vorne

TGV = FRC	R_t	R_{ex}	
5750	0.29	0.78	$kPa \cdot l^{-1}/s$
	3.0	8.7	$\frac{cm\ H_2O}{l \cdot s}$

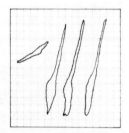

Abb. 5: Beeinflussung der Atemmechanik durch manuelle Technik am Oberkörper sog. Packegriff (vorne an Bauchhaut). Maßangaben für Resistance ($R_t + R_{ex}$) erfolgen in kPa und cm H_2O.

c) *Atemtechniken:*
Bekannt ist bei obstruktiver Bronchitis im fortgeschrittenen Stadium wie beim Lungenemphysem eine Instabilität des Bronchialsystems. Große Druckunterschiede zwischen Ein- und Ausatmung führen zu einem Elastizitätsverlust des Lungenparenchyms wie der Wände der Atemwege. Bei forcierter Ausatmung, insbesondere unter Belastung kommt es zu Kollapsphänomenen in den Atemwegen mit Zunahme von Fesselluft (air trapping) und erheblicher Belastungsdyspnoe.
Durch Einschaltung einer Stenose in die Ausatemphase, wie z. B. bei Geräten mit intermittierendem Überdruck oder bei maschineller Beatmung wird ein Gegendruck in den Atemwegen erzeugt, der eine vorzeitige Einengung oder Kollabierung der Atemwege verhindert. Damit ist es möglich, gleichmäßiger und tiefer auszuatmen (2,3). Diese Stenose kann durch Engstellung der Lippen mit durch diese Engstellung erfolgenden Ausatmung, der sog. Lippenbremse imitiert werden. Damit kann der Kranke, auch unter Belastung, wenn durch zunehmende Strömungsgeschwindigkeit und Druckdifferenzen die Atemwegswiderstände zunehmen, ohne wesentliche Zunahme der Dyspnoe atmen.

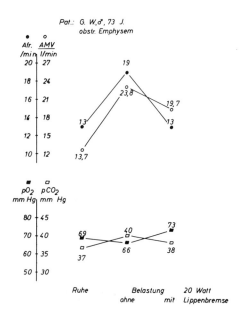

Abb. 6: Änderungen der Ventilation und des Gasaustausches unter Belastung bei Einsatz einer dosierten Lippenbremse bei einem Kranken mit obstruktivem Emphysem.

Untersuchungen an Kranken mit obstruktivem Emphysem unter leichter Belastung wie beim Spazierengehen (20 Watt) mit und ohne Lippenbremse (s. **Abb. 6**) zeigen, daß unter der Belastung ohne Stenosierung Atemminutenvolumen und Atemfrequenz deutlich ansteigen, der Gasaustausch sich verschlechtert, unter Einsatz der Lippenbremse die Atemfrequenz und das Atemminutenvolumen wieder abnehmen im Sinne einer Ökonomisierung der Atmung bei deutlicher Zunahme des Sauerstoffdrucks im arteriellen Blut und Verbesserung der alveolaren Ventilation. Hier bewirkt eine empirisch erarbeitete, pathophysiologisch erklärbare, in ihrer Wirkung meßtechnisch objektivierte Atemtechnik bei den Kranken eine eindeutige Linderung der Atemnot. Diese Methode ist durch eine medikamentöse Therapie nicht ersetzbar.

IV

Die dargestellten Untersuchungen befaßten sich mit ihrer Wirkung krankengymnastischer Atemtherapie bei obstruktiven Atemwegserkrankungen, den wesentlichen und häufigsten Störungen der Atemmechanik. Atemtherapie bei restriktiven Atemwegs- und Lungenerkrankungen führt, entsprechend den meistens fixierten oder irreversiblen Störungen (Lungenfibrose, Skoliose, Pleuraschwarte) nicht zu einer Besserung der Ventilationsgrößen oder der Volumina. Durch gezielte physikalische Atemtherapie läßt sich jedoch die Belastungstoleranz, ablesbar am Atemgrenzwert, deutlich steigern, wie Götze und Mitarbeiter (4) sowie Stoboy und Mitarbeiter (5) nachweisen konnten.

Einzelne Untersuchungsbeispiele sollten aufzeigen, daß es möglich ist, Wirkungen krankengymnastischer Atemtherapie, zumindest im Akutversuch nachzuweisen. Die Übungen und Techniken wurden dabei gewählt, daß der Kranke sie nach Anleitung selbst durchführen kann mit dem Ziel, neben der Akutwirkung auch Dauereffekte zu erzielen. Dazu stehen jedoch entsprechende Untersuchungen noch aus.

Priv. Doz. Dr. G. Siemon
Krankenhaus Donaustauf
Fachklinik für Erkrankungen der
Atmungsorgane
Ludwigstr. 68
8405 Donaustauf

Literatur:
1) SIEMON, G.: Physikalische Atemtherapie bei chron. Bronchitis, Z. Schwerpunktmedizin, **1**, 19-25 (1978)
2) EHRENBERG, H.: Krankengymnastische Möglichkeiten zur Verbesserung der Atmung bzw. der Atemform bei chron. Ateminsuffizienz, in Gerbershagen, H. U., R. Frey, K. P. Müller (Hrsg.) Rehabilitation der Atmung, Fischer Stuttgart 1976.
3) BERGER, D.: Zur Effektivität des „Pursed Lip breathing", Z. Atemwegs- und Lungenkrankheiten, **5**, 12-15, (1979)
4) GÖTZE, H.-G., G. SEIBT, U. GÜNTHER: Metrische Befunddokumentation pulmonaler Funktionswerte von jugendlichen und erwachsenen Skoliosepatienten unter einer vierwöchigen Kurbehandlung, Z. Krankengymnastik (KG) **30**, 333-338 (1978)
5) STOBOY, H., B. SPEIERER: Lungenfunktionswerte und spiroergometrische Parameter während der Rehabilitation von Patienten mit idiopathischer Skoliose (Fusionsoperation der WS nach Harringteon und Training), Arch. Orthop. Unfall. Chir. **81**, 147-254 (1975)

3 Objektivierung der Wirksamkeit krankengymnastischer Atemtherapie auf die gestörte Atemmechanik des Kindes

Dr. B. Fehlig, Norderney

Im Kindesalter wird eine gestörte Atemmechanik beobachtet bei Krankheiten mit exspiratorisch-obstruktivem Syndrom (WENNER). Sie sind gekennzeichnet durch eine erschwerte Ausatmung infolge endobronchialer und/oder exobronchialer Einengung des Atemwegsquerschnittes.

Zu diesen Krankheiten gehören:
1. Bronchiolitis des Säuglings und Kleinkindes (Infektionen durch Viren und Mykoplasmen)
2. Mucoviscidose
3. angeborene oder erworbene Bronchiektasen
4. Bronchial- und Trachealstenose oder -kompression durch Tumoren, Tuberkulose oder Gefäßmißbildung
5. Fremdkörper im Bronchialsystem
6. Asthma cardiale
7. Asthma bronchiale (Asthma-Syndrom)

Alle sind gekennzeichnet durch die Leitsymptome
1. exspiratorische Dyspnoe
2. Giemen
3. Husten (evtl. mit Auswurf)

Nur für das Asthma-Syndrom = Asthma bronchiale kommen als Leitsymptome rezidivierendes Auftreten oder chronischer Verlauf hinzu.

Wir konnten beobachten, daß sich die Einnahme therapeutischer Körperstellungen günstig auf die gestörte Atemmechanik auswirkt — sofern das exspiratorisch-obstruktive Syndrom durch krankengymnastische Maßnahmen beeinflußbar ist.

Eine Objektivierung der empirisch gefundenen Effizienz für therapeutische Körperstellungen ist im Kindesalter realisierbar mit Messungen von:

1. arteriellem Sauerstoffpartialdruck (PO_2) mit Blutgasanalyse. — Eine Verbesserung des Ventilations-Perfusions-Verhältnisses ist an einem PO_2-Anstieg erkennbar.
2. Atemminutenvolumen mit FD 10 der Firma Siemens. — Eine Abnahme des Sauerstoffbedarfes durch entspanntere Körperhaltung bewirkt eine Abnahme des Atemminutenvolumens.
3. Atemwiderstand, auch oszillatorische Resistance = R_{os} genannt, mit FD 5 der Firma Siemens. — Eine Erniedrigung des R_{os} ist Ausdruck für eine Verringerung der viskösen und/oder elastischen Atemwiderstände.

Den Atemwegswiderstand in therapeutischen Körperstellungen im Bodyplethysmographen zu messen, ist nicht möglich. Ergebnisse von Parallelmessungen der bodyplethysmographischen Resistance (Rt) und der oszillatorischen Resistance (R_{os}) ergaben für beide Methoden eine günstige Korrelation, insbesondere im Kindesalter. Daraus ist zu schließen, daß der R_{os} auch eine wertvolle Aussage über den Atemwegswiderstand beinhaltet.

Messungen der oszillatorischen Resistance (R_{os}), des arteriellen Sauerstoffpartialdruckes (PO_2) und des Atemminutenvolumens (AMV) haben wir vorgenommen in der therapeutischen Körperstellung zur Atemerleichterung, in der „Hängebauchlage". Ferner haben wir mit diesen Messungen den Effekt therapeutischer Körperstellung mit den Zielen „Sekretlockerung und -transport" zu objektivieren versucht. Von mehreren dazu geeigneten therapeutischen Körperstellungen haben wir die Knie-Unterarmlage und die Rückenlage mit Rolle unter Thorax ausgewählt. Die Befreiung von vermehrt produziertem zähem Schleim ist derzeit ein „unverzichtbarer Bestandteil" in der Therapie der genannten Erkrankungen im Kindesalter. Unsere Messungen erfolgten bei 10 Probanden — 5 Mädchen und 5 Jungen im Alter zwischen 8 und 14 Jahren —, die sich wegen eines Asthma-Syndromes in unserem Kinderkrankenhaus befanden.

Meßergebnisse in Hängebauchlage

Diese therapeutische Körperstellung hat das Behandlungsziel: Atemerleichterung. Der Patient ist in einer Hängebauchlage mit auf der Unterlage abgestützten Armen. Das Meßprotokoll läßt einen R_{os}-Abfall von -47,6% erkennen zwischen der Ausgangsposition Sitz und der therapeutischen Körperstellung. Begünstigend wirkt hier bei diesem Effekt ein Heißer Wickel.

Bei der R_{os}-Messung atmet der Proband bei mit Klemme geschlossener Nase Raumluft durch einen Schlauch mit genau definierten Abmessungen. Der dabei entstehende Wechseldruck wird im Gerät erfaßt und ausgewertet. Wir haben die Meßergebnisse mit einem XY-Schreiber registriert, um so eine größere Genauigkeit zu erzielen und unsere Befunddokumentationen festzuhalten.

Veränderungen von R_{os}, arteriellem PO_2 und Atemminutenvolumen werden zwischen der Ausgangsposition Sitz und in therapeutischer Körperstellung verglichen.

Bei 8 von 10 Probanden R_{os}-Erniedrigung, bei 2 Probanden keine R_{os}-Veränderung.
Bei 7 von 10 Probanden PO_2-Erhöhung,
bei 2 Probanden keine PO_2-Veränderung,
bei einem Probanden Messung aus technischen Gründen nicht möglich.
Atemminutenvolumen-Erniedrigung bei 5 Probanden, ebenfalls bei 5 Probanden Atemminutenvolumen-Erhöhung.
Bei allen 5 Probanden mit Atemminutenvolumen-Erniedrigung ebenfalls Erniedrigung der Atemfrequenz,
bei 2 Probanden mit Atemminutenvolumen-Erhöhung auch Abnahme der Atemfrequenz und nur bei 3 Probanden mit Atemminutenvolumen-Erhöhung eine Zunahme der Atemfrequenz.

Demnach werden bei 7 von 10 Probanden langsamere, bei 2 von ihnen auch gleichzeitig tiefere Atemzüge registriert — entsprechend den bereits empirisch gemachten Beobachtungen.
5 Probanden schliefen während der Messungen. Dieser psychische Effekt kann als Ausdruck für günstigere Arbeitsbedingungen der Atemmuskulatur gewertet werden.

Meßergebnisse in Knie-Unterarmlage

Bei allen 10 Probanden zwischen 1. und 2. Messung R_{os}-Erniedrigung und zwar noch ausgeprägter als in der Hängebauchlage.
Bei 8 von 10 Probanden günstiger Effekt auf den Sauerstoffpartialdruck, insofern als 6 Patienten einen Anstieg und 2 Patienten einen Abfall in den Normbereich aufweisen.

Bezüglich des Atemminutenvolumens ungünstigere Meßwerte als für die Hängebauchlage, da für die Haltearbeit mehr Sauerstoff verbraucht wird.

Nach Abhusten in therapeutischer Körperstellung wurden — wie zu erwarten war — z.T. beträchtliche R_{os}-Erhöhungen bei 6 von 10 Probanden gemessen.
Bei 5 von diesen konnte eine Lockerung oder das Abhusten von Sekret, maximal 20 ml dreischichtigen Sputums, beobachtet werden, — eine Probandin wurde nach der 3. R_{os}-Messung dyspnoeisch und cyanotisch. Sie hustete nach Inhalation eines Bronchospasmolytikums 6 ml eitrigen Schleim ab.

Weitere R_{os}-Erniedrigungen im Vergleich zur 1. Messung wurden bei 4 Probanden gefunden, die klinisch keine vermehrte Schleimproduktion aufwiesen und bei denen sich das längere Verharren in dieser therapeutischen Körperstellung noch günstiger auf den R_{os} auswirkte.
Noch 10 Minuten nach Abhusten ist der Effekt auf den Sauerstoffpartialdruck bei 4 Probanden negativ, bei 5 Probanden unbeeinflußt und bei einem Probanden positiv.
Bezüglich der Atemminutenvolumina auch hier ähnliche Verhältnisse wie bei den vorausgegangenen Messungen.

Für die Knie-Unterarmlage ergibt sich hieraus:
sehr günstige Beeinflussung des Atemwiderstandes und des Ventilations-Perfusions-Verhältnisses in dieser therapeutischen Körperstellung. Bei 6 von 10 Probanden wurden Lockerung oder recht massive Expektoration von Schleim beobachtet, das Behandlungsziel also erreicht. Dadurch wird der negative Einfluß auf die Meßgrößen der 2. Messung erklärbar.

Meßergebnisse in der Rückenlage mit Rolle unter Thorax
Im Vergleich zu den bereits besprochenen therapeutischen Körperstellungen wird hier bei 5 Probanden nur eine gering- bis mittelgradige R_{os}-Erniedrigung, vorwiegend aber eine beträchtliche R_{os}-Erhöhung — wahrscheinlich infolge Schleimlockerung — gemessen. Auffallend ist nach Abhusten ein R_{os}-Abfall vorwiegend beträchtlichen Ausmaßes bei 7 Probanden.
Ein außerordentlich günstiger Effekt auf das Ventilations-Perfusions-Verhältnis wurde bei allen 10 Probanden bei der 1. Messung nachgewiesen. Dieser günstige Effekt blieb etwa konstant auch bei der 2. Messung.
Beachtlicher Effekt ist hier die Abnahme des Atemminutenvolumens zwischen therapeutischer Körperstellung und nach Abhusten in dieser therapeutischen Körperstellung; denn bei 8 Probanden wird eine z.T. beträchtliche Abnahme, nur bei einem Probanden kein und bei einem weiteren Probanden nur ein geringfügiger Anstieg des Atemminutenvolumens registriert.

Schluß:
In den verschiedenen therapeutischen Körperstellungen wurden günstige Effekte gemessen für Atemwiderstand (R_{os}), arteriellen Sauerstoffpartialdruck (PO_s) und Atemminutenvolumen (AMV). Damit ist die Effizienz dieser therapeutischen Körperstellungen objektiviert und nicht nur ein Wunschdenken der Krankengymnasten. Das unterschiedliche Verhalten der Meßgrößen in den verschiedenen Positionen kann bedingt sein durch die Körperstellung, aber auch durch den von Meßtag zu Meßtag wechselnden klinischen Befund.

Klinische Beobachtungen und Meßergebnisse erlauben folgende Hinweise:
Bei asthmatischer Symptomatik kann im Kindesalter generell in Hängebauchlage Atemerleichterung erreicht werden. Sind Sekretlockerung und Sekrettransport Behandlungsziele,

dann sollte der Patient diejenige therapeutische Körperstellung einnehmen, die er gut toleriert. Auch die Dauer des Verbleibens in der jeweiligen Körperstellung wird von der Reaktion des Patienten abhängig gemacht.

Dr. B. Fehlig
2982 Norderney
Kinderkrankenhaus Seehospiz

4 Objektivierung der Auswirkung krankengymnastischer Atemtherapie auf den Lungenkreislauf

Dr. D. Sommerwerck, Großhansdorf

Wie Sie wissen, ist das Herz und die Lunge eine funktionelle Einheit. Besonders das rechte Herz und die Lunge beeinflussen sich gegenseitig. Auch bei der Atemtherapie kommt es zur Beeinflussung des Herzens und Gefäßsystems im Brustkorb. Aus Veränderung der intrathorakalen Druckverhältnisse resultieren haemodynamische Veränderungen im Lungenkreislauf. Und das ist physikalisch leicht verständlich. Erhöht man in einem fest umschlossenen Raum den Druck — also Thorax — so teilt sich dieser Druck allen in diesem Raum befindlichen Teilen — also Organen — mit. Das wäre der Druck, der von außen auf die Lungengefäße und das Herz sich ergäbe. Es kommt jedoch auf Grund der Veränderung einer Druckkomponente auch zur Gegenreaktion anderer Drucke bzw. Widerstände. So steigt zur Aufrechterhaltung des Lungenkreislaufs der Blutdruck innerhalb der Gefäße, um den Widerstand in der Lunge zu überwinden.

Diese Druckveränderungen kann man messen: Mit dem sog. Schwemmkatheter wird der Druck in der Pulmonalarterie, also der Hauptlungenschlagader, gemessen. Die intrathorakalen Drucke können mit einer Ballonsonde in der Speiseröhre bestimmt werden. Die endobronchialen Drucke werden mit der Bodyplethysmographie erfaßt.

Anhand von Druckmessungen im Mund, in der Speiseröhre und in der Pulmonalarterie möchte ich Ihnen zeigen, welche Druckveränderungen bei der normalen Atmung und bei den wesentlichsten atemtherapeutischen Maßnahmen bei bronchopulmonalen Erkrankungen auftreten.

Bei der normalen Inspiration (aufsteigende Linie bei NF = Nasenfühler) fällt der Pulmonalarteriendruck leicht ab, um über die Dauer des Atemzuges langsam anzusteigen. Das ist dadurch bedingt, daß der Strömungswiderstand im Lungenkreislauf sich ändert, in dem bei der Inspiration die Lungengefäße sowohl in der Längsrichtung gedehnt als auch in der Querrichtung erweitert werden. Bei Beginn des nächsten Atemzuges kommt es wieder zum Abfall des Pulmonalarteriendruckes usw. Diese Druckveränderungen sind physiologisch, sie verstärken sich bei verschiedenen Situationen im alltäglichen Leben. So stieg z. B. bei 10 herz- und kreislaufgesunden Probanden der Pulmonalarteriendruck beim Spazierengehen von 21/8 auf 31/6 mmHg., beim Treppensteigen von 21/8 auf 49/10 mmHg.

Bei Kranken ergeben sich häufig überschießende Reaktionen, d. h. der Pulmonalarteriendruck steigt in einen deutlich pathologischen Bereich, was zur Belastung des rechten Herzens führt. Das ist dadurch bedingt, daß die Belastungen von dem kleinen Kreislauf nicht mehr ökonomisch kompensiert werden können.

Was passiert nun bei der Atemtherapie bei bronchopulmonalen Erkrankungen in Hinsicht auf den Lungenkreislauf. Drei wesentliche Dinge fallen immer wieder auf:

1. In Abhängigkeit der Ausprägung des Lungenemphysems bzw. der Obstruktion kommt es zu erheblichen Schwankungen des Pulmonalarteriendruckes, natürlich abhängig von den endothorakalen Druckveränderungen. Als Beispiel: Ein 66jähriger Mann mit einem Bronchialkarzinom im rechten Lungen-Unterlappen. Es bestand ein mittelgradiges Lungenemphysem und eine mittelgradige, extrabronchialbedingte Ausatmungsstörung, also ohne erhöhten endobronchialen Widerstand. Bei der Inspiration fällt der Pulmonalarteriendruck

erheblich ab, hier der Mitteldruck von +25 auf +3 mmHg über die Dauer eines Atemzuges, der unter Anleitung des Atemtherapeuten ausgeführt wurde. Nach ruhiger tiefer Einatmung erfolgte eine langsame ruhige Ausatmung, wobei der Patient aufgefordert wurde, möglichst tief und auf Reibelaut (SCH-H) auszuatmen. Eine typische Lippenbremse wurde vermieden.

Als 2. sehen wir, daß beim Auftreten des sog. Bronchiolen-Kollaps es zum sprunghaften Anstieg des Pulmonalarteriendruckes kommt. Ein exspiratorischer Bronchiolen-Kollaps tritt dann auf, wenn der extrabronchiale Druck den endobronchialen übersteigt, also der sog. „equal pressure point" erreicht wird und die Atemluft nicht mehr strömen kann. Man spricht auch von dem Phänomen des „Air trapping", der gefangenen Luft. Als Beispiel: Ein 54jähriger Patient mit einem schweren Lungenemphysem von 6,2 l thorakalem Gasvolumen und einer mittelgradigen Obstruktion mit einer Resistance von 7,5 cmH$_2$O/L/sec. Im absteigenden Schenkel der Nasenfühlerkurve zeigt ein Knick den exspiratorischen Bronchiolen Kollaps an. Gleichzeitig kommt es zum sprunghaften Anstieg des Pulmonalarteriendruckes.

3. Die dritte und wesentlichste Beobachtung sind jedoch die Druckveränderungen durch die atemtherapeutisch veranlaßten exspiratorischen Stenosen zur Überwindung des exspiratorischen Bronchiolenkollaps. Bei der sog. Lippenbremse wird ein Munddruck von ca. 15–20 cmH$_2$O aufgebaut, der sich zum Alveolardruck hin fortsetzt. Er führt zur Erhöhung des Pulmonalarteriendruckes, im ungünstigsten Fall zur Verkleinerung der Amplitude des Pulmonalarteriendruckes.

Das Beispiel zeigt eine sehr lange Exspiration und davon abhängig, eine stets kleiner werdende Amplitude. Das weist auf eine geringe Auswurfmenge des rechten Herzens hin. Das rechte Herz wird in seiner Austreibungsphase erheblich beeinträchtigt und zwar durch den erhöhten intrathorakalen bzw. positiven Alveolardruck in der Exspiration. Im extremen Fall wird der Blutfluß intrathorakal durch die atemabhängige intermittierende Druckveränderung unterbrochen. Das würde darauf hinweisen, daß das rechte Herz insuffizient ist. In diesem vorliegenden Fall wurde die Rechtsinsuffizienz des Herzens durch einen erhöhten Druck in der Vena cava superior und dem rechten Vorhof nachgewiesen.

Die Amplitudenverkleinerung verstärkt sich mit zunehmender Dauer der Ausatmung. Bei Patient H. G. kamen auf einen Atemzug 23 Herzaktionen, was hinsichtlich der CO_2-Abgabe der Lunge zwar vorteilhaft, für die CO_2-Aufnahme für die lebenswichtigen Organe ungünstig erscheint.

Die haemodynamischen Auswirkungen auf den kleinen Kreislauf durch einfache atemtherapeutische Übungen sind in deutlicherer Weise bekannt durch zahlreiche Untersuchungen über die Haemodynamik durch intermittierende positive Druckbeatmung (IPPB). So stellte SILL fest, daß Emphysematiker mit Bronchiolenkollaps durch die intermittierende akute Druckbelastung während der Exspiration erheblich beeinträchtigt werden, und daß Patienten mit bestehender Rechtsinsuffizienz durch eine Beatmung mit positiven Alveolardrucken bedroht sind. Bei bestehender manifester pulmonaler Hypertonie verliert die Gefahr an Bedeutung, da bei diesen Patienten es nicht zu druckbedingter Verminderung des Blutflusses kommt.

Was ist zu tun: Nach unserer Ansicht ist eine extreme exspiratorische Stenose zu vermeiden. Messungen im Mund und im Thorax weisen uns darauf hin, welche exspiratorischen Stenosen geeignet erscheinen zur Überwindung des Bronchiolenkollaps, jedoch auch zur relativ geringen Belastung des Lungenkreislaufes.

Auf der Abbildung sehen Sie blau den Munddruck und rot den intrathorakalen Druck, gemessen im Oesophagus. Der negative Druck ist nach oben, der positive Druck nach unten abzulesen.

Rechts sehen wir die normale Mund-Nasenatmung mit geringem Munddruck und einem intrathorakalen Druck von -12 cm H_2O insp./ $+3$ cm H_2O exsp. (ca. 1,2 kPA/0,3 kPA). Bei summender Ausatmung beträgt der Munddruck $-3/+3$ cm H_2O, die intrathorakalen Druckschwankungen sind erheblich: $-18/+25$ cm H_2O, also eine Druckamplitude von über 40 cm H_2O.

Bei Reibelaut „sch" haben wir nur positiven Munddruck, ca. 20 — 25 cm H_2O. Die positiven intrathorakalen Drucke sind nicht sehr ausgeprägt hierbei.

Links auf der Abbildung noch die Darstellung einer vertieften Nasenatmung.

Die nächste Abbildung zeigt die Auswirkung einer Lippenbremse von ca. 10 cm H_2O positivem Munddruck. Daraus resultiert ein positiver intrathorakaler Druck exspiratorisch von $+22$ cm H_2O, also ca. 20 cm H_2O höher als bei normaler Mundatmung. Diese überschießende Steigerung ist auf Erhöhung des intrapleuralen Drucks zurückzuführen.

Daneben sehen Sie 2 Darstellungen von mäßiger Lippenbremse, die wir als „dosierte Lippenbremsen" bezeichnen möchten. Aus den geringeren intrathorakalen Schwankungen resultiert auch eine geringere Belastung für die Hämodynamik und damit für das rechte Herz.

Aus diesen Erkenntnissen sind für den Atemtherapeuten nach unserer Meinung folgende Feststellungen zu treffen:
1. Die Atemtherapie hat nicht geringen Einfluß auf die Hämodynamik im kleinen Kreislauf. Durch alveoläre Druckveränderungen kommt es zu respiratorischen Schwankungen des Pulmonalarteriendruckes.
2. Die hämodynamischen Auswirkungen der Atemtherapie liegen bei den meisten Patienten im Bereich alltäglicher Belastung und bedürfen keiner wesentlichen Beachtung.
3. Bei Lungenkrankheiten mit veränderter Atemmechanik und Hämodynamik kann die Atemtherapie zu hämodynamischer Belastung werden. Es ist unterschiedliches Vorgehen notwendig:
I. Bei fortgeschrittenem Lungenemphysem *mit* Rechtsinsuffizienz des Herzens sollte eine extreme exspiratorische Stenoseatmung vermieden werden, auch wenn sie zur Überbrückung des Bronchiolenkollaps wünschenswert wäre. Eine sog. dosierte Lippenbremse ist anzustreben. Die Atemfrequenz sollte nicht zu niedrig gewählt werden, damit der Blutfluß mit Sauerstoffaufnahme nicht unterbrochen wird.
II. Bei fortgeschrittenem Lungenemphysem mit pulmonaler Hypertonie und *ohne* Rechtsinsuffizienz des Herzens bestehen keine wesentlichen Bedenken hinsichtlich der Druckbelastung durch die Atemtherapie.

Aus diesen Feststellungen ist zu ersehen, daß der Atemtherapeut durch den behandelnden Arzt möglichst genau über den cardio-respiratorischen Zustand des Patienten informiert werden muß.

Dr. med. D. Sommerwerck
Krankenhaus Großhansdorf
Leiter des Labors für Herz- und Lungenfunktion
2070 Großhansdorf

Literatur

BACHMANN, K. et al: Blutdrucktelemetrie
Dtsch. med. Wschr. 95, 741–747 (1970) u. Med. Klin. 65, 1561 (1970)
DAUM, S. et al: Die Haemodynamik im kleinen Kreislauf während der intermittierenden positiven Druckbeatmung (IPPB) mit Bird- und Engström-Respirator
Pneumologie, Bd. 147 (Verh. Ber. 1971 Lungen- und Atmungsforschung)
EHRENBERG, H.: Atemtherapie in der Krankengymnastik.
Krankengymnast, Nr. 8, 23. Jahrg., S. 239–244, 1971
GIEBEL,O.: Lungenfunktion und Atemmechanik.
Krankengymnast, Nr. 8, 23. Jahrg., S. 233–238, 1971
REUSCH, F.: Die Kunst des Sprechens.
B. Schott's Söhne Mainz 1956
SILL, V. u. S. SIEMSSEN: Die Bedeutung positiver Alveolardrücke für den kleinen Kreislauf in chronisch obstruktive Lungenerkrankungen und Cor pulmonale.
F. K. Schattauer Verlag, Stuttgart 1975
SOMMERWERCK, D.: Pulmonalarteriendruck während Lungenresektion.
Kongr. Ber. Wiss. Tag. Nordd. Ges. f. Tbc. u. Lgkrht. 12, 148–157 (1972)
WIESSMANN, K.-J., D. SOMMERWERCK: Funktionsdiagnostik vor Lungenparenchymresektionen.
internist. prax. 16., 51—56 (1976)

5 Klinische Anwendung der krankengymnastischen Atemtherapie bei Säuglingen in der postoperativen Phase nach Herzoperationen

Gerda Bingel, München

Nach Herzoperationen treten bei Säuglingen weit mehr Lungenkomplikationen auf, als bei größeren Kindern oder Erwachsenen. Die Säuglinge mit angeborenen Herzfehlern leiden zum großen Teil — infolge einer Einengung der Pulmonalklappe oder des rechten Ventrikelausflußtraktes — an einer Minderdurchblutung der Lunge oder — bei Links-Rechts-Shunt — an einer Überdurchblutung der Lunge, die letzteren in vielen Fällen an einem daraus resultierenden pulmonalen Hochdruck. Außerdem sind die angeborenen Herzfehler häufig vergesellschaftet mit angeborenen Lungenanomalien, durch die sich oft ein partielles Lungenemphysem entwickelt. Sie sind somit äußerst anfällig für Lungeninfekte, Bronchitiden, Pneumonien und Bronchospasmen, einhergehend mit meist extremer Bronchialsekretion.

Es besteht bei diesen Säuglingen nach durchgeführter Thorakotomie ein erheblich reduzierter Allgemeinzustand mit Herabsetzung der Atemkräfte ohne Hustenaktivität. Bei der für den Säugling spezifischen flachen und schnellen Atmung führen Schleimverhaltungen in den Lungen leicht zu Atelektasenbildungen. Bei Neugeborenen, die aus Überlebensgründen frühzeitig operiert werden müssen, ist die Gefahr der Atelektasenbildung besonders groß, da die Lungencompliance gering ist und in der unreifen Lunge der Antiatelektasenfaktor noch nicht ausreichend zum Tragen kommt. Mit der Atelektasenbildung kommt es zu Verteilungsstörungen mit Zunahme des nachfolgenden Intrapulmonalen Rechts-Links-Shunts, das heißt, durchblutete, aber nicht belüftete Alveolen fallen für die Oxygenierung des Blutes aus. Eine größere Atelektase kann beim Säugling in der postoperativen Phase durch Abfall des arteriellen PO_2 zu einer zusätzlichen Beeinträchtigung der Herz-Kreislauffunktion führen. Außerdem kann sich auf ihrem Boden alsbald eine Pneumonie entwickeln. Präoperativ werden die Säuglinge, die Verschleimungen bieten, mit Atemtherapie behandelt, bis die Lunge schleimfrei ist. Die postoperative Behandlung beginnt am 1. oder 2. Tag nach der Operation. Sie soll einen wesentlichen Beitrag dazu leisten, die Beatmungszeiten zu verkürzen, Re-Intubationen und Wiederbeatmung zu vermeiden und die volle Funktion der Lunge unter Spontanatmung in kürzest möglicher Zeit wieder zu erlangen.

Wirkungen der Atemtherapie:
Untersützung des Bronchialsekret-Transports von den kleinsten Atemwegen in die großen Bronchien.
Verhütung und Beseitigung von Minderbelüftungen und Atelektasenbildungen.
Umverteilung der Lungendurchblutung.

Ziele der Atemtherapie:
Normalisierung des Belüftungs-Durchblutungsverhältnisses.
Verminderung des intrapulmonalen Rechts-Links-Shunts.
Verbesserung des Gasaustauschs.
Pneumonieprophylaxe.

Therapeutische Maßnahmen:

Abklopfen des Thorax.
Komprimieren/Vibrieren des Thorax in der Exspirationsphase.
Drainagelagerungen.
Absaugen des Bronchialsekretes (in Zusammenarbeit mit einer Schwester).

Orientierung der Krankengymnastin über die Atemfunktion des Säuglings:

Atemform: Erhöhte Atemarbeit fällt auf, durch Steigerung der Atemfrequenz über die Norm, inspiratorische Einziehungen der Zwischenrippenräume und des Sternums, forcierte Bewegung der Bauchmuskulatur, Nasenflügeln.

Hautfarbe: Besteht ungewöhnliche Zyanose?

Hautdurchblutung: Zeigen sich schlechte periphere Durchblutung, kalte Extremitäten?

Auskultatorischer Befund des Arztes oder der Krankengymnastin: Sind beispielsweise Rasselgeräusche, spastische oder abgeschwächte Atemgeräusche zu hören oder wird partielles Fehlen von Atemgeräuschen registriert?

Palpationsbefund durch die am Thorax angelegte Hand der Krankengymnastin: Erfahrungsgemäß übertragen sich gröbere Rasselgeräusche in den Atemwegen spürbar auf die am Thorax angelegte Hand.

Blutgasanalyse: Bestehen respiratorisch bedingte pathologische Werte?

Verhalten: Unruhe äußert sich häufig bei stärkeren Schleimansammlungen.

Röntgenbilder: Bestehen Unterbelüftungen, Atelektasen, Pneumonie?

Film (ohne Ton):

„Atemtherapie in der postoperativen Phase bei Säuglingen nach Herzoperation."

Erläuterungen zum Film: Intubierte Säuglinge werden während der Therapie von einer Schwester mit dem Atembeutel beatmet. Behandlung erfolgt in Rückenlage und Seitenlagen. Begonnen wird in jeder Position mit dem Abklopfen des Thorax, anfangs mit sanften Klopfungen, damit der Säugling nicht erschrickt, gegenspannt oder zu weinen anfängt, dann werden die Klopfungen verstärkt. Um den Ablauf des Bronchialsekretes aus den basalen Lungensegmenten zu begünstigen, wird der Säugling aus der Seitenlage auf die Schulter angehoben und unter gleichzeitiger Drehung des Rumpfes abgeklopft. Er bleibt bei der Behandlung bekleidet, weil ihm das Klopfen auf der nackten Haut weh tun würde. Bei Säuglingen mit entblößtem Oberkörper im Wärmebett wird zum Klopfen eine Windel als Schmerzschutz über den Thorax gelegt.

Anschließend erfolgt das Komprimieren des Thorax mit gleichzeitiger Vibration in der Ausatmungsphase, dem jeweils ein Blähen der Lunge mit dem Atembeutel vorausgeht; 4- bis 5mal am unteren Thoraxabschnitt, dann dasselbe am mittleren und oberen Thoraxabschnitt.

Danach wird das Bronchialsekret nach vorherigem Einspülen von physiologischer Kochsalzlösung 0,9% in die Trachea abgesaugt. Während des Absaugens komprimiert die Krankengymnastin wieder den Thorax, um den notwendigen intrapulmonalen Druck zum produktiven Husten zu erhöhen. Auf diese Weise kann das bei der Behandlung gelockerte und in die großen Bronchien transportierte Bronchialsekret meist restlos abgesaugt werden.

Bei spontan atmenden Säuglingen wird der Thorax abgeklopft wie oben beschrieben. Beim Komprimieren/Vibrieren werden wegen der hohen Atemfrequenz des Säuglings Kompressionspausen — jeweils über 1 bis 2 Atemzüge — eingelegt. Das Absaugen erfolgt über Nase und Mund. Auch hierbei ist die Kompression des Thorax zur Unterstützung bei den Hustenstößen wichtig.

Bei Atelektasenbildungen oder hartnäckiger Verschleimung eines Lungenanteils werden im Rahmen einer Behandlung Klopfen, Komprimieren/Vibrieren und das Absaugen in speziellen Drainagepositionen vorgenommen.

In der Regel werden die krankengymnastischen Behandlungen — im klinischen Sprachgebrauch allgemein als Physiotherapie bezeichnet — zweimal täglich durchgeführt, bei übermäßiger Bronchialsekretion oder Atelektasenbildung auch öfter. Zwischenzeitlich erfolgen Abklopfungen, Absaugen und Umlagerungen durch die Schwestern. Bei Beginn der Behandlung sollte die letzte Mahlzeit des Säuglings etwa 1½ Stunden zurückliegen, um Erbrechen und eventuelle Aspiration zu vermeiden. Die KG-Behandlung gilt als fester unentbehrlicher Bestandteil innerhalb des Versorgungsplanes auf der Intensivstation.

Gerda Bingel
Deutsches Herzzentrum München
Institut für Anaesthesiologie

6 Klinische Anwendung der krankengymnastischen Atemtherapie bei Atemwegserkrankungen im Kindesalter

E. Keil, Norderney

Die Krankengymnastik hat einen bedeutenden Stellenwert in der symptomatischen Behandlung von Atemwegserkrankungen im Kindesalter eingenommen.
Um in das Krankheitsgeschehen sinnvoll einzugreifen, muß der Therapeut versuchen, den erhöhten Atemwegswiderstand herabzusetzen.

Dieses erreicht man mit:
1. Bronchiolen- und Bronchienerweiterung
2. Sekretlockerung und -transport
3. Ökonomisierung der Atmung
4. Dämpfung der Angst

Meine Ziele der krankengymnastischen Behandlung sind demzufolge:
1. Atemerleichterung für Zeiten stärkerer asthmatischer Symptomatik
2. Sekretlockerung und -transport
   In der anfallsfreien Zeit kommen noch hinzu:
3. Mobilisation der Rippen-Wirbelgelenke und
4. Korrektur des Thorax piriformis

Hierzu haben sich therapeutische Körperstellungen bewährt. Nach Frau EHRENBERG sind bei diesen drei Aspekte zu beachten:
1. *der mechanische oder biomechanische,*
   bedingt durch den Einfluß der Schwerkraft auf Zwerchfell- und Rippenstellung sowie auf die Lungendurchblutung und damit auf das Ventilations-Perfusions-Verhältnis,
2. *der regulatorische,*
   bedingt durch die Folgen des Schwerkrafteinflusses auf die Zwerchfell- und Rippenbewegungen und den Einfluß unterschiedlicher Oberkörperstellungen auf Muskeltonus und Atemform,
3. *der psychische,*
   bedingt durch den Einfluß des Entspannens auf die Atemform.

Körperstellung
Hängebauchlage mit Rolle unter Becken
(vornehmlich für Säuglinge und Kleinstkinder geeignet)

— Ablegen des Schultergürtels auf Unterlage bewirkt Inspirationsstellung der Rippen
— Einsatz der Atemhilfsmuskulatur wird geringer
— Bauchorgane verdrängen das Zwerchfell nach cranial in Ausatemstellung (Gravitationseffekt), Erleichterung der Ausatmung
— Zwerchfell leistet bei Einatmung reflektorisch vermehrt Widerstandsarbeit gegen den Druck der Bauchorgane
— costo-abdominale Atembewegungen werden vorwiegend nach ventral und lateral, weniger nach dorsal intensiviert
— Erweiterung der Bronchiallumina mit Verringerung von Turbulenzen und Lockerung von Schleim

— Verbesserung der Ventilation mit Abnahme der Cyanose (bei Hyperkrinie erst nach Expektoration)
— Zunahme der Perfusion in den cranialen Lungenabschnitten
— langsamere, ruhigere Atemzüge
— Patienten verlieren die Unruhe
Ziel: Atemerleichterung (Nebeneffekt: Sekretlockerung)

Körperstellung
Hängebauchlage mit Abstützen der Arme auf Unterlage oder auf Kissen
(bei schwerer bis schwerster Atemnot)

Im Vergleich zur vorherigen Position werden weitere verbessernde Effekte beobachtet:
— Kyphosierung der LWS im Gegensatz zur Lordosierung der LWS in Hängebauchlage mit Rolle unter Becken mit Eröffnung des dorsalen Zwerchfellrezessus, ferner mit inspiratorischen Schubbewegungen der 5. bis 7. Rippe nach dorsal oben und der 7. bis 10. Rippe vorwiegend nach lateral
— Atembewegungen werden nach ventral, lateral und dorsal ausgiebiger
— Einengungsgefühl infolge Aufliegens der vorderen Brustkorbwand auf Unterlage entfällt
— Patienten verlieren ihre Unruhe
Ziel: Atemerleichterung (Nebeneffekt: Sekretlockerung)

Sind Sekretlockerung und -transport die Behandlungsziele, dann werden folgende therapeutische Körperstellungen empfohlen:
1. Knie-Unterarmlage
2. Rückenlage mit Rolle unter Thorax
3. Rolle unter Becken-Oberschenkel in Seitlage
4. Rückendrehdehnlage nach SCHAARSCHUCH und
5. Bauchdrehdehnlage nach SCHAARSCHUCH
Von diesen soll hier wiederum unter biomechanischen, regulatorischen und psychischen Aspekten nur die Knie-Unterarmlage erwähnt werden.

Knie-Unterarmlage

Abweichende Wirkungen gegenüber den bereits beschriebenen Positionen:
— Gravitationseffekt der Bauchorgane auf das Zwerchfell ist ausgeprägter als in den vorigen Positionen
— costo-abdominale Atembewegungen nach ventral nehmen zu, weniger nach lateral
— Lordosierung der LWS verhindert die bei Hängebauchlage mit Abstützen der Arme auf Unterlage oder auf Kissen beschriebenen günstigen Effekte bei Kyphosierung
— vermehrter Muskeleinsatz für Haltearbeit notwendig
— Drainageeffekt für Sekrettransport günstiger als in den modifizierten Hängebauchlagen
— Abhusten wird erleichtert
Ziel: wie bereits genannt — Sekretlockerung und Sekrettransport

Elisabeth Keil
Kinderkrankenhaus
Seehospiz
2982 Norderney

7 „Klinische Anwendung krankengymnastischer Atemtherapie in Verbindung mit dem variablen, künstlichen Totraumvergrößerer und mit Respiratoren."

B. Brünger, B. Stühmer, Köln

Zur Prophylaxe und Therapie postoperativer Lungenkomplikationen kennen wir drei Möglichkeiten:

1. Krankengymnastische Techniken der Atemtherapie.
2. Variabler, künstlicher Totraumvergrößerer nach Giebel.
3. Respiratoren.

1. Zu den krankengymnastischen Techniken gehören:

1.1 in die Spontanatmung eingeschaltete tiefere Atemzüge.
Es kommt zu einer Ventilationsanregung, bei der das Atemzeitvolumen im Normbereich bleibt und keine Hyperventilation erzeugt wird.
Ziele: — Verbesserung der Luftverteilung.
— Verhütung von Mikroatelektasen.
— Förderung des Sekrettransportes.

1.2 Erschütterungen des Thorax durch Klopfungen, Vibrationen und exspiratorische Thoraxkompressionen in unterschiedlichen Positionen.
Ziele: — Förderung des Sekrettransportes.
— Auslösung des Hustenreizes.

1.3 Lagewechsel und Drainagelagen.
Der Lagewechsel ist ein kurzfristiges Umlagern. Die Drainagelagen sind längerfristige Positionen, bei denen es unter Ausnutzung der Schwerkraft zu einer Reinigung der peripheren Bronchien kommt. Es ist uns nur in den Fällen möglich, eine gezielte Position durchzuführen, in denen der Arzt eine Sekretansammlung in einem bestimmten Segment feststellen kann. In den meisten Fällen wählen wir ebenso erfolgreich Sitz, Seitlage und Kopftieflage ohne dabei über den betroffenen Segmentabschnitt orientiert zu sein.
Ziele: — Förderung des Sekrettransportes.
— Auslösung des Hustenreizes.
— Umverteilung des Lungenblutes zur Beseitigung von Hypostase in den basalen Lungenabschnitten.
— Verbesserung des Ventilations-Perfusions-Verhältnisses.

1.4 Hustenhilfen
Durch manuelle Fixation des Wundgebietes wird der Druck beim Hustenstoß abgefangen und eine starke Bewegung im Bereich der Wunde verhindert.
Ziel: — Schmerzarmes Abhusten des Sekretes.

2. Variabler, künstlicher Totraumvergrößerer nach Giebel. (**Abb. 1**)

Der künstliche, variable Totraumvergrößerer ist ein Atemrohr, das mit Ansatzstücken von je 100 ml in der Totraumgröße variierbar und damit individuell anwendbar ist.

2.1 Physiologische Grundlagen:
Während der Patient bei der ersten Inspiration durch das Rohr noch Frischluft einatmet,

gelangt bei der zweiten Inspiration die von der vorhergehenden Exspiration im Rohr stehende kohlendioxydhaltigere Luft in die Lunge. In den Alveolen steigt der Kohlendioxyddruck (PCO_2) an, und der Sauerstoffdruck (PO_2) fällt geringfügig ab. Die Differenz zwischen dem Kohlendioxyddruck in der Alveolarluft und im gemischt venösen Blut der Lunge sinkt. Es bleibt vermehrt Kohlendioxyd im Blut, was zum Anstieg des arteriellen Kohlendioxyddruckes führt.

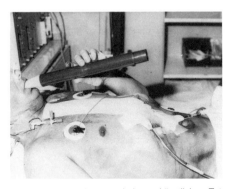

Abb. 1: Patient mit vorgeschaltetem künstlichem Totraum von 200 ml.

Partialdrucke bei normaler Atmung. (**Abb. 2**)

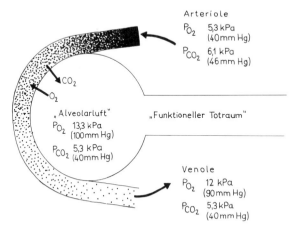

Abb. 2: Partialdrucke bei normaler Atmung.

Das gemischt venöse Blut in der Arteriole kommt mit einem PO_2 von 5,3 kPa (40 mmHg) und einem PCO_2 von 6,1 kPa (46 mmHg) zur Alveole. In der Alveolarluft ist ein PO_2 von 13,3 kPa (100 mmHg) und ein PCO_2 von 5,3 kPa (40 mmHg). Nach der Diffusion verläßt

das arterielle Blut die Lunge mit einem PO_2 von 12 kPa (90 mmHg). Die alveolo-arterielle Sauerstoffdruckdifferenz ($AaDO_2$), die hier 1,3 kPa (10 mmHg) beträgt, kommt durch drei Faktoren zustande:
— Diffusion: durch die alveolo-kapillare Membran geht etwas Druck verloren.
— Intrapulmonaler Rechts-Links-Shunt: ein geringer Blutanteil passiert die Lunge ohne ausreichende Aufsättigung; Blut, das eine Kurzschlußverbindung zwischen pulmonal arteriellem und pulmonal venösem System passiert und Blut, das mit ventilierten Alveolarbereichen Kontakt hat.
— Verteilungsstörung: die auch in der gesunden Lunge besteht.

Normwerte:	kPa:	mmHg:
Diffusion:	0,1–0,3	1–2
Re.-Li.-Shunt:	0,4–0,7	3–5
Verteilungsstörung:	0,8–1,1	6–8
$AaDO_2$ gesamt:	1,1–2	10–15

Partialdrucke bei Atmung mit vorgeschaltetem künstlichen Totraum. (**Abb. 3**)

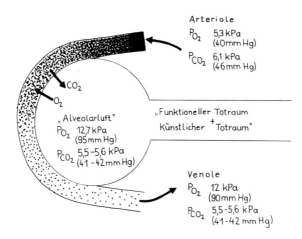

Abb. 3: *Partialdrucke bei Atmung mit vorgeschaltetem Totraum.*

In der Alveolarluft findet man einen um 0,1-0,3 kPa (1-2 mmHg) angestiegenen PCO_2 von 5,5-5,6 kPa (41-42 mmHg) und einen konsekutiv abgefallenen PO_2 von 12,7 kPa (95 mmHg). Der angestiegene PCO_2 in der Alveole, der eine Verminderung der Kohlendioxyddruckdifferenz zwischen Arteriolen und Alveolen bedeutet, hat zur Folge, daß zunächst vermehrt CO_2 im arteriellen Blut der Venolen bleibt. Die Erhöhung des PCO_2 im arteriellen Blut wird in den Atemzentren (Medulla oblongata, Pons, Liquorflüssigkeit) gemessen und führt zur Zunahme der Gesamtventilation mit dem Ziel, den PCO_2 wieder zu normalisieren. Die Ventilationssteigerung führt zu einer besseren Luftverteilung und damit zur Beseitigung der Verteilungsstörung. Das hat zur Folge, daß der arterielle PO_2 ansteigt und die $AaDO_2$ sich verkleinert, die in diesem Beispiel 0,7 kPa (5 mmHg) und nicht wie bei der normalen Ventilation 1,3 kPa (10 mmHg) beträgt. Die Ventilationssteigerung, die durch den Totraumvergrößerer ausgelöst wird, kommt in der Therapie bei einem Patienten mit primär erniedrigtem arteriellem PO_2 zur Geltung. Dieser durch die Verteilungsstörung erniedrigte PC_2 normalisiert sich durch die durch Totraumvergrößerer verursachte Ventilationssteigerung.

Abb. 4 bis 6 zeigt die Ventilation bei normaler Atmung und bei Atmung mit vorgeschaltetem künstlichen Totraum (V_{Dn}).

Abb. 4 zeigt die normale Ventilation mit natürlichem Totraum (V_{Dn}).

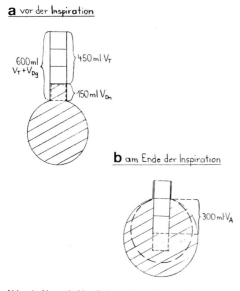

Abb. 4: Normale Ventilation mit natürlichem Totraum.

Die Kreise stellen die Alveolen dar, da hinein münden die zuführenden Atemwege (Totraum). **Abb. 4a** zeigt den Zustand vor der Inspiration: Der Totraum ist mit 150 ml Alveolarluft (V_{Dn}) gefüllt. Das Atemzugvolumen (V_T) beträgt hier 450 ml, und ist in drei Portionen zu je 150 ml unterteilt. Die gesamte Luftmenge, die bei der Respiration hin- und herbewegt wird, beträgt 600 ml (V_T+V_{Dn}). Während der Inspiration kommen zunächst die 150 ml Totraumluft in die Alveolen. Dann gelangen von den 450 ml Atemzugvolumen 300 ml in die Alveolen, was als alveolare Ventilation (V_A) bezeichnet wird; die restlichen 150 ml verbleiben im Totraum.

Abb. 5 zeigt die Ventilation mit vorgeschaltetem künstlichen Totraum (V_{Dk}).

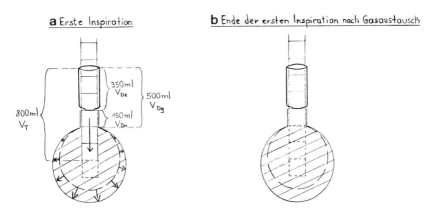

Abb. 5: Ventilation mit vorgeschaltetem künstlichem Totraum.

In diesem Beispiel beträgt der künstliche Totraum 350 ml und der gesamte Totraum (V_{Dg}) 500 ml. Die erste Inspiration mit künstlichem Totraum (**Abb. 5a**) gleicht der normalen Ventilation in **Abb. 4**. Auch hier gelangen zunächst 150 ml Totraumluft und dann 300 ml des Atemzugvolumens von hier 800 ml in die Alveolen. An Ende der ersten Inspiration (**Abb. 5b**) hat sich nach Gasaustausch die alveolare Luft mit Restluft vermischt.

Abb. 6a zeigt das Ende der ersten Exspiration vor Beginn der zweiten Inspiration. In dieser Phase steht im gesamten Totraum Alveolarluft.

Abb. 6b zeigt die angepaßte Inspiration nach ca. 2—3 Minuten, bei der die gesamte Totraumluft von 500 ml in die Alveolen gelangt, bevor 300 ml des Atemzugvolumens von 800 ml dazukommen.

Dabei kommt es nicht, wie es im Bild erscheinen mag, zu einer Überblähung der Alveolen, denn die gesteigerte Ventilation muß auf die gesamte Lunge übertragen werden. Die Kompensation des vergrößerten Totraums ist durch die Aufrechterhaltung der alveolaren Ventilation gekennzeichnet. Siehe Rechenbeispiele in Abbildungen 4 und 6.

Bei richtiger Anwendung, bei der der Patient den künstlichen Totraum durch Aufrechterhaltung der alveolaren Ventilation kompensieren kann, ist eine Hypo- oder Hyperventilation ausgeschlossen!!

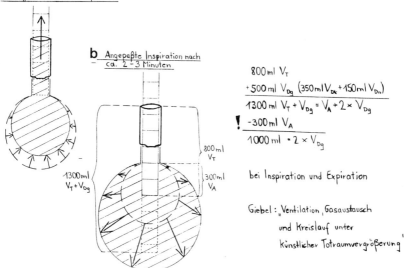

Abb. 6: *Ventilation mit vorgeschaltetem künstlichem Totraum*

2.2 Handhabung:
a) vor Atmung mit vorgeschaltetem künstlichem Totraum: Zählen der Atemfrequenz (AF).
b) nach drei Minuten Atmung mit „Atemrohr": Zählen der AF (erst zu diesem Zeitpunkt kann die Totraumatmung kompensiert sein). Sie muß unter 24/Minute liegen, als Zeichen dafür, daß der Patient die Atemarbeit über die größere Atemzugstiefe aufbringt. Liegt sie über 24/Min., nimmt man ein Ansatzstück ab; liegt sie unter 20/Min., gibt man ein Ansatzstück dazu. Mit der neuen Anzahl testet man erneut aus.
Erfahrungsgemäß wird in der unmittelbar postoperativen Phase ein Totraum von 200 bis maximal 300 ml vom Erwachsenen kompensiert.

2.3 Ziele: Je nach Dosierung ergeben sich unterschiedliche Ziele.
— Zur Auslösung eines Hustenreizes kann ein großer Totraum über ca. 5-15 Atemzüge gegeben werden unabhängig von der Atemfrequenz. Bei Herzkranken sollte dabei beim Auslösen von Rhythmusstörungen sowie Cyanose die Therapie sofort unterbrochen werden.
— Zur Beseitigung echter ventilatorischer Verteilungsstörungen bzw. Beseitigung eines gestörten Ventilations-Perfusions-Verhältnisses sollte mit einem individuell an den Patienten angepaßten Totraum über mindestens zehn Minuten geatmet werden.
— Zur Verhütung und Beseitigung von Mikroatelektasen reicht eine kurzfristigere Anwendung unter zehn Minuten aus.

2.4 Kontraindikationen:
- Atemfrequenzsteigerung über 24/Minuten.
- Hochgradiges Emphysem.
- Hochgradiges Bronchialasthma.
- Hypoxiegefährdete Patienten, z. B. mit Koronarer Herzerkrankung.

3. Respiratoren, hier der Bird-Respirator.

3.1 Technik und Wirkungsweise des Gerätes:
Der Bird-Respirator gehört zu den IPPB-Geräten (Intermittent positive pressurebreathing). Der durch Druckluft oder Sauerstoff betriebene Respirator wird durch den inspiratorischen Sog des Patienten in Gang gesetzt. Hat die einströmende Luft in den Atemwegen einen vorgewählten Druck erreicht, wird die Luftzufuhr automatisch unterbrochen und der Patient atmet aus. Die Inspiration wird mit Ausnahme des vom Patienten aufgebrachten Soges ausschließlich vom Gerät geleistet. Die Exspiration geschieht passiv. Dem Patienten wird die Atemarbeit für die vertiefte Inspiration fast ganz abgenommen. Durch die Einstellung vier wählbarer Größen am Gerät werden in enger Abhängigkeit voneinander Atemfrequenz und Atemzugstiefe bestimmt.

3.2 Ziele:
- Förderung des Sekrettransportes, bei Dyskrinie und Mucostase Therapie mit Sekretolytica.
- Auslösung des Hustenreizes.
- Beseitigung von Bronchospasmen mit Bronchospasmolytica.
- Verbesserung der Luftverteilung.
- Verhütung und Beseitigung von Atelektasen.
- Verbesserung des Ventilations-Perfusions-Verhältnisses.

3.3 Kontraindikationen:
- hochgradiges, bulböses Emphysem.
- Pneumothorax durch Läsion der Pleura visceralis.

4. Anwendung und Auswahl der Techniken:

4.1 Kardiochirurgische Abteilung:
Fast alle Patienten werden vor der OP mit krankengymnastischen Techniken, dem künstlichen dosierbaren Totraumvergrößerer und dem Bird-Respirator vertraut gemacht. Eine Ausnahme bildet die Gruppe von Patienten mit Koronarer Herzerkrankung mit Belastungsstenocardie und/oder kardialer Dekompensation, bei der eine Hypoxie infolge erhöhter Atemarbeit und/oder psychischer Erregung durch die Anwendung des Atemrohres und des Bird-Respirators nicht auszuschließen ist. Postoperativ bekommen alle Patienten, (auch Koronare Herzkranke mit einem Bypass), die die für den vorgeschalteten Totraum erforderliche Atemarbeit aufbringen können, am ersten postoperativen Tag ein Atemrohr von ca. 200 ml. Bei zu geschwächten Patienten und bei Patienten mit zäher Sekretbildung, die ihr Sekret nicht abhusten können, wird die Birdtherapie ausschließlich oder zusätzlich gewählt.

4.2 Chirurgische Klinik:
Alle Patienten werden präoperativ mit den krankengymnastischen Atemtechniken vorbereitet. Kriterien für die präoperative Bird-Therapie sind: hohes Alter, geschwächte

Konstitution, Größe des Eingriffs, schlechte Lungenfunktion gemäß Lungenfunktionsprüfung. Bei Patienten, die postoperativ auf der Wachstation liegen, wird in der Regel von den Ärzten die Bird-Therapie angeordnet. In allen anderen Fällen entscheiden die Krankengymnasten über die Auswahl der Techniken. Zusammenfassend kann für alle Kliniken gesagt werden, daß die Krankengymnasten je nach Zielsetzung meist mehrere Therapiemöglichkeiten haben, unter denen sie nach der personellen Besetzung und nach ihren zur Verfügung stehenden Mitteln wählen müssen.

B. Brünger
Med. Einrichtungen
d. Universität Köln
Abt. f. Kardiochirurgie
Joseph-Stelzmann-Str. 9
5000 Köln 41

B. Stühmer
Chirurgische
Universitätsklinik
Köln

II Funktionsstörung des Herz- und Kreislaufsystems

Dr. F. L. Schmidt
Chr. v. Palstring
L. Wiraeus
R. Neuhaus
A. Niggemeier

1 Über den Stellenwert der Bewegungstherapie bei der coronaren Herzerkrankung

F.-L. Schmidt, Bad Salzuflen

Es ist eine „Binsenweisheit", daß man durch ständiges Üben von Körperbewegungen — welcher Art und Intensität auch immer — sein eigenes körperliches Leistungsvermögen steigern kann, was ich vor diesem Gremium nicht zu belegen brauche.
Täglich erleben Sie dies bei der Ausübung Ihres Berufes. Bei dem Beobachten Ihrer Patienten werden Sie feststellen, daß bei denen die größten Erfolge erzielt werden, die diese auferlegten Übungen mit Freude und Spaß bewältigen, denen es eine Genugtuung bereitet, sich körperlich bewegen zu können. Diese beiden positiven Auswirkungen:
Steigerung des körperlichen Leistungsvermögens und
günstige Beeinflussung des seelischen Zustandes
sind die therapeutischen Grundpfeiler auch bei der coronaren Herzerkrankung.

Galt bis vor etwa 1 Jahrzehnt noch Ruhe und Schonung als oberster Therapiegrundsatz, so hat sich die Behandlungsmethode grundlegend gewandelt, nicht zuletzt deswegen, weil der Arzt sich von den physischen und psychischen Erfolgserlebnissen seiner Patienten eine günstige Beeinflussung der coronaren Herzkrankheit erhoffte. Wie das oft im Leben eines Menschen oder einer Gesellschaft dann so geht: Es wird der Schritt von einem Extrem in das Andere getan:
Nach der früher verordneten absoluten Ruhigstellung Anraten und Anwenden von körperlichen Bewegungen bis zur Erschöpfung. Nach einer gewissen Zeit fand man einen gangbaren Mittelweg und über diesen — täglich in der Klinik, im eigenen Arbeitsbereich angewandt — möchte ich berichten:

Eines muß ich aber gleich vorweg betonen: Es gibt bis heute keinen eindeutigen Beweis, daß die rehabilitative Bewegungstherapie einen neuerlichen Infarkt zu verhindern vermag und daß eine Heilung der coronaren Herzkrankheiten im Sinne einer vollständigen Wiederherstellung — restitutio ad integrum — zu erreichen ist. Dennoch wird gerade in unserer „Leistungsgesellschaft" kein Mensch auf Faktoren verzichten wollen oder können, die eine Leistungssteigerung ermöglichen und darüber hinaus — zumindest teilweise — unerwünschte Folgen eines „Leistungsdruckes" abbauen helfen.

(Abb. 1) Der Infarktkranke leidet oftmals an Angstzuständen, vor Existenzproblemen, vor sich selbst und seiner Umwelt. Diese Zustände können eine erhöhte Katecholamin-Ausschüttung zur Folge haben, die wiederum ein Ansteigen der Herzfrequenz und damit einen erhöhten Sauerstoffbedarf auslöst.

Sie brauchen nur an die eigenen Examensnöte und die erhöhte Pulszahl und Atmung in diesem Zustand denken. Ein gesunder Organismus bewältigt die damit auftretenden physio- und pathophysiologischen Umstellungen rasch, nicht aber ein coronarkranker Patient. Die verkürzte Durchblutungszeit seiner eingeengten Herzkranzgefäße führt zu einer Hypoxie des Herzmuskels. Diese wiederum ruft subjektiv Herzschmerzen hervor, objektiv möglicherweise zusätzlich Rhythmusstörungen und/oder Insuffizienzerscheinungen des Kreislaufs. Erneut setzt — nunmehr verstärkt — der unheilvolle, eben geschilderte Kreislauf und seine oft verheerenden Folgen noch einmal ein.

Diesen gilt es zu durchbrechen. Das kann die Bewegungstherapie. Sie schafft es mitunter nicht allein, dann müssen gezielte Pharmaka-Anwendungen, besonders in akuten Fällen, Wegbereiter sein. Der Einsatz körperlicher Aktivitäten ist eine langfristige therapeutische Maßnahme, über deren praktischen Einsatz ich nicht zu referieren habe.

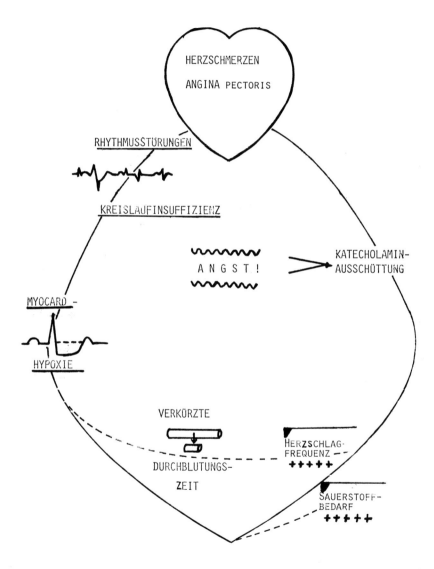

Abb. 1: *Vereinfachtes Schema über mögliche Auswirkungen der Herzangst auf den menschlichen Organismus.*

Wie bei jedem therapeutischen Prinzip bedingt nur eine optimale Dosierung den größtmöglichen Erfolg und — auch das ist in der Medizin altbekannt — eine optimale Dosierung setzt eine gründliche Diagnostik voraus. Das noch vorhandene cardiale Leistungsvermögen nach einem überstandenen Infarkt festzustellen, ist keine einfache Angelegenheit.

Durch ein Elektrokardiogramm werden die elektrischen Funktionsabläufe und ihre eventuelle Schädigung nach überstandenem Infarkt erfaßt. Durch die Coronarangio- und Ventriculographie kann man Herzkranzgefäße und Ventrikelfunktionen sehr exakt erkennen, doch ist die Indikationsstellung zu dieser Untersuchung wesentlich eingeengter.

Wenn man belastet, muß man versuchen, die Grenzen der Belastbarkeit kennenzulernen, auch oder gerade wenn man in Ruhe evtl. leistungsgrenzende Faktoren durch die erwähnten Methoden erkannt hat. Die Anpassungs- und Ausgleichsmöglichkeiten eines geschädigten Organismus sind enorm.

Ein Ergometer-EKG hat diagnostische Grenzen. Man mißt damit lediglich elektrische Potentialdifferenzen weit vom eigentlichen Organ entfernt, die von vielen extracardialen Faktoren beeinflußt werden können, nicht aber die Herzleistung. Das Primat der Elektrokardiographie liegt in dem Erfassen von Rhythmusstörungen. Bei dem Erkennen einer Coronarinsuffizienz aus dem EKG gibt es schon diagnostische Schwierigkeiten, einmal weil auch nichtcardiogene Faktoren gleiche Erscheinungen wie die Mangeldurchblutung eines Herzens hervorrufen können (Digitalis z. B.) und zum 2. weil die Leistungsfähigkeit des Patienten oftmals eine Ausbelastung und somit den Beginn einer Belastungs-Coronarinsuffizienz nicht zuläßt. Zusätzlich zum EKG kann man die Herzschlagfrequenz mitregistrieren. Sie ist leicht meßbar und ist ein weiterer Baustein für die Berechnung der Belastbarkei. Er sagt aber nichts über die Wandspannung des Herzens und den peripheren Gefäßwiderstand (prae- und afterload, bzw. Vor- und Nachbelastung) aus. Dies sind aber jene Faktoren, die ganz wesentlich eine Aus- oder Einwirkung auf die Arbeit des noch verbliebenen gesunden Myocards nach einem durchgemachten Infarkt haben.

So unerläßlich die Kenntnis des Gefäßzustandes und der Kontraktilitätsverhältnisse des Herzens bei einem Infarktkranken für den Chirurgen oder beratenden Internisten bei der Fragestellung nach einer operativen Behandlung ist, so notwendig müßte es logischerweise sein, belastungslimitierende Faktoren, wie eben jene Vor- oder Nach-Last unter **Belastungsbedingungen** zu kennen. Eine sehr häufig angewandte Methode hierbei ist eine Belastungsuntersuchung mit eingeschwemmtem Mikrokatheter. Hierbei wird kein Kontrastmittel eingespritzt und der Katheter über das Venensystem und die rechten Herzanteile in die Pulmonalarterie installiert, um auf diese Weise — indirekt — eine Aussage über die Funktion des linken Herzens zu erhalten.

Am Beispiel von zwei Infarktkranken, bei denen sowohl das Verhalten des peripher gemessenen Blutdrucks als Kriterium der Nach-Last, als auch das Verhalten des pulmonalarteriellen Mitteldruckes — indirekt gemessen etwa der Vor-Last entsprechend — über mehrere Jahre kontrolliert wurde, soll die Indikationen für einen unterschiedlichen Einsatz der Bewegungstherapie verdeutlichen.

(**Abb. 2**) Beachten Sie in der Graphik zuerst den Untersuchungsablauf, an der rechten Seite in Minuten-Abstand schräg aufgetragen: 3 Minuten Ruhe. 2 Minuten ein Psycho-Test in Form einer quizartigen Befragung unter Zeitdruck. 3 Minuten Ruhe. Je 6 Minuten Belastung bei

50/75 und 100 Watt im Liegen und 4 Minuten Erholung. Die Punktlinie zeigt das Verhalten des pulmonal-arteriellen Mitteldruckes der jährlichen Untersuchung zu vergleichbaren Zeitpunkten. Durch die waagerecht gestrichelten Linien sind die Normgrenzen aufgezeigt (in Ruhe 20 mm und unter Belastungsbedingungen 30 mmHg). Dieser junge Mann wies in der ersten Untersuchung — wenige Wochen nach dem Infarkt durchgeführt — pathologische Belastungswerte unter psychischen (A) und physischen (B) Bedingungen auf. Nach der ersten Kontrolle Tendenz zur Normalisierung (B 2). 2 Jahre später sind die Normwerte unterschritten (C).

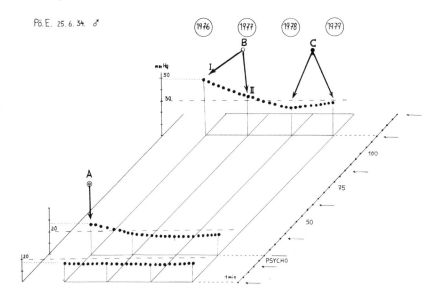

Abb. 2: *Verhalten des pulmonal-arteriellen Mitteldruckes eines Patienten mit coronarer Herzkrankheit (Infarkt 1976). Rechte schräge Strich-Punkt-Linie Untersuchungsablauf. Dicke Punktlinie = Absolutwerte des pulmonal-arteriellen Mitteldruckes zu vergleichbaren Zeitpunkten. Weitere Einzelheiten s. Text.*

(**Abb. 3**) Dies gilt auch für das Verhalten des peripher gemessenen Blutdrucks unter Belastungsbedingungen:
In Ruhe Normalwerte (A) nach den Kriterien der Weltgesundheitsorganisation. Die systolischen Werte während des Psycho-Tests (B) werden geringgradig überschritten. Die diastolischen Werte senken sich relativ im Rahmen der Verlaufsbeobachtung. Unter Belastungsbedingungen liegt immer ein normales Verhalten des systolischen Blutdrucks vor, die diastolisch gemessenen Werte zu diesem Untersuchungszeitpunkt sinken ab (C).

Dieser Patient war vor dem Auftreten des Infarktes Übungsleiter in einem Tischtennisverein. Nach der Entlassung aus der Rehabilitationsklinik nahm er seine sportlichen Aktivitäten im gleichen Rahmen wieder auf und führte außerdem noch regelmäßig Waldläufe durch.

Er schied allerdings aus verschiedenen „Ehrenämtern" in Sport und Politik aus. Zu erwähnen ist noch, daß dieser Patient ständig zusätzlich mit Medikamenten (Betablockern) behandelt wurde. Die günstigen Veränderungen der gemessenen Drucke in den einzelnen Kreislaufabschnitten ließen sich übrigens aus dem Verhalten der Herzfrequenz nicht nachweisen. Der Einsatz und die Erhaltung der Bewegungstherapie, auch in Form von Ausdauertraining, war — trotz des erhöhten Druckverhaltens vor dem linken Herzen — wie die Untersuchungsergebnisse nachweisen konnten, richtig. Es ist jedoch schwierig zu unterscheiden, welcher Anteil der Besserung dem Beta-Blocker und welcher der Bewegungstherapie zukommt.

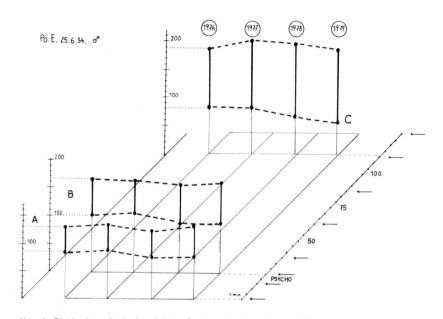

Abb. 3: Blutdruckamplitude des gleichen Patienten in den 4 Jahren der Beobachtung.

(**Abb. 4**) An einem 2. Beispiel soll die Verlaufstendenz cardialer Parameter einer Patientin, die ihren Infarkt 1975 erlitten hat, gezeigt werden. Die graphische Darstellung des Untersuchungsablaufes hat sich nicht verändert. Schon auf den ersten Blick ist zu erkennen, daß die Wattleistung im 3. und 4. Untersuchungsjahr deutlich nachgelassen hat (gekennzeichnet durch die dicken schrägen Linien). 1975 und 1976 Leistung noch 100 Watt, 1977 nur noch 6 Minuten lang 50 Watt und 1978 lediglich 3 Minuten 50 Watt.
Verfolgt man das Verhalten des pulmonal-arteriellen Mitteldruckes zu vergleichbaren Belastungsabschnitten, so ist unschwer dessen ansteigende Tendenz und damit eine Verschlechterung der cardialen Verhältnisse erkennbar. Bei A) in Ruhe, bei B) unter psychischer und bei C) unter physischer Belastung. Das Verhalten des peripheren Blutdrucks lag in den vergleichbaren Untersuchungsabschnitten noch im Normbereich, da sich die Belastung von

nur 3 Minuten 50 Watt auf den peripheren Blutdruck kaum auswirkt. Das Verhalten des peripheren Druckes ist deswegen nicht gesondert dargestellt. Wie sehr sich die Verhältnisse des Kreislaufs bei dieser Patientin im Laufe der gezeigten Jahre verschlechtert haben, geht noch deutlicher hervor, wenn man das Verhalten der HbO_2-Sättigung im venösen Blut, welcher ein wesentlicher Faktor zur Berechnung des Herz-Zeitvolumens ist, betrachtet.

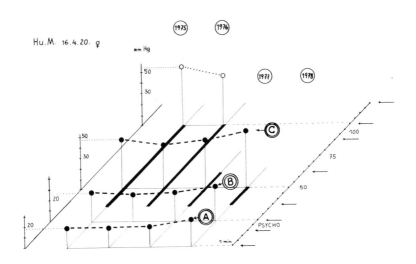

Abb. 4: *Verlaufskontrolle des pulmonal-arteriellen Mitteldruckes einer Patientin mit coronarer Herzkrankheit (Infarkt 1975). Gleiches Untersuchungsschema wie in den Abb. 2 und 3. A, B und C Druckverhalten des pulmonal-arteriellen Mitteldruckes nach der Belastung im Jahre 1978. Einzelheiten s. Text.*

(**Abb. 5**) Bei A) noch kein Absinken der Sättigung unter die Normwerte, also normales Verhalten. Bei B) nach 4 Jahren zum gleichen Untersuchungszeitpunkt rapides Absinken der HbO_2-Sättigung und damit Einschränkung des Herz-Minuten-Volumens schon nach 3 Minuten bei einer Belastung von 50 Watt! 4 Jahre vorher konnte diese Patientin noch 100 Watt leisten, zu diesem Zeitpunkt (C) lag der Abfall der HbO_2-Sättigung noch um 10 Sättigungsprozent höher und damit bestand auch ein größeres Herz-Minuten-Volumen. Die Leistung des Herzens dieser Patientin wurde, objektiv gemessen von Jahr zu Jahr schlechter. Es kann mit Ausdauerübungen nicht belastet werden. Hier ist eine gezielte und intensive medikamentöse Therapie angezeigt. Eine systematisch körperliche Betätigung darf in derartigen Fällen ausschließlich zur Verbesserung der Koordination von Bewegungsabläufen einerseits sowie zum Aufrechterhalten von Freude an der Bewegung überhaupt, ohne Belastung des Herzens eingesetzt und angewandt werden.

Damit habe ich 2 Beispiele zum Einsatz der Bewegungstherapie und somit deren Stellenwert bei der coronaren Herzkrankheit in der mir zur Verfügung stehenden kurzen Zeit vorgestellt.

Hu.M. 16.4.20. ♀

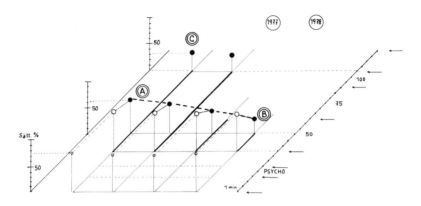

Abb. 5: Verhalten der relativen HbO_2-Sättigung während physischer Belastung. A und B zu vergleichbaren Zeitpunkten innerhalb von 4 Jahren und C Absolutwert während der Erstuntersuchung 1975. Die weißgelassenen Kreise stellen die Absolutwerte des Ausgangswertes der HbO_2-Sättigung zu Beginn der Untersuchung dar.
Literaturangaben sind beim Verfasser zu erfragen.

Ihnen fällt die Aufgabe zu, die praktische Anwendung an und mit dem Patienten vorzunehmen. Sie sehen den Herzkranken bei der Ausführung der Übungen. Sie beobachten sein allgemeines Verhalten, seine Atmung und seine Herzschlagfrequenz. Sie können Schmerzen und Beschwerden erkennen und erfragen und werden nach diesen Erkenntnissen die Intensität der Übungen individuell steigern oder vermindern können. Natürlich kann das nur im Einklang mit den diagnostischen und medikamentösen Ergebnissen und Bemühungen der Ärzte erfolgen. Dann kann die Bewegungstherapie zur Steigerung des cardialen Leistungsvermögens sowohl belastend eingesetzt werden und als psycho-therapeutisch entlastend Anwendung finden.

Der Einsatz körperlicher Bewegung ist aus der Therapie der coronaren Herzkrankheit nicht mehr fortzudenken. Die Dosierung dieser Behandlung ist eine Kunst, die von dem Können und der Erfahrung derjenigen abhängt, welche

a) die Grundlagen durch eine exakte Diagnostik schaffen und
b) auf diesen Erkenntnissen aufbauend sie beim Patienten praktisch anwenden und das sind Sie, meine Damen und Herren Krankengymnasten.

Dr. med. F.-L. Schmidt
Klinik Lipperland
Am Ostpark 1
4902 Bad Salzuflen 1

2 Bewegung in der Frühmobilisation nach Myokardinfarkten

C. v. Palstring, Hamburg

In der I. Phase der Rehabilitation nach einem Herzinfarkt, d. h. während der Zeit der Hospitalisation, wird so früh wie möglich mit einer Bewegungstherapie begonnen. Der Zeitpunkt des Beginns sowie die Durchführung der Frühmobilisation sind abhängig von dem Infarktausmaß und dem individuellen Heilungsverlauf.

Der Aufbau der Bewegungen erfolgt stufenweise. Im Laufe der Jahre entstanden verschiedene Programme mit unterschiedlicher Stufenzahl, detaillierte starre Schemata und solche, die mehr Handlungsspielraum lassen. (**Abb. 1-3**)

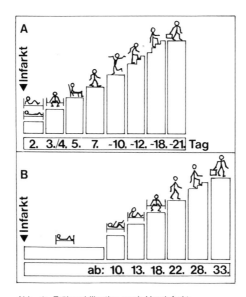

Abb. 1: Frühmobilisation nach Herzinfarkt
A = nach dem „Göteborger Modell"
B = in Anlehnung an eine Empfehlung der WHO

Wie in Köln ist man auch in anderen Orten zu einem 3-Stufen-Aufbau übergegangen:
1. Stufe: Bewegungen im Liegen
2. Stufe: Bewegungen im Sitz auf der Bettkante, später auf dem Hocker
3. Stufe: Gehen und Treppensteigen.

Die Frühmobilisation wurde eingeführt, um die negativen Folgen zu vermeiden, die eine längere Bettruhe nach einem Herzinfarkt — besonders bei kompliziertem Verlauf — mit sich bringt.

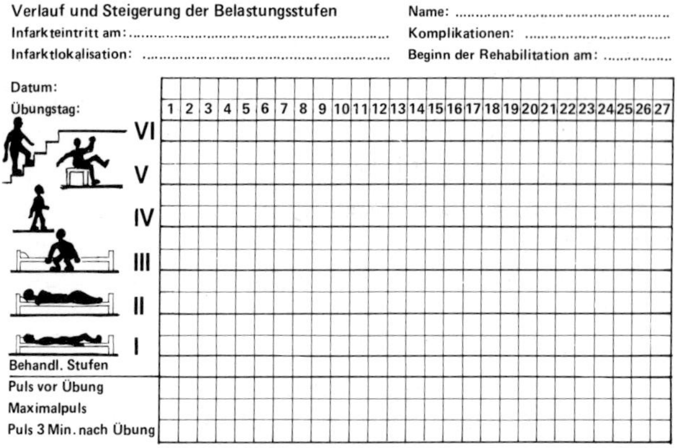

Verlauf und Steigerung der Belastungsstufen Name: ....
Infarkteintritt am: .... Komplikationen: ....
Infarktlokalisation: .... Beginn der Rehabilitation am: ....

Datum:
Übungstag: | 1 | 2 | 3 | 4 | 5 | 6 | 7 | 8 | 9 | 10 | 11 | 12 | 13 | 14 | 15 | 16 | 17 | 18 | 19 | 20 | 21 | 22 | 23 | 24 | 25 | 26 | 27

VI
V
IV
III
II
I

Behandl. Stufen
Puls vor Übung
Maximalpuls
Puls 3 Min. nach Übung

Abb. 2: Verlauf und Steigerung der Belastungsstufen (Med. Universitäts-Klinik Würzburg)

Mobilisation des Herzinfarktkranken   Name .... Alter. .... Stat. ....
Herzinfarkt am ....   Diagnose .... Intensivstat. bis ....
Entlassung am ....

Stufe 1 Liegen	Dat.														
..........Tag	Frequenz vor														
Fuß/Beinübung, Bein-	nach														
spannen, Atemübung 15'	Rhythmus vor														
Patient selbsttätig:	nach														
Fuß- u. Atemübung ca. 2 stdl., ev. Nachtstuhl	Stenocardie														

Stufe 2 Liegen/Bett-	Dat.														
kantensitz	Frequenz vor														
..........Tag	nach														
Fuß/Beinübung, Körper-	Rhythmus vor														
spannen, Hand/Armübung Atemübung 15 – 20'	nach														
1 – 2mal täglich	RR vor														
Patient selbsttätig:	nach														
Fuß- u. Atemübung ca. 2 stdl. – Nachtstuhl Waschen/Essen im Sitz	Stenocardie														

Stufe 3 Gehen: Zimmer/	Dat.														
Flur/Treppe 15 – 30'	Frequenz vor														
..........Tag	nach														
Tempo 60–80 Schritte/ min. – Pausen im Sitz (2 –3') 2 – 3mal täglich	Rhythmus vor														
	nach														
Patient selbsttätig:	RR vor														
Gang zur Toilette, Essen außerhalb Bett.	nach														
	Stenocardie														

Abb. 3: Kontrollbogen für Mobilisationsverläufe (Med. Universitäts-Klinik Köln)

Diese sind:
1. Abnahme der Muskelkraft
2. Hypotone Kreislaufregulation
3. Verlangsamung der Blutströmung, die die Entstehung einer Thrombose begünstigt
4. Hypostatische Pneumonie
5. Psychische Belastung, besonders bei ängstlichen Patienten.

Nach jahrelanger Durchführung der Frühmobilisation fragen wir uns, ob diese Auffassung heute noch von großer Bedeutung ist?

Thrombosen und Pneumonien sehen wir heute nicht mehr, und nur gelegentlich orthostatische Dysregulation beim ersten Aufstehen. Ein mäßiger Kraftverlust der aufrichtenden Muskulatur ist bei längerer Liegezeit auffällig.

Wir sehen in der Frühmobilisation heute folgende Gründe:
1. Eine Unterstützung in der psychischen Verarbeitung des Infarktes. Dabei ist die Beziehung zwischen Patient und Krankengymnast wichtig, die auch Gespräche ermöglicht.
2. Die Anleitung des Patienten, sich während der Zeit im Krankenhaus seiner Krankheitssituation angemessen zu verhalten. Das heißt, daß die Eigenaktivitäten wie: Waschen, Aufsetzen im Bett, später außerhalb des Bettes, freies Bewegen im Zimmer usw. dem krankengymnastischen Programm angepaßt sind und dieses nicht übersteigen.
3. Den Patienten so weit belastbar zu machen, daß er bei der Entlassung aus dem Krankenhaus den alltäglichen Körperbeanspruchungen gewachsen ist, und für eine fortführende Bewegungstherapie in einer Rehabilitations-Klinik vorbereitet und motiviert ist.

Die Belastung wird in Form von dynamischen Muskelkontraktionen ausgeführt. Dabei arbeitet die Muskulatur nach einer anaeroben Anfangsphase dann durch den gleichmäßigen Wechsel von Muskelanspannung und -entspannung unter aerober Energiebereitstellung, d. h. unter ständiger Sauerstoff-Zufuhr. Die Muskeln sind daher bei dynamischen Muskelkontraktionen im Gegensatz zu statischen Muskelkontraktionen ausdauernder tätig.

Mit dynamischen Muskelkontraktionen werden einerseits die lokale Muskelausdauer sowie die Koordination für einen gegebenen Bewegungsablauf verbessert, zum anderen die Kreislaufregulation geübt.

Beim Üben soll auch ein Körper- und Bewegungsgefühl entwickelt werden durch das Wahrnehmen vom Spannungswechsel der Muskeln sowie ein auftretendes Ermüdungsgefühl auch für die Alltagsbewegungen einzusetzen und kann dann sein Bewegungsverhalten für die eventuell verminderte Herzleistung besser dosieren.

Bewegungen der Beine sind für das Herz weniger belastend als solche der Arme. Dynamische Muskelkontraktionen kleiner Muskelgruppen (Fuß- und Unterschenkelmuskulatur) wiederum weniger als die großer Muskelgruppen (gesamte Bein- und Gesäßmuskulatur). Die Durchführung der Bewegungstherapie ist variabel und wird von den Krankengymnasten unterschiedlich gehandhabt. Immer sollte sie jedoch individuell auf den Patienten abgestimmt werden.

Bei länger dauernder Bettruhe können zur Erhaltung einer gewissen Grundkraft der Muskulatur statische Muskelkontraktionen durchgeführt werden. Dabei werden die Muskeln bevorzugt, die die aufrechte Körperhaltung gegen die Schwerkraft garantieren.

Es wird bei den statischen Muskelkontraktionen nicht mit maximaler Muskelkraft geübt, die Haltedauer darf nur 5 Sekunden betragen, und eine Preßatmung muß unbedingt vermieden werden. Der dabei entstehende hohe intrathorakale Druck kann eine Herzrhythmusstörung auslösen.

Die während der Frühmobilisation durchgeführte Atemtherapie soll vorwiegend die Entspannungsfähigkeit des Kranken fördern. Er kann durch das Wahrnehmen der normalerweise unbewußt ablaufenden kostoabdominalen Atembewegungen zur Ruhe kommen.

Vor, während und nach der Krankengymnastischen Behandlung werden Pulsverhalten sowie subjektive und objektive Allgemeinsymptome kontrolliert.

Folgende Veränderungen können auftreten und sind zu beachten:

1. **Pulsverhalten**
   Frequenz:
   — Anstieg um mehr als 20/Min. bzw. über 100/Min.
   — Abfall unter 60/Min.
   — Erholungszeit länger als 3 Min.
   Rhythmus: unregelmäßig
   Füllung: mäßig, schlecht
2. **Allgemeinsymptome**
   subjektiv: Klagen über:
   Druckgefühl hinter dem Brustbein (Stenocardien)
   Schwindel beim Aufrichten und im Stand
   Schwäche
   schnelles Ermüden
   Unruhe
   objektiv:
   ängstlicher Gesichtsausdruck
   Blässe im Gesicht
   Zynaose
   Schweißausbruch

Es ist für uns wichtig zu wissen, ob ein Patient Beta-Rezeptorenblocker bekommt. Bei Einnahme von Beta-Rezeptorenblocker steigt die Pulsfrequenz unter Belastung kaum an. Auffällige Veränderungen können Anzeichen für den Beginn einer Herzinsuffizienz sein. Sie müssen dem Arzt mitgeteilt werden.

Abschließend möchte ich noch einmal sagen, daß wir das Hauptziel der Frühmobilisation darin sehen, den Patienten so weit belastbar zu machen, daß er bei der Entlassung aus dem Krankenhaus seinen alltäglichen Körperbeanspruchungen wieder gewachsen ist und — wenn er in eine Rehabilitations-Klinik kommt — für eine fortführende Bewegungstherapie vorbereitet ist.

Christa v. Palstring
Lehrkraft für Krankengymnastik
Lehranstalt für Krankengymnastik am
Universitätskrankenhaus Hamburg-Eppendorf
Martinistr. 52
2000 Hamburg 20

Literatur:
1. HETTINGER, T.: Trainingsgrundlagen im Rahmen der Rehabilitation
Krankengymnastik 30, Nr. 8, 339-344 (1978)
2. HOLLMANN, W.: Sport und körperliches Training als Mittel der Prävention in der Kardiologie, Zentrale Themen der Sportmedizin.
Springer Berlin-Heidelberg-New York 1972
3. v. SMEKAL, P., EHRENBERG, H.: Grundlagen für die Krankengymnastik bei der Mobilisation von Herzinfarktkranken.
Krankengymnastik 28, Nr. 8, 261-270 (1976)

3 Bewegungen im Rahmen des Anschlußheilverfahrens
Gruppenbehandlung durch Krankengymnasten

L. Wiraeus, Bad Bevensen

Das Anschlußheilverfahren sollte, wie der Name sagt, gleich im Anschluß an den Aufenthalt im Akutkrankenhaus folgen. So weiß der Patient nach beendeter Behandlung, was er sich zumuten kann, wie er weiterleben soll und ob weitere Maßnahmen erforderlich sind.

In der Gruppengymnastik haben die Krankengymnasten zunächst die Aufgabe, die durch die hochtechnisierte Diagnostik erworbenen Belastungsmöglichkeiten in die Praxis umzusetzen. Hierdurch wird den Patienten aufgezeigt, wie sie mit der momentanen Belastbarkeit umzugehen haben. Um die Gymnastik richtig zu dosieren, ist darauf zu achten, daß dieselbe Übung für jeden Patienten eine andere Belastung zur Folge hat.

Einige Beispiele:
— Ist man übergewichtig, hat man mehr Gewicht zu bewegen und leistet damit mehr Arbeit.
— Ein ungeschickter Patient benutzt mehr Muskeln und leistet eine zu große Haltearbeit bei vielen Bewegungen.
— Ein Ehrgeiziger macht die Übungen eventuell schneller und bewegt sich übertrieben akkurat.
— Ein neuer Teilnehmer weiß nicht, was auf ihn zukommt, hat vielleicht Angst, weil er nicht informiert ist; er muß daher mehr Kraft aufbringen.

Die Gymnastik in einer Gruppe muß also für jeden individuell gestaltet werden. Dazu dient eine lockere Gruppenführung, kein Vorturner der alles diktiert, sondern ein Krankengymnast, der sich in der Gruppe bewegt und die Leute auch persönlich anspricht.

Um die unterschiedlichen Belastungsgrade in einer Gruppengemeinschaft kennenzulernen, war für mich hauptsächlich die Arbeit mit dem Telemetriegerät eine sehr große Hilfe. Durch das Telemetriegerät kann man erkennen, wie viele Faktoren in der Gymnastik für die Pulssteigerung eine Rolle spielen können.

Um dem Patienten ein Gefühl für die Belastung zu geben, machen wir bei der Gruppengymnastik viel Training zur Körperwahrnehmung und Körperkenntnis. Sehr effektiv ist auch die subjektive Anstrengungsskala nach Borg, um verschiedene Belastungen bewußt zu machen und damit richtiger einschätzen zu können. Wir sehen hierbei, daß die Anstrengung beim Ergometertraining oft viel höher eingeschätzt wird als eine gleichwertige Belastung während der Gymnastik oder auch bei Tätigkeiten aus dem täglichen Leben (**Abb. 1**).

Die Gymnastik soll selbstverständlich so gestaltet werden, daß der Trainingseffekt hinsichtlich der Flexibilität, Koordination, Ausdauer und Kraft, den Verhältnissen entsprechend optimal erreicht wird. Die Schnelligkeit soll nicht geschult werden, sie hat auch keinen Nutzen für den Patienten, sondern birgt nur Risiken.

Ein besonders wichtiger Punkt ist die Freude an der Gymnastik in erster Linie, um einen Gesundheitseffekt zu haben. Er sollte aber erfahren, daß die Bewegungen angenehm sind und auch Spaß machen können, daß er etwas dabei lernt und zusätzlich Erfolgserlebnisse wahrnimmt. Natürlich soll der Krankengymnast nicht nur der Spaßmacher sein, der alles an sich reißt und kurzfristig die Leute begeistert, sondern er sollte eher auf eine langfristige Bewegungsfreude hinarbeiten.

Wir haben für den Aufenthalt in unserer Herz-Kreislauf-Klinik eine Gruppeneinteilung konzipiert, wobei alle Gruppen untereinander koordiniert sind. Um dieses zu erreichen, ist es sehr wichtig, daß der Krankengymnast jede Belastungsstufe durch eigene Erfahrung richtig einschätzen kann. Er muß wissen, welche Fertigkeiten gebraucht werden, um einen eventuellen Gruppenwechsel sinnvoll erscheinen zu lassen.

SUBJEKTIVE ANSTRENGUNGS - SKALA
(NACH BORG)

6	
7	SEHR, SEHR LEICHT
8	
9	SEHR LEICHT
10	
11	ZIEMLICH LEICHT
12	
13	ETWAS ANSTRENGEND
14	
15	ANSTRENGEND
16	
17	SEHR ANSTRENGEND
18	
19	SEHR, SEHR ANSTRENGEND
20	

Gruppenangebot im Anschlußheilverfahren

In der Gruppentherapie beginnen wir mit der Gymnastik auf dem Hocker. Diese Übungen dienen der aktiven Entspannung und trainieren die Körperwahrnehmung. Hierbei lernt der Patient auch uns und seine Mitpatienten kennen, wir erfahren unsere ersten Eindrücke vom Patienten innerhalb der Gruppe. Der Patient wird über die Behandlung und den Zweck der Übung allgemein informiert. Die Information ist in jedem Gruppenangebot ein wichtiges und dankbares Moment, deshalb sollte auf keinen Fall die Informationskontrolle vergessen werden (**Abb. 2**).

GRUPPENANGEBOT IM ANSCHLUSSHEILVERFAHREN

V. GYMNASTIK AUF DEM HOCKER 15 MIN.

IV. GYMNASTIK 25 MIN. - ERGOMETERTRAINING 12 MIN. - FRÜHGYMNASTIK 10 MIN.

III. GYMNASTIK 50 MIN. - ERGOMETERTRAINING 12 MIN. - WASSERÜBUNGEN 15 MIN.

II. GYMNASTIK 50 MIN. - LAUFTRAINING 15 MIN. - SCHWIMMÜBUNGEN 20 MIN.

Nach dem ersten Ergometertest in der Diagnostik beginnt der Patient eventuell mit der Gruppe IVa. Hier sollen bei der Gymnastik Muskeln und Gelenke Gelegenheit bekommen, sich auf Bewegung, durch unkomplizierte Bewegungsabläufe, einzustellen.

In der Gruppe III werden bei der Gymnastik größere Muskelgruppen mit einfachen Koordinationen geschult. Der Patient wird mit einem Gymnastikgerät vertraut gemacht, dabei erlernt er den Umgang damit und auch die Spieltechnik. Die Erinnerung an frühere Tätigkeiten im Sport sind da, aber durch jahrelange Inaktivität sind die damaligen Fähigkeiten nicht mehr vorhanden und der Patient überschätzt sich.

In der Gruppe II beginnen wir bei der Gymnastik mit Spielen wie „Ball über die Schnur" und Volleyball, vorausgesetzt, der Patient hat hierfür die Grundlagen aus den anderen Gruppen geschöpft.

In der Gruppe IVa beginnen wir mit Ergometertraining. Um hier einem stupidem Bewegungskonsum entgegenzuwirken, lassen wir den Patienten selbst unter Kontrolle den Widerstand auf dem Fahrrad nach seinem subjektiven Gefühl einstellen. Es ist dabei erstaunlich, wie genau der Patient den richtigen Widerstand von einem Tag zum anderen einstellen kann. Die vorhin erwähnte Anstrengungsskala nach Borg wird auch hierbei täglich angewandt.

In der Gruppe II tauschen wir das Ergometertraining gegen einen sehr angenehmen, langsamen Dauerlauf ein. Für nicht so erfahrene Krankengymnasten ist die Lauftrainingseinteilung nach Lagerström, Köln, eine große Hilfe, um das richtige Tempo bei den verschiedenen Patienten zu bestimmen.

In der Gruppe III beginnen wir mit der Gymnastik im Wasser. Im Vordergrund stehen Übungen zur Gewöhnung an das Wasser, die Wasserkräfte zu fühlen und auszunutzen. Dies dient zur Vorbereitung zum ökonomischen Schwimmen in der Gruppe II. Ein schlechter Schwimmstil führt meistens zu einer zu großen Belastung.

Die Gruppenbehandlung bei Koronarkranken ist breit gefächert, unbedingt entscheidend ist, daß jede Sportart sehr individuell aufgebaut werden muß.

Gymnastik 50 min. mit Telemetrieüberwachung (Gruppe III)

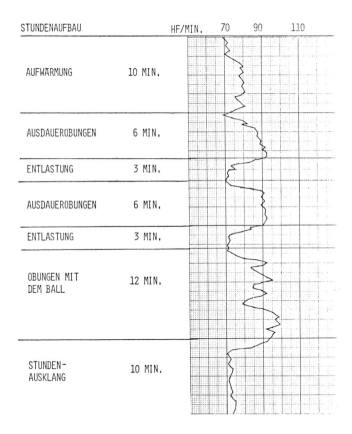

Stundenaufbau (**Abb. 3**):
1) Aufwärmung — 10 min.
   Die Aufwärmung ist sehr wichtig, da ein gut eingestellter Patient weniger Gefahr läuft, Beschwerden zu bekommen, er ist außerdem besser gegen Sportverletzungen geschützt.

2) Ausdauerübungen — 6 min.
Durch kontinuierliche Übungen werden ausgeglichene, flüssige und ökonomische Bewegungen erreicht. Ein leichter, konstanter Pulsanstieg wird erreicht.
3) Entlastung — 3 min.
Aktive Entspannung für die Schultergürtelmuskulatur, um eine Pulssenkung und Erholung zu erreichen.
4) Ausdauerübungen — 6 min.
Das Koordinationsgefühl für das Gehen und Ansätze zum Laufen stehen auf dem Programm.
Es kommt wieder zu einem leichten Pulsanstieg.
5) Entlastung — 3 min.
Dehnungen ohne großen Kraft- oder Bewegungsaufwand. Eine Pulssenkung und Erholung wird wieder erreicht.
6) Übungen mit dem Ball — 12 min.
Die Übungen sollen nicht zu lange durchgeführt werden, sondern immer wieder mit Instruktion, Korrekturen und neuen Aufgaben zur Erholung verbunden werden, nämlich der Puls kann auch schon bei leichten Ballübungen sehr hoch steigen.
7) Stundenausklang — 10 min.
Im Sitzen sich unterhalten und Entspannungsübungen machen.
Der Puls sinkt auf den anfänglichen Ruhewert zurück und der Patient verläßt ausgeglichen den Übungsraum.

Lars Wiraeus
Krankengymnast
Klein Bünstorf 1
3118 Bad Bevensen

4 „Bewegung mit ambulanten Koronargruppen; der Krankengymnast neben Sport-, Gymnastiklehrern und Übungsleitern der Sportvereine als Leiter von Koronargruppen".

R. Neuhaus, München

Als Krankengymnastin befasse ich mich u. a. mit der 3. Phase der *Herzinfarkt*rehabilitation. Sie ist identisch mit der notwendigen, umfassenden Nachsorge im Alltag, die ihre Basis in der hausärztlichen Betreuung hat und durch Training, Beratung und gruppendynamisches Erleben in einer ambulanten Koronargruppe ergänzt wird.

Das Ziel dieser 3. Stufe ist: den weiteren Verlauf der zugrundeliegenden koronaren Herzkrankheit günstig zu beeinflussen. Dies ist Zweitprävention.

Ein Arzt und ein Bewegungstherapeut betreuen die Gruppe. Sozialarbeiter und Diätberater werden bei Bedarf hinzugezogen. Die Bewegungstherapeuten kommen aus der Krankengymnastik, der Sportpädagogik, der Gymnastik und den Sportvereinen mit speziell ausgebildeten Übungsleitern.

Einmal wöchentlich findet eine überwachte Gruppenstunde statt. Das körperliche Training ist als *eine* wichtige Teilkomponente anzusehen. Wir müssen uns und unsere Patienten davor bewahren einen neuen Streß durch Überbetonung der Bewegungstherapie zu setzen.

Gemeinsame Gespräche und Entspannungsübungen dienen der ganz gezielten seelischen Betreuung der Patienten.

Die Gruppe ist geprägt durch gegenseitige Beeinflussung im Sinne der Ermutigung aber auch der Annahme von Begrenzung. Eine Solidarisierung findet statt. So wird aus der ärztlich geleiteten Koronargruppe eigentlich eine Selbsthilfegruppe.

Es gibt zwei unterschiedliche belastbare Gruppen in den ambulaten Koronargruppen:
1. Die Koronartrainingsgruppe
   mit relativ guter Belastbarkeit von 75 Watt aufwärts. Mit den Teilnehmern dieser Gruppe kann ein Bewegungsprogramm in Form und Ausmaß geübt werden, das zu einer Verbesserung der allgemeinen aeroben Ausdauer und somit des Trainingszustandes führt.
2. Die Koronarübungsgruppe
   Bei den Teilnehmern dieser Gruppe ist die Belastungsfähigkeit geringer. Hier strebt die Übungstherapie eine Verbesserung der Koordination, Flexibilität und der peripheren Kreislaufregulation an.

Nur das Bewegungsangebot in den Gruppen ist unterschiedlich. Das Gesamtkonzept ist gleich. Die seelische Betreuung sollte bei der Koronarübungsgruppe noch mehr im Vordergrund stehen.

Die Aufnahmekriterien für eine ambulante Koronargruppe sind:
Das Einverständnis des behandelnden Arztes und Untersuchungsergebnisse, die eindeutig darüber Auskunft geben, ob der Patient nach überstandenem Herzinfarkt in der Lage ist, in einer ambulanten Koronargruppe mitzuüben. Sie stützen sich vor allem auf die Ergebnisse der Fahrradergometrie.
Während der Teilnahme finden Kontrolluntersuchungen statt. Sie dienen der Abklärung, daß einem weiteren Mitmachen nichts im Wege steht.

Seit 3 Jahren arbeite ich mit einer ambulanten Koronargruppe an einem Krankenhaus in

München. Sie besteht aus 15 bis 20 Teilnehmern. Die Fluktation ist mäßig. Es ist eine Trainingsgruppe. Viele der Teilnehmer sind ehemalige Patienten unseres Hauses. Die meisten kommen „nahtlos" nach ihrem Anschlußheilverfahren zu uns.
In der Rehabilitationsklinik sind neue Verhaltensweisen erlernt und geübt, die Patienten in dieser Lebensweise zu stützen und zu motivieren ist das Anliegen der ambulanten Koronargruppe.

Jede Übungseinheit beginnt mit dem Messen des Blutdruckes und dem Zählen des Ruhepulses. Dadurch findet ein ganz persönlicher Kontakt mit jedem Patienten statt. Beide Werte werden schriftlich fixiert. Die Teilnehmer unterhalten sich während dieser Meßzeit äußerst angeregt miteinander.

Ich glaube, es ist ganz wichtig, so eine Möglichkeit des „warming up" zu schaffen.

Ein 20minütiges Kreislauftraining, das immer im Freien stattfindet, schließt sich an. Wir laufen, hüpfen, springen auf der Stelle und in der Fortbewegung nach Musik. Ich schalte Laufrunden von 2 bis 5 Minuten ein. Unterbrochen wird diese Bewegungseinheit durch Pulskontrollen, die die Teilnehmer selber durchführen. Jeder kennt seinen Trainingspuls, der sich nach einer Formel errechnet. Der Patient weiß genau, wann er verlangsamen oder eine Pause einlegen muß und wann er an Bewegungsintensität zulegen darf, um einen optimalen Trainingseffekt zu erzielen. Auch beim häuslichen Übungsprogramm oder beim Bergwandern, Radfahren, Schwimmen oder Skilanglauf muß er den Puls kontrollieren. Er entwickelt dadurch ein Gespür für seine Pulsfrequenz ohne neurotisch darauf fixiert zu sein.

Wir üben alle zusammen, auch der leitende Arzt macht mit. Er beobachtet dabei die Gruppenteilnehmer. Dieses gemeinsame Tun ermöglicht eine andere Umgangsform miteinander. Die Hemmschwelle Patient — Arzt verringert sich erheblich. Eine Tatsache, die m. E. viel zu wenig Erwähnung findet.

Es folgen 20 Minuten Gymnastik. Diese Übungen haben als Lernziel Koordinations- und Flexibilitätssteigerung. Als Hilfsmittel haben wir: Bälle, Stäbe, Keulen, Seile, Hocker, Stühle, Langbänke und kleine Matten.

Da wir zeitlich wesentlich begrenzter als andere Koronargruppen sind, folgt diesem Übungsteil nicht das Spiel, das sicher zur Kommunikation und zum Spaßhaben sehr wichtig ist, sondern eine Entspannungsphase von 15 bis 20 Minuten.

Die Lösungs- und Entspannungsübungen durch Konzentration auf Körper und Körperfunktionen sind notwendig. Im Anschluß daran wird der höchste Belastungspulswert eines jeden Patienten notiert, der während des Kreislauftrainings erreicht wurde.

Es folgt das gemeinsame Gespräch, das etwa 1/2 Stunde dauert.

Die Gesprächsthemen befassen sich mit den Dingen, die für den Koronarkranken wichtig sind.

Hier hat er die Möglichkeit, sich immer wieder zu informieren und über alles zu sprechen, was ihn bedrückt und beunruhigt.

Und nun zum Ende stellt sich die Frage nach dem Ergebnis der Arbeit mit ambulanten Koronargruppen.

Mit Sicherheit ist zu sagen, daß dem Patienten kein Schaden zugefügt wird, ein „zu Tode trimmen" findet nicht statt.

Es gibt eindeutige Antworten auf die Frage nach den Auswirkungen des dosierten, überwachten Bewegungsprogrammes und der Motivation gesund zu leben.

1. Die Risikofaktoren werden verringert,
2. Die körperliche Leistungsfähigkeit verbessert sich,
3. Die Eingliederung in den Beruf erfolgt schneller,
4. Die Lebensqualität verbessert sich.

Ob Reinfarkte hinausgeschoben werden, ist fraglich. Ob das Leben verlängert wird, ist ebenfalls fraglich.

Leider nur schwer meßbar, dafür aber nicht zu übersehen, sind die psychischen Effekte: Die Entängstigung, das Widerfinden des Selbstvertrauens, dadurch bedingt der Gewinn an Lebensfreude und an Lebensqualität.

Mit dieser sogenannten „Therapiekette" Frühmobilisation — Rehabilitation in einer entsprechenden Klinik und einer ambulanten Koronargruppe am Wohnort, lebenslang, ist eine optimale Betreuung des Patienten nach Herzinfarkt gegeben, wie es die WHO fordert.

Noch ein persönlicher Gedanke zum Einsatz von Krankengymnasten in ambulanten Koronargruppen; Ich finde es erstrebenswert, wenn viele Sportvereine mit ihren vorhandenen guten Anlagen die größte Menge der Koronartrainingsgruppen aufnehmen könnten — so wie es das hiesige Hamburger Modell zeigt. Dadurch entsteht eine flächendeckende Versorgung. Die bewegungstherapeutische Betreuung einer Koronarübungsgruppe sollte in den Händen von Krankengymnasten liegen. Wenn möglich in gutem und engem Kontakt zu einer Akut- oder Rehabilitationsklinik. Zwischenfälle wird es immer mal geben.

An dieser Stelle möchte ich Ihnen sagen, eine für mich ganz wichtige Tatsache ist das Vorhandensein unserer Intensivstation und die wiederholten Reanimationskurse. Die Angst vor dem Zwischenfall wird herabgesetzt.

Den Mut und die Vertrautheit mit Patienten nach Herzinfarkt zu arbeiten, schöpfe ich aus dem täglichen Umgang mit den früh zu mobilisierenden Herzinfarktpatienten; diesen kommt zugute, was ich aus meiner Arbeit mit den Teilnehmern der ambulanten Koronargruppe erfahre.

Einen Herzinfarkt erlitten zu haben, muß nicht bedeuten für immer aus der Lebensbahn geworfen zu sein, sondern mit optimaler Betreuung gibt es die Möglichkeit dieses Schicksal zu bewältigen.

Rosemarie Neuhaus
Agricolastraße 38
8000 München 21

Literatur:

Prof. Dr. med. KLAUS DONAT „Sonderdruck Sandorama 3/1979"
Dr. H. G. ILKER „Sonderdruck Sandorama 2/1979"
Priv. Doz. Dr. med. E. O. KRASEMANN „Sonderdruck aus Fortschritte der Medizin — 97 Jg. Nr. 43 vom 15.11.79"
Dr. med. C. HALHUBER
Prof. Dr. med. M. Halhuber „Sprechstunde: Herzinfarkt" Gräfe und Unze, München 1977

5 Das pectanginöse Syndrom und die krankengymnastische Behandlung im Rahmen der Rehabilitation

A. Niggemeier, Mainz

Um eine sinnvolle Behandlung des Beschwerdebildes „Angina pectoris" betreiben zu können, muß man die Ursachen finden.

Wir unterscheiden zunächst pectanginöse Thoraxschmerzen, Beschwerden, die vom Herzen ausgehen wie bei koronaren Herzkrankheiten, und solche, die nicht vom Herzen ausgehen, wie z. B. bei hypertoner Muskulatur im Thoraxbereich.

Als ischämische oder koronare Herzkrankheit wird eine akute oder chronische Leistungsminderung des Herzens bezeichnet, die infolge einer Störung des funktionellen Gleichgewichtszustandes zwischen O_2 Bedarf im Myocard und O_2 Angebot durch Veränderungen der Gefäße entsteht.

Die ischämische Herzkrankheit als häufigste unter allen Herzkrankheiten verursacht in einem hohen Maße Morbidität, Arbeitslosigkeit, Invalidität und Mortalität. In den industriell hochentwickelten Ländern werden ein Drittel aller Todesfälle bei Männern im Alter von 45 bis 64 Jahren durch diese Erkrankung verursacht. Zunehmend werden jüngere Altersgruppen davon betroffen. Dieses unterstreicht die große gesundheitspolitische Bedeutung der koronaren Herzkrankheiten.

Folgende Hinweise zur Pathophysiologie sind in diesem Zusammenhang vielleicht erforderlich. Der Herzmuskel deckt seinen Energiebedarf normalerweise ausschließlich auf aerobem Weg. Immer ist es der fehlende Sauerstoff, der für das Erliegen der Zellfunktion verantwortlich gemacht werden muß. Die unter Sauerstoffnot stehende Zelle gibt einen schmerzauslösenden Stoff ab. Der Patient empfindet nun je nach Ausmaß einen brennenden oder stechenden Schmerz im Thoraxbereich, der ausstrahlen kann in die Schulter, den Arm oder Hals und Kiefer.

Wenn die Koronardurchblutung in quantitativer und qualitativer Hinsicht den Bedarf des Myokards nicht decken kann, d. h. also, wenn dieses Mißverhältnis zwischen Blutangebot und Blutbedarf im Herzmuskel besteht, wird in pathophysiologischer Hinsicht von einer Koronarinsuffizienz gesprochen.

Darin sind alle Zustände eingeschlossen, die mit und ohne Veränderungen an den Koronargefäßen eine vorübergehende oder anhaltende, umschriebene oder generalisierte Sauerstoffarmut des Herzens bewirken.

Die Ursachen der koronaren Herzkrankheiten und damit der pectanginösen Beschwerden sind also als multifaktionell anzusehen. Deshalb werden unterschieden:

— *zugrunde liegende Faktoren*: stenosierende Koronarsklerose, Primärspasmen, infektiöse entzündliche Erkrankungen der Koronararterien, verminderter Koronardurchfluß z. B. beim Schock, bei Anämie, erhöhter Sauerstoffbedarf z. B. bei körperlicher Überbelastung u. a.

— *mitverantwortliche Faktoren*: Hypertonie, Hyperlipidämie, Nikotinabusus, Diabetes mellitus, Übergewichtigkeit, physische Inaktivität, genetische Faktoren, psychische und soziale Faktoren, Infekte, Gicht u. a.

— *auslösende Faktoren*: z. B. körperliche und emotionale Belastungen, reichliche und fette Mahlzeiten, Witterungseinflüsse, Tachycardie, Alkohol- und Nikotinabusus, Störungen im Bereich des Magen-Darmkanals, der Roemheldsche Symptomkomplex u. a.

Aus dieser Zusammenstellung ist zu erkennen, daß die Entstehung des pectanginösen Herzmuskelsyndroms in der Regel eine Summation von Faktoren organischer und funktioneller Störungen ist, welche dieses klinische Bild bewirken.

Bei den oben als mitverantwortlich genannten Faktoren, um eine Gruppe herauszugreifen, spricht man auch von Risikofaktoren. Solange die Pathogenese der Arteriosklerose noch nicht geklärt ist, kommt der frühen Erkennung und der Bekämpfung dieser Risikofaktoren eine vorrangige Bedeutung zu.

Epidemiologische Untersuchungen haben gezeigt, daß bei Vorhandensein von nur einem der Haupt-Risiko-Faktoren, Hochdruck, Hyperlipidämie und Nikotinabusus die Gefährdung kaum auf das Doppelte des Durchschnittlichen ansteigt, daß aber bei gleichzeitigem Vorhandensein aller drei Risikofaktoren die Gefährdung auf das Zehnfache ansteigt. (1)

Bei der Bekämpfung dieser Risikofaktoren sowie in der Rehabilitation der Patienten, kommt der Krankengymnastik eine entscheidende Stellung zu. Die funktionelle Befundaufnahme und Beurteilung des Patienten ist Grundlage für eine gezielte krankengymnastische Behandlung.

Es sollen hier nur die wichtigsten Kriterien angesprochen werden, welche bei den Patienten mit pectanginösen Beschwerden von Bedeutung sind.
— Leistungsfähigkeit des Patienten
— Blutdruck
— Subjektive Angaben des Patienten in bezug auf Schmerzen
— Atembefund
— Gewicht im Verhältnis zur Größe
— Bindegewebsbefund
— Durchblutungsverhältnisse der Haut, bes. der Extremitäten
— Muskelbefund im Thoraxbereich und im Schulter-Nackenbereich.

Eines der Hauptziele bei der Behandlung der pectanginösen Beschwerden, sollte die Steigerung der Leistungsfähigkeit des Patienten sein. Wobei es uns in erster Linie um die Steigerung der Leistungsfähigkeit des Koronarsystems geht.

Der von SCHIMERT (2) in die Klinik eingeführte Begriff der Koronarreserve ist für die Beurteilung der Leistungsfähigkeit des Koronarsystems wesentlich.

Unter Koronarreserve versteht er den Bereich, in dem die Sauerstoffversorgung des Herzmuskels bei steigendem Bedarf gewährleistet ist.

Für den gesunden Menschen wird eine maximale Steigerungsmöglichkeit der Koronardurchblutung von +300 bis +400% angegeben.

Es ist verständlich, daß durch eine gestörte Dilatationsfähigkeit die Koronarreserve herabgesetzt wird. Andererseits ist eine Verbesserung der Koronarreserve durch regelmäßige körperliche Belastung, sprich Koronartraining, über eine Steigerung der Ökonomie des Herzens und des Kreislaufs (verlangsamte Frequenz, erniedrigter arterieller Mitteldruck) und durch eventuelle Ausbildung einer Kollateralzirkulation im Koronarsystem möglich. Wobei letzteres noch wissenschaftlich bewiesen werden muß.

---

(1) Prof. Dr. W. Geissler, Berlin
(2) Schimert in Grundlagen u. Klinik Innerer Erkrankungen

Hier liegt sicher eine große Chance für unsere Patienten und der Erfolg der krankengymnastischen Behandlung.
Besteht eine Hypertonie, kann diese durch Maßnahmen aus den Entspannungstherapien günstig beeinflußt werden. Erwähnt sei hier u. a. das Autogene Training von J. H. SCHULZ.
Zum Atembefund: Die Frequenz kann erhöht sein, wodurch die Atmung flacher wird. Es ist wenig Zwerchfellbewegung zu beobachten und nicht selten kommt es zu einer Seitendifferenz.

Zur Frequenzsenkung und Vertiefung der Atmung eignen sich unter anderem passive und später auch aktive Bewegungsübungen der Extremitäten im Atemrhythmus, sowie Streichungen der Extremitäten nach Frau SCHAARSCHUCH.

Die Seitendifferenz läßt sich beeinflussen durch Abziehgriffe und Dehn- bzw. Dehn-Drehlagerungen sowie manuelle Reize.

Bei Übergewicht sollte unterstützend zur Reduktionskost oder Nulldiät ein gezieltes Trainingsprogramm durchgeführt werden. Dauer 45 Minuten täglich. Dabei soll der Patient nicht stark zum Schwitzen gebracht werden und der Puls nicht mehr als 30 Schläge über den Ausgangswert ansteigen.

Der Bindegewebsbefund gibt uns Auskunft über die vegetative Situation des Patienten. Er kann aus Zeitgründen hier nur sehr unvollständig angesprochen werden.

Wir werden im gesamten Herzsegment eine stärkere Verhaftung zwischen Haut-Unterhaut und Faszie finden, d. h. eine pos. Herz-Magenzone, Leber-Gallenzone, — pectanginöse Beschwerden, Völlegefühl nach den Mahlzeiten. Pos. Kopfzone — Schlafstörungen, Kopfschmerzen. Pos. Armzone — Paraästhesien in den Armen. Pos. Verstopfungszone — der Patient neigt zur Verstopfung und Überblähung und diese Druckverhältnisse lösen die pectanginösen Beschwerden aus.

Zum Muskelbefund: Es kommt nicht selten zum reflektorischen Hypertonus im M. Pectoralis sowie zu Verspannungen der Schulter-Nackenmuskulatur, bedingt durch die Haltung des Patienten.
Der reflektorische Hypertonus sollte mit manuellen Vibrationen und weichen Knetungen zu behandeln sein.
Eine Schulter-Nackenmassage, ergänzt durch eine heiße Rolle kann Linderung schaffen. Schwungübungen für den gesamten Schulter-Arm-Bereich müssen unbedingt angeschlossen werden und sollten auch vom Patienten als Hausaufgabe übernommen werden.

Zu dem pectanginösen Symptomenkomplex gehören noch die nicht selten auftretenden „funktionellen" Herzbeschwerden, die nicht vom Herzen selbst ausgehen.
Auch hier kennen wir verschiedene Ursachen, von denen ich nur auf einige kurz eingehen kann.

— Veränderungen im BWS-Bereich: Die manuelle Therapie nach Cyriax zeigt hier sehr schnell und erfolgreich das Verschwinden der Beschwerden.
— Psychische Faktoren: DELIUS (3) spricht vom psychovegetativen Syndrom mit kardiovaskulärer Manifestation.

Meist handelt es sich um jüngere Menschen, die darunter leiden. Berufliche Überbelastung,

---

(3) Prof. Dr. med. L. Delius, Bad Oeynhausen

Überreizungen, Konfliktsituationen und Existenzangst sind die häufigsten Ursachen. Der Herzschmerz ist meist in der Gegend der Herzspitze lokalisiert, zeigt keine Abhängigkeit von körperlicher Belastung und stellt sich oft erst in Ruhe ein, die dem Patienten Gelegenheit zur Selbstbetrachtung gibt.

Wenn das Ruhe- und Belastungs-EKG, die Laborwerte sowie die Röntgenbefunde des Thorax keine Abweichungen von der Norm zeigen, werden diese Patienten in eine Trainingsgruppe eingegliedert und voll belastet.

Die Gruppentherapie spielt hier neben der körperlichen Belastung eine große Rolle.

Da die Behandlung in der Trainingsgruppe eher der körperlichen Leistungssteigerung dient, empfiehlt es sich zur vegetativen Umstimmung 12 — 20 Bindegewebsmassagen durchzuführen.

— Muskuläre Veränderungen im Thoraxbereich, welche pectanginöse Beschwerden auslösen können an denen das Herz nicht beteiligt ist, sowie die Behandlung derselben, wurden schon besprochen.

Zusammenfassend kann gesagt werden, daß bei allen pectanginösen Beschwerden, ob akut oder in der Rehabilitation, die Allgemeinbehandlung von großer Wichtigkeit ist. Der Patient muß optimal beraten werden und gut motiviert sein, selber mitzuarbeiten. Hilfestellungen zur sinnvollen Freizeitgestaltung, zweckmäßige Gestaltung des Arbeitspensums, richtige berufliche Einstellung, Genußmitteleinschränkung, sinnvolles körperliches Training mit Freude durchgeführt, sind entscheidend für den Erfolg oder Mißerfolg der Behandlung des pectanginösen Syndroms.

Anneliese Niggemeier
Krankengymnastin — Lehrkraft
Universitätsklinik Mainz
Krankengymnastikschule
Am Pulverturm 13
6500 Mainz

Literatur:

1. Prof. Dr. med. Wolfgang GEISSLER, Kardiologie der I. Medizinischen Klinik des Bereichs Medizin (Charité) der Humboldt-Universität Berlin
2. Dr. med. SCHIMERT, Grundlagen und Klinik Innerer Erkrankungen. Schulz/Stobbe, VEB, Georg Thieme Leipzig, 1975
3. Prof. Dr. med. L. DELIUS, Bad Oeynhausen

III Störung der Haltung

Prof. Dr. H.-D. Henatsch
Prof. Dr. G. Dahmen
R. Zauner
G. Röttger
S. Hirsch
H. Martens
A. tum Suden

1 Haltung und Bewegung als Kontrahenten und Partner in der Motorik: Ein neurophysiologischer Lehrdisput in zwei Teilen
Teil I: Der Konflikt und seine Folgen

H.-D. Henatsch (unter Mitwirkung von J. Ruder[*]),

N. = Neurophysiologe
K. = Krankengymnastik-Schülerin

N. Herr Vorsitzender, meine Damen und Herren! Ich bin Ihnen wohl eine Erklärung dafür schuldig, warum ich zu meinem Beitrag eine junge Dame mitgebracht habe, die mitten in der Ausbildung zur Krankengymnastin steht. Als nichtklinischer Neurophysiologe hatte ich mit ihr einige vorbereitende Gespräche geführt, um die Vorkenntnisse und Probleme der in diesen Beruf hineinwachsenden Menschen etwas kennenzulernen. Bei dieser Diskussion kam uns die Idee, daß wir eigentlich unseren lockeren Gesprächsstil ruhig auch vor Ihren Ohren und Augen fortsetzen könnten. Ich darf Ihnen also meine Disput-Partnerin, Frl. Jutta RUDER, vorstellen, derzeit Göttinger Krankengymnastik-Schülerin. Frl. Ruder, was haben Sie sich vom heutigen Tagungsgeschehen, speziell von den beiden Veranstaltungen an denen wir mitwirken sollen, eigentlich erwartet?

K. Ich habe dem Tagungsprogramm entnommen, daß der heutige Vormittag den Störungen der *Haltung*, der Nachmittag dagegen den Störungen der *Bewegung* gewidmet sein soll. Dann werden Sie wohl auch Ihre beiden Grundlagen-Referate in dieser Reihenfolge halten — jetzt über die Haltung, nachmittags über die Bewegung.

N. Da muß ich aber sogleich grundsätzlichen Einspruch erheben! Es wäre ein schwerwiegender Fehler, wenn wir Haltung und Bewegung — die beiden konstitutiven Elemente jeglicher Motorik — künstlich auseinanderreißen wollten. Praktische Erwägungen mögen vielleicht dafür sprechen, ihre klinischen und therapeutischen Aspekte gesondert abzuhandeln. In unserer Grundlagen-Diskussion aber sollten wir an der prinzipiellen Untrennbarkeit von Haltung und Bewegung unbedingt festhalten.

K. Ja, das leuchtet mir ein. Auch in unserer Ausbildung wurde uns von Anfang an eingehämmert: Haltung und Bewegung gehören zusammen, beide müssen sich gegenseitig ergänzen und auch kombiniert behandelt werden. Nun verwirrt mich aber eines: in dem Titel Ihres Beitrages bezeichnen Sie Haltung und Bewegung nicht nur als *Partner* in der Motorik (was ich ja nun gut verstehe), sondern auch als *Kontrahenten*, also als Gegner. Damit zerstören Sie doch das eben beschworene Bild von der einheitlichen Motorik gleich wieder. Worin soll denn die Gegnerschaft zwischen den beiden Anteilen liegen?

N. Gegenfrage: Woran denken Sie, wenn Sie den Begriff „Haltung" hören?

K. Nun ja, daß ich mich aufrecht halte, fest stehe und meine Position nicht preisgebe; vielleicht auch, daß ich etwas festhalte oder selbst stillhalte.

N. Sehen Sie, Haltung widersetzt sich allen Kräften, die unsere Körperposition verändern wollen, also auch den subjektiven Bewegungstendenzen. Aktive Bewegung aber will ja gerade den status quo aufgeben, sie ist ein dynamischer Änderungsprozeß in Raum und Zeit. Beide Tendenzen gehen also zumindest prinzipiell kraß auseinander.

---

[*]) Krankengymnastikschule Göttingen

K. Das ist ja eine schöne Bescherung! Wie soll denn aus solcher Konkurrenz überhaupt eine vernünftige Motorik entstehen? Dann müßte doch die Haltung erst zum Verschwinden gebracht werden, wenn eine Bewegung stattfinden soll?

N. Vorsichtig — nicht gleich so radikal! Die Selbstbewegung kann auf Haltung nicht einfach verzichten, sie benötigt ihren stützenden Hintergrund als Ausgangsbasis und während des ganzen Bewegungsablaufes. Keine der beiden Tendenzen darf sich aber starr verabsolutieren, beide müssen einen Kompromiß schließen: „Die Haltung muß selbst beweglich werden, um die fortschreitende Bewegung in jedem Augenblick halten zu können".

K. Aber dieses wechselseitige Mitgehen stelle ich mir ganz schön schwierig vor, schon deshalb, weil die Ausgangsbedingungen und die Zielsetzungen der motorischen Akte von Fall zu Fall ganz verschieden sind.

N. Ganz recht — der Kompromiß ist das Resultat eines langwierigen und mühseligen Entwicklungsprozesses, der über viele Jahrmillionen in kleinen Schritten durchlaufen wurde. Die ganze *Evolution der Motorik* — von den primitivsten tierischen Lebensformen bis zum Primaten und Menschen — ist ein ebenso faszinierendes wie bedrängendes Drama, ein fortgesetzter *Befreiungskampf*. Schon vor den ersten Regungen des Bewußtseins nahmen die Lebewesen den Kampf auf, um ihre Verstrickung in eine überwiegend feindliche Umwelt, aber auch die Trägheit und Schwere des eigenen Leibes, zu überwinden.

K. Das klingt ja richtig spannend — aber was können uns die motorischen Probleme, etwa der Dinosaurier, des Frosches oder der Katze, für die menschliche Motorik lehren?

N. Natürlich müssen wir die Besonderheiten der menschenspezifischen Motorik im Auge behalten. Aber auch wir sind Kinder der Evolution, sind Überlebende dieses langsamen Auswahlprozesses der Natur. Unter der Oberfläche unseres heutigen menschlichen Verhaltens rumort noch vieles vom Erbe früher durchlaufener, unvollkommener Stadien, die von später entwickelten höheren Kontrollen einigermaßen verdeckt wurden. Wenn diese im Krankheitsfalle versagen, können die uralten Mechanismen hervorbrechen und für die Motorik des Patienten bestimmend werden.

K. Jetzt beginne ich den Zusammenhang zu sehen. Sie werden hier aber wohl kaum die ganze Entwicklung vom Einzeller bis zum Menschen aufrollen können. Wollen Sie einen Zeitraffer-Trick anwenden?

N. Natürlich — wir können nur wenige Szenen aus diesem Evolutionsdrama herausgreifen. Wir fangen auch nicht bei der Amöbe an, sondern springen auf der Stufenleiter der Tiere lieber gleich bis zu den niederen *Wirbeltieren*, die schon ein peripheres und zentrales Nervensystem, vor allem ein *Rückenmark*, entwickelt haben.

K. Solche Tiere haben doch auch schon ein Gehirn, das ihre Bewegungen steuern kann?

N. Ja, aber das Gehirn ist noch sehr primitiv und fast bedeutungslos gegenüber dem Rückenmark. Dort strahlen die sensiblen Informationen über *afferente* Nervenfasern ein, die aus den Rezeptoren der Körperperipherie kommen. Und dort liegen, mehr bauchwärts, jene großen motorischen Nervenzellen, die sogenannten *Motoneurone*, von denen *efferente* Nervenfasern zu den Körpermuskeln ziehen. Die Rückenmarksegmente sind die strategischen Zonen, in denen die peripheren Afferenzen, sowie die noch wenig wirksamen von zentral her absteigenden Zuströme, mit den motorischen Nervenzellen verschaltet werden, teils direkt, teils über kleine Zwischen-Nervenzellen.

K. Die Schalt- oder Kontaktstellen nennen wir doch — wie ich gelernt habe — *Synapsen*. Dort findet also immer die Erregungs-Übertragung auf eine neue Nervenzelle statt.

N. Ja — oder auch auf das Erfolgsorgan, wie beim Muskel, an dem auch Synapsen, die motorischen *Endplatten*, sitzen. Vergessen Sie aber nicht, daß es außer erregenden auch viele *hemmende* Synapsen gibt und daß es vom momentanen Übergewicht der einen oder anderen Einflüsse abhängt, ob Erregungen weitergegeben werden oder nicht.

K. Haben auch die Muskelfasern eine Mischung von erregenden und hemmenden Synapsen? Wir sollen doch bei unseren krankengymnastischen Übungen bestimmte Muskelgruppen mal fördernd, mal hemmend beeinflussen können!

N. Nein, von den Wirbeltieren ab senden nur die Motoneurone efferente Nervenfasern zum Muskel, und die sind immer erregend. Es kann natürlich abnorme Blockierungen der Endplatten geben, etwa bei der Curare-Vergiftung, aber eigentlich Hemmungen müssen stets an den Motoneuronen oder ihren vorgeschalteten Nervenzellen angreifen. — Aber zurück zu unseren niederen Tieren, die im harten Kampf ums Dasein unaufhörlich von Reizen der Umwelt attackiert werden. Solche Druck-, Berührungs-, Temperatur- und Schmerzreize werden von den in der Körperbedeckung gelegenen Rezeptoren aufgenommen, sie signalisieren Fremdartiges, Bedrohliches, wirklichen oder potentiellen Schaden. Und die elementaren motorischen Antworten auf diese Gefahrensignale — wir nennen sie seit alters her *Reflexe* — sind Abwehr, Rückzug, Flucht. Solche „*nozizeptiven*" d. h. schadensabwehrenden Schutzreflexe sind — neben einigen anderen, die der Nahrungsaufnahme und der Fortpflanzung dienen — die frühesten motorischen Muster, die sich in der Stammes- wie auch der Individualentwicklung ausbilden.

K. Ach ja, wie beim Hund, der auf einen Dorn tritt und sofort das Bein hochzieht, um auf drei Beinen weiterzuhumpeln!

N. Oder beim Menschen, der bei versehentlicher Berührung der glühenden Zigarettenspitze mit ruckartiger Beugebewegung des Armes zurückzuckt. Für diese Reflexe sind ausgedehnte Beuge-Antworten besonders charakteristisch. Vom Hirn- oder Rückenmarks-Geschädigten kennen Sie wohl jene bizarren Massen-Beugereflexe, die wie eingerastete Momentbilder übertriebener Flucht-, Lauf- oder gar Kletterphasen aussehen.

K. Das sieht aber doch ganz nach dem Gegenteil von Freiheit aus. Solche Reflexe sind doch starre Automatismen, nicht freie Handlungen!

N. Wir sprechen ja auch von jenem Frühstadium, in dem noch der „*Zwang der Reize*" vorherrscht. Aber jeder sogenannte „Reflex" ist der aktive Versuch des Organismus, einer Herausforderung durch die Umwelt mit einer *Problemlösung* zu begegnen. Und hier sind es heftige, noch unbeholfene Versuche, die lästigen Reize abzuschütteln, sich momentan wenigstens von ihnen zu befreien! Freilich greifen immer wieder neue Reize an, aber allmählich schleifen sich zweckmäßigere Abwehr-Mechanismen ein.

K. Bisher haben wir nur von Bewegungsmustern gesprochen, die aus einem elementaren Sicherheitsbedürfnis entstanden sind. Was ist nun mit der *Haltung*?

N. Die wurde erst dann zum vorrangigen Problem, als das tierische Leben, das ja ursprünglich im Ozean stattfand, auf das Festland vordrang. Jetzt trat zu den flüchtigen, episodenhaften Umweltreizen eine neue, dauernde Herausforderung hinzu: Die unentrinnbare *Schwerkraft*, die die Leiber zu Boden drückt, so daß die Last des Körpers nur mit Mühe getragen werden kann. Man sieht es den heute lebenden Reptilien noch an, wie sie sich kriechend und geduckt gegen ihr Gewicht stemmen — und für so einen Dinosaurier muß das schon ein gewaltiges Problem gewesen sein. Alle Anstrengungen werden jetzt darauf konzentriert, im neuen Lebensmilieu erst einmal festen *Stand* und *Haltung*, statische Sicherheit, zu erringen. Die Selbstbewegungstendenzen treten demgegenüber — vorübergehend — zurück.

K. Und wie wurde das Schwerkraft-Problem gelöst? Mit neuen Reflexmustern?

N. Muskeln, die Lasten tragen und Stützfunktionen ausüben sollen, benötigen einen *längenstabilisierenden* Mechanismus, um nicht nachzugeben. So bildeten sich zunächst in den der Schwerkraft entgegenwirkenden Extremitäten-Muskeln — sodann in fast allen anderen Muskeln — längenmessende Rezeptorapparate aus, von denen Sie sicher schon gehört haben: die sogenannten *Muskelspindeln*.

K. Ach ja, die werden doch auch — warten Sie! — *Propriozeptoren* genannt. Was soll dieser Name bedeuten?

N. Das sind muskel-eigene Rezeptoren im Gegensatz etwa zu den vorhin erwähnten Hautrezeptoren. Die Muskelspindel ist nur der eine Propriozeptor-Typ, sie spricht wie gesagt auf Längenänderungen des Muskels an. Ein anderer liegt in der Muskelsehne: das *Golgi'sche Sehnenorgan*, das ein Spannungs- oder Kraftmesser ist.

K. Ganz schön raffiniert! Längenmessung ist aber noch nicht Längenstabilisierung — wie kommt die zustande?

N. Wird der Muskel gedehnt, so laufen von seinen Spindeln vermehrte afferente Impulse sehr rasch zum Rückenmark und erregen dort synaptisch die Motoneurone des eigenen Muskels und seiner nächsten Synergisten. Über die efferenten motorischen Axone wird der Muskel zur Kontraktion gebracht. Resultat: Die verursachende Längenzunahme wird wieder rückgängig gemacht. Wir nennen das traditionell einen *Dehnungs-* oder *Eigenreflex*, aber richtiger ist es ein geschlossener *Regelkreis*, der die Muskellänge konstant hält bzw. nach einer Störung rasch wiederherstellt.

K. Eigenreflexe — das sind doch diese kurzen Knie- oder Fußrucke, die der Arzt mit einem Hämmerchen-Schlag auf die Patellar- oder Achillessehne auslöst.

N. Ja, wobei der Reflexreiz die kurze Muskelzerrung ist. Diese künstliche ausgelöste phasische Sonderform des Dehnungsreflexes ist aber für die Normalfunktion ganz atypisch. Viel wichtiger ist die anhaltende Regelungswirkung bei Dauerdehnung des Muskels — die befähigt ihn zum Halten und Tragen!

K. Uns wird ja in der Schulung oft gesagt, daß der Dehnungsreiz der adäquate Reiz für den Muskel ist und wir mit ihm geschwächte Kontraktionen wieder kräftigen können.

N. Ganz recht — aber das hat noch einen weiteren, von den Muskelspindeln unabhängigen Grund: Der mäßig vorgedehnte Muskel kann infolge seiner elastischen Eigenschaften bei Erregung größere kontraktile Kraft entwickeln als der ungedehnte. Die Muskelspindel-Aktivierung ist dann der zweite begünstigende Faktor. Dies spielt z. B. eine entscheidende Rolle bei der Therapiemethode nach KABAT-KNOTT, im Deutschen meist bezeichnet als *„Bahnung durch Komplexbewegungen"*. Die englische Bezeichnung macht es deutlicher:

„Proprioceptive Neuromuscular Facilitation". Propriozeptiv — da sind hauptsächlich die Muskelspindeln gemeint; neuromuskulär — das ist die Übertragung vom motorischen Nerv auf den Muskel; und Facilitation — das heißt Förderung oder Bahnung, welche die Motoneurone erfahren.

K. Dann können die Muskelspindeln also nicht nur der Haltung dienen, sondern auch der Einleitung von Bewegungen behilflich sein?

N. Halt — da stoßen wir zunächst auf ein Problem! Solange die Spindeln stur im Dienste der starren Halteregelung stehen, reagieren sie auf eine vom Gehirn eingeleitete Bewegungkontraktion nicht anders als auf eine von außen gesetzte Störung: sie melden ihren Motoneuronen eine plötzliche Längenabnahme des Muskels, in Gestalt eines momentanen Stops ihrer Impulse. Die Motoneurone werden nicht mehr genügend angetrieben, die Bewegung bricht — kaum begonnen — zusammen. Vom Standpunkt der Halteregelung gesehen, ist dies nur konsequent, der Muskel kehrt zur Ruhelänge zurück. Hier haben wir also einen Aspekt des *Konfliktes* zwischen Haltung und Bewegung vor uns!

K. Das ist ja schlimm! Gibt es da keine Abhilfe?

N. Doch — durch einen raffinierten Trick, der in der Evolution erst bei den Säugern perfektioniert wurde: die Muskelspindel enthält selbst eine Binnenmuskulatur, ein dünnes Bündel sogenannter *„intrafusaler"* Muskelfasern. Diese erhalten nun eine eigene motorische Innervation, durch dünne sogenannte *„Gamma-Nervenfasern"*, die von kleinen Gamma-Motoneuronen im Rückenmark kommen. Wird von zentral her dieses *„Gamma-System"* erregt, so kontrahieren sich die äußeren Pole der intrafusalen Spindelfasern, ihre Mittelregion wird gedehnt und die Spindel feuert vermehrte afferente Impulse ab, obwohl der Muskel gar nicht gedehnt wurde. Durch diese Verstellung des Meßfühlers im Regelkreis wird diesem ein anderer Sollwert vorgegeben, auf den sich die Muskellänge neu verkürzt einstellt. Oder etwas einfacher gesagt: Durch rechtzeitige Gamma-Innervation kann verhindert werden, daß die Spindelimpulse aufhören, wenn sich der Skelettmuskel verkürzt. Ihr Erregungs-Nachschub für die großen Motoneurone — die wir von jetzt ab *„Alpha-Motoneurone"* nennen – geht weiter, während die Muskelbewegung fortschreitet.

K. Woher bekommt denn dieses Gamma-System seine Antriebe?

N. Aus verschiedenen Quellen, teils von peripheren Afferenzen der Hautregion über dem betroffenen Muskel, hauptsächlich aber von zentral her, letztlich von motorischen Regionen des Gehirns. Dabei werden in der Regel die Gamma- und Alpha-Motoneurone gemeinsam angetrieben — man spricht von der *„Alpha-Gamma-Koaktivierung"* — und jetzt helfen die gamma-aktivierten Spindeln tatsächlich auch dem Bewegungsablauf!

K. Offenbar kommt es hier auf eine feine Abstimmung zwischen Alpha- und Gamma-Innervation an, wenn das alles reibungslos klappen soll.

N. Ja, zumal es auch diverse Hemmungseinflüsse auf beide Motor-Systeme gibt. Eine Art übergeordnete Sammel- und Kontrollinstanz besonders für das Gamma-System ist die im Hirnstamm oberhalb des verlängerten Marks gelegene sogenannte *Fomatio reticularis* geworden. Überhaupt hat sich die Hirnstamm-Region schon früh in der Evolution zum Integrationszentrum der gesamten *Stützmotorik* entwickelt, sie war sozusagen das Ur-Großhirn zu jenen Zeiten, als ein *„Primat der Haltung"* vor den Bewegungstendenzen des Individuums herrschte.

K. Dann haben es also die Muskelspindeln und ihre Regelkreise im Rückenmark allein nicht geschafft.

N. Sie lieferten nur den Grundmechanismus; aber anpassungsfähig, zuverlässig und flexibel wurde die Körperhaltung erst unter der Mitwirkung der supraspinalen Instanzen. Es müssen ja ständig wechselnde Störeinflüsse abgefangen und korrigiert werden, Stöße, Kippungen, Drehungen und Neigungen von Kopf und Rumpf. Dadurch ist das Haltungsproblem aufs engste verknüpft mit dem des *Gleichgewichts* und der Orientierung im dreidimensionalen Raum.

K. Dafür gibt es doch ein Gleichgewichtsorgan im Inneren des Ohres.

N. Ja, den *Vestibularapparat*, auch *Labyrinth* genannt. Dieses komplizierte Organ wurde ebenfalls schon früh in der Evolution angelegt, etwa zugleich mit den ersten Formen des Kleinhirns, zu dem es in enger funktioneller Beziehung steht. Bei Einwirkung von Beschleunigungskräften vermittelt es wichtige stützmotorische Reflexe für die Kopf-, Extremitäten- und Rumpfhaltung und blickmotorische Reflexe für die Augen. Seine Nervenkerne liegen wieder in der erwähnten Hirnstammregion und vom Vestibularis-Hauptkern geht eine starke Bahn abwärts zum Rückenmark, die die Haltungs-Extensoren besonders fördert.

K. Hat denn der Hirnstamm diese Vormachtstellung für die Stützmotorik auch bei uns behalten?

N. Später entwickelte, jüngere und höhere Hirnstrukturen haben ihn allmählich unter Kontrolle genommen und halten ihn einigermaßen in Schach. Wenn diese aber bei bestimmten Hirnschädigungen nicht funktionieren, dann ist die Stützmotorik *enthemmt* und schießt über. Wir haben dann das Krankheitsbild der zentralen *Spastik* oder Spastizität vor uns, das Sie sicher kennen.

K. Ja, federnde Versteifung der Extremitäten, übersteigerte Dehnungsreflexe, einschießender Widerstand beim Versuch, rasche passive Gelenkbeugungen zu machen, positiver Babinski-Reflex.

N. Und nicht zu vergessen: weitgehende Bewegungsunfähigkeit — drastische Folge der exzessiven Haltung.

K. Und wie ist es mit dem Rigor z. B. beim Parkinson-Kranken?

N. Das wollen wir uns lieber für nachmittags aufheben, denn unsere Zeit geht jetzt zu Ende. Blicken wir zurück auf unser Gespräch, so hatte uns die flüchtige Betrachtung vergangener Evolutionsstadien der Motorik erkennen lassen, wie es allmählich zu einem übermäßigen „*Primat der Haltung*" gegenüber der Bewegung kam, an dem sich dann der Konflikt zwischen diesen beiden Grundtendenzen der Motorik entzündete und an dessen Folgen viele unserer Patienten noch heute zu leiden haben. Akzeptieren Sie meine Geschichte, Fräulein Ruder?

K. Ich fand sie beinahe spannend. Gewünscht hätte ich mir nur, daß wir aus ihr mehr Nutzanwendungen für unser tägliches krankengymnastisches Handeln gezogen hätten.

N. Ich bin sicher, daß meine klinischen Kollegen Ihnen hierzu reichlichst Anregungen geben werden.

Teil II: Der Ausgleich und seine Risiken siehe Kap. IV, 1. Seite.

2 Beurteilung und Abgrenzung von Haltungsschwäche, Haltungsschaden und Haltungsverfall

G. Dahmen, Hamburg

Wenn man das Thema Haltung und Haltungskrankheit betrachtet, wird man sofort vor die Frage gestellt, wie man den Begriff Haltung überhaupt definieren kann. Versucht man eine Klärung vom Sprachlichen her, dann wird klar, daß der Begriff Haltung sowohl für die körperliche sowie für die geistige oder auch psychische Haltung oder Einstellung eines Menschen gebraucht wird.

Das äußere Erscheinungsbild eines jeden Menschen wird von seiner psychischen Einstellung geprägt. Derjenige, der sich gut fühlt, der eine gute Nachricht bekommen hat, steht ganz anders, hält sich ganz anders, als derjenige, der gerade eine unangenehme Mitteilung erhalten hat. Denn letzterer steht dann geduckt, bedrückt oder gebückt und seine Haltung ist entsprechend.

Der Begriff Körperhaltung definiert die Konstellation der Extremitäten und des Rumpfes im Raum zueinander. Im allgemeinen Sprachgebrauch wird aber auch die Bezeichnung Haltung für die Lagebeziehung der Körperhauptachse zur Vertikalstellung verstanden: Gerade, krumme, schiefe oder gebückte Haltung. Sogar psychologische Ausdrucksphänomene wie devote oder arrogante Haltung werden vom funktionellen Habitus abgeleitet. Für uns sind die wichtigsten Grundformen der Körperposition Horizontallage, Sitzstellung, Stehfigur und Gangbild. Die eine Position entwickelt sich im phasischen Aufrichtungsprozeß über die aktive Oberkörperanhebung aus der Bauchlage über die vertikale Sitzbalance zur vollkommenen mechanisch-funktionellen Orthostatik des menschlichen Skelettsystems bis zur aufrechten Position.

Bei der Beschreibung der Haltung des Körpers ging man früher vom Aufbau der Wirbelsäule aus und beurteilte die Haltung nur nach der Form des Körpers, insbesondere nach der des Rückens. Diese Beurteilung ist aber falsch, denn die pathologische Seitverbiegung, d. h. die echte angeborene idiopathische oder erworbene Skoliose ist hier ebenso durch die klinische Untersuchung auszuschließen wie die statisch bedingte skoliotische Fehlstellung aufgrund einer Beinlängendifferenz, oder die schmerzbedingte skoliotische Fehlhaltung. Ebensowenig gehören z. B. sämtliche Formen des Rundrückens dazu: z. B. der idiopathische Rundrücken oder die Scheuermann'sche Krankheit bis hin zum Zustand nach Spondylitis oder dem Rundrücken bedingt durch Wirbelsäulenfehlbildungen, im Extrem der Meningomyelocele. Auch eine Hyperlordose auf dem Boden einer Spondylolisthesis hat nichts mit dem Begriff einer Haltungskrankheit zu tun.

Desgleichen sind auch alle Achsenfehler vom X-Bein und O-Bein wie auch Rotationsfehler der Beinachsen auszuschließen. Denn es handelt sich bei diesen Veränderungen der Rücken- bzw. Wirbelsäulenform wie auch der Beinstellung um eigenständige Krankheitsbilder, die nicht unter dem Begriff eines Haltungsschadens zusammengefaßt werden dürfen.

Haltungsbeurteilung:

Wenn wir auch wissen, daß die Körperhaltung nicht allein aus der Form der Wirbelsäule bzw. der Körperform beurteilt werden kann, so muß doch bei der Untersuchung der Aufbau berücksichtigt werden.

In der Vorder- oder Rückansicht muß die Körperkontur im Rechts/links-Vergleich gleichmäßig symmetrisch sein. Eine Verschiebung der Schulterkontur durch einen angeborenen Schulterblatthochstand ist hier ebenfalls auszuschließen. In der Seitansicht muß die Schwingung der Wirbelsäule beachtet werden, im Normal- oder Idealfall sieht man eine leichte Lordose der HWS, eine leichte Kyphose der BWS, eine leichte Lordose der LWS und eine leichte Kyphose des Kreuzbeinbereiches. Die davon abweichenden Varianten wie hohl-runder Rücken, totalrunder Rücken oder Flachrücken haben allein noch nichts mit guter oder schlechter Haltung zu tun, sondern sind als Grenzwerte des Normbereiches aufzufassen, sie prädisponieren aber wegen der verminderten Kompensationsfähigkeit eher zu Wirbelsäulenkrankheiten. Bei der Untersuchung ist auch der Bewegungsablauf der WS zu beachten. In der Seitansicht muß die WS bei der Vorwärtsneigung eine harmonische Gesamtschwingung ausführen. Jede Abknickung der WS, jede isolierte Fixierung beim Bewegungsversuch ist Ausdruck eines organischen Schadens und hat nichts mit Haltungsschaden zu tun.

Bei der Beurteilung muß auch der biologische Entwicklungsstand des Kindes — unabhängig vom kalendarischen Alter — berücksichtigt werden. Manchmal findet man eine beschleunigte, häufiger jedoch eine retardierte Entwicklung, nach deren möglicher Ursache gefahndet werden muß, wie Frühgeburt oder frühkindliche Erkrankungen. Bei der Erhebung der Vorgeschichte ist es wichtig zu erfahren, wann das Kind in der Lage war den Kopf zu heben, frei zu stehen oder zu sitzen. Doch sollte man sich hüten, die in den Tabellen angegebenen Daten als bindend aufzufassen. Es ist vielmehr mit einem Spielraum von wenigstens 2 bis 4 Monaten zu rechnen.

Neben der statischen Entwicklung müssen die Körperproportionen und Bewegungfunktionen beobachtet werden, sowohl im Verhältnis von Kopf-, Rumpf-, Beinlänge als auch in der Beinstellung. Die fortlaufende Beobachtung dieser Längenverhältnisse macht deutlich, wie der zunächst walzenförmige Rumpf sich streckt und Arm- und Beinlänge relativ zur Körperlänge zunehmen.

Die physiologische Entstehung eines X-Beines beim Kind im Stadium des Laufenlernens stellt eine ganz normale Entwicklungsphase dar. Sie bildet sich in der Regel bis zum Vorschulalter zurück. Beim Schulanfänger treten dann die Lendenkonturen auf, die Arme werden schlanker und die Halskonturen prägen sich deutlicher aus.

Beim sitzfähigen Säugling fällt auf, daß er mit beiden Händen bereits greifen kann, beim stehfähigen Kind ist anfänglich in der Lauflernphase die leichte Hüftbeugestellung noch physiologisch. Das Kleinkind, das gerade laufen lernt, zeigt noch eine Unsicherheit beim Balancieren mit mehr oder weniger ausgestreckten Ärmchen.

Haltungsuntersuchung:

Die Haltungsuntersuchung ist dadurch erschwert, weil keine zahlenmäßig faßbaren und reproduzierbaren Beurteilungskriterien zur Verfügung stehen. Man ist deshalb leicht geneigt, das was harmonisch und schön aussieht, auch als richtig und gute Haltung zu bezeichnen. Diese Beurteilung, zum Teil basierend auf dem griechischen Schönheitsideal, ist in ihrem Wert fraglich, wenn man die Darstellungen des Menschen in verschiedenen Zeiten und Kulturen vergleicht. Das wird besonders deutlich bei den Versuchen von Schede, die Menschen der Jetztzeit mit griechischen Skulpturen zu vergleichen.

Haltung ist eine aktive Leistung des Organismus. Deshalb ist es notwendig bei der Beurteilung zu prüfen, ob die Voraussetzungen für diese Leistung gegeben sind durch Untersuchung der

Form und Beweglichkeit der WS; durch den Rutschtest läßt sich z. B. eine fixierte Kyphose ausschließen. Außerdem ist die Untersuchung der Muskulatur zum Ausschluß von Kontrakturen, insbesondere der Pectoralis-Kontraktur wichtig. Ferner sollte festgestellt werden, ob und inwieweit die Kinder sich aus der tiefen Ruhehaltung über die Normalhaltung in eine Streckhaltung aufrichten können. Dieser Test wurde schon von Schede zur Haltungsbeurteilung herangezogen, hat aber seine Schwierigkeiten für den reproduzierbaren Vergleich. Man ist deshalb vielfach zu komplizierteren Untersuchungsmethoden übergegangen, über deren Wert aber noch keine Einigkeit herrscht und die außerdem für eine Routineuntersuchung zu aufwendig sind, z. B. bei Untersuchungen im Stand aber auch bei Untersuchungen im Sitzen, wenn nicht klar definiert ist, welche Sitzhaltung eingenommen wird, die vordere, mittlere, rückwärtige oder die rechts- bzw. linksbetonte Sitzhaltung mit übereinandergeschlagenen Beinen. Auch die Einbeziehung der anthropometrischen und sonstigen Messungen, der fotografischen Auswertungen, wie auch der Röntgenuntersuchungen haben gezeigt, daß sich diese Methoden zwar für wissenschaftliche Untersuchungen eignen, wegen des zeitlichen und apparativen Aufwandes in der Praxis aber kaum brauchbar sind. Auch die Kombination einfacher klinischer Untersuchungen mit einer Röntgenuntersuchung hilft nicht weiter, denn das Röntgenbild bietet nur eine Momentaufnahme.

Selbst bei Bestimmung sämtlicher Neigungswinkel von Becken und WS in Lordose und Kyphose gibt die Röntgenaufnahme bei der Beurteilung nicht mehr wesentliche Informationen als das klinische Bild allein.

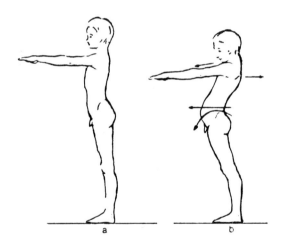

Abb. 1a u. b: Schema des Haltungstests nach Matthiaß: a) Ausgangsposition, die für 30 Sek. beibehalten werden muß, wenn man von leistungsfähiger Muskulatur sprechen kann. b) Abkippen des Kindes im Verlaufe der 30 Sek. mit Abgleiten des Schultergürtels nach vorn, Vertiefung der Lendenlordose, Abkippen des Oberkörpers nach hinten und Verdrehung des Beckens nach vorn als Ausdruck der muskulären Leistungsinsuffizienz

Daher ist dem Haltungstest nach Matthiaß eine besondere Bedeutung beizumessen. Denn er erfüllt 2 Voraussetzungen:
1. ist er relativ leicht auszuführen und
2. an jedem Ort und zu jeder Zeit zu reproduzieren.

Denn das Verhältnis Körpergewicht zu Armgewicht und das Belastungsmoment mit dem langen Hebelarm der waagerecht angehobenen Arme bleibt sich gleich bei den Kindern, auch wenn man die Vermehrung des gesamten Körpergewichts und der Körperlänge im Laufe des Wachstums in Rechnung setzt. Bei diesem Haltungstest wird das Kind aufgefordert, sich gerade hinzustellen, maximal aufzurichten und die Arme rechtwinkelig gestreckt vor den Rumpf zu halten und in dieser Stellung wenigstens 30 Sek. zu verharren (**Abb. 1**). Wenn die Körperkonturen nach 30 Sek. in der Seitansicht unverändert bleiben, d. h. Kyphose der BWS und die Lordose der LWS unverändert bleiben, ebenso die Stellung des Beckens und des Schultergürtels, dann kann man annehmen, daß die Muskulatur von Rücken, Bauch

UNTERSUCHER	JAHR	PROZENT HALTUNGSSCHÄDEN VON DER GESAMTZAHL DER UNTERSUCHTEN KINDER UND JUGENDLICHEN
MC KENZIE und TAIT	1898	23,0
GAUGELE	1910	7,0
BROWN	1917	80,0
BLANCHE-STERLING	1922	69,0
COCK	1923	42,0
BUSING	1927	17,2
BLENCKE	1927	2,7
ROSENFELD	1928	23,3
DUNTZER	1928/36	10,0
DEUTSCHLANDER	1929	73,5
WHITE HOUSE REPORT	1932	92,2
PHELPS und KIPHUTH	1932	4,1
BROMAN	1933	85,0
KARL	1937/41	41,9
BREITENFELDER	1955	73,5
JENTSCHURA und MARQUARDT	1955	33,3
KOETSCHAU	1955	ca. 45,0
LERCH	1955	22,0
MESSMER	1955	70,0 – 80,0
BARLOW	1956	57,2
ROSSLER	1957	24,5
POSCHL, MICHAELIS, ROTT	1959	21,5

Abb. 2: *Prozentuale Verteilung der Haltungsschäden*

und Hals in der Lage ist, die volle Haltungsleistung zu erbringen, d. h. die Muskulatur ist leistungs- und damit haltungsgesund.

Die Bewertung des Haltungstestes nach Matthiaß ist vom Alter des Kindes abhängig. Kinder unter 4 Jahren sind meist noch nicht in der Lage, die Aufgabe zu verstehen bzw. sich auf eine 30 Sek. lang dauernde Aufgabe zu konzentrieren. Das gleiche gilt für Kinder und Jugendliche, deren geistige Leistungsfähigkeit aus anderem Grunde gestört bzw. eingeengt ist. Bei Jugendlichen über 14 bis 16 Jahren ist der Test nicht mehr sicher verwertbar, da hier bereits eine willentliche Beeinflussung der muskulären Leistung vorliegen kann. Der Vorteil dieses Haltungstestes liegt daran, daß auch kleinere und diskrete Veränderungen im Sinne der angedeuteten Haltungsschwäche erkannt werden können durch leichte Stellungsänderungen z. B. des Schulterblattes während des Beobachtungszeitraumes oder auch durch leichte Zunahme der Lendenlordose. Haltungsschäden wurden in der Literatur sehr unterschiedlich beurteilt, in Art, Ausprägung und in der Häufigkeit, die von 2% bis 92% der Untersuchten reichte, weil viele der aufgeführten Krankheitsbilder von vielen Autoren her als Haltungsfehler verstanden wurden. Wir sollten aber versuchen, ganz klar zu trennen (**Abb. 2**).

Wir verstehen die Haltung als physische und psychische Leistung, wie die Aufstellung von Matthiaß deutlich macht. Gute Haltung ist danach die vollkommen vertikal aufgerichtete orthostatische Körperhaltung, wobei ein anatomisch normal konfiguriertes Skelettsystem durch eine minimale muskuläre Spannungsleistung gegen die Schwerkraftwirkung reflektorisch in aktiver Balance gehalten wird (**Abb. 3**).

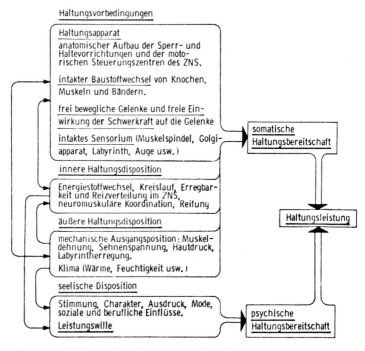

Abb. 3: Übersicht der Haltungsvorbedingungen nach Matthiaß

Eine Haltungsschwäche ist demnach die aus den einzelnen Störungen resultierende muskuläre Kraftminderung, die zu einer Einschränkung der aktiven Aufrichtung gegen die Schwerkraft führt. Eine Haltungsschwäche liegt vor, wenn bei der Durchführung des Haltungstestes nach Matthiaß Anzeichen verminderter Leistungsfähigkeit der Muskulatur bestehen, aber die aktive Aufrichtung aus der tiefen Ruhehaltung keine Schwierigkeiten bereitet.

Ein Haltungsschaden im engeren Sinne liegt bei deutlich postivem Ausfall des Haltungstests nach Matthiaß vor, wobei hier nur kurzfristig die Ausgangsstellung gehalten werden kann, das Aufrichten aus der tiefen Ruhestellung ist aber noch möglich (**Abb. 4**).

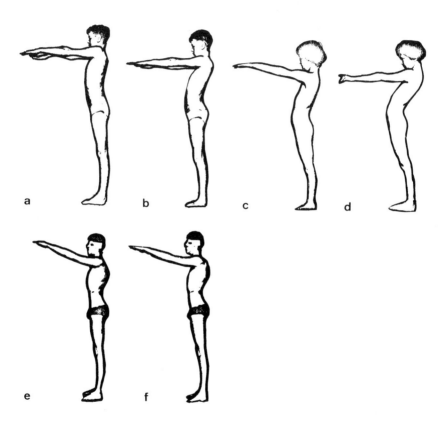

Abb. 4 a–f: Haltungsbeispiele (rechte Abb. nach jeweils 30 Sek.): a. u. b) gute Ausgangsstellung, geringe Haltungsschwäche, b. u. c) bereits schlechte Ausgangsstellung, deutliche Haltungsschwäche, e. u. f) junger Bursche mit deutlicher Brustwirbelsäulenkyphose. Trotz dieser Brustwirbelsäulenveränderung ist die Haltungsleistung normal. Nach 30 Sek. keine Änderung der Körperkontur (nach Matthiaß)

Ein Haltungsverfall liegt dann vor, wenn bei dem Versuch, den Haltungstest nach Matthiaß durchzuführen, der Patient nicht mehr in der Lage ist, sich aus der tiefen Ruhehaltung aufzurichten und praktisch von Beginn an in der völligen Entlastungs- und tiefen Ruhehaltung verbleibt bei deutlich reduzierter Leistungsfähigkeit. Der Haltungsverfall ist also als pathologischer Prozeß des funktionellen Versagens der muskelmechanisch-orthostatischen Körperbalance aufzufassen mit häufig rapider Progredienz und dramatischem Endzustand.

Bei der Ausführung des Haltungstests muß aber in Rechnung gestellt werden, daß der ältere Jugendliche bei einfacher Haltungsschwäche durchaus in der Lage sein kann, den Test zu bestehen durch bewußte kurzfristige Aktivierung von Leistungsreserven. Der Jugendliche mit Haltungsverfall kann dies nicht. Bei einem Jugendlichen mit Haltungsverfall besteht also immer eine deutlich reduzierte Belastbarkeit. Aus dem Gesagten geht klar hervor, daß immer nur die Leistung, nicht die äußere Körperform beurteilt werden darf, wie das am Beispiel des 7-fachen Olympia-Siegers Mark Spitz gezeigt werden soll. Er zeigt bei der Konzentration kurz vor dem Start erhebliche Stellungsanomalien, die bei Unkenntnis des Leistungsvermögens durchaus als krankhaft gedeutet werden könnten. Er war aber alles andere als ein Haltungsschwächling. Das Gegenbeispiel zeigt sich bei einem Jugendlichen mit starker Kyphose auf dem Boden einer Scheuermann'schen Erkrankung mit volleistungsfähiger Muskulatur.

Ursache von Haltungsschäden

Neben Entwicklungsstörungen und neben Retardierungen ist eine der wichtigsten Ursachen der Haltungsschäden in der verminderten geistigen Leistungsfähigkeit oder Leistungsbereitschaft zu suchen. Man findet bei solchen Kindern in wesentlich höherem Maße Haltungsfehler unterschiedlicher Ausprägung als in den vergleichbaren Altersgruppen und Entwicklungsgruppen. Eine weitere Ursache ist in Hörstörungen zu suchen, nicht zuletzt, weil die Kontaktmöglichkeiten mit der Umwelt vermindert sind. Gleiches gilt für Sehstörungen, am deutlichsten festzustellen bei weitgehend erblindeten Kindern. Im Laufe der Entwicklung wirken sich diese Ursachen im körperlichen Erscheinungsbild immer stärker aus. Neben diesen Ursachen spielen Störungen in der Steuerung des Stoffwechsels sowie auch Umwelteinflüsse eine besondere Rolle.

Prophylaxe

Zum Abschluß einige Gedanken zur Prophylaxe der Haltungsschäden. Diese beginnt bereits bei der Säuglingspflege. Dabei ist es notwendig, junge Mütter zur Säuglingsgymnastik anzuhalten, wobei weniger das System als die Regelmäßigkeit einer gymnastischen Betätigung entscheidend ist. Gleichzeitig ist auf eine, die Entwicklung fördernde Ernährung, Verminderung der Überernährung und auf die Vermeidung hemmender Bekleidung zu achten. Besonderer Wert muß auf eine genügende Bewegungs- und Spielmöglichkeit im Haus, Garten oder Kindergarten zur Förderung der körperlichen und geistigen Entwicklung des Kleinkindes gelegt werden. In Kindergärten sollten genügend Spielflächen im Haus, aber auch im Freien als Sand- oder Rasenfläche zur Verfügung stehen. Abzulehnen sind die sogenannten modernen Anlagen mit plattierten, asphaltierten oder sogar betonierten Spielflächen. Hier ist weder kindgemäßes Toben möglich, noch kann das Kind barfuß laufen ohne Verletzungsgefahr. Derartige Flächen sind lediglich „pflegeleicht", sonst aber ungeeignet.

Der Schulsport kann eine weitere Möglichkeit zur körperlichen Ertüchtigung bieten. Dabei ist aber die tägliche Spiel- und Sportstunde zu fordern. Sport und sportliche Leistung mit einer alters- und entwicklungsgerechten Beurteilung, unter Berücksichtigung des biologischen Alters, des Reifezustandes und nicht des kalendarischen Alters sind zu fördern, da sonst innerhalb einer Klasse die meßbare Leistung über einen biologischen Entwicklungszeitraum von drei bis vier Jahren in gleicher Weise beurteilt wird (**Abb. 5**). Sportliche Leistungen müßten streng individuell gewertet werden können. Sport soll als lustbetontes Erlebnis, als Erfolgserlebnis empfunden werden und nicht als ständige Frustration.

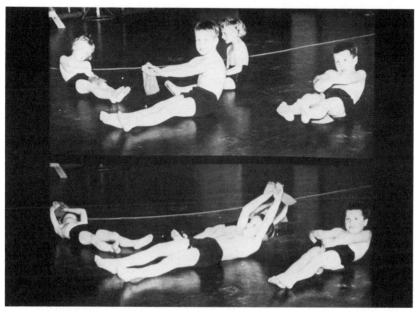

Abb. 5: Die krankengymnastische Behandlung in Form des Gruppenspiels läßt hier die unterschiedliche Leistungsfähigkeit der Teilnehmer erkennen

Neben dem Schulsport müßten Kindern und Jugendlichen besonders in Großstädten verkehrsgünstig gelegene Spiel- und Sportplätze, auch vereinsungebundene sogenannte Bolzplätze, die nur einer einfachen Einrichtung bedürfen, in genügender Zahl und Größe zur Verfügung stehen. Ähnliches gilt für Frei- und Hallenbäder, um den Schwimmsport zu fördern. Hier ist weniger auf luxuriöse, für große Wettkämpfe eingerichtete Bäder Wert zu legen, als auf eine genügend große Anzahl. Denn Schwimmen ist eine der gesündesten Sportarten. Breitenarbeit und Breitenförderung im Sport sind wichtiger, als die oft kostenintensive Förderung weniger Hochleistungssportler auf Kosten der anderen. Das gilt für alle Bereiche.-

Prof. Dr. G. Dahmen
Direktor der Orthop. Uni-Klink
und Poliklinik, Hamburg-Eppendorf, Martinistr. 52
2000 Hamburg 20

3 Krankengymnastische Befunderhebung bei Haltungsstörungen im Kindesalter

R. ZAUNER, Parsdorf

Wenn ein Kind mit Haltungsstörungen in eine krankengymnastische Praxis überwiesen wird, so ist zunächst von seiten des Arztes schon ein Befund erhoben. Das Kind kommt, bereits versehen mit einer Diagnose zu uns, und so stellt sich fast von selbst die Frage: Wozu dann hier noch eine Diskussion über eine krankengymnastische Befunderhebung, wenn das Krankheitsbild — die Haltungsstörung — bereits festgestellt und mitgeteilt ist. Unterscheidet sich eine krankengymnastische Befunderhebung von der ärztlichen, haben wir Möglichkeiten oder Aspekte, die vielleicht zu einer differenzierteren Betrachtung der kindlichen Haltung führen könnten?

Vielleicht gibt es tatsächlich Unterschiede unserer Möglichkeiten, einen Befund zu erheben, nämlich Dinge zu finden, die sich während der kurzen ärztlichen Untersuchung nicht zeigen, nicht sichtbar werden. Möglicherweise war das Kind bei der ersten Untersuchung gehemmt, ängstlich, verkrampft, oder es hat sich große Mühe gegeben, sich richtig und gut zu halten, weil es theoretisch dank der dauernden Ermahnungen der Eltern durchaus weiß, wie man gerade steht, worauf es ankommt, um den Eindruck einer guten Haltung zu erwecken.

So liegt vielleicht einer der wesentlichen Vorteile unserer Möglichkeiten der Erfassung der Haltung eines Kindes in dem Faktor der uns hierfür zur Verfügung stehenden Zeit. Denn das Kind kommt mindestens zehnmal, je nach Bedarf sogar bis zu einem halben Jahr zu uns in der Praxis und wird uns allmählich so vertraut, daß es sich uns auch als Gesamtpersönlichkeit weitgehend erschließt. Es steht uns also nicht nur die Momentaufnahme einer einmaligen Untersuchung zur Verfügung, wenngleich auch diese außerordentlich aufschlußreich ist, wir haben vielmehr zumindest die Chance, das Kind auch in seinen Verhaltensweisen kennenzulernen, denn Halten und sich Verhalten hat außerordentlich viel miteinander zu tun.

Wir diagnostizieren also nicht nur die primär sichtbaren Fehlhaltungen eines Kindes, sondern wir erleben auch seine Art, sich zu bewegen, sich zu geben, zu reagieren, wir beobachten seine Aufgeschlossenheit, sein Verhalten in der Gleichaltrigengruppe, ein möglicherweise übersteigertes oder reduziertes Selbstwertgefühl, kurz, die gesamte kleine Persönlichkeit dieses Kindes in Beziehung zu seiner Umwelt und zu sich selbst.

Und oft gelingt es dann, aus all dem, aus all diesen Beobachtungen über lange Zeit, Beobachtungen auch hinsichtlich der Motorik, des Temperaments, von Kraft und Ausdauer, Rückschlüsse auf die Lebensumstände dieses Kindes zu ziehen, Freiräume oder Einengungen, denen es ausgesetzt ist, zu erkennen, und mitunter wird dann plötzlich verständlich, warum sich dieses Kind so und nicht anders hält.

Die Vielschichtigkeit einer kindlichen Haltung, die Komponenten, aus denen sie entstand, und zwar nicht nur die orthopädischen Gegebenheiten, wie beispielsweise verstärkte Kyphosen und Lordosen oder eine auffallende Bänderschwäche,die zu X-Beinen führte, sondern auch psychische Situationen — wie zum Beispiel zu hoher Leistungsdruck von seiten der Eltern, Einschüchterung durch Auffälligkeiten, wie zu dick sein, oder die Unsicherheit des überbehüteten Kindes —, dies alles zu erfassen und im Zusammenhang mit der Haltung zu sehen, gehört hier zu unserem Aufgabenbereich. Denn es handelt sich auch bei all diesen Gegebenheiten um Faktoren, die die kindliche Haltung sehr wesentlich mitprägen und sich im Haltungsausdruck niederschlagen.

Hieraus ergibt sich, um es nochmals zusammenzufassen, als konsequente Folgerung, daß ich den Begriff *Haltung* nicht ausschließlich orthopädisch verstanden wissen möchte, sondern hier das Kind als physische und psychische Gesamtheit unter dem Gesichtspunkt seiner Haltung bzw. seiner möglichen Haltungsstörungen betrachten will.

Befunderhebung sagt also etwas aus über die Befindlichkeit eines Menschen, und eine solche Aussage setzt, wie schon anfangs angedeutet, eine lange Beobachtung voraus.

Wenden wir uns zunächst der orthopädischen Befunderhebung der kindlichen Haltung und ihren möglichen Störungen zu, wobei ich mich sicherlich kurzfassen kann, um nicht mit Bekanntem zu langweilen.

Von Haltung im eigentlichen Sinne kann man erst dann sprechen, wenn sich ein kleiner Mensch von selbst halten kann. Früher auftretende Haltungsanomalien oder Körperverformungen haben fast immer pathologische, bereits pränatal vorgeprägte oder neurologische Ursachen, die während der Schwangerschaft oder während des Geburtsvorganges entstanden sind, weshalb ich sie hier aussparen will.

Die Haltung wird sich also erst mit dem Beginn des Aufrichtens des Kindes ausprägen, sie wird von den zunehmenden Kräften der Statik, die auf das Kind einwirken, abhängig sein. Das Problem *Haltung* beginnt demnach erst mit dem Übergang vom Vierbeiner zum Zweibeiner, vom Krabbelkind zum Laufkind, es wird sich dann während der verschiedenen Wachstumsschübe jeweils verstärken und es wird von verschiedenen Faktoren abhängig sein, die für unsere Befunderhebung zu beachten sind: Ich zähle hierzu die Gewebsqualität, insbesondere die der Stützgewebe, die Gelenkstellungen zueinander, den Grad der Ausprägung von Kyphosen und Lordosen und die Körpersymmetrie, und setze dies alles in Beziehung zu einer zu vereinbarenden Norm.

Den zweiten wichtigen Fragenkomplex im Zusammenhang mit der kindlichen Haltung bildet dann: Das Vorhandensein einer intakten Motorik, deren kontrollierte Steuerbarkeit, der Reifungsprozeß bzw. Reifegrad der Körpersysteme in Bezug zum Lebensalter, ebenso die psychischen Verhaltensweisen.

Ehe ich mich nun den Befunden im Zusammenhang mit Haltungsabweichungen zuwende, will ich noch kurz versuchen, eine mögliche Haltungsnorm zu skizzieren:

Vielleicht kann man sagen, daß eine gute Haltung am wenigsten *ermüdet*, denn eine an den richtigen Stellen, in physiologischem Ausmaß gebogene Wirbelsäule trägt sich selbst. Sie ist durch Krümmung und Gegenkrümmung so ausbalanciert, daß zur Aufrechterhaltung des Körpers keine zusätzliche Muskelkraft aufgewendet werden muß. Diese vollkommene körperliche Ausgewogenheit und Symmetrie bezieht sich auf das Skelett, die Stellung der Gelenke, die Haltung des Beckens, eine gleichmäßige und gleichseitige Ausbildung und Kraft der Muskulatur, die durch eine funktionelle ausgewogene Motorik gesteuert wird.

Beginnen wir nun mit dem Basisproblem der Haltung, dem Baumaterial, *der Gewebsqualität*. Sie ist wohl bis zu einem gewissen Grad hereditär, das heißt familiär vorgegeben, und sicher als Risikofaktor für spätere Haltungsschwierigkeiten anzusehen.

Schon beim Kleinkind sind hier erhebliche Konsistenzunterschiede tastbar, von weich und teigig bis zu drahtig-fest, was sich sehr leicht feststellen läßt, indem man ein Kind ganz einfach einmal auf den Arm nimmt. Hier unterscheidet sich sehr deutlich das weichanschmiegsame, pastöse, oft auch etwas adipöse Kind von seinem sprungfederartig gespannten, muskulös-drahtigen Gegenstück. Bei ersterem finden wir dann später die typischen überstreckbaren Gelenke, besonders auffallend die Knie- und Ellbogenüberstreckbarkeit, oft auch abstehende Schulterblätter und einen relativ großen Bauch.

Da diese Kinder meist schnell ermüden, bauen sich hierauf häufig nachlässige Gewohnheitshaltungen auf: vorfallende Schultern, ein „Hängen in den Bändern", mit rundem Rücken, vorgeschobenem Becken und herausgestreckten Bauch.

Diese Kinder können ihre Haltung, besonders im Bereich des Rumpfes, bei Ermahnungen, wie: „Halt dich gerade", immer wieder relativ gut ausgleichen, sind aber nicht in der Lage, dies über längere Zeit durchzuhalten. Sie fallen schnell wieder in ihre „Gewohnheitshaltung" zurück. Oft genug beobachtet man schon während eines kurzen Gespräches mit der Mutter, wie rasch die „Haltung" des sich unbeobachtet fühlenden Kindes wieder in sich zusammensinkt.

Bei unserem zweiten Punkt, den *Gelenkstellungen*, fallen am häufigsten die Kniegelenke auf, die in Form von X-Beinen in Valgusstellung auseinanderweichen, ebenso wie die Fersen beim Knick-Senkfuß, was besonders augenfällig wird beim Stehen auf einem Bein. Generell sollte man in eine Gelenkbeurteilung immer auch die benachbarten Gelenke miteinbeziehen, da sie meist kompensatorische Fehlstellungen aufweisen. Denn ein Gelenk, das in seiner Achse abweicht, ist nicht nur optisch verändert, sondern vor allem auch anderen Belastungsdrucken ausgesetzt, die sich jeweils auf die Nachbargelenke übertragen.

Man sollte allerdings nicht vergessen, daß es auch physiologische, nur scheinbare Fehlstellungen gibt, so das Plattfüßchen des Kleinkindes, das durch sein noch sehr fleischiges Füßchen vorgetäuscht wird, das O-Beinchen des Kleinkindes, das zwangsläufig einer ausgleichenden leichten Knickfußstellung bedarf, ebenso wie die noch nicht vollzogene Hüftstreckung das frühkindliche Hohlkreuz provoziert, das sich erst nach dem ersten Wachstumsschub etwa nach dem 2. Lebensjahr verliert.

Wenden wir uns nun zum *Rumpf*, wobei ich mir die Unterteilung in die Ihnen vertrauten Formen von Flachrücken, hohlrundem Rücken usw. ersparen will, zumal diese Fehlhaltungen alle ein Gemeinsames haben: die Abweichung der Wirbelsäule nur in einer Ebene. Bei der Beurteilg verstärkter oder abgeflachter Kyphosen und Lordosen der Wirbelsäule, unabhängig von ihrer Lokalisation, muß uns vor allem der Gesichtspunkt der Ausgleichbarkeit, also der noch vorhandenen Beweglichkeit oder — negativ ausgedrückt — der Grad einer bereits eingetretenen Fixierung der Haltungsabweichung interessieren. Diese Möglichkeit zum Haltungsausgleich nimmt mit zunehmenden Lebensalter ab, die Beweglichkeit auch der kleinen Wirbelgelenke läßt nach, die Ligamente werden fester, die Bandscheiben verarmen an Flüssigkeit, und dies alles beginnt schon in sehr frühem Alter. Hier haben oft vor allem die drahtigen Kinder sehr feste, verkürzte Sehnen, so daß sie nicht mehr aus dem Stand mit gestreckten Knien mit den Fingerspitzen den Boden berühren oder im „Langsitz" mit der Nase auf die Knie herabkommen können.

Über die Gesamtelastizität geben auch noch andere Bewegungen Auskunft: Zum Beispiel: die Aufrichtungsmöglichkeit im Schneidersitz, die sowohl etwas aussagt über die Dehnungsfähigkeit der Abduktoren, als auch über die Streckfähigkeit der gesamten Wirbelsäule, wobei sich die Rotation miteinbeziehen läßt durch das Herabbeugen in der Diagonalen, mit im Nacken verschränkten Händen. Für eine gute Elastizität der Wirbelsäule spricht auch eine mühelose Rolle rückwärts, und durch Tragen eines Gewichtes auf dem Kopf, ebenso wie beim Balancieren — beispielsweise auf einer schwedischen Turnbank — werden Streckreserven des gesamten Körpers mobilisiert, soweit sie noch vorhanden sind.

Bis zur Vorpubertät kann man als Ursache verstärkter Kyphosen und Lordosen der Wirbelsäule wohl in den meisten Fällen Gewebsschwäche und Mangel an Training annehmen, während die Ernährung heute kaum noch eine Rolle spielt. Diese Haltungsnachlässigkeiten haben jedoch eine meist günstige Prognose und sind durch Krankengymnastik behebbar. Die Perioden des „*In-sich-Zusammensinkens*" werden immer seltener, die Freude an der Entdeckung zunehmender körperlicher Leistungsfähigkeit, einer steuerbaren Körperbeherrschung, spürbar größer.

Bei kleineren Kindern ist im übrigen eine „*Befunderhebung*" durch die eigenen Hände, die „*Körpererfahrung*" ein mögliches und sinnvolles Hilfsmittel. Einmal gegenseitig abstehende Schulterblätter wirklich selbst zu tasten, einen Bauch anzufühlen, wie er sich herausdrückt und einziehen läßt, ein Becken anzufassen, das sich gegen die kleinen Hände herausdrückt und nach vorne gekippt werden kann, ist oft anschaulicher als alle Theorie.

Abschließend hinzuzufügen wäre gerade bei diesen habituellen Formen von haltungsgestörten Kindern noch, auch immer die Eltern mitheranzuziehen, um einen „*Befund*" des häuslichen Milieus erheben zu können, der Spiel- und Bewegungsmöglichkeiten, des familiären Lebensrhythmus, einschließlich des täglichen „*Hängens*" in einem Sessel vor dem Fernsehgerät. Denn dies ist ein weites Feld, wo auch wir Krankengymnasten immer wieder aufklären müssen über den Zusammenhang von Haltungsstörungen und Mangel an Bewegung, an Bewegungsraum und -zeit.

Fehlhaltungen durch Störungen der Körpersymmetrie, also ein Abweichen der Wirbelsäule in mehrere Ebenen, finden wir — wie Sie sicher auch aus eigener Praxiserfahrung wissen — außerordentlich häufig und in allen Schweregraden bis hin zu stark deformierenden Skoliosen.

Bei letzteren ist der optische Befund so dominierend, daß man hierüber die detaillierte muskuläre Funktionsprüfung nicht vergessen darf.

Schwieriger zu beurteilen sind geringgradige Skoliosen, wobei C-förmige Skoliosen mit einem großen primären Krümmungsbogen noch auffälliger sind als S-förmige Skoliosen, die meist nur eine kleine Primärkrümmung haben, während die kompensatorischen angrenzenden Krümmungsabschnitte kaum sichtbar, oft auch noch gut beweglich und daher ausgleichbar sind, im Gegensatz zur frühzeitig fixierten Primärkrümmung.

Die bei Skoliosen stets vorhandene Drehung der Wirbelsäule wird oft nur im Röntgenbild sichtbar, weshalb bei Skoliosen die Einsichtnahme in den Röntgenbefund sehr hilfreich ist.

Sehr aufschlußreich auch bei geringgradigen Skoliosen ist im übrigen oft das gestörte Gleichgewicht als Folge der gestörten Symmetrie: Balancieren, langsamer Storchengang, 4-Füßlerstand mit Abheben von Armen und Beinen sowohl in der Diagnalen als auch gleichseitig, zeigt schnell, wo paarig angelegte Muskeln asymmetrisch arbeiten, wo durch die Asymmetrie im Skelettsystem Muskeln geschont und dadurch reduziert, und andere kompensatorisch gefordert oder sogar überfordert sind.

Schwierigkeiten bei Gleichgewichtsanforderungen lassen daher häufig auf eine Asymmetrie im Skelettsystem und darauf aufbauend, auf eine unterschiedliche Muskelkraftverteilung beider Körperhälften schließen. Oft kommt man rückwirkend über einen solchen asymmetrischen Muskelleistungsbefund erst zur Ursache desselben: Einer leichten Beinverkürzung mit Beckenschiefstand, einem Narbenzug nach einer Rippenfellentzündung, ungleicher X-Beinstellung oder coxa valga.

Bei bindegewebsschwachen Kindern kann schon das einseitige Tragen einer schweren Schultasche oder eine nicht beachtete Kurzsichtigkeit oder Schwerhörigkeit, die zu einseitigen Körperhaltungen zwingen, als Bahnung einer Skoliose wirksam sein. Wobei allerdings hier, wie auch beim Narbenzug oder einer Asymmetrie durch Lähmung, der umgekehrte Weg abgelaufen ist: primär das gestörte muskuläre Gleichgewicht, Folge: mögliche Verformung im knöchernen Bereich. An diese Zusammenhänge sollte man jedenfalls auch denken auf der Suche nach der Ursache einer festgestellten Funktionsasymmetrie und hiermit komme ich zum zweiten Fragenkomplex im Zusammenhang mit der kindlichen Haltung.

Dieses muskuläre Gleichgewicht spielt nämlich auch unter einem anderen Gesichtspunkt eine Rolle: das ist der Aspekt der gegenseitigen Abhängigkeit von *Haltung* und *Bewegung*, von der dominierenden Rolle der *Motorik*.

Die Haltung des Kindes ist ja kein statischer Vorgang, wie die rein orthopädische Sicht des bisher Gesagten Glauben machen könnte. Haltung ist vielmehr das Ergebnis eines muskulären Gleichgewichtszustandes, in dem sich die Aktivitäten der verschiedenen Muskeln — der Agonisten und Antagonisten — funktionell ausgleichen. Daß ein Ungleichgewicht in diesem Zusammenspiel sich auch auf die Haltung auswirken muß, wird hieraus verständlich.

Die Haltung ist aber auch zugleich Ausgangspunkt jeder Bewegung. Ohne das statische Element der Haltung wäre Bewegung gar nicht möglich. So lassen sich Haltung und Bewegung durchaus als zwei Komponenten ein- und derselben Sache betrachten, die sich gegenseitig beeinflussen und voneinander abhängen, und so wird klar, daß ich aus der Beobachtung der Bewertung auch Rückschlüsse auf die Haltung ziehen kann und umgekehrt.

Die Motorik ist ein Persönlichkeitsmerkmal, das ungeheuer viel über ein Kind aussagt, so daß man geradezu von seiner „Myopsyche", seiner „Muskelseele" sprechen kann, die sich in der Haltung ausdrückt. Darum gehört auch der motorische Befund zum Haltungsbefund, das Beobachten beim Hüpfen und Springen, speziell beim Trampolinspringen, Klettern und Balancieren, beim Hüpfen auf einem Bein oder über Gegenstände. Auch das Blindekuhspiel ist in einer Kindergruppe sehr aufschlußreich hinsichtlich der Sensomotorik, Ballspiele und Fangspiele ebenso, falls man über den nötigen Raum verfügt.

Zu den Merkmalen einer altersadäquat ausgereiften Motorik, die für einen Befund wesentlich sind, gehören die Beurteilung von Tempo, Dynamik und Rhythmus eines Bewegungsablaufes, vielfach werden auch Kraft, muskuläre Grundspannung, automatische Mitbewegungen, die Fähigkeit zu gleichzeitigen Bewegungabläufen und die Bewegungskoordination hinzugezählt.

Da die Motorik den jeweiligen Reifegrad des kindlichen Gehirns anzeigt, muß sie uns auch für die Beurteilung der kindlichen Haltung interessieren. Denn in dem Maße, wie sich cortex und subcorticale Gehirnteile ausbilden und ihre Zentren und Bahnen sich entwickeln, reift auch das neuromuskuläre Funktionsvermögen bei einem Kind heran, bildet sich seine Bewegungs- und Haltungsfähigkeit, sein Stabilisationsvermögen aus.

Daß ein dreijähriges Kind z. B. noch nicht auf einem Bein hüpfen kann, verdankt es ja nicht einer noch untrainierten Muskulatur, sondern seinem noch unausgereiften neuromuskulären System. Wenn jedoch ein Siebenjähriger noch nicht Fahrradfahren kann, so müssen wir uns fragen, ob dies Folge einer motorischen Retardierung, Angst nach einem vielleicht schon einmal mißglückten Versuch, oder wirkliches körperliches Unvermögen ist.

Diese Norm der Entwicklung der verschiedenen Organsysteme und auffallende Abweichungen hiervon, gehören, versteht man die Haltung ganzheitlich, jedenfalls auch zu unserer Betrachtung.

Obwohl sich die einzelnen Organsysteme pränatal weitgehend parallel entwickeln, fächert sich ihr Wachstum nach der Geburt sehr stark auf. Für uns ist in diesem Zusammenhang das Skelettwachstum und das der Muskulatur wichtig, ebenso das viszerale Wachstum, vor allem die Entwicklung von Herz, Kreislauf und Atmung. Das Skelettwachstum zeigt vor allem zwei Wachstumsschübe, wobei ein Kind während dieser Periode besonders haltungsanfällig ist. Vor allem das schnelle Wachstum während der Pubertät führt häufig zu Haltungsstörungen.

Gerade bei diesen leptosomen, hoch aufgeschossenen jungen Menschen sollte man auch immer die Atmung mitbeobachten, nach der Größe der Schulbank fragen und nach dem Arbeitsplatz für die Schulaufgaben zu Hause.

Bei diesen, in ihrem Wachstum ihrer Gesamtentwicklung körperlich oft weit vorauseilenden Kindern finden wir vor allem die Rundrücken, die Gestalten, die schlapp in ihren „Bändern hängen" die, wie schon gesagt, dank eines oft verzögerten viszeralen Wachstums schnell ermüden. Sie haben Perioden stark reduzierter Belastbarkeit, was oft zu sportlicher Unlust führt, und gerade ihnen sitzt dann, fragt man ein wenig in die Tiefe, elterlicher sportlicher Ehrgeiz als vermutliches Heilmittel im Nacken.

Daß Haltung und Psyche sehr viel miteinander zu tun haben, wurde anfangs schon einmal gestreift, und auch der Volksmund hat dieser Erkenntnis Rechnung getragen durch so anschauliche Formulierungen wie: daß jemand kein Ruckgrad hat — daß er grambgebeugt sei — daß man jemanden den Rücken stärken muß — daß ein Mensch die Haltung verliert — und wir alle wissen, daß dieser letztere Mensch zwar nicht etwa plötzlich eine Skoliose bekommen hat oder derjenige, dem man das Rückgrad brach, unvermittelt querschnittsgelähmt wurde, sondern daß diese Menschen durch den Verlust eines inneren Haltes, einer seelischen Stütze auch in ihrer äußeren Haltung gelitten haben.

In diesem Zusammenhang ist auch immer wieder eindrucksvoll zu beobachten, wie Kinder ihre Haltung beispielsweise durch einen Rollenwechsel, eine Verkleidung unbewußt ändern. Ein Kind mit hängenden Schultern streckt sich unter seiner Königskrone, ein Sheriff strotzt vor Kraft, er bläht sich auf, allein der Besitz seiner Pistole gibt ihm sichtbar „Haltung". Und selbst auf einem Schulhof ist es möglich, an den herumstehenden Gestalten zu erkennen, wer eine 5 geschrieben hat und wer nicht, wer also zu den Erfolgreichen gehört und wer zu den Versagern. Da hängen die Schultern, oder das Haupt ist stolz erhoben, einem anderen sitzt die Angst im Nacken und er zieht den Kopf ein.

Mit alldem will ich sagen, daß zu einem Gesamtbild eines Haltungsbefundes bei Kindern auch das Hinterfragen der Lebensumstände gehört, das Erkennen psycho-sozialer Zusammenhänge, die ebenso haltungsprägend sind wie orthopädische Gegebenheiten.

Leicht folgt einem seelischen Druck ein körperliches Nachgeben, zwingen Eltern unbewußt zum Ducken, haben Kinder keinen Lebensraum zum freien Atmen, sind sie in ihren Entfaltungsmöglichkeiten eingeengt.

Das Befinden eines Kindes zu erkennen, um die Gründe von Haltungsstörungen zu verstehen, ist eine Chance bei unserer krankengymnastischen Arbeit, und muß der Sinn einer Befunderhebung sein.

Renate Zauner
Dorfplatz 1
8011 Parsdorf

Literatur:

AUSUBEL. D. P. u. SULLIVAN E. V.: Das Kindesalter — Fakten, Probleme, Theorie Juventa Verlag, München, 1974
BERNBECK, R. u. SINIOS A.: Vorsorgeuntersuchungen des Bewegungsapparates im Kindesalter — orthopädische und neuromotorische Diagnostik
Verlag Urban u. Schwarzenberg, München, 1975
HELLBRÜGGE, TH.: Das sollten Eltern heute wissen, Kindler, 1975
KIPHARD, E. J.: Bewegungsdiagnostik bei Kindern Flottmann, 1972
MÜLLER H. J., DECKER, R., SCHILLING F.: Motorik im Vorschulalter, Schriftenreihe/Verlag K. Hofmann, Schorndorf, 1975
ZAUNER, R., MÜLLER H. J.: Sprechstunde: Kinderhaltungsschäden Gräfe u. Kuzer, München, 1978

4 Krankengymnastische Behandlungsbeispiele bei Haltungsproblemen im Kleinkindesalter

G. RÖTTGER, Weilheim

Die Haltungsprobleme eines Kleinkindes müssen immer im Zusammenhang mit der gesamten sensomotorischen Entwicklung gesehen werden. Unter sensomotorischer Entwicklung versteht man: — ich zitiere MARIANNE FROSTIG — „die Art und Weise, mit der das Kind sich und seine Umwelt entdeckt durch den gleichzeitigen Gebrauch von Sinnesorganen und Motorik". Der größte und wichtigste Reifungsprozeß der sensomotorischen Fähigkeiten vollzieht sich in den ersten 18-24 Lebensmonaten. Man spricht von der sensomotorischen Entwicklungsphase. In dieser Zeit eignet sich das Kind die Grundfertigkeiten für spätere Lernprozesse an. Das sind vor allem: — noch einmal nach FROSTIG:

1. Umweltbewußtsein
2. Körperbewußtsein
3. Bewegung im Raum
4. Umgang mit Gegenständen

Die Entwicklung der sensomotorischen Funktionen aber ist mit 2 Jahren noch nicht abgeschlossen. Daneben weisen viele Kinder schon im Alter von 2-4 Jahren kleinere oder größere Mängel in den oben genannten Grundfähigkeiten auf, manche auch echte Teilstörungen. Solche Kinder fallen oft primär durch schlechte Haltung auf und werden mit einer solchen Diagnose krankengymnastisch meist ausschließlich nach orthopädischen Gesichtspunkten behandelt.

Wir können aber auch in unserer orthopädisch ausgerichteten Haltungs- und Bewegungserziehung schon bei 2-4 Jährigen die Erkenntnisse der Psychomotorik nutzen.

In den Programmen der Psychomotorik nach KIPHARD, SCHILLING, FROSTIG werden alle sensomotorischen Funktionen gleichberechtigt gefördert.

Es werden vermittelt
1. Sinneserfahrung
2. Körpererfahrung
3. großräumige Bewegungserfahrungen
4. kleinräumige Bewegungs- und Materialerfahrungen (z. B. Kraftdosierung, Geschicklichkeit als Auge-Hand-Koordination)

Eine psychomotorische Übungsbehandlung wird hauptsächlich bei Kindern mit minimalen cerebralen Funktionsstörungen (MCD), mit Verhaltens- und Lernstörungen durchgeführt, frühestens jedoch im 5. Lebensjahr beginnend.

Ein Kind auch schon vor dem 5. Lebensjahr ganzheitlich zu fördern, d. h. seine Haltungs- und Bewegungskoordination ebenso wie seine Wahrnehmungsfähigkeit und sein Körperbewußtsein, ist eine große Chance, die wir in der Krankengymnastik nutzen sollten. Hat ein Kind ein gesundes Körperbewußtsein, ein intaktes Körperschema, dann kann es sich an sich selbst und im Raum orientieren. Mit diesem Körperbewußtsein gewinnt das Kind Selbstsicherheit und Selbstvertrauen, was sich im allgemeinen Wohlbefinden widerspiegelt und damit auch in Haltung und Bewegung zum Ausdruck kommt. Ein gutes Körperbewußtsein ist ebenso wie eine differenzierte Wahrnehmungsfähigkeit und ein geschicktes, angepaßtes

Bewegungsverhalten eine notwendige Grundvoraussetzung für eine gute Haltung, leider jedoch keine Garantie.

Als Ursache für Haltungsschwäche zählen außerdem: die Ihnen bekannte anlagebedingte Bindegewebsschwäche, ein sehr niedriger Grundtonus der Muskulatur und häufig ein Mißverhältnis zwischen Körperlänge und Muskelkraft in den Phasen des verstärkten Längenwachstums. Haltungsschwache Kinder „hängen in ihren Gelenken." Auf dieser Basis kann sich kein normales Haltungsgefühl entwickeln. Ähnliche Schwierigkeiten, sich ein gesundes Haltungsgefühl anzueignen, haben Kinder mit einem Muskeltonus, der an der oberen Grenze der Norm liegt.

„Eine gute Haltung", nennt KIPHARD „flexibel", „das heißt, möglichst alle oder ein wesentlicher Teil der Muskelgruppen arbeiten ökonomisch, gut koordiniert zusammen und liefern damit eine günstige Ausgangslage für alle Gleichgewichtsreaktionen."
„Haltung ist Gewichtsübernahme und Stabilisation der Bewegung, Bewegung ist eine rasch sich ändernde Folge von Haltung", so Prof. MATTHIASS. In diesem Zitat kommt der unmittelbare Zusammenhang zwischen Haltung und Bewegung zum Ausdruck.
Haltungs- und Bewegungserziehung lassen sich demnach nicht voneinander trennen. Trotzdem muß der Haltungsschulung innerhalb der Bewegungserziehung besondere Beachtung geschenkt werden. „Während Bewegung dynamische Koordination verlangt, muß in der Haltungserziehung mehr die statische Koordination geschult werden", wie KIPHARD es formuliert.

Welche Haltungsprobleme sind typisch für das Kleinkindesalter?
Im 2. bis 3. Lebensjahr hat sich das Kind normalerweise soweit gestreckt, daß Hüftbeugung, starkes Hohlkreuz und dicker Bauch verschwunden sind. Eine kleine Unterstützungsfläche reicht aus, um den Körper auszubalancieren. Der Gang ist nicht mehr so breitbeinig. Das Kind kann schnell laufen und beginnt zu hüpfen. Mit der Streckung des Körpers kommt es zu einer physiologischen X-Beinneigung, die jedoch einen bestimmten Stärkegrad nicht überschreitet.

Erste Anzeichen für spätere Haltungsfehler lassen sich in diesem Alter erkennen. Das sind vor allem: Eine zu starke X-Beinstellung mit der damit verbundenen Fehlbelastung der Füße, eine nicht ausreichende Streckung in Knie- und Hüftgelenken mit einer zu starken Lordose der Lendenwirbelsäule, oft auch eine Überstreckung der Kniegelenke. Manche Kinder fallen durch ständig krummes Sitzen auf; die LWS streckt sich ungenügend, die Schultern hängen nach vorne, die unteren Rippenbögen stehen ab. Vielen Kindern fehlt die Variation in der Spielstellung. Sie nehmen fast ausschließlich ein- und dieselbe Gewohnheitsspielhaltung ein, die oft sogar unphysiologisch oder asymmetrisch ist.

Auch in der Bewegung sind diese Kinder oft auffällig. Sie gehen „über den Onkel", d. h. mit innenrotierten Beinen, sie stolpern über die eigenen Füße, sie fallen viel hin, sie haben einen „Chaplin-Gang", sie bewegen sich ungeschickt.
Diese Kinder trauen sich oft nichts zu; sie spielen nicht gerne mit anderen Kindern, sie bleiben nicht so lange bei einem Spiel wie Gleichaltrige. Die einen wirken zappelig, unruhig, die anderen eher faul und bewegungsunlustig. Die Haltungs- und Verhaltensauffälligkeiten müssen parallel zueinander gesehen werden. Gerade im Kleinkindalter zwischen 2 und 4 Jahren gehen Haltungsauffälligkeiten mit sensomotorischen Funktionsmängeln oder Teilstörungen und psychischen Auffälligkeiten oft Hand in Hand.

Eine krankengymnastische Behandlung, die Haltungs- und Verhaltensauffälligkeiten gleichzeitig angehen will, muß — soll sie Erfolg haben — auf alle psychischen Charakteristika des Kleinkindes Rücksicht nehmen.

Das Kleinkind ist oft sehr eigenwillig. Mehrere Monate lang befindet es sich in einer mehr oder weniger ausgeprägten Trotzphase, in der es seinen Willen entdeckt und sich gegen die Umwelt behaupten lernt. Es will seine Fähigkeiten selbst erproben — möglichst ohne spürbare Hilfe — es möchte Schritt für Schritt die Umwelt selbst entdecken. Die Abenteuerlust und der Tatendrang scheinen unermüdlich, solange das Kind seinen Einfallsreichtum nachgeben darf. Dagegen erhebt sich oft lauter Protest, wenn es einer bestimmten Aufforderung eines Erwachsenen nachkommen soll. Trotzdem ist die Mutterbindung noch sehr stark. Beobachtungsfähigkeit und Nachahmungstrieb sind schon sehr gut ausgeprägt, ebenso hat das Kind ein gutes Gedächtnis. Wenn es auch noch viel Zeit zum besinnlichen Einzelspiel braucht und noch wenig Interesse an einem Gruppenspiel hat, so ist es doch ausgesprochen gerne mit anderen Kindern zusammen, vor allem auch mit Gleichaltrigen.

Man wird Kleinkindern immer sehr vorsichtig und zurückhaltend gegenübertreten. Am besten gelingt dies — meiner Meinung nach — in einer kleinen Gruppe von etwa 3 Kindern. Die Anwesenheit der Mütter ist selbstverständlich. Das einzelne Kind fühlt sich unter anderen Kindern nicht als Mittelpunkt, seine Abwehrhaltung wird nicht unnötig provoziert. Der Kontakt zu den andern Kindern lenkt ab und schafft eine positive Ausgangssituation. Die Kinder ahmen sich gegenseitig bei den verschiedenen Übungsformen nach. Sie lernen voneinander.

Die Angebote im Raum sollten die Kinder zu Bewegung und Spiel herausfordern, ihre Kreativität und ihren Tatendrang wecken. Man kann z. B. verschiedene „Straßen" bauen, mit Teppichfliesen, mit 2 dicken Seilen, mit Holzblöcken (**Abb. 1**). Manche Kinder helfen gerne mit. Durch eine breite Straße fahren die Kinder mit einem kleinen Roller oder mit einem kleinen Sitzauto, oder sie hüpfen mit dem Hüpfball durch. Als „Fußgänger" gehen oder laufen sie vor- oder rückwärts, als „Äffchen" gehen sie auf Händen und Füßen, als „Ente" in der Hocke oder sie hüpfen als „Häschen" auf Händen und Füßen (meist schon ab 2 Jahren). Die Breite der Straße wird so gewählt, daß das Kind die Füße geradeaus setzen muß.

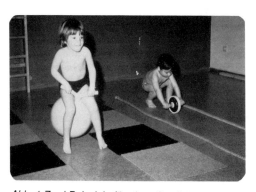

Abb. 1 Zwei Beispiele für eine „Straße"

Dadurch wird es zu einem richtigen Abrollvorgang gezwungen. Die Länge der Straße richtet sich nach der Ausdauer der Kinder. Schon ein zweijähriges Kind strengt sich sehr an, die Spielregel: „auf der Straße bleiben", einzuhalten und eine etwa 2 m lange Straße durchzuhalten. Der Stolz und die Freude über den eigenen Erfolg und das Lob der Mütter spornen zu Wiederholungen an und machen das Kind für neue Vorschläge und kleine Korrekturen zugänglich. Zu Hause werden mit Geschwistern, Freunden und Eltern „Straßen" gebaut aus Holzbausteinen, Kieselsteinen, Kastanien, Stecken, Schnüren. Die „Straßen" werden auch in Kurven angelegt.

Eine „schmale Straße" bietet ein schmales, etwa 4 cm hohes Balancierbrett in der Fußbreite der Kinder, das in einem solchen Abstand an einer Wand entlang liegt, daß das Kind sich selbst an der Wand festhalten kann. Es kann üben, wenn es gerade Lust hat, ganz alleine und nach eigener Vorstellung: vorwärts, rückwärts, auf Zehenspitzen, auf Fersen, über Kreuz, „blind" oder über kleine Hindernisse, z. B. Stofftiere. Die Füße sollen dabei ganz auf das Brett gesetzt werden. Die Stütze an der Wand gibt jedes Kind selbst auf, sobald es sich sicher genug fühlt.

Diese wenigen Beispiele für beliebte Bewegungsformen des Kleinkindes beinhalten ein Training von dynamischer Koordination, von Geschicklichkeit und Gleichgewicht, Kraftdosierung und Ausdauer, von Anpassung an verschiedene, auch bewegliche Gegenstände, von Reaktionsfähigkeit, von Raumorientierung und Bewegungsempfinden.

Während die Mütter die Kinder beobachten und ihnen bei der einen oder anderen Schwierigkeit helfen, hat man als Krankengymnastin sehr viel Möglichkeit, Anleitungen für das Üben zu Hause zu geben; auch gezielte Einzelanweisungen sind möglich.

Man kann jeder Mutter zeigen, wie sie ihr Kind motivieren kann, selbständig ohne direkte Aufforderung Körper- und Bewegungserfahrungen zu machen, welche Bewegungsformen sie verlangen kann, wie sie eine Übung erleichtern oder erschweren kann, welche Hilfsmittel für diese Altersstufe geeignet sind, vor allem auch, welche Spielstellungen günstig sind, z. B. die typische Hochstellung auf dem ganzen Fuß.

Will man Kleinkindern Haltungsgefühl vermitteln, so muß man Übungsformen wählen, die mehr die „statische Koordination der Muskeln" — wie ich oben erwähnte — verbessern. Haltungsübungen können ebenso Spaß machen wie Bewegungsübungen und dem Kind ein Erfolgserlebnis vermitteln. Nicht eine einzelne Muskelgruppe wird trainiert, sondern die koordinierte, möglichst ökonomische Zusammenarbeit der gegen die Schwerkraft arbeitenden Muskeln. Das trifft für alle nun folgenden Haltungsübungen zu. Die einzelnen Übungsformen müssen Variationen zulassen, die das Kind möglichst selbst finden kann. Seine Kreativität soll angeregt werden. Während der Haltungsübung soll das Kind die Möglichkeit haben, seine Selbstwahrnehmung zu differenzieren. Alle Beispiele sind vor allem auch als Anregung für das Üben und Spielen zu Hause gedacht.

Für die Übungen *im Stand* eignet sich eine selbstgefertigte Sohlenunterlage (**Abb. 2**). Die ausgeschnittenen Sohlen sollen etwas kleiner sein als die Füße des Kindes.

a) Das Kind steht auf der Sohlenunterlage. Es „versteckt" die Sohlen. Die Füße werden zum richtigen Stehen gezwungen.

b) Das Kind schaut durch die Knie, ob die Mutter hinter den Füßen etwas versteckt hat oder es sucht den kleinen Punkt zwischen den Sohlen.

c) Es hebt den versteckten Gegenstand auf.
d) Es spielt „Briefkasten", d. h. es wirft ein Blatt Papier, „einen Brief", durch einen schmalen Spalt zwischen den Knien.
e) Es macht sich ganz klein und rund, d. h. es geht in die Hocke ohne umzufallen.
f) Es macht sich ganz groß und lang, es streckt sich bis in die Fingerspitzen. Dabei schaut und fühlt es, ob die Füße noch auf den Sohlen stehen.
g) Es versucht auch, „blind" auf die Sohlen zu steigen.
h) Es probiert den Einbeinstand, indem es eine Sohle „herzaubert". Kleinere Kinder halten sich dabei an einer Hand fest.

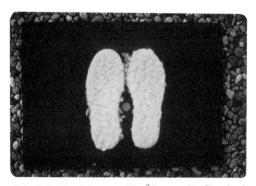

Abb. 2 Sohlenuntergang für Übungen im Stand mit schmaler Unterstützungsfläche

Das Spiel mit der Sohlenunterlage ist sehr beliebt. Zu Hause stehen die Kinder während des An- und Ausziehens auf den Sohlen; ältere Kinder benützen den Sohlenteppich gerne beim Waschen und Zähneputzen. Für viele haltungsschwache Kleinkinder ist es anfangs nicht leicht, auf einer so schmalen Unterstützungsfläche das Gleichgewicht zu halten, ohne daß die Knie sich berühren oder in Überstreckung blockiert werden.

Eine Erschwerung dieses korrigierten Standes bedeutet dieselbe Übung auf dem Therapiekreisel.

Bei den folgenden Übungen wird ein Spielball benützt. Haltungsgefühl *im Sitzen* soll erarbeitet werden.

a) Das Kind sitzt auf dem Ball (**Abb. 3**). Der Ball sollte so groß sein, daß das sitzende Kind Knie- und Hüftgelenke rechtwinklig gebeugt hat. Die Füße können wieder auf einer Sohlenunterlage stehen. Diesmal ist der Abstand zwischen den Sohlen etwas größer — er entspricht ungefähr dem Abstand der Hüftgelenke.
b) Das Kind setzt sich einen Ring als „„Krone" auf den Kopf. (Es spielt „Prinz" oder „Prinzessin").
c) Es steht auf, ohne die „Krone" zu verlieren.
d) Es setzt sich wieder hin.

e) Es probiert aus, wieviel es sich bewegen kann, ohne von dem Ball zu fallen, ohne die „Krone" zu verlieren.
f) Mit den Armen kann es verschiedene Bewegungen erfinden oder nachmachen, z. B. „eine lange Nase", eine „Zipfelmütze", einen „langen Schnabel". Geeignet sind auch Klatsch- und Geräuschspiele mit den Händen oder Fingerspiele.

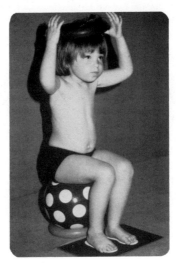

Abb. 3 *„Prinzessin" auf dem Spielball*

Durch die Armbewegungen oder durch die Konzentration auf Hand- und Fingerspiele wird das Gleichgewicht erschwert und die gute Sitzhaltung unbewußt ohne die ganze Aufmerksamkeit des Kindes trainiert. Das ist insofern wichtig, als bewußte Steuerung leicht eine verkrampfte oder unnatürliche Haltung bewirkt.

Wenn das Kind aus der Sitzstellung vorsichtig vom Ball wegläuft, kann es eine „Brücke" ausführen. (SUSANNE KLEIN - VOGELBACH macht die *„Brücke in Rückenlage"* mit dem Pezzi-Ball). Diese Brücke darf keine „Hängebrücke" und auch kein „Berg" sein. Sie soll ganz gerade sein. Oben kann ein Tierchen drauf sitzen, das nicht herunterfallen darf. Ein anderes Kind schlüpft unter der „Brücke" durch. Das Kind spürt, daß es nun mit dem Kopf auf dem Ball liegt, daß nur die Füße den Boden berühren, daß die Knie nicht aneinanderstoßen. Seine kinaesthetisch-taktile Wahrnehmung wird differenziert. Die Begriffe „oben" und „unten" werden vom eigenen Körper aus erfahren.

Bei der „Brücke" in Bauchlage (**Abb. 4**) ebenfalls nach Klein-Vogelbach arbeiten wiederum Rücken- und Bauchmuskeln, Arm- und Beinmuskeln koordiniert zusammen, um die Stellung zu halten. Nur die Füße liegen mit der Dorsalseite auf dem Ball. Diesmal stützen die Hände auf den Boden. Die Arme sollten nicht überstreckt sein. Das Kind schaut zum Ball. Dadurch wird ein Durchhängen der Lendenwirbelsäule vermieden. Auch hier kann ein anderes Kind unter der Brücke durchkrabbeln.

Das Kind findet von sich aus Variationen: „Die Brücke bewegt sich", sie wird größer oder „kleiner", sie „kracht ein", sie wird „ganz schnell" oder „ganz langsam" erbaut, sie kann „sehr lange halten", manchmal auch nur „ganz kurz".

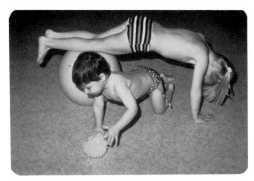

Abb. 4 *„Brücke in Bauchlage"*

Eine günstige Ausgangsstellung für verschiedene Übungsvariationen ist eine entspannte Rückenlage. Die Arme liegen in 90° Abduktion und Außenrotation, die Ellenbogengelenke sind rechtwinklig gebeugt. Auf den Oberarmen liegt je ein kleines Gummibärchen oder ein kleines Spielzeug. die Gummibärchen — die anschließende Belohnung — dürfen während der Übung nicht herunterfallen.

Bei größeren Kindern — 4-6 Jährigen — eignet sich diese Ausgangsstellung sehr gut für Entspannungsübungen und für Übungen zur bewußten Körperwahrnehmung. Die Kinder spielen gerne „schlafen". Sie versuchen, einzelne Körperteile zu fühlen und ganz isoliert zu bewegen. Die kleineren Kinder akzeptieren diese Ausgangsstellung natürlich noch nicht sehr lange. Was sie aber schon sehr konzentriert mitmachen, ist ein „Turm" mit den Beinen (**Abb. 5**); auf dem „Turm" sitzt ein Tierchen.

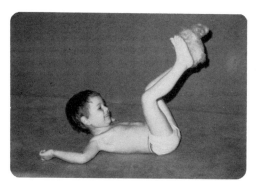

Abb. 5 *„Turm" mit „Fenster"*
Die BWS bildet ein aktives Widerlager für die Bauchmuskeltätigkeit.

Bei den Knien hat der „Turm" ein „Fenster", durch das man nach einem anderen Kind schauen kann. Der Turm schaukelt „im Wind", den die Kinder durch Blasen darstellen, hin und her, bis die Füße den Boden berühren. Dieselbe Übung kann auch in der Fortbewegung erfolgen. Die Kinder rutschen mit dem „Turm" über die Langbank.

Die Stellung der Arme — mit den Gummibärchen — verhindert eine Kyphosierung der Brustwirbelsäule. Sie wird aktiv in Streckung gehalten und bildet damit für die Bauchmuskelaktivität ein aktives Widerlager. Auch bei der Drehung des Beckens gegen den Thorax wird die Brustwirbelsäule im entgegengesetzten Drehsinn und in Extension aktiv stabilisiert. (**Abb. 5a**)

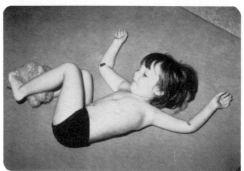

Abb. 5a Auch bei der Drehung des Beckens gegen den Thorax wird die BWS im entgegengesetzten Drehsinn und in Extension aktiv stabilisert.

Mit den verschiedenen Formen der Ausatmung und mit Anheben des Kopfes versucht das liegende Kind bei **Abb. 6** das Handtuch festzuhalten, das das andere Kind herausziehen will. Bei dieser Bauchmuskeltätigkeit senken sich die Rippen, der Oberbauch wird schmal, gleichzeitig verkürzt sich der Unterbauch — ein funktionelles Bauchmuskeltraining nach KLEIN-VOGELBACH.

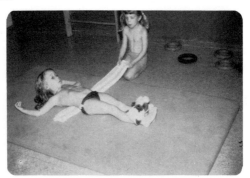

Abb. 6 Koordiniertes Training von Rücken- und Bauchmuskeln mit einem Handtuch. (Keine optimale Fußstellung auf dieser Abbildung)

Die Kinder haben große Freude am Verstecken ihrer Rippen und bemühen sich sehr, die Arme ruhig liegen zu lassen und damit die Brustwirbelsäule in Streckung zu halten. Auf diese Weise kann das Kind in einer leichten Ausgangsstellung eine gleichzeitige koordinierte Aktivität aller Rumpfmuskeln im Sinne einer guten Haltung erleben.

Da diese gezeigten Übungsbeispiele erfahrungsgemäß Freude machen und ein Erfolgserlebnis vermitteln, werden sie gerne wiederholt. Nach kurzer Zeit schon realisiert das Kind selbst eine Verbesserung in Ausführung und Ausdauer. Das Zusammenspiel der Muskeln erfordert weniger Kraftanstrengung, es wird ökonomischer. Das Kind erfährt damit Haltungsgefühl, das für die normale Haltung übernommen werden kann, und das auch eine gute, automatische Haltungskorrektur und eine schnelle, angepaßte Reaktionsbereitschaft im Bewegungsverhalten möglich macht.

Gertrud Röttger
Krankengymnastin
Prälatenweg 12
8120 Weilheim

Literatur:

DIEM, L.: Sport für Kinder, Kösel-Verlag, München 1973
DIEM, L.: Kinder lernen Sport, Band 3 — Sport im 1. bis 3. Lebensjahr Kösel-Verlag, München, 1974
FROSTIG, M.: Bewegungserziehung, Ernst Reinhardt-Verlag, München/Basch 1975
KIPHARD, N. C.: Das lernbehinderte Kind im Unterricht, Ernst Reinhardt-Verlag, München/Basch 1977
KIPHARD, E. J.: Bewegungsdiagnostik bei Kindern, Flöttmann-Verlag, 4830 Gütersloh 1, 1978
KIPHARD, J.: Bewegungs- und Koordinationsschwächen in Grundschulalter, Verlag Karl HOFMANN, Schorndorf bei Stuttgart,1970
KIPHARD, J., LEGER, A.: Psychomotorische Elementarerziehung, Flöttmann-Verlag, 4830 Gütersloh 1
KLEIN-VOGELBACH, S.: Funktionelle Bewegungslehre Springer-Verlag, Berlin — Heidelberg — New York, 1976
KLEIN-VOGELBACH, S.: Therapeutische Übungen zur funktionellen Bewegungslehre Springer-Verlag, Berlin — Heidelberg — New York, 1978
SCHARLL, M.: So lernt das Kind sich gut halten, Georg Thieme-Verlag, Stuttgart, 1976
STONE, L., Church, J.: Kindheit und Jugend.
Einführung in die Entwicklungspsychologie Bd. 1, dtv Georg Thieme-Verlag, Stuttgart, 1978
VORDERWÜLBECKE, H. u. M.: Gymnastik und Spiel mit unseren Kleinen, dtv. Deutscher Taschenbuch-Verlag, München 1973
ZAUNER, R.: Sprechstunde: Kinderhaltungsschäden Gräfe + Unzer — Verlag, München, 1978

5 Krankengymnastische Befundaufnahme bei Störungen der Haltung von Schulkindern und Jugendlichen.

S. Hirsch, München

Die Frage nach Notwendigkeit, Ziel und Durchführung krankengymnastischer Befundaufnahme bei Störungen der Haltung von Schulkindern und Jugendlichen wird immer wieder gestellt. Ich möchte versuchen, zur Diskussion einige Gedanken beizutragen.

Der Befund soll erfassen
— *in welcher Weise* die Haltung des Kindes oder Jugendlichen von der „Norm" abweicht.
— *wieviel* die Haltung des Kindes oder Jugendlichen von der Norm abweicht.

Hierbei sehen wir uns mit dem Problem konfrontiert, den ästhetischen Begriff der „guten Haltung" mit bestimmten Charakteristika zu belegen und damit eine Norm für Haltung zu schaffen. An ihr orientiert sich die Beurteilung qualitativer und quantitativer Abweichungen. Erschwerend kommt hinzu, daß in unserem Tätigkeitsbereich Haltung nicht als statischer Begriff, vergleichbar einer klassischen Plastik, verstanden werden kann, sondern eher als dynamischer Begriff, der vielfältigen Bedingungen unterliegt und darum innerhalb einer bestimmten Variationsbreite Veränderungen zeigt.

Ferner soll der Befund erfassen, was den jungen Menschen daran hindert, seine „gute Haltung" einzunehmen, sei es Schwäche von Muskulatur, abnorme Dehnfähigkeit des straffen Bindegewebes, eine betont lässige Gewohnheitshaltung bei Ablehnung des Wertes einer „guten Haltung", verkürzte Muskulatur, eingeschränkte Beweglichkeit von Gelenken oder Deformierungen von Knochen.

Außerdem werden die Auswirkungen psychischer Probleme auf die Haltung immer wieder diskutiert; bei entsprechender Signifikanz der Symptome liegen exakte Erfassung und gezielte Therapie jedoch außerhalb unseres Aufgabenbereiches.

Auch wenn es für uns als Krankengymnasten nicht möglich ist, alle Bedingungen der Störung der Haltung zu erfassen, so müssen wir doch ausreichende Ansatzpunkte für unsere Behandlung aus dem Befund ableiten, um mit Wahrscheinlichkeit erfolgreich therapieren zu können. Das Resultat wird uns darin bestätigen oder korrigieren.

Der Befund soll dokumentiert werden, und zwar möglichst einfach und übersichtlich, um Basis für Vergleichskontrollen während des Behandlungsverlaufs zu sein. Es ist nicht schwierig, die qualitativen Abweichungen in den verschiedenen Ebenen schriftlich oder grafisch auf standardisierten Befundbogen festzuhalten.

Bei der Beurteilung der quantitativen Abweichung wird es problematischer. Hilfsmittel wie Lot und Zentimetermaß ermöglichen die Objektivierung von Befunden. Meßungenauigkeiten sind jedoch nahezu unvermeidbar; sie können erheblich vergrößert werden durch die Tatsache, daß den oft quirligen Kindern und Jugendlichen das Stillhalten fast unmöglich ist. Dies sollte dann als nicht meßbare Beobachtung registriert werden.

Die Dokumention der Haltung durch Fotos hat häufig sowohl für die jungen Patienten als auch für die Behandler einen ungeheuer stimulierenden Effekt und kann deshalb sehr empfohlen werden. Kritisch sollte man jedoch mit der Interpretation umgehen: Eine Momentaufnahme in optimaler Haltung sagt nur aus, daß diese *mindestens* für einen Moment eingenommen und gehalten werden konnte; sie sagt *nichts* aus über die Gewohnheitshaltung, die letztlich

Zielpunkt unseres Interesses ist. Mißverständnisse und Enttäuschungen sind die zwangsläufige Folge, wenn optimale Momentaufnahme und Gewohnheitshaltung nicht unterschieden wurden. Dies kann auch für die Beurteilung der Haltung duch Röntgenbilder gesagt werden.

Realistischer und klarer in der Aussage ist die Dokumentation durch Filme, die das Kind bei verschiedenen Tätigkeiten des Alltags zeigen: beim Gehen, in verschiedenen Arbeitshaltungen, beim Spiel und Sport. Für den Behandler wird diese Möglichkeit aus zeitlichen und finanziellen Gründen nicht realisierbar sein, sie wird vielleicht Einzelfällen vorbehalten bleiben. Den Eltern jedoch ist sie zu empfehlen.

Bei der Besprechung der Durchführung der Befundaufnahme beschränke ich mich hier auf die Punkte, die direkten Bezug zur Haltung haben. Nicht aufgeführt werden deshalb Anamnese, allgemeine Beurteilung des Patienten, Tastbefund, Atembefund, Beurteilung von Hautdurchblutung und Trophik.

Als Norm für die Haltung im Stand kann in der frontalen Ebene die Symmetrie, in der sagittalen Ebene der lotrechte Aufbau der großen Gelenke übereinander und in der horizontalen Ebene das Fehlen von Abweichungen angesehen werden.

Der Sichtbefund soll zunächst die qualitative Abweichung in allen drei Ebenen erfassen:

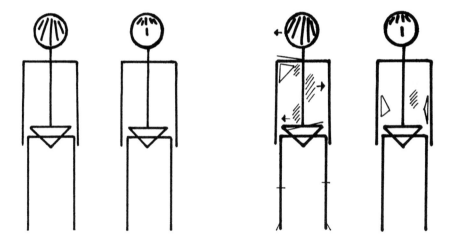

Abb. 1 und 1a: Dokumentation der Haltung in der frontalen Ebene

(**Abb. 1 und 1a**) — Beurteilung der Haltung in der frontalen Ebene, gesehen von hinten und von vorn. Eingezeichnet werden die Veränderungen und Asymmetrien bezüglich Verlauf der Achillessehnen, Höhe der Kniekehlen und der Beckenkämme, Form der Taillendreiecke, Haltung der Schulterblätter und des Kopfes. Durch die tangentiale Betrachtung des Rückens in der Rumpfbeuge werden auch dezent ausgeprägte Deformierungen im Sinne eines Rippenbuckels und Lendenwulstes erkannt; sie können durch Schraffur eingezeichnet werden. Durch Pfeile wird die Abweichung einzelner Rumpfabschnitte vom Lot fixiert.

(**Abb. 2 und 2a**) — Beurteilung der Haltung in der sagittalen Ebene, gesehen von der rechten *und* linken Seite im Falle einer asymmetrischen Haltung. Eingezeichnet werden Abweichung der Haltung von Füßen, Kniegelenken, Becken, Wirbelsäule und Schultergürtel, außerdem durch Pfeile die Abweichungen der großen Gelenke zum Lot.

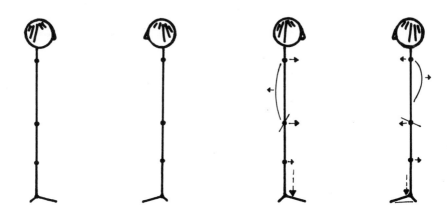

Abb. 2 und 2a: Dokumentation der Haltung in der sagittalen Ebene

Abb. 3 und 3a) — Beurteilung der Haltung in der horizontalen Ebene, gesehen von hinten und oben. Eingezeichnet wird die Verdrehung von Körperabschnitten um die vertikale Achse.

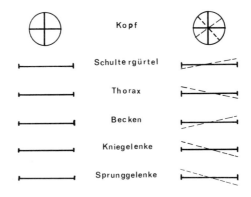

Abb. 3 und 3a: Dokumentation der Haltung in der horizontalen Ebene

(**Abb. 4 und 4a**) Bei der Bestimmung der quantitativen Abweichung in der frontalen Ebene können Maurerlot und Zentimetermaß gute Dienste leisten. Von Interesse ist die Abweichung des Rumpfes vom Lot zwischen dem 7. Halswirbeldorn und der Kreuzbeinmitte. Außerdem kann die Abweichung des ganzen Körpers vom Lot zwischen Hinterhaupt und der Mittellinie der Unterstützungsfläche, also genau zwischen beiden Füßen, aufschlußreich sein. In Zentimetern festgehalten wird die Abweichung des Lotes und damit der Überhang des Rumpfes. Ein ähnliches Vorgehen ist bei der Abweichung der Haltung in der sagittalen Ebene durch das Fällen des Lotes zwischen Processus mastoideus und Os naviculare möglich. Die Verlagerung des Körperschwerpunktes, meist nach vorn, wird wieder in Zentimetern festgehalten.

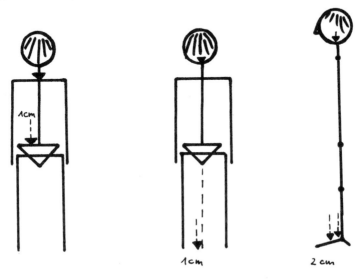

Abb. 4 und 4a: *Fällen des Lotes in der frontalen und sagittalen Ebene*

Zur Erfassung der quantitativen Haltungsabweichung in der horizontalen Ebene ist mir kein praktikables Verfahren bekannt.
Der Funktionsbefund erfaßt:
— die Beweglichkeit von Gelenken
— die Dehnfähigkeit von Muskeln
— die Muskelkraft.
Eine Norm für Beweglichkeit in der Wirbelsäule ließe sich nur bei großzügiger Variationsbreite nennen. Der Norm entsprechen jedenfalls die symmetrische und die harmonische Beweglichkeit aller Wirbelsäulenabschnitte.

Die *aktive* Beweglichkeit der Lendenwirbelsäule in der sagittalen Ebene kann nach SCHOBER, die der Brustwirbelsäule nach OTT gemessen werden. Bei der Halswirbelsäule bedient man sich der Messung des Abstandes zwischen Kinn und Manubrium sterni. Die Beweglichkeit in der frontalen und horizontalen Ebene wird im Seitenvergleich geprüft; der Bewegungsausschlag kann in Zentimetern zwischen sinnvollen Bezugspunkten gemessen werden.
Durch die Prüfung der passiven Beweglichkeit der Wirbelsäule in der sagittalen und frontalen Ebene bei möglichst entspannter Muskulatur, z. B. in der Bauchlage, kann die Fixierung

einzelner Wirbelsäulenabschnitte genauer erfaßt werden als bei der Prüfung der aktiven Beweglichkeit in Sitz oder Stand.
Besonderer Aufmerksamkeit bedarf die Prüfung der Beweglichkeit von Hüft-, Knie- und Sprunggelenken. Einschränkungen der Extension beeinflussen die Statik erheblich. Bestehende Kontrakturen werden nach der Neutral-Null-Methode gemessen.
Der Verdacht auf muskuläre Verkürzungen ergibt sich durch den Sichtbefund und muß bei der Prüfung der Gelenkbeweglichkeit berücksichtigt werden. Der Grad der Verkürzung kann in Zentimetern zwischen sinnvollen Bezugspunkten oder in Winkelgraden des betreffenden Gelenkes festgehalten werden. Die besondere Situation zweigelenkiger Muskeln darf hierbei nicht außer Acht gelassen werden. Häufig zu beobachtende Verkürzungen weisen folgende Muskeln auf: M. soleus, M. gastrocnemius, Mm. ischiocrurales, M. rectus femoris, M. iliopsoas, M. tensor fasciae latae, M. pectoralis major, M. pectoralis minor.
Die Bestimmung von Normwerten für die Kraft der Rumpfmuskeln ist außerordentlich schwierig, da die maximale Muskelkraft individuelle Eigenart eines Menschen ist. Dagegen kann weitgehend symmetrische Kraft der Rumpfmuskeln als Norm angesehen werden.
Die Beurteilung der Muskelkraft kann nach dem international üblichen Muskeltestverfahren vorgenommen werden. In Fällen mit asymmetrischer Haltung erscheint es sinnvoll, die Kraftunterschiede einzelner Muskeln der rechten und linken Körperhälfte zu erfassen. Hierzu werden die Muskeln in verschiedenen Testsituationen beidseitig, wenn irgend möglich gleichzeitig geprüft, und der Behandler kann bei Kontrolle seiner eigenen Rechts- oder Linkshändigkeit auch geringe Kraftunterschiede erkennen. Vorrangig werden folgende Muskeln geprüft: M. glutaeus maximus, M. latissimus dorsi, M. serratus lateralis, M. trapezius in seinen drei Anteilen, Mm. rhomboidei, M. erector trunci im lumbalen und im thorakalen Bereich, Mm. obliqui abdominis, M. rcuts abdominis.
Als Zusammenfassung dieser Einzelbefunde kann im Sitzen oder Stehen die Differenz der Körpergröße zwischen Gewohnheitshaltung und maximaler Aufrichtung gemessen werden.
Die Beurteilung der Haltung eines Kindes oder Jugendlichen schließt die Beobachtung beim Gehen, Sitzen und beim Lagewechsel ein. Bei Befundkontrollen ist es wichtig, Aufschluß über den Grad der unbewußten Integration eines neu erarbeiteten Haltungsmusters zu gewinnen. Diese ist letzlich das Ziel der gemeinsamen Bemühungen des jungen Patienten, seiner Eltern, des behandelnden Arztes und des Krankengymnasten. Möglichkeiten zur Beobachtung der Gewohnheitshaltung in Phasen, in denen die Aufmerksamkeit des Patienten nicht seiner Haltung gilt, bieten sich beim Gespräch, bei Wartezeiten, beim Kommen und Weggehen des Patienten.
Durch den Befund erhalten wir Kenntnis darüber, welche Veränderungen nach unserem Wissen die Störung der Haltung des einzelnen Patienten bedingen. Unter gleichzeitiger Beachtung der Eigengesetzlichkeit des jeweiligen Krankheitsbildes und der Konstitution des Patienten lassen sich Ziel, Plan und Maßnahmen der krankengymnastischen Behandlung ableiten. Ob der Weg im Einzelfall erfolgreich war, wird dann eine kritische Befundkontrolle ergeben.

Susanne Hirsch
Staatl. Berufsfachschule für Kranken-
gymnastik an der Universität München,
Marchioninistr. 15
8000 München 70

6 Gesichtspunkte krankengymnastischer Behandlung von Skoliosen bei Kindern und Jugendlichen

H. Martens, Berlin

Für die konservative Therapie von Skoliosen gibt es eine Vielzahl bewährter Behandlungstechniken, wie z.B. die nach GOCHT-GESSNER, KLAPP, NIEDERHÖFFER, SCHARLL, SCHROTT. Allen ist gemeinsam, die seitliche Verbiegung und Rotation der Wirbelsäule mit speziellen Übungen zu korrigieren. Dabei werden unterschiedliche Wege beschritten. Wichtig ist nur, daß mit den Übungen das genannte Ziel erreicht wird. Unabhängig von der Behandlungstechnik muß intensiv, konsequent und über lange Zeit mit den Patienten gearbeitet werden.

Selbst wenn auch morphologisch an einer Skoliose bei Kindern und Jugendlichen wenig geändert werden kann, so sollte die Haltung sehr intensiv geschult werden, damit diese Patienten in ihrem äußeren Erscheinungsbild gegenüber ihrer Umwelt so unauffällig wie nur irgend möglich sind. Die Haltungsschulung ist bei den Patienten besonders wichtig, bei denen neben der Skoliose eine Haltungsinsuffizienz zu beobachten ist. Sie müssen lernen, die Korrekturen aus den speziellen Übungen in die aufrechte Haltung zu übernehmen, um sie bei allen Anforderungen des täglichen Lebens verwenden zu können.

Innerhalb der Haltungsschulung werden Bewegungsabläufe geübt, die die Aufrichtung fördern und die Haltung korrigieren. Es muß jede Situation vermieden werden, welche die Fehlhaltung der Patienten begünstigen würde. Durch ständiges Üben und Wiederholen der die Aufrichtung fördernden Bewegungsabläufe sollte die Korrekturhaltung zunächst bewußt gemacht und dann automatisiert werden.

Weil die Behandlungen, wie schon erwähnt, jahrelang durchgeführt werden müssen, sollte der Krankengymnast bemüht sein, diesen Übungsabschnitt zwar zweckgebunden aber auch sehr dynamisch durchzuführen und zu gestalten. Auch die Haltung und das Verhalten des Krankengymnasten können dazu beitragen, daß die Kinder und Jugendlichen zum Erreichen des Behandlungszieles motiviert werden. Außerdem muß erreicht werden, daß die Patienten außerhalb der Behandlungszeiten eine Selbstkorrektur übernehmen. Deshalb sollte ein kurzes aber optimales Hausprogramm täglich alleine und ohne Anleitung bzw. Aufsicht durchgeführt werden. Voraussetzung dafür ist, daß die Patienten ihre Fehlhaltung und ihre Korrekturhaltung genau kennen, damit sie die Letztere so oft wie möglich im Laufe des Tages einnehmen.

Beim Erarbeiten der aufrechten Haltung zur optimalen Korrektur der Skoliose ist nicht nur auf die Wirbelsäule zu achten. Es müssen in dem Behandlungsprogramm auch die Füße, die Knie- und Hüftgelenke, das Becken, der Schultergürtel und die Kopfhaltung genau so viel Beachtung finden. Die Wichtigkeit der asymmetrischen Belastung und die entsprechende Muskelaktivität wurde von verschiedenen Autoren betont. Z. B. besteht bei einer Skoliose mit Überhang eine vermehrte Belastung des Beines auf der konvexen Seite der Krümmung. Eine erhöhte Aktivität des M. glutaeus medius auf der Gegenseite wurde nachgewiesen. (GÜTH et. al.) Bei Belastung des Beines auf der konvexen Seite der Krümmung, also beim Einbeinstand, kann das Becken nicht stabilisiert werden und es erfolgt eine IR, Add. und Flexion im gleichen Hüftgelenk. Aufgrund dieser Instabilität kommt es zu einer Drehung des Beckens aus der Frontalebene. Dadurch entsteht eine Fehlstellung der Wirbelsäule in der

Sagittalebene, also eine Verstärkung der seitlichen Verbiegung und Rotation. Die Statik des Rumpfes verändert sich dementsprechend. Diese Veränderung ist beim Gehen zu beobachten. (**Abb. 1a und 1b**)

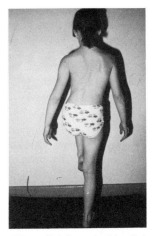 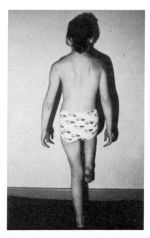

Abb. 1a: Einbeinstand auf dem Bein der thor. konvex. Seite der Krümmung

Abb. 1b: Einbeinstand auf dem gegenseitigen Bein

Beim aufrechten Stand müssen beide Füße, d. h. sowohl der Vor- als auch der Rückfuß gleichmäßig belastet werden. Die Kontaktflächen zum Boden — Fersenaußenrand, Zehenballen und Zehen — sollten den Patienten zur Selbstkorrektur bewußt gemacht werden. Wird ungleichmäßig belastet, verändert sich der Bodenkontakt. Die Folge, z. B. zu starker Rückfußbelastung, sind in der Regel überstreckte Kniegelenke, Beugestellung der Hüftgelenke mit nach vorne gekipptem und/oder vorgeschobenem Becken. Dagegen wird der Schultergürtel zurückverlagert und der Kopf vorgeschoben.

Eine Möglichkeit, diese Fehlbelastung zu korrigieren, ist das Üben der Stemmfunktion um eine größere Fuß- und Beinkraft zu erzielen, z. B. in dem Bewegungsablauf Fersensitz — Halbkniestand — Stand. Im Halbkniestand muß zunächst der Fuß auf der konvexen Seite der Krümmung nach vorne aufgestellt werden und das Stemmen zum aufrechten Stand über dieses Bein erfolgen. (**Abb. 2a**) Wird der gegenseitige Fuß nach vorn aufgestellt, verstärkt sich der Überhang zur konvexen Seite der Krümmung mit vermehrter Belastung des knieenden Beines. (**Abb. 2b**) Mit zunehmender Beinkraft nimmt die Belastungsasymmetrie ab und es sollte dann seitengleich geübt werden.

Der Halbkniestand ist gegenüber dem Kniestand für unsere Patienten eine sehr geeignete Position, weil die Unterstützungsfläche nach vorne vergrößert ist. Durch das vorgestellte Bein befindet sich außerdem das Hüftgelenk dieser Seite in Flexion, wodurch die Korrektur des nach vorne gekippten Beckens und die Streckung des Hüftgelenkes auf der Seite des knieenden Beines erleichtert wird. Die Stellung des vorgestellten Fußes wird im Hinblick auf die Kontaktflächen zum Boden korrigiert, danach kann der Fuß die volle Belastung beim Hochstemmen übernehmen. Übergänge vom Vierfüßlerstand, von der Hocke mit aufgerichtetem Rumpf, dem Sitz auf dem Pezziball, dem Ausfallschritt usw. bis zum aufrechten Stand sollten mit gleicher Zielsetzung geübt werden. Die Stemmfunktion beansprucht also besonders stark die Kraft der Beinmuskulatur und unterstützt dadurch das für den Patienten so wichtige „sich aufrecht halten".

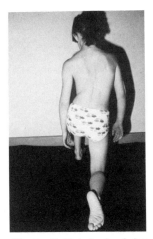 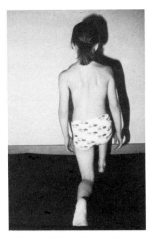

Abb. 2a: Halbkniestand auf dem Bein der thorakal konvexen Seite der Krümmung

Abb. 2b: Halbkniestand auf dem gegenseitigen Bein

Die in diesen Bewegungsabläufen erarbeitete und eingeübte gleichmäßige Fuß/Beinbelastung und Stemmfunktion fördert außerdem die muskuläre Sicherung der Kniegelenke, die für das Stehen und Gehen von erheblicher Bedeutung ist. Wenn bei Stand auf einem Bein geübt wird, muß das Lastbein die Stemmfunktion erfüllen, während z. B. der Fuß des Spielbeines die Abrollbewegung zur Vorbereitung für das Gehen ausführt. Das Lastbein muß reaktionsbereit in allen Gelenken sein und darf bei diesen und ähnlichen Übungsaufgaben keine feste Säule mit überstrecktem Kniegelenk darstellen. Eine zu lange Belastung eines Beines sollte vermieden, also möglichst bald wechselseitig geübt werden. In die genannten Bewegungsabläufe müssen die Streckung der Wirbelsäule, die Korrektur der Stellung des Schultergürtels, des Kopfes und freie Armbewegungen mit einbezogen werden. Steigerungen, wie Veränderung des Tempos, Richtungsänderungen im Raum, verringerte oder bewegliche Unterstützungsfläche sind Möglichkeiten, die Bewegungsaufträge zu erschweren. Alle zur Verfügung stehenden Handgeräte können zielgerichtet und individuell eingesetzt werden.

Außer der kräftigen Hüft- und Beinmuskulatur ist für die Sicherung der Kniegelenke und Streckung der Hüftgelenke mit Korrektur der Beckenstellung auch eine kontraktionsbereite ischiocrurale Muskulatur erforderlich. Für diese Bereitschaft muß diese Muskelgruppe dehnfähig sein. Dehnübungen sollten in Rückenlage durch Bewegung der im Kniegelenk gestreckten Beine zum Rumpf hin durchgeführt werden, um bei der sonst üblichen Bewegung des Rumpfes gegen die Beine die auftretende Beugung der Wirbelsäule zu vermeiden. Durch Anwenden von Widerständen, taktilen Hilfen, Auslösen von Gleichgewichtsreaktionen, z. B. im Vierfüßlerstand, Halbkniestand, auf dem Pezziball, dem Sportkreisel etc., kann eine kraftvolle Kontraktion der ischiocruralen Muskulatur erreicht werden.

Diese Muskelgruppe bewirkt mit dem M. glutaeus maximus zusammen die Streckung der Hüftgelenke und korrigiert die Kippstellung des Beckens. Die ischiocrurale Muskulatur und der M. glutaeus maximus müssen also primär zur Streckung der Hüftgelenke und Aufrichtung des Beckens eingesetzt werden. Die Bauchmuskulatur sollte dabei eine sekundäre Funktion haben, um die Atmung nicht zu behindern.

Im Rahmen der Gangschulung müssen diese wichtigen Faktoren Beachtung finden. Der Patient bekommt die Aufgabe durch bewußtes Stemmen das Hüftgelenk der Lastbeinseite zu strecken und damit gleichzeitig die Sicherung der korrigierten Beckenstellung zu erzielen. Bei Beachtung dieser Gesichtspunkte können praktisch alle bekannten Übungsformen aus der Gangschulung Anwendung finden, wenn die Durchführung zunächst langsam und konzentriert erfolgt.

Auf die Wichtigkeit der Beachtung der Wirbelsäulenposition, der Kopfhaltung, der Schultergürtelstellung und der freien Armbewegungen ist bereits hingewiesen worden. Die Voraussetzung um einfache und zusammengesetzte Bewegungsabläufe durchzuführen, ist, daß die Patienten gelernt haben, die Wirbelsäule mit dem Einsatz des M. erector trunci soweit wie möglich vom stabilisierten Becken her bis zum Kopf hin zu strecken. (**Abb. 3a**) Wenn das dem Patienten bewußt geworden ist, kann er ein Hoch- und Nach-Hintenziehen des Schultergürtels, verursacht durch den Einsatz des M. trapezius, vermeiden. (**Abb. 3b**) Diese Fehlbewegung des nach hinten Ziehens der Schultern mit gleichzeitiger mehr oder weniger kräftiger Kontraktion der Bauchmuskulatur, verbunden mit der Aufforderung „Bauch rein, Brust raus" ist auch heute noch nach Ansicht von Laien der Ausdruck einer „guten Haltung".

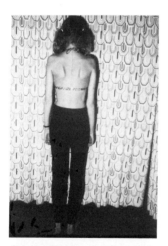

Abb. 3a: Streckung mit überwiegendem Einsatz des M. erector trunci

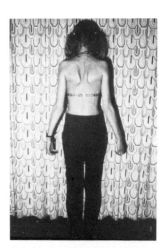

Abb. 3b: Streckung mit überwiegendem Einsatz des M. trapezius

Dem M. trapezius kommt folgende Aufgabe zu: Er muß einerseits den Schultergürtel stabilisieren und andererseits die kombinierten Bewegungen zwischen Schultergürtel und Armen ermöglichen. Bevor freie Armbewegungen in die Bewegungsabläufe mit einbezogen werden, kann der Patient sehr gut durch Augenkontrolle die fehlerhafte Stellung des Schultergürtels in Form von Drehung und/oder einseitigem Hochstand kennen lernen und korrigieren. Bei Armbewegungen über die Seite oder vorne bis zur Horizontalen bzw. Vertikalen muß der Patient die erlernte Rumpfstabilität aufrecht erhalten. Erst dann sollten freie Bewegungsformen ohne und mit Geräten und unter erschwerten Bedingungen durchgeführt werden.

Der Krankengymnast sollte sich stets bei seiner Behandlung der Wichtigkeit des psychologischen Faktors bewußt sein. Je mehr es ihm gelingt, den Kindern und Jugendlichen zur Unauffälligkeit im Hinblick auf ihre Körperbewegungen zu verhelfen, desto zufriedener werden sie, die Eltern und der Behandler mit dem Ergebnis des jahrelangen Bemühens sein. Die Haltungsschulung sollte also zum Ziel haben, daß die Patienten eine aufrechte, aber nicht starre Haltung mit freien Extremitätenbewegungen und nicht eingeengter Atmung erwerben und dadurch die Möglichkeit zu besserer körperlicher Bewegung und Koordination.

Heidi Martens
Habelschwerdter Allee 7
100 Berlin 33

Literatur

BECKER, E.: Skoliose u. Discopathienbehandlung nach Dr. von Niederhöffer, G. Fischer Verlag, Stuttgart
GÖTZE, H. G., KELLER, M.: Die krankengymnastische Übungsbehandlung der Skoliose in Kombination mit dem Milwaukee-Korsett, Krankengymnast, 3, 1972, Pflaum Verlag, München
GÜTH, V., ABBINK, F., GÖTZE, H. G., HEINRICHS, W.: Ganguntersuchungen an Patienten mit idiopathischen Skoliosen und der Einfluß des Milwaukee-Korsetts auf das Gangbild, Orthopädie, 116, (1978) 631—640, F. Enke-Verlag, Stuttgart
JENTSCHURA, G.: Haltungsschäden bei Kindern und Jugendlichen, Orthopädie Heft 77, F. Enke Verlag, Stuttgart
KLAPP, B: Das Klapp'sche Kriechverfahren, Georg Thieme Verlag, Stuttgart
LEHNERT–SCHROTH, Chr.: Die Behandlung der Skoliose nach dem System Schroth, Krankengymnastik, 9, 1975, Pflaum Verlag, München
Dreidimensionale Skoliosebehandlung, Kaschuge Verlag, Duisburg
MATER, H.: Methoden der heutigen krankengymnastischen Behandlung bei Fehlhaltungen und Fehlformen der Wirbelsäule, Krankengymnsatik, 1, 1957, Pflaum Verlag, München
ZIELKE, K.: Die Skoliose und ihre Behandlung, Krankengymnastik, 11, 1969, Pflaum Verlag, München
SCHARLL, M.: Wandlungen in der Skoliosebehandlung, Krankengymnastik, 9, 1975, Pflaum Verlag, München
Orthop. Krankengymnastik, 3 Aufl., 1965, Georg Thieme Verlag, Stuttgart

7 Krankengymnastische Behandlungsmöglichkeiten und Korrekturen der Haltung bei Haltungsstörungen des Erwachsenen

Anneliese tum Suden

Haltungsschulung des Erwachsenen, Korrektur seiner Haltung, die Problematik dieser Aufgabe ist bekannt. Ein vielleicht jahrelang bestehendes Haltungsmuster umzustellen, ist — wenn überhaupt möglich — langwierig und schwierig.

Der Erfolg der krankengymnastischen Arbeit ist beim wachsenden Organismus eindeutig höher: die Chancen, sichtbare Ergebnisse zu erzielen, sind weitaus größer.

Wann kommt nun ein Erwachsener zur Krankengymnastik mit der Zielsetzung Haltungskorrektur? Sicher nicht, weil seine äußere Haltung schlecht ist. Er kommt auch kaum aus prophylaktischen Gründen, wie es beim Kind und Jugendlichen der Fall ist. Er kommt als Patient zur Behandlung, er hat Beschwerden, nicht nur in der Haltung, sondern vor allen Dingen in der Bewegung.

Hier liegt im Ansatz die Aufgabe des Krankengymnasten. Wir Therapeuten müssen das Übungsprogramm vorrangig auf Schulung und Korrektur seines Bewegungsverhaltens ausrichten. Durch ständiges Training verbesserter Bewegungsabläufe ist auch eine sichtbare Korrektur seiner äußeren Haltung möglich, aber nicht in jedem Falle zu erwarten.

Wo liegt die Orientierung, der Vergleich zu einer guten Haltung? Es sind viele Abhandlungen dazu verfaßt worden, sei es, daß man sich auf die Antike bezieht oder an sportlich trainierten Menschen orientiert. Der eigene Geschmack und die Mode bestimmen mit.

SCHOBERTH definiert als normale Haltung, wenn ein normal geformter Rumpf durch eine in allen Abschnitten frei bewegliche Wirbelsäule bei freier Beweglichkeit der Rumpf-Extremitätenverbindungen in mittlerer Streckung ohne übermäßigen Kraftaufwand über längere Zeit gehalten werden kann. Da wir in unserer Arbeit diese Bedingungen oft weder vorfinden noch möglich machen können, muß sich die krankengymnastische Behandlung in ihrer Zielsetzung von den unausweichlichen Faktoren bestimmen lassen:

Vor Behandlungsbeginn steht selbstverständlich die Information über Diagnose, Alter, berufliche Tätigkeit bez. ihrer Ausübung und evtl. Auswirkung auf das Haltungsgeschehen, weiterhin die Anamnese besonders auch, ob kurz oder lang.

Zur krankengymnastischen Befunderhebung gehört die Beurteilung der Konstitution und Kondition und — wenn möglich — der seelischen Verfassung. Vor allem ist aber festzustellen, ob das vor uns liegende oder stehende Haltungsbild als individuelle Normalhaltung des Patienten anzusehen ist, oder in Abhängigkeit steht zu seinem Krankheitsgeschehen.

In der Gegenüberstellung der Krankheitsbilder, Zustand nach Bandscheibenoperation und Lumbalgie, sollen nun einige Möglichkeiten dargestellt werden, mit denen diesen Krankheitsgeschehen und damit verbundenen Störungen im Bewegungsgleichgewicht begegnet werden kann.

Bei beiden Krankheitsbildern findet die erste Befunderhebung zwangsläufig im Liegen statt. Je nach Dauer der Anamnese kann ein Patient nach der Operation völlig unauffällig im Bett liegen, ein Patient mit akuter Lumbalgie aber meistens verkrümmt und verkrampft, mit Neigung zu Kyphosierung der Wirbelsäule oder bereits entsprechend gelagert.

In der Senkrechten zeigt ein operierter Patient im allgemeinen eine Haltung in der Form, daß er das Becken in den Hüftgelenken extendiert, darauf seinen Oberkörper rückverlagert, evtl.

bei langer Anamnese eine zusätzliche Seitverlagerung aufweist. Sein Bewegungsverhalten ist verzögert vorsichtig und führt, wenn keine Korrektur erfolgt, zu einer verkrampften Dauerfehlhaltung. Beim Gehen erhält er sich diese Rücklage, seine Beine „laufen" ihm voraus. Es erfolgt keine Rotation der Brustwirbelsäule und somit kein Gegenschwung der Arme.

Ein Lumbalgie-Patient hingegen steht und geht gewöhnlich schief und entsprechend verkrampft. Zur Erhaltung des Gleichgewichts nimmt er den Armschwung zu Hilfe, doch nicht ausgelöst durch Rotation im Bereich der Brustwirbelsäule, sondern aus den Schultergelenken heraus. Oft geschieht es asymmetrisch. Bei sonstigen Bewegungen zeigt er teilweise völliges Unvermögen. Wechsel von Körperlage und -stellung ist nur mit Abstützen und Hilfe möglich.

Beim operierten Patienten beinhaltet das Übungsprogramm eine Stabilisation der Lendenwirbelsäule durch Schulung der Rumpfmuskulatur. Erst wenn dieser Bereich durch die Muskulatur abgesichert werden kann, wird nach längerer Zeit Bewegung zugelassen. Beim Lumbalgie-Patienten hingegen muß zuerst das Schmerzgeschehen durch Lagerung, physikalische Maßnahmen und Medikamente reduziert werden, danach ist es günstig, eine vorsichtige Mobilisation anzustreben, die ebenfalls mit einer Schulung der Rumpfmuskulatur einherzugehen hat. Bei beiden Patienten steht aber als therapeutisches Ziel die Verbesserung des Bewegungsverhaltens im Alltag.

Das ist nur zu erreichen durch Bewußtmachen der notwendigen Bewegungsabläufe unter intensivem Einsatz der entsprechenden Muskulatur. Und das wiederum ist nur möglich durch Schulung dieser Abläufe.

Wenn, wie SCHEDE und HEIPERTZ wiederholt formuliert haben, die aufrechte Haltung das Ergebnis aktiver Kräfte ist, nämlich die Anpassung der Rumpfmuskulatur gegen die Schwerkraft, so sollte dieser Grundsatz auch für andere notwendige Haltungen gelten. Es muß über Schulung von Bewegungsabläufen die Muskulatur trainiert werden, die dann auch bei bestimmten Körperhaltungen reflektorisch arbeitet, um diese Position ökonomisch halten zu können. Als Folge dieser Arbeit wird auch das äußere Haltungsbild des Patienten in der Senkrechten verbessert. Es ist daher dringend notwendig, den Patienten auf den Wechsel der Körperstellung vom Liegen bis zur Senkrechten und zurück zu schulen.

Welche Fehler macht der Patient? Er versucht aus der Rückenlage zum Sitz zu kommen, hat aber weder die erforderliche Bauchmuskelspannung, noch die Fähigkeit durch entsprechenden Schwung diese Bewegung zu unterstützen. Er hat Schmerzen dabei, vielleicht durch den Belastungsdruck auf die Bandscheiben, vielleicht durch starken Zug des M. iliopsoas.

Der Sitz zur Bettkante fällt weiterhin schwer, da das Gewicht der Beine herübergehebelt werden muß. Stand und Gang wurden bereits beschrieben. Aufstehen aus dem Sitz macht weitere Schwierigkeiten. Durch Vorschieben des Thorax in die Bewegungsrichtung erfolgt eine abrupte Lordosierung. Auf den Sitz zurück läßt er sich üblicherweise fallen. Das Ergebnis ist eine reflektorische schmerzhafte Gegenspannung.

Sitzen selbst ist eine notwendige und oft stundenlang ausgeübte Körperhaltung, dennoch schlecht für die Wirbelsäule und nach SCHEDE die ungesündeste aller Körperhaltungen überhaupt. Eine weitere ungünstige aber notwendige Bewegung ist das Bücken. Der Patient kann es nicht, oft besteht Angst, da ein Bückmanöver häufig die auslösende Ursache der Erkrankung war.

Es wird deutlich, an welchen Situationen der Krankengymnast anzusetzen hat. Ich biete nun Übungsformen an, die diesen Fehlern abhelfen sollen. Innerhalb dynamischer Funktionsabläufe mit je nach Diagnose stabilisierter oder flexibler Lendenwirbelsäule schulen wir dabei die Rumpfmuskulatur auf Spannung und Kraft, Dehnfähigkeit und Koordination und letztlich auf Reaktion.

Die Aufrechterhaltung der Balance erfordert ständige und vorwiegend automatisch ablaufende Korrekturen. Bei der Behandlung ist es nutzbringender, das Bewegungsgleichgewicht und nicht die starre Haltung zu schulen. Haltung und Bewegung sind koordinierte Vorgänge. Haltung ist potentielle Bewegung und durch Schulung günstiger Bewegung ist erst Haltung möglich.

Nach dem soeben gesagten und der statistisch erwiesenen Häufigkeit eines Fehlverhaltens in der Bewegung als Ursache obengenannter Schäden sollte das Übungsprogramm folgendes beinhalten:

Üblicherweise wird die Behandlung von Haltungsstörungen, gleich welcher Ursache, in liegenden Ausgangsstellungen begonnen, um die Rumpfmuskulatur über Arme und Beine zu trainieren. Der Einsatz von Bewegungsabläufen aus dem PNF-Programm oder der Stemmführung nach BRUNKOW ist angezeigt. Bei diesen Übungsformen kommt stets das gesamte

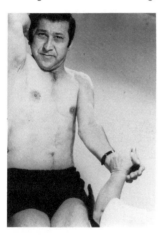

Abb. 1: Drehen en bloc mit Unterstützung durch den Therapeuten

Rumpfmuskelkorsett in Aktion. Durch gleichzeitige Arbeit von ventraler und dorsaler Muskulatur dürfte zudem der erhebliche und oft ungünstige Druck auf die Bandscheiben gemindert werden. Wichtig erscheint jetzt der Einsatz von Körperdrehung. Der Patient sollte sich bei beiden genannten Krankheitsbildern — vorbereitet durch Brunkow'sche Stemmführung — en bloc drehen lernen (**Abb. 1**).

Durch Übung wird dieses als reflektorischer Bewegungsablauf integriert. Hilfen sind zuerst zu geben über ein Stemmen des Armes gegen Widerstand und evtl. Unterstützung am Becken. In Seitlage wird nun durch Einsatz entsprechender Techniken mit PNF-Beckenpattern die Lendenwirbelsäule stabilisiert oder auch auf Bewegung geschult.

Wir sahen bereits, das Sitzen ist oft mit einer schlechten Körperhaltung verbunden, der Patient muß es neu erlernen. Was bietet sich mehr an, als der Therapieball und Übungsformen nach KLEIN-VOGELBACH? Dieser Ball als labiles Sitzmöbel erfordert von der daraufsitzenden Person Stabilität. Der Mensch setzt sich unwillkürlich breitbeinig auf dieses Gerät, eine dem Reitsitz ähnliche Position. Dies hat eine günstige Beckenstellung zur Folge und entsprechend physiologischen Aufbau der gesamten Wirbelsäule. In dieser Sitzhaltung kann nun sowohl stabilisert, als auch mobilisiert werden. Bei Lumbalgien kann das Üben von Bewegung durch zusätzlichen Armhang an der Sprossenwand intensiviert und gleichzeitig erleichtert werden (**Abb. 2**). Diese Dehnung wird i. a. als wohltuend empfunden. Anschließend sollen aber auch diese Patienten stabilisieren, um sich ein reflektorisch agierendes Rumpfmuskelkorsett zu schaffen. Alleiniges Wippen erregt die Haltungsreflexe und der Patient wächst in die Höhe. Allerdings bedarf es einer längeren Übungszeit, um einen Dauereffekt zu erzielen. Da der Patient aber ausgesprochene Freude an dieser Art zu üben hat, sich zudem andere Tätigkeiten damit verbinden lassen, ist es keine Schwierigkeit, länger durchzuhalten. Diese Übungen, weiterhin Stabilisation auf dem Hocker (**Abb. 3**) oder BRUNKOW'sche Stemmführung im Wechsel zwischen Sitz und Stand dienen als Vorbereitung für das Bücken. Wenn die Wissenschaftler errechnet haben, daß das allgemein übliche Bücken die Wirbelsäule auf den Quadratzentimeter Fläche berechnet mit Zentnergewichten belastet, dann müssen wir Übungsformen finden, die diese Belastung reduzieren oder zumindest der Muskulatur die Bedingungen geben, die Wirbelsäule abzusichern.

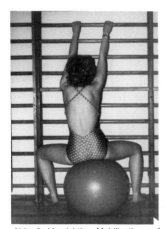

Abb. 2: Vorsichtige Mobilisation auf dem Therapieball

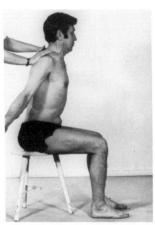

Abb. 3: Stabilisation auf dem Hocker mit Reizsetzung in rotatorischer Richtung

Im Sport, vor allem beim Gewichtheben sehen wir eindeutig, wie man sich bückt, ebenfalls in einigen Berufen, in denen auch noch heute Lasten zu tragen sind. Warum also denen nicht gleich tun? Für viele Patienten ist das ein völlig neuer Bewegungsablauf. Für uns als Therapeuten bedeutet es ein zusätzliches Wissen um das Verhältnis der Proportionen des entsprechenden Menschen. Ein langer dünner Mensch muß seine Kräfte und Hebel anders einsetzen, als ein kurzer und beleibter (**Abb. 4**). Zusätzliche Last kann ein im Verhältnis zum Unterkörper zu schwerer Oberkörper sein. Ich verweise auf die Proportionsangaben von KOLLMANN in KLEIN-VOGELBACH „Funktionelle Bewegungslehre". Sie bezeichnen folgendes als Norm: Die Körperlänge halbiert sich in Trochanterhöhe. In frontaler Sicht entspricht der Abstand der Trochanterenpunkte dem größten frontalen Thorax-Durchmesser, sowie in sagittaler Sicht die Fußlänge dem größten sagittalen Durchmesser des Brustkorbs. Ein Mißverhältnis allein dieser Größen zueinander bedeutet ein völlig unterschiedliches Bewegungsverhalten, das wohl gerade beim Bücken seinen deutlichsten Ausdruck findet.

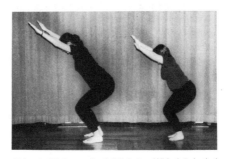

Abb. 4: Bücken mit stabilisierter Wirbelsäule bei unterschiedlichen Proportionen

Als ganz wichtig sehe ich es an, bei unseren Patienten das Gehen zu üben und zwar mit Tempo und symmetrischem Armschwung. Durch Tempo kommt der Patient in Vorlage, das bedeutet Streckung der Brustwirbelsäule, als Gegenlager wird die Bauchmuskulatur tonisiert. In dieser Streckstellung ist die Brustwirbelsäule optimal zu rotieren, was sich wiederum auf einen intensiven Armschwung überträgt. Eines ist also vom anderen abhängig.

Trotz bester Haltungsschulung vor dem Spiegel im Stand, mit Sichtbar- und Bewußtmachung einer Verbesserung der Haltung glaube ich heute, daß das Ziel unserer Arbeit, die Korrektur der Haltung, als erreicht angesehen werden kann, wenn sich der erwachsene Patient aufrecht, straff und harmonisch bewegen kann unter ökonomischem Einsatz seiner Muskulatur in seinem individuellen und von seinen Proportionen abhängigem Bewegungsstil.

Anneliese tum Suden
Lehrerin für Krankengymnastik
Lehranstalt für Krankengymnastik und Massage
Orthopädische Universitätsklinik (Dir. Prof. Dr. med. W. Heipertz)
Frankfurt/M 71/Friedrichsheim
Marienburgstr. 2

IV Störung der Bewegung

Prof. Dr. H.-D. Henatsch
P. Zinke
D. von Aufschnaiter
I. Liebenstund
F. Peterson
Prof. Dr. F. Schilling
Stud.-Prof. Dr. H. Kosel
Doz. Dr. J. Innenmoser

1 Haltung und Bewegung als Kontrahenten und Partner in der Motorik: Ein neurophysiologischer Lehrdisput in zwei Teilen
Teil II: Der Ausgleich und seine Risiken

H.-D. Henatsch (unter Mitwirkung von J. Ruder*), Göttingen

N. Meine Partnerin und ich wollen jetzt unseren Disput fortsetzen. Fräulein Ruder, wie weit waren wir in der bisherigen Diskussion eigentlich gekommen?

K. Sie hatten die Entwicklung der Motorik ziemlich dramatisch als „Befreiungskampf" der Lebewesen dargestellt. Dabei kam es in einem alten Evolutionsstadium zu einem Konflikt zwischen übermäßigen Haltungstendenzen und zurückgedrängten Bewegungstendenzen. Zuletzt hatten wir die menschliche zentrale *Spastik* als eine Art Rückfall in diese vergangene Konfliktsituation angesehen. Diese Patienten zeigen ein Übermaß an Haltungs- und Stützmotorik, das sie in ihrer Bewegungsfähigkeit stark behindert. Schuld daran war der Wegfall übergeordneter hemmender Kontrollen des Hirnstammes, der sich zum besonderen Förderzentrum für die Stützmotorik entwickelt hatte. — Das war aber nun wirklich kein Freiheitsgewinn!

N. Es wird eben eine Kehrseite der Freiheit sichtbar, wenn sich eine subalterne Instanz maßlos verselbständigt. An sich aber war die Überwindung der Schwerkraft für die landlebenden Tiere ein gewaltiger Befreiungserfolg, dessen Konsequenzen weit über die existentielle Selbstbehauptung im irdischen Lebensraum hinausgingen. Letztlich gab die Aufrichtung zum Zweifüßler, der die Hände frei bekam zum Werkzeuggebrauch und zur Manipulation der Gegenstände, dessen Hals- und Kopfhebung unter anderem die Umbildung der Kehlkopfregion zum Sprechwerkzeug ermöglichte, die entscheidenden Anstöße für die eigentliche Menschwerdung. Und nun, mit dem erwachenden Bewußtsein, konnten die höheren Tiere es auch wagen, auf gesichtete Ziele loszugehen und motorisch zu handeln, in ihre Umwelt einzugreifen.

K. Aber dazu mußten sie erst den Widerstand der perfektionierten Haltungs- und Raumorientierungsmechanismen gegen alle Selbstbewegungstendenzen überwinden lernen, nicht wahr? Wie haben sie das denn geschafft?

N. Das ist eine interessante Geschichte, weil sie nämlich zwei ganz verschiedene Lösungswege „erfanden", um zum Ziel zu kommen. Der entwicklungsgeschichtlich ältere ist der sanftere und gewissermaßen der „listigere", weil er von den alten Haltungsmechanismen ausgeht und diese selbst unbemerkt dazu bringt, in gewünschte Bewegungen überzugehen. Der andere, jüngere, ist rücksichtsloser, weil er die Durchsetzung der Zielbewegung erzwingt und entgegenstehende Haltungstendenzen vorübergehend einfach unterdrückt.

K. Das verstehe ich noch nicht. Wie kann den aus Haltung Bewegung werden?

N. Ganz einfach, indem sie sich in kleinen Schritten fortlaufend ändert. Wir hatten ja schon gesagt, daß die Haltungsregelungen nicht starr, sondern flexibel und anpassungsfähig sein müssen. Diese Auflockerung der Haltung und der Raumorientierung beginnt ja schon im Hirnstamm, wo im Zusammenwirken mit dem Vestibularorgan alle möglichen Störungen kompensiert und korrigiert werden können. Jede Haltungskorrektur, jede Gleichgewichtsverlagerung, ist aber bereits ein Ansatz zur Bewegung. Das braucht jetzt nur situationsgerecht

---

*) Krankengymnastik-Schule Göttingen

fortgesetzt werden, je nach den wechselnd einlaufenden Sinnesinformationen, dann bekommen wir den Übergang in glatte Bewegung. Jetzt verstehen wir, warum ein berühmter englischer Hirnforscher, Prof. DENNY-BROWN, gesagt hat: *„movement is a series of postures"* — Bewegung ist eine Serie von (variablen) Haltungen. Wir sollten allerdings einschränken, daß dies für viele, aber nicht für alle Bewegungen gilt.

K. Das sind aber doch, soweit ich sehe, alles Antworten auf die verschiedensten Sinnesreize, die eben korrekturbedürftige Störungen der Normalhaltung signalisieren und anpassende Stützreaktionen auslösen. Die mögen zwar wie Teilstücke von Bewegungen aussehen, aber es sind doch keine freien Willkürbewegungen!

N. Ich gebe Ihnen insoweit recht, als diese Bewegungsfragmente tatsächlich noch weitgehend reizabhängig und in hohem Maße automatisiert sind. Das wesentliche ist aber, daß der im Hirnstamm beginnende *Dynamisierungs-* und *Liberalisierungsprozeß* der Stützmotorik in den darüberliegenden höheren, aber noch immer alten Hirnstrukturen weiter fortgesetzt und vollendet wird. Dabei wird auch die Koppelung an die jeweiligen Sinnesreize zunehmend lockerer und indirekter. Sie behalten zwar ihren Wert als informative und antwortheischende Signale, vielfach sogar als Schlüsselsignale. Aber in dem Maße, in dem die Informationsverarbeitung in diesen Strukturen immer komplexer und selektiver wird, wenn neue Erfahrungen mit alten abgespeicherten verglichen und bewertet werden, dann mehren sich auch die wählenden Entscheidungsmöglichkeiten des Individuums, wie es auf eine konkrete Situation am besten zu reagieren und schließlich von sich aus zu agieren habe.

K. Was sind das denn für Hirnstrukturen, in denen diese Verarbeitungs- und Umformungsprozesse stattfinden?

N. Betrachten Sie das transparente Bild des Gehirns: Da ist das *Mittel-* und *Zwischenhirn*, der große Kernkomplex des *Thalamus*, der ja eine Art integrierendes Vorhirn für praktisch alle zum Endhirn einlaufenden sensorischen Informationen darstellt, dann die mit ihm vielfältig verbundenen sogenannten *Basalganglien* und ihre Nebenkerne, und natürlich das räumlich getrennt angelegte, aber funktionell eng mitwirkende *Cerebellum*. Es sind hauptsächlich jene Strukturen, die in der Klinik gern unter dem Begriff des *„Extrapyramidalen Systems"* zusammengefaßt werden.

K. Ich habe gelernt, daß das Extrapyramidale System die unwillkürliche Motorik kontrolliert, während das Pyramidale System für die Willkürmotorik zuständig ist.

N. Es wird Sie nicht überraschen, daß ich hiergegen Einwände habe. Schon die behauptete Aufteilung in zwei scharf getrennte zentralmotorische Systeme ist unglücklich, denn zwischen ihnen gibt es vielfältige anatomische und funktionelle Verbindungen, so daß sie ineinander übergehen. Dann aber ist die pauschale Zuordnung von unwillkürlicher Motorik zum extrapyramidalen System und von jeglicher Willkürmotorik zum anderen, von dem wir ja noch sprechen werden, ebenso ungerechtfertigt. Wahr ist lediglich, daß Basalganglien, Thalamus und Cerebellum schon in einem Entwicklungsstadium funktionstüchtig waren, als es noch keine differenzierte Hirnrinde mit einer Pyramidenbahn gab und als das Bewußtsein bestenfalls dumpfe Vorstufen erreicht hatte. Damals war dieses Dreigespann tatsächlich zuständig für die gesamte, in ihrem Rahmen erstaunlich vollkommene Motorik — und ist es noch heute ganz überwiegend bei Tieren wie etwa der Ratte oder den Vögeln. Und diese Motorik war eben weitgehend unterbewußt, was man gern mit „unwillkürlich" gleichsetzt, aber durchaus schon selbständig und subjektiv vollzogen.

K. Könnten Sie dann eine bessere Beschreibung für die Funktion der extrapyramidalen Strukturen geben?

N. Die Frage ist eigentlich schon beantwortet: Ihre Hauptaufgabe scheint in moderner Sicht der stetige Ausgleich von Haltung *und* Bewegung, die *Transformierung* von Stützmotorik in zweckmäßige Handlungsmotorik, zu sein. Es sind vor allem die etwas langsameren, kontinuierlich fortschreitenden Bewegungsakte, deren Ablauf genügend Zeit läßt, um sie in den diversen Rückkopplungskreisen der genannten Hirnstrukturen ständig nachzuregeln und, wenn nötig, zu korrigieren.

K. Spielt bei alledem die Hirnrinde, der Cortex, gar keine Rolle?

N. Doch, seitdem Basalganglien und Thalamus von einem funktionsreifen cerebralen Cortex überbaut wurden, wirkt er an diesen Vorgängen erheblich mit. Seine Rolle ist dabei aber ganz anders, als man dies noch vor gar nicht langer Zeit gedacht hatte. Ehe wir das etwas genauer betrachten, wollte ich noch kurz auf die sogenannten *„extrapyramidal-motorischen"* Erkrankungen eingehen.

K. Das sind ja häufige Patienten von uns, aber von ihren Krankheitsbildern weiß ich bisher nicht mehr als ein paar Symptome und Namen, wie *Parkinson*-Krankheit, *Veitstanz* oder *Athetose*.

N. Das ist doch schon eine ganze Menge. Wir wollen sie nicht alle im Detail besprechen, sondern trotz ihrer Verschiedenartigkeit nach einem gemeinsamen Nenner für sie suchen. Nach dem, was wir über die Grundfunktion der extrapyramidalen Strukturen sagten, werden Schädigungen oder Störungen in ihnen sich immer sowohl in *Haltungs-* als auch in *Bewegungs-Abnormitäten* auswirken. Es sind eben mißglückte Entgleisungen der Überführung von Haltung und Bewegung. Nehmen wir als Beispiel die häufigste dieser Erkrankungen, das *Parkinson'sche* Leiden. Sie haben solche Patienten doch sicher schon gesehen, was fällt an ihnen auf?

K. Es sind meist ältere Menschen, die sich nur spärlich und umständlich bewegen, so als müßten sie eine ständige Bremse überwinden. Sie gehen mit kleinen schleppenden Schritten, als ob die Füße am Boden kleben würden, die Arme schwingen dabei nicht mit. Blick und Mimik sind starr, der Lidschlag ist selten. Im auffallenden Gegensatz zu dieser Bewegungsarmut machen die Hände, Füße und der Kopf in Körperruhe schüttelnde Zitterbewegungen. Wenn man eine Extremität im Gelenk passiv beugen und strecken will, spürt man einen zähen Widerstand, der schließlich in kleinen Rucken nachgeben kann.

N. Gut beobachtet! Da haben wir die drei Hauptsymptome dieser Krankheit beisammen: das Mangelsymptom *Akinese* oder Bewegungsarmut und die beiden Überschußsymptome *Rigor* oder wächserne Steifheit und *Tremor* oder Ruhezittern, wobei letzteres auch fehlen kann.

K. Wieso ist der Rigor, der doch auch die Bewegungsfähigkeit erschwert, ein Überschußsymptom?

N. Er beruht auf einem abnorm *erhöhten Muskeltonus*, einer schon in Körperruhe ständig vermehrten Aktivität fast aller Muskeln, der Flexoren etwas mehr als der Extensoren. Das wirkt sich in einer abnormen Körperhaltung aus, die sehr charakteristisch ist.

K. Ach ja, der Patient ist im ganzen etwas geduckt, die Knie und Ellbogen sind ständig leicht gebeugt. Aber diese gesteigerte Muskelaktivität kommt doch sicher von den Motoneuronen — und wenn die schon dauernd vorerregt sind, dann müßte es doch eigentlich leichter sein, sie zu zusätzlichen Bewegungsaktivitäten zu veranlassen. Woher kommt dann die Bewegungsarmut, die Akinese?

N. Die Frage ist nicht leicht zu beantworten, weil sicherlich mehrere Faktoren beteiligt sind. Hauptsächlich beruht die Akinese auf einer echten zentralen *Antriebshemmung*: die dynamischen, motorischen Antriebe, welche normalerweise von bestimmten Regionen der Hirnrinde abwärts ziehen, werden unterdrückt oder erschwert. Man weiß, daß ein wichtiger Anteil der Basalganglien, das sogenannte *Striatum*, solche hemmenden Rückwirkungen auf die motorischen Zonen des Cortex ausübt, aber normalerweise selbst unter hemmender Kontrolle eines tieferen extrapyramidalen Kerns, der *Substantia nigra*, steht. Beim Parkinson-Kranken sind nun jene Zellen in der Substantia nigra degenerativ oder toxisch geschädigt, von welchen die hemmende Bahn zum Striatum ausgeht. So wird letzteres enthemmt und hemmt nun zuviel den motorischen Cortex.

K. Ganz schön kompliziert! Dann ist also eine Hemmung von Hemmungen im Gehirn defekt. Aber Sie sprachen noch von weiteren Faktoren.

N. Man ist sich noch nicht recht einig, was auf der spinalen, also Rückenmarksebene abnorm verändert ist. Die erwähnte Hyperaktivität betrifft wahrscheinlich nicht alle Alpha-Motoneurone, sondern nur einen bestimmten Teil von ihnen. Es sieht wie eine mißglückte tonische Haltungsinnervation aus, die gerade an den falschen Motoneuronen bevorzugt angreift, nämlich jenen, deren Muskeln der Schwerkraft schlechter widerstehen können. Auch die *Gamma-Innervation* der Muskelspindeln ist offenbar nicht in Ordnung, aber wie genau, ist noch strittig. Und schließlich scheinen ein oder mehrere spinale Hemmungsmechanismen abnorm verstärkt zu arbeiten, so daß zur zentralen Antriebsarmut noch eine periphere, zu stark angezogene Bremse für die Alpha-Motoneurone hinzukommt.

K. Welche krankengymnastischen Konsequenzen sollte man hieraus ziehen?

N. Als Neurophysiologe meine ich: Lockerung der spinalen Bremsen für die Agonisten, Förderung der Antagonisten-Hemmung, behutsame Begünstigung der echten Haltungs-Extensoren — aber für konkrete Details bin ich als Nichtkliniker nicht kompetent genug.

K. Da wollen wir mal sehen, was unsere klinischen Lehrmeister dazu sagen.

N. Einverstanden. Ich möchte jetzt gern zu meiner Ankündigung zurückkehren, daß es noch einen zweiten, rücksichtsloseren Modus gibt, um besonders rasche, dynamische Bewegungsakte durchzusetzen und den Widerstand der Haltungsmechanismen zu brechen. Dieser bedient sich besonders des jüngsten Produkts der Gehirnevolution, des pyramidalen (oder primär-motorischen) Cortex und der von dort ausgehenden *Pyramidenbahn*, die sich erst bei höheren Säugern findet. Sie wissen, das ist eine mächtige motorische Vorfahrts- oder Direktbahn, die auf jeder Hirnhälfte vom Cortex ununterbrochen bis zu den Rückenmarkssegmenten zieht und dort (jedenfalls beim Menschen) zum kleineren Teil direkt an den Motoneuronen, zum größeren Teil an diesen dicht vorgelagerten Zwischenneuronen synaptisch endigt?

K. Ja, und oberhalb des verlängerten Marks kreuzen ihre Fasern auf die Gegenseite, so daß die vom rechten Gehirn ausgehende Bahn die Muskeln der linken Körperhälfte versorgt und umgekehrt.

N. An dem pyramidenförmigen Kreuzungswulst, der der Bahn übrigens den Namen gegeben hat, kreuzen zwar nur etwa 80% der Fasern, aber der Rest tut es im weiteren absteigenden Verlauf fast vollständig auch noch. Am Ursprungsort der Pyramidenbahn kann nun der motorische Cortex fertig ausgearbeitete *zielmotorische Programme* aussenden, die er allerdings nicht selbst erzeugt, sondern von anderen Instanzen zugeliefert bekommt. Mit diesen Programmen wird über den Schnellweg an allen anderen Hirnstrukturen vorbei bis zu den Motoneuronen radikal durchgegriffen...

K. ...und dort werden die angewählten Motoneurone erregt, nicht wahr?

N. Aber nicht alle, das ist wichtig! Erregt werden vorwiegend die großen, zur raschen Bewegungseinleitung benötigten Alpha-Motoneurone, und die versorgen in erster Linie die raschen Flexoren. Die Pyramidenbahn ist — wie auch 1–2 andere absteigende Bahnen — eine typische *„flexoren-begünstigende"* Bahn. Die Extensoren-Motoneurone dagegen — besonders die für die tonischen Haltungsmuskeln — werden überwiegend gehemmt; und das bedeutet, daß die Bewegungs-Erregung zugleich einhergeht mit einer vorübergehenden Unterdrückung der ihr entgegenstehenden Haltungs-Innervation.

K. Ziemlich brutal — ist dann nicht die Gefahr, daß der Körper zusammenbricht?

N. Die Haltungs-Unterdrückung erfolgt immer nur kurzfristig, gerade solange und so abgestuft, wie es für die dynamische Bewegung nötig ist. Übrigens hilft bei dieser Haltungs-Bewegungs-Abstimmung ganz wesentlich das Cerebellum mit, und zwar schon bevor der Motorcortex sein Bewegungsprogramm erhält. Aber das wollen wir jetzt noch nicht näher untersuchen.

K. Sie haben im ersten Teil von den *„Gamma-Motoneuronen"* und dem Gamma-Muskelspindel-System gesprochen. Hat die Pyramidenbahn auch mit diesem etwas zu tun?

N. Gut, daß Sie mich daran erinnern. Für die Pyramidenbahn gilt wie auch für andere im Rückenmark absteigende motorische Bahnen: ihre Einflüsse erreichen nicht nur die *Alpha-* sondern auch die zugehörigen *Gamma-Motoneurone*, und zwar mit gleichsinnigen Wirkungen; das heißt in diesem Falle vorwiegende Erregung der Flexor-Gammas und vorwiegende Hemmung der Extensor-Gammas. Das Prinzip der Alpha-Gamma-Koaktivierung ist also auch hier gewahrt.

K. Jetzt ist mir noch etwas unklar: Sie haben sich vorhin so gegen die getrennte Gegenüberstellung von „pyramidalem" und „extrapyramidalem" System gewehrt und die unlösbare Verknüpfung zwischen beiden betont. Soweit ich sehe, ist doch aber der Motorcortex mit seiner durchgeschalteten Pyramidenbahn ein völlig gesondertes System, das mit den extrapyramidalen Strukturen nichts zu tun hat.

N. Oh nein, da müssen wir einiges nachtragen: Erstens gibt die Pyramidenbahn auf ihrem Weg durch das Gehirn Abzweigungen, sogenannte Collateralen, zu verschiedenen extrapyramidalen Kernen und zu ihren Anschlußstationen im Hirnstamm ab. Und zweitens können die Basalganglien und ihre Unterkerne zwar auch Informationen über Etappenwege abwärts zum Rückenmark leiten; aber hauptsächlich bilden ihre Verbindungen einen großen *Rückkopplungskreis*, der über bestimmte Thalamuskerne zurück zum Cortex führt und zwar genauer: zum Motorcortex, dem Ausgangsort der Pyramidenbahn. Diese erhält also laufend Informationen, die in den alten extrapyramidalen Strukturen schon vorverarbeitet, sortiert und gemischt wurden. Damit wird die Pyramidenbahn — so paradox dies für traditionelle Ohren klingen mag — gewissermaßen zu einem *Ausführungsorgan* der extrapyramidalen Mechanismen, natürlich neben anderen eigenständigen Funktionen.

K. Dann allerdings ist die Systemtrennung wohl nicht mehr zu rechtfertigen. Jetzt dämmert mir auch, warum Sie vorhin sagten, daß die vom Motorcortex ausgesandten Programme nicht von diesem selbst erzeugt werden. Dann kommen die wohl über Ihren Rückkopplungskreis von den Basalganglien über den Thalamus?

N. Ja, aber das ist nur *ein* Weg für eine bestimmte Sorte von Programmen — nämlich hauptsächlich für die früher erwähnten langsamen, kontinuierlich fortschreitenden Bewegungen, die aus der Umformung von ursprünglich statischen Haltungsmustern hervorgegangen sind. Meine Anmerkung über die andernorts erfolgende Programmierung galt aber auch und gerade für die raschen, dynamischen, gewollten Zielbewegungen, von denen wir vorhin sprachen. Sie laufen zu schnell, als daß sie stetig nachgeregelt werden könnten. Da wird ein fertiges *Vorausprogramm* für den ganzen kurzen Bewegungsakt gebraucht, und dazu ist der Motorcortex nicht selbst befähigt; er führt es mit der Pyramidenbahn nur aus, wenn er es zugeliefert erhält.

K. Nun stürzt mir tatsächlich ein Weltbild ein — ich hätte geschworen, daß diese Art von Willkürbewegungen ihren ersten Ursprung im Motorcortex hat. Wo kommt das vorgefertigte Programm denn her?

N. Sie werden lachen — in diesen Fällen höchstwahrscheinlich vom *Kleinhirn* — genauer: von der Kleinhirnrinde. Das ist eine der überraschenden Feststellungen, zu denen man im letzten Jahrzehnt gekommen ist. Das Kleinhirn ist — im technischen Vergleich — ein hervorragender Kurzzeit-Computer, der in Windeseile das benötigte Programm durchrechnen, zusammenstellen und gleich danach wieder löschen kann, um für die nächste Sofort-Aufgabe frei zu sein. Aber natürlich braucht es dazu einen Anstoß, einen *Entwurf* oder Auftrag für das jeweilige Programm. Und der kommt nun tatsächlich von der Hirnrinde, aber eben nicht vom Motorcortex, sondern von ausgedehnten anderen Feldern, die man als „*Assoziationscortex*" zu bezeichnen pflegt.

K. Die Überraschung ist Ihnen gelungen. Dann müßten ja von dort zum Kleinhirn Verbindungen bestehen, und andererseits vom Kleinhirn zurück zum Motorcortex, damit die Programme dort ankommen.

N. Ganz recht — beides ist schon seit längerem bekannt: von ausgedehnten Arealen des Assoziationscortex ziehen mächtige Faserzüge über die sogenannte Brücke zur Kleinhirnrinde, man spricht von der „*cortico-ponto-cerebellären*" Bahn. Und ein Teil der Ausgänge von den Kleinhirnkernen läuft über motorische Kerne des Thalamus zurück zum Motorcortex. Bei den Einflüssen der Kleinhirnrinde auf die Neurone der nächsten Station, der Kleinhirnkerne, erfolgt übrigens jene Funktionssortierung, die ich vorhin kurz erwähnte: dort liegende Haltungsneurone werden kurzfristig gehemmt, andere Bewegungsneurone werden zur Erregung freigegeben.

K. Wenn Sie recht haben, dann wäre ja das Kleinhirn zeitlich vor den Neuronen des Motorcortex tätig — ich habe bisher immer gedacht, es wäre ein nachgeordnetes oder höchstens parallel geschaltetes Kontrollorgan für die vom Cortex kommenden Erregungsmuster.

N. Solche Nachkontrollen kann es auch ausüben, das Vorprogrammieren ist nur eine der vielseitigen Kleinhirn-Aufgaben. Aber für diese Fälle hat man durch sorgfältige Zeitvergleiche von Mikroregistrierungen einerseits von Kleinhirnneuronen, andererseits von Motorcortex-Zellen tatsächlich gute Hinweise dafür gefunden, daß letztere mit ihren Aktivitätsänderungen gegenüber ersteren nachhinken. Entsprechendes gilt übrigens auch für bestimmte Neurone in den *Basalganglien*, denen wir ja ebenfalls eine dem Motorcortex vorangehende Programmierfunktion für die langsameren Bewegungen zugeschrieben hatten. Auch sie empfangen von weiten Bereichen des Assoziationscortex Zuströme — und den Rückweg über den Thalamus zum Motorcortex haben wir ja schon durchgesprochen.

K. Der erste Bewegungsentwurf soll also für beide Bewegungstypen vom Assoziationscortex kommen — aber woher erhält der seinen Antrieb?

N. Man kann natürlich immer weiter nach rückwärts fragen, wo denn die allerersten psychomotorischen Entschlüsse herkommen, aber dieser Weg verliert sich im Dunkeln und schließlich wird die Frage nach einem lokalisierbaren „Sitz" der Seele oder des Willens sinnlos. Wir können nur sagen, daß die eigentlichen subjektiven Primärentscheidungen aus der Tiefe alter Hirnstrukturen wie dem *Zwischenhirn* und dem sogenannten *„Limbischen System"* aufsteigen und zur Hirnoberfläche, speziell zum Assoziationscortex, vordringen. In diesen nur vage abgrenzbaren Regionen finden auch die Schlüsselprozesse der Bewußtseinsbildung, der Motivation und der emotionalen Antriebe statt, aus denen letztlich unter anderem unsere Willensentscheidung entspringt.

K. Ich hätte mir nie gedacht, daß so viele vorbereitende Ereignisse im Gehirn stattfinden, ehe es zum sichtbaren Start einer Hand- oder Fingerbewegung kommt. Kann man die irgendwie messend registrieren und feststellen, wieviel Zeit sie beanspruchen?

N. Es gibt tatsächlich eine neuartige, am Menschen anwendbare Methode, die hierzu einige Auskünfte liefert: das ist die von dem Ulmer Neurologen KORNHUBER und seinen Mitarbeitern eingeführte Registrierung der sogenannten *„Präpotentiale"* (also Vorauspotentiale) der Hirnrinde vor dem Beginn solcher kurzen willentlichen Bewegungen. Man benutzt dazu eine spezielle EEG-Aufnahmetechnik, bei der die bekannten unregelmäßigen Spontanrhythmen des EEG durch einen elektronischen Trick unterdrückt und die sehr kleinen Präpotential-Schwankungen durch vielfache Wiederholung aufsummiert, d. h. verstärkt sichtbar gemacht werden. Ich zeige Ihnen hier so ein Registrierbild, wobei der Punkt Null auf der Zeitachse immer den elektromyographisch erfaßten Handbewegungsbeginn markiert. Sehen Sie selbst, wie lange vorher da ein langsam ansteigendes sog. *„Bereitschaftspotential"* schon einsetzt!

K. Ja, bei etwa 800 ms, das ist ja fast 1 Sekunde! Und von welcher Hirnregion ist das ableitbar?

N. Keineswegs nur örtlich über dem gegenseitigen Motorcortex, sondern beidseitig von weiten Bereichen des Hirnschädels. Das entspricht höchstwahrscheinlich dem Eindringen der Antriebsvorgänge aus der Tiefe in die Assoziationsareale des Cortex. Ich verzichte auf die Besprechung der weiteren Potentialzacken, die andere Namen bekommen haben. Erst die letzte kleine Komponente, ca. 50 ms vor Null, findet sich scharf lokalisiert über der Handregion des contralateralen Motorcortex, entsprechend dem Feuern der zuständigen Pyramidenbahnzellen.

K. Ist die Zeit vom Entschluß bis zum Bewegungsbeginn immer so lang?

N. Nur bei spontanen, selbstbestimmten Bewegungen. Wenn der Mensch oder etwa ein dressierter Affe nur auf einen erwarteten Sinnesreiz, z. B. einen Lichtblitz oder einen leichten elektrischen Schlag am Finger, antworten soll, so werden diese „Reaktionszeiten" wesentlich kürzer. Und wenn man eine freie Bewegung plötzlich stört, z. B. durch einen mechanischen Belastungs- oder Entlastungsstoß, dann läuft eine Salve von Propriozeptoren-Erregungen aus dem Muskel geradlinig und schnell bis zum Cortex und kann dort schon nach etwa 20–30 ms eine korrigierende Antwort der Pyramidenbahnzellen auslösen, die nach weiterer ähnlicher Zeit wieder am Muskel eintrifft.

K. Das scheint ja wie ein Reflex abzulaufen!

N. Ganz recht, nur daß hier eine lange Schleifenbahn von den Propriozeptoren bis zum Cortex und zurück zu den Motoneuronen und Muskeln durchlaufen wird. Man nennt es auch einen *„transcortikalen"* oder *„long loop"* Reflex, für dessen normalphysiologische Bedeutung man sich neuerdings sehr interessiert. Beim Parkinson-Kranken scheint dieser Mechanismus übrigens abnorm gesteigert und verlängert zu sein.

K. Da wären wir ja wieder bei den krankhaften Störungen angelangt...

N. ...für die uns leider nur noch zu wenigen Stichworten Zeit bleibt. Wir sollten abschließend nochmals betonen, daß die höheren Organismen bis zum Menschen zwar trickreiche und bewundernswerte Lösungen zum Ausgleich der ursprünglich kraß auseinanderstrebenden Haltungs- und Bewegungstendenzen gefunden haben, daß aber der alte Konflikt immer wieder aufbrechen kann und neue Risiken hinzugetreten sind.

K. Wieso neue Risiken? Mir reicht schon der komplizierte alte Machtstreit.

N. Sehen Sie, dieser schwierige Haltungs-Bewegungs-Ausgleich ist ein ständiger Balanceakt zwischen zahlreichen Erregungs- und Hemmungs-Prozessen, zwischen Zuwende- und Abwende-Tendenzen, zwischen Sicherheitsbedürfnis und Aktionsdrang. Das kann schon durch kleine Störungen in Unordnung geraten, und massive Schäden wirken sich katastrophal aus. Denken Sie nur an die *Epilepsie*, wenn ein ungehemmter Gewittersturm von Krampferregungen über den ganzen Hirnmantel herzieht. Oder an den cerebralen Schlaganfall, die *Apoplexie*, wenn an einer besonders gefährdeten Engpaßstelle, wo sich alle Pyramidenbahnfasern und viele extrapyramidale Fasern zusammendrängen, plötzlich eine Hirnblutung erfolgt oder das ernährende Blutgefäß verlegt wird: die akuten und vor allem die Spätfolgen beruhen keineswegs allein auf dem Ausfall der Pyramidenbahn, besonders die *Spastik* ist auf die Mitläsion der extrapyramidalen Faserzüge zurückzuführen. Nehmen Sie die *Chorea* (den Veitstanz) wo im Gegensatz zum Parkinson-Geschehen das geschädigte Striatum nicht zuviel, sondern zuwenig hemmt und daher blitzartige, tanzende, zappelnde Bewegungen auftreten. Und wieder anders bei der *Athetose*, wo Striatum und Pallidum befallen sind und die Überschußbewegungen quälend wurmartig sind.

K. Wollen wir nicht lieber aufhören, mir raucht schon der Kopf. Aber ich verspreche Ihnen, daß ich in meiner weiteren Ausbildung und vor allem bei meinem Umgang mit den Patienten mit stärker motiviertem Interesse als bisher an all diese schwierigen, aber interessanten Zusammenhänge denken werde. Vielleicht helfen sie mir sogar, den Patienten bei ihren Befreiungskämpfen von schicksalhaften Zwängen etwas besser beizustehen.

Prof. Dr. med. H.-D. Henatsch
Physiol. Inst. II
Humboldtallee 7
3400 Göttingen

J. Ruder
Humboldtallee 24
3400 Göttingen

Literatur:

GAUER – KRAMER – JUNG (Herausg.): Physiologie des Menschen, Bd. 14: „Sensomotorik" (mit Beiträgen von J. HAASE, H.-D. HENATSCH, R. JUNG, P. STRATA, U. THODEN). Taschenbuch. München-Berlin-Wien: Urban & Schwarzenberg, 1976

HENATSCH, H.-D.: Cerebrale Regulation der Motorik. In: Das menschliche Gehirn (R. KURZROCK, Herausg.), S. 108–117. Schriftenreihe der RIAS-Funkuniversität (Forschung und Information, Bd. 19). Berlin: Colloquium Verl. 1975

KORNHUBER, H. H.: Motorische Systeme und sensomotorische Integration. In: Die Psychologie des 20. Jahrhunderts, Bd. VI (R. A. STAMM, H. ZEIER, Herausg.), S. 750–762. Zürich: Kindler Verl. 1987

SCHMIDT, R. F. (Herausg.): Grundriß der Neurophysiologie (Heidelberger Taschenbücher, Bd. 96), 4. Aufl. Berlin-Heidelberg-New-York: Springer-Verl. 1977

2 Frühdiagnose — Krankengymnastische Befunderhebung zentraler Bewegungsstörungen bei Säuglingen und Kleinkindern

Petra Zinke, Neuss

Die Bezeichnung „Frühdiagnose" ist heute nicht nur auf dem Gebiet der zentralen Bewegungsstörungen, sondern in der ganzen Medizin, ja sogar im Bezug auf die Auto-Inspektionen in unser Bewußtsein eingegangen. Ich möchte zunächst die *„Frühdiagnose"* abgrenzen von der *„Krankengymnastischen Befunderhebung"*.

Aus der Frühdiagnose, von den Ärzten durchgeführt, folgert beim pathologischen Säugling als therapeutische Konsequenz die Behandlungsnotwendigkeit. Die Diagnose beinhaltet also die Krankheitsfeststellung und die Erkennung von Nebendiagnosen, die unsere Behandlung erweitern oder auch einschränken können z. B. orthopädische Nebendiagnosen wie Hüftluxationen, Fußfehlhaltungen und Skoliosen oder internistische Nebendiagnosen wie Stoffwechselstörungen oder neurologische Nebendiagnosen wie Epilepsien.

Diese Frühdiagnose, so wichtig sie auch für uns ist, muß dennoch durch die krankengymnastische Befunderhebung ergänzt werden, aus der sich der direkte Behandlungsplan ergibt. Dies ist speziell wichtig in den leider noch häufigen Fällen wo uns Therapeuten Kinder zugewiesen werden mit recht nebelhaften und unvollständigen Diagnosen, wo wir nach Nebendiagnosen fahnden müssen und praktisch nur auf uns selbst angewiesen sind. Die Befunderhebungen müssen wir daher sicher beherrschen und so konzipieren, daß sie alle Aspekte umfaßt, die für unseren daraus folgernden Therapieplan relevant sein können Wenn wir daran denken, daß hier der Schlüsselpunkt zu einer erfolgreichen Therapie liegt, werden wir uns die Zeit nehmen — notfalls über 2 Behandlungseinheiten hinweg — um uns ein genaues Bild über das Kind und die Eltern als Co-Therapeuten zu machen, und um den Eltern die Möglichkeit zu geben, sich zu informieren, um so über die Information Vertrauen und Motivation zur Behandlung gewinnen.

Wenn die Mutter oder im besten Fall wie heute schon oftmals die Eltern zu uns in die Behandlung kommen, sind sie durch die Diagnosestellung des Arztes verunsichert, da sie meist nicht voll, sondern nur teilweise informiert sind. Sie sind von der niederschmetternden Diagnose geschockt und fühlen sich wegen der direkten Identifikation mit ihrem Kind persönlich verletzt, sind also in einer negativen Grundstimmung — eine schlechte Voraussetzung für eine erfolgreiche Therapie.

Hier ist das Erstgespräch als Einstieg in die Befunderhebung dringend nötig, in dem die objektiven Angaben über die medizinische Vorgeschichte und die subjektiven Angaben der Eltern über allgemeine und spezifische Auffälligkeiten zusammengetragen werden.

Zu der medizinischen Vorgeschichte gehört z. B. die Gruppe der Risikofaktoren, die prae-, peri- und postnatal auftreten können, einzeln oder in der Summation als Risikokette. Sie sind aufgelistet in der Fachliteratur nachzulesen und sollen nur in einem Beispiel aufgezeigt werden, als Aufriß einer kausalen Risikokette. Die praenatale Placentainsuffizienz führt möglicherweise zu einem reduzierten Geburtsgewicht, das mit weniger als 1500 g einen gravierenden Risikofaktor darstellt. Postnatal stellen sich häufig daraus folgend Anpassungsstörungen mit Sauerstoffmangel ein.

Zu den subjektiven Angaben der Eltern gehören außer den Auffälligkeiten, die das Kind beim *handling*, bei der Nahrungsaufnahme und in seiner Motorik zeigt, auch die psychosozialen

Faktoren wie die Feststellung mangelnder Kontaktaufnahme. So wird etwa das Lächeln der Eltern vom Kinde nicht erwidert. Solches Fehl- oder Nichtverhalten wird von den Eltern sehr früh als emotionale Enttäuschung erlebt und berichtet.

Hier wird deutlich, daß sich die Krankengymnastinnen, speziell die in der Frühtherapie tätigen, mit dem eng verbundenen Gebiet der Entwicklungspsychologie vertraut machen sollten.

Durch das Erstgespräch werden die Eltern in die Befunderhebung miteinbezogen und sogleich als Co-Therapeuten eingesetzt, da ja von ihnen Informationen erfragt werden. Sie erleben die weitere Befunderhebung als aktive Behandlungspartner mit.

Denken wir daran, als wie schrecklich es die Eltern empfinden, wenn der fachlich bestbegründete Befund in einer unverständlichen Fachsprache über sie hinweg im Kollegenkreis besprochen wird und sie selbst in die Rolle der Außenstehenden gedrängt sind. Solche Eltern werden nach diesem negativen Erlebnis schwerlich zu einer positiv motivierten Mitarbeit zu bewegen sein.

Nach dem Erstgespräch wenden wir uns nun von den Eltern dem Kinde zu und erleben die Beobachtung des Kindes mit ihnen gemeinsam, so daß wir über die verschiedenen Symptome offen und wertfrei informieren können. Die krankengymnastischen Beobachtungen bestätigen oder korrigieren die Angaben der Eltern, wenn sie zu einseitig subjektiv gefärbt sind.

Die Beobachtung der Körpermotorik, der Greifmotorik und die der Sprachmotorik sind gleichermaßen wichtig für unseren Befund. Erinnern wir uns an die Repräsentanz der Motorik im gyrus praecentralis der Cortex, so finden wir für die Feinmotorik der Hand und die Mikromotorik des Gesichtes besonders große Areale im Vergleich zur gröberen Körpermotorik. Die Hirnläsion z. B. eine Blutung findet sich häufig im Bereich des sulcus centralis. Je größer das geschädigte Gebiet ist, desto mehr werden Fein- und Sprachmotorik mitbetroffen und es ist selbst bei diplegischen Ausfällen mit einer verbreiterten Hirnläsion und dadurch mit Störungen der Fein- und Sprachmotorik zu rechnen.

Zu bedenken ist bei der Beobachtung der Motorik, daß sie stark vitalitätsabhängig ist, also bei konstitutionell bedingt aktiven Kindern verstärkt, bei antriebsschwachen Kindern verzögert sein kann. Zur Beobachtung der Körpermotorik gehört die Beurteilung der Spontanhaltung von Kopf, Rumpf und Extremitäten, aus Rücken- und Bauchlage. Zu achten wäre dabei insbesondere auf pathologische Haltungsmuster, Asymmetrien, auf die Stellung der Wirbelsäule und der Hüftgelenke. Bei der Vertikalisierung geht die Entwicklung aus der Bauchlage cranio-caudal von der zunächst asymmetrischen, später symmetrischen Nackenstreckung zum Ellbogenstütz mit Schulteraufrichtung, der abzugrenzen ist gegen den ontogenetisch früheren Unterarmstütz mit protrahierten Schultern.

Die Vertikalisierung der Hüfte wird deutlich sichtbar in den Kriechbewegungen. Die zunächst unwillkürlichen Strampelbewegungen, von Beuge- und Streckmuster beeinflußt, entwickeln sich weiter zu der beginnenden Hüftaufrichtung in Mittelstellung und leichter Außenrotation und zu dem alternierenden Vierfüßlerkriechen. Den Beginn der Vertikalisierung zum bipedalen Gang sehen wir in der sekundären *standing reaction*, die aus der Hüftaufrichtung heraus und von den Fersen aus erfolgt im Gegensatz zur primären *standing reaction* ohne Rumpf- und Hüftaufrichtung.

Die Möglichkeit der phasischen Bewegung ergibt sich aus dem Stand der Haltung und der Vertikalisierung, es zeigt sich aber hier entscheidend, wie stark das Kind eigenmotiviert ist, aus seinen motorischen Fähigkeiten eine Fortbewegung zu entwickeln.

Die Greifmotorik wird geprägt von der Körpermotorik. Wir wissen heute, daß bei einer fehlenden Schulter — Ellbogen — Aufrichtung mit innenrotierten Schultern die Ulnarstellung der Hand mit der Daumenadduktion bestehen bleibt, und es dadurch zu den typischen Greifentwicklungsstörungen kommt.

Daher ist die Beurteilung des Ellbogenstützes aus der Bauchlage und der gesicherten Schulterhaltung aus der Rückenlage beim Säugling unumgänglich.

Das erste Stadium der Greifmotorik zeigt zunächst den Affengriff, im Stadium des noch positiven Greifreflexes.

Die Handstellung ist ulnar, es besteht noch keine Daumenabduktion. Für den radialen Handgriff ist die Sicherung der Schulteraufrichtung bis in die Rhomboiden Voraussetzung, denn das Greifen erfolgt jetzt willkürlich und in Supinationsstellung mit Daumenabduktion.

Der Pinzettengriff, das Greifen kleinerer Gegenstände nur mit gestreckten Daumen und Zeigefinger, wird noch nicht mit der Daumenopposition durchgeführt. Ich sehe diesen Griff als kurze Zwischenstufe an, die durch das Interesse des Kindes an kleineren Gegenständen geprägt ist und auf der die späteren M.C.D.-Kinder stehen bleiben, so daß es hier zu den gravierenden graphomotorischen Störungen kommt.

Im Stadium des Pinzettengriffs muß darauf geachtet werden, daß viele sensible Erfahrungen mit der Handinnenfläche gemacht werden, so daß der Ganze — Hand — Griff nicht völlig verschwindet, denn aus ihm entwickelt sich der spätere Zangen- oder Spitzgriff, der eine intakte Feinmotorik und Sensibilität garantiert und der die runde Handstellung für die spätere Graphomotorik anbahnt.

Hier noch zwei Beispiele aus den Stadien der Greifmotorik. Im ersten Bild sehen wir einen Säugling von 4 Wochen mit physiologisch noch stark ausgeprägten Hand-Greifreflexen. **(Abb. 1)**

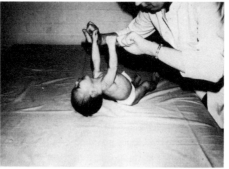

Abb. 1: Die Handgreifreflexe beim 4 Wochen alten Säugling

Im zweiten Bild ein 12 Monate altes Kind beim willkürlichen Greifen in radialer Handstellung, jedoch noch nicht mit voller Daumenopposition. **(Abb. 2)**

Zu der Beobachtung der Sprachmotorik gehört zuerst die Beurteilung des Entwicklungsstandes der Kopf — Rumpf — Kontrolle, die die Voraussetzung für eine physiologische Sprachmotorik ist. Denn die Sprachorgane wie z. B. der Kehlkopf sind in der genetischen Evolution über Jahrmillionen hin so entwickelt, daß aus der vertikalen Kopfstellung die beste Sprachmöglichkeit gegeben ist. In der ersten Phase der primitiven Mundreflexe sehen wir den Hinwendereflex, den Mundöffnungsreflex, den Saug- und Schluckreflex, die als lebenserhaltende Reflexe im ersten Trimenon vorhanden sind, und die mit Beginn der Vertikalisierung abgebaut werden.

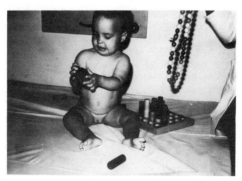

Abb. 2: Das radiale Greifen beim 12 Monate alten Kind

Wir Therapeuten haben bei unseren Behandlungskindern im allgemeinen Angst vor diesen Reflexen, weil ihre Persistenz eine Sprachmotorikstörung anzeigt. Aber wir sollten daran denken, daß erst nach einer Phase der ausgeprägten primitiven Mundreflexe die 2. Phase der vorbereitenden Sprachmotorik einsetzen kann. Diese ist geprägt von der Kaureaktion, die den Beißreflex ablöst und durch das Herunternehmen der Zunge beim Kauen den Saugreflex abbaut. Durch das Kauen kommt es zur Desensibilisierung des Mundraumes, so daß er zur Erforschung von Gegenständen im dreidimensionalen räumlichen Bereich miteinbezogen werden kann.

Ein Kind, das gut kaut und Dinge mit dem Mund erforscht, wird wahrscheinlich später keine sprachmotorischen Störungen zeigen. Beim größeren Säugling und beim Kleinkind ist die Tonusqualität der mimischen Muskulatur zu beurteilen, die die Sprachentwicklung beeinflussen kann. So das Maskengesicht bei der hypertonen Mimik, die überschießende grimassierende Mimik bei der Athetose und die hypotone Mimik.

Die Spontanbeweglichkeit von Zunge und Lippen bei der Vokalisation und der Nahrungsaufnahme sollte beurteilt werden sowie die evtl. Hypersalivation, die aus dem fehlenden Mundschluß bei Hyper- wie auch Hypotonus auftreten kann. Hier ein Beispiel der Sensibilisierung und Anbahnung des oriofacialen Hinwendereflexes mit Blickwendung bei einem 2 Tage alten Neugeborenen. (**Abb. 3**)

Aus dem intensiven Sich-Befassen mit dem Kind während der Beobachtungen ergibt sich die Möglichkeit einer objektiven Beurteilung seines sozialen Entwicklungsstandes, die auch für uns Krankengymnastinnen wichtig ist und die Förderung des Sozialkontaktes während jeder Übung der späteren Behandlung folgen lassen soll. Die eigentliche Reflexprüfung beleuchtet den Entwicklungsstand von einer anderen Seite, beide Seiten zusammen sollten das Bild abrunden. Die Reflexprüfung steht in direkter Wechselbeziehung zu den Beobachtungen und gibt durch die Reflexantworten Aussage über den genauen Entwicklungsstand sowie über Seitenasymmetrien, Tonusqualität und die topographische Symptomatologie. Die tonischen Reflexe sind als Primitivreflexe in die praevertikale Phase einzuordnen. Sie sind Ihnen allen bekannt und brauchen hier nicht erklärt zu werden, genau wie die Stellreaktion, die bereits mit der ersten Schulteraufrichtung beginnen und mit weiterfortschreitender Vertikalisierung die tonischen Reflexe abbauen und ablösen. Die Greif- und Oral-Reflexe sind meist schon bei der Beobachtung der Motorik geprüft. Sie sind hier vollständigkeitshalber noch einmal aufgeführt. Und „last not least" prüfen wir für den Reflexstatus die Lagereaktionen, die Aussage geben über die posturale Reaktibilität, d. h. die Möglichkeit der Anpassung der Haltung an Lageveränderungen. Diese Lagereaktionen sind bis zur bipedalen Lokomotion relevant, werden dann überdeckt durch Willkürreaktionen. Die Prüftechniken der Reflexe und ihrer Auswertung sind in der Fachliteratur ausführlich beschrieben, ebenso wie die Tabellen über die physiologischen Zeiträume der einzelnen Reflexe, so daß in diesem Rahmen darauf verzichtet werden soll.

Hier ein Beispiel aus der Reflexprüfung.

Der positive Gehautomatismus ist physiologisch im 1. Drittel des 1. Trimenons; hier ein Säugling im Alter von 3 Wochen. (**Abb. 4**)

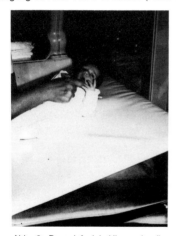
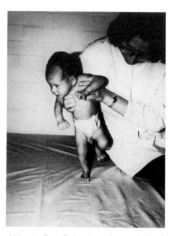

Abb. 3: Der oriofaciale Hinwendereflex beim 2 Tage alten Neugeborenen

Abb. 4: Der Gehautomatismus beim 3 Wochen alten Säugling

Beim zentral bewegungsgestörten Kind bleibt dieser Reflex bestehen, wie hier bis ins 4. Lebensjahr, wobei vom Kind versucht wird, ihn in die Willkürmotorik zu integrieren, die dadurch pathologisch entartet. (**Abb. 5**)

Aus der neurophysiologischen Erkenntnis heraus, daß die motorischen und sensorischen Hirnareale nicht scharf getrennt sind, wissen wir, daß eine intakte Motorik ohne die Sensorik — d. h. ohne die reizaufnehmenden Organe nicht möglich ist.

Alle Bewegungsimpulse verlaufen nicht ausschließlich von der Motorcortex, sondern unter Mitbeteiligung der sensorischen Assoziationsfelder und des limbischen Systems. Bei motorischen Schäden ist daher immer mit perzeptiven Ausfällen zu rechnen und die Befunderhebung der Wahrnehmungsmöglichkeit ist für die anschließende, auch krankengymnastische Therapie unumgänglich. Je schwerer die Schädigung, umso deutlicher meist die Wahrnehmungsdefizite, sie werden jedoch auch bei M.C.D.-Kindern im Vorschulalter relevant.

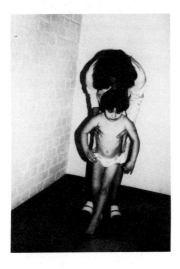

Abb. 5: *Der Versuch eines 4-jährigen pathologischen Kindes, den Gehautomatismus in die Willkürmotorik zu integrieren*

Da wir um die besondere Hirn-Plastizität im Säuglingsalter und um die Kompensationsmöglichkeit bei Hirnausfällen über die andere Hemisphäre wissen, sollte mehr an die Notwendigkeit der Therapie auch bei M.C.D.-Kindern im Säuglingsalter gedacht werden. Bei der Perzeptionsprüfung wird zunächst die taktile Wahrnehmung geprüft, die vorrangige Reizaufnahme im Säuglingsalter. Dies geschieht mit verschieden starken Reizen vom weichen Pinsel bis zur harten Bürste, wobei man sich an die Reizschwelle herantastet. Wird sie überschritten, bei einer Überdosierung, kommt es zu einem Fluchtreflex, der neurophysiologisch die aus der Evolution erlernte Problemlösung einer Gefahrensituation darstellt.

Erinnern wir uns daran, daß die akustische Wahrnehmung bereits intrauterin beginnt und bei Bewußtseinsverlust als letzte Wahrnehmung funktionstüchtig bleibt, so muß diese Reizaufnahmemöglichkeit bereits ab Neugeborenenzeit vorhanden und nachzuweisen sein durch Reaktionen auf Geräusche wie der Kopfwendung zur Geräuschquelle hin.

Abwehrreaktionen zeigen eine Überdosierung bzw. eine Gehörüberempfindlichkeit. Bei Wahrnehmungsstörungen, speziell im akustischen und visuellen Bereich, ist zusätzlich unbedingt ein Facharzt zuzuziehen, um evtl. organische Störungen auszuschalten.

Die visuelle Wahrnehmung beginnt mit dem Hell-Dunkel-Erkennen und wird mit fortschreitender Entwicklung immer feiner differenziert. Schon von der Neugeborenenzeit an kann die visuelle Wahrnehmung über Lichtreize, die je nach Möglichkeit der Reizaufnahme bis zum Blitzlicht reichen können, durch Hinwenden des Kopfes nachgewiesen werden. Später zeigt das Folgen der Augen den sich bewegenden Gegenständen eine wichtige visumotorische Leistung an. (**Abb. 6**)

Mit Beginn der Aufrichtung wird die visuelle Wahrnehmung koordiniert mit der taktilen im Hand- und Mundbereich. Die Sensorik aller reizaufnehmenden Organe sichert die Entwicklung der höheren kognitiven Funktionen. Aus diesem Grunde sollte die taktile, akustische und visuelle Wahrnehmungsprüfung in der Krankengymnastischen Befunderhebung als wichtiger Bestandteil enthalten sein, da in der Therapie nur über die verschiedenen Eingangskanäle der Reize eine mehrdimensionale Bahnung möglich ist.

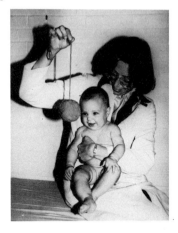

Abb. 6: Die Augen folgen dem sich bewegenden Gegenstand — eine visumotorische Leistung

Nun möchte ich abschließend noch einmal festhalten, daß die krankengymnastische Befunderhebung, vom Therapeuten zu Behandlungsbeginn durchgeführt, nicht nur eine Diagnose sein kann. Vielmehr muß ein konstruktiver Behandlungsplan aus allen von mir genannten Aspekten heraus erwachsen. Nur so kann für mich die krankengymnastische Befunderhebung sinnvoll sein.

Petra Zinke
Ltd. Krankengymnastin
im Heilpädagogischen Zentrum
Am Kivitzbusch 1
4040 Neuss

Literatur:

BOBATH, B.: Abnorme Haltungsreflexe bei Gehirnschäden. 2. Auflage, Thieme, Stuttgart 1971
BRÜSTER, H., ZINKE, P.: Früherfassung von Risikokindern. Verlag: Rheinisch-Westfälische Kinderärztetagung 1976
DELACATO, C.: Das autistische Kind. Hyperion, Freiburg, 1975
FROSTIG, M.: Bewegungserziehung. Reinhardt, München, Basel, 1975
HAASE, J.: Sensomotorik. Urban und Schwarzenberg, München-Berlin-Wien 1976
HELLBRÜGGE, T.: Neurokinesiologische Diagnostik (nach der Konzeption von Vojta). Hansischer Verlagskontor Lübeck, 1976
MATHIAS, H., BRÜSTER, H., v. ZIMMERMANN, H.: Spastisch gelähmte Kinder. Thieme Stuttgart 1971
NICKEL, H.: Entwicklungspsychologie des Kindes- und Jugendalters. 3. Auflage. Huber, Bern-Stuttgart-Wien, 1975

SCHÜTZ, E.: Physiologie. 8. Auflage. Urban und Schwarzenberg München, Berlin 1963
VOJTA, V.: Die cerebralen Bewegungsstörungen im Säuglingsalter. 2. Auflage. Enke, Stuttgart 1976
ZINKE, P.: Empfehlung zur Früherkennung und Frühförderung behinderter Kinder. Deutscher Städtetag 1976

3 Krankengymnastische Behandlung zentraler Bewegungsstörungen bei Säuglingen und Kleinkindern

Dorit von Aufschnaiter, Bremen

Ich beginne meine Ausführungen mit einem Überblick über die normale Motorik und der Analyse ihrer kinesiologischen und muskulären Inhalte. Ich hoffe damit das Verständnis für die Effektivität der nachfolgend kurz zu beschreibenden Behandlungsprinzipien einiger Methoden zu erleichtern, denn 20 Minuten reichen für eine detaillierte Darstellung auch nur einer Methode nicht aus.

Wenn man über den sensomotorischen Entwicklungsstand eines Säuglings bzw. Kleinkindes etwas aussagen möchte, könnte man sich auf die Aufzählung erreichter Entwicklungsstufen beschränken (z. B. Hand-Symphysenstütz mit 5 Monaten, Drehen von der Rückenlage (RL) in die Bauchlage (BL) mit 6 Monaten, Krabbeln mit 10 Monaten u.s.f.). Motorik läßt sich aber so nicht ausreichend beschreiben, denn die bewegungsgestörten Kinder erreichen ja einige dieser Stufen im Vertikalisationsprozeß, also im Zeitraum von der Geburt bis zum freien bipedalen Gang und sind trotzdem nicht unauffällig!

Ich möchte deshalb Ihre Aufmerksamkeit auf die Beantwortung der folgenden zwei Fragen lenken:
1. *Wie*, d. h. mit welchen Mitteln erreicht das Kind die nächste Entwicklungsstufe und
2. *Warum* erreichen bewegungsgestörte Kinder eine jeweils nächste Stufe nicht mehr.
Zur Beurteilung der Bewegungs*quantität* oder Bewegungsart muß also die Beurteilung der Bewegungs*qualität* hinzukommen, d. h. man muß sich fragen, welche muskulären Mittel das Kind zur Verfügung hat. Zur Beantwortung der ersten Frage beginne ich mit der Beschreibung eines Ausschnittes aus der Entwicklung der Motorik gesunder Kinder.

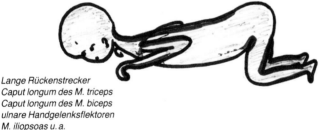

Lange Rückenstrecker
Caput longum des M. triceps
Caput longum des M. biceps
ulnare Handgelenksflektoren
M. iliopsoas u. a.
Kniebeuger
M. pectoralis major

Schematische Darstellung der langen Muskeln, die die Haltung des Neugeborenen bedingen

Abb. 1: Noch undifferenziert tätige Muskelketten, die die Haltung eines gesunden Neugeborenen bedingen

Ein reifgeborener gesunder Säugling (**Abb. 1**) liegt mit breiter Auflagefläche passiv in Bauchlage (BL). Der Kopf ist zur Seite gedreht, die aktivierten langen dorsalen Halsmuskeln bedingen die leicht überstreckte Halswirbelsäule (HWS). Die Oberarme werden durch die

Aktivation des Caput longum vom M. triceps humeri in leichte Retraktion und durch Aktivation des M. teres major in leichte Innenrotation gezogen, die Schultern befinden sich durch die Kontraktion des M. pectoralis major und minor in geringer Protraktion.

Die Beugehaltung der Ellbogen kommt durch die Anspannung des M. biceps zustande. Beide Handgelenke sind geringgradig ulnarwärts flektiert (durch die Aktivation des M. flexor digitorum superficialis und profundus), die Händchen zu Fäusten geballt, häufig mit eingeschlagenen Daumen.

Das Becken ist deutlich nach ventral gekippt, verursacht durch die Kontraktion der langen Rückenstrecker; die Bauchmuskeln sind zu einer simultanen Anspannung mit antigravitatorischer Wirkung auf die Beckenhaltung noch nicht fähig, beide Hüftgelenke sind nahe 90° gebeugt (durch den M. iliopsoas und den M. rectus femoris), die Kniegelenke sind durch den M. semitendinosus, den M. semimembranosus und M. gastrocemius in Beugehaltung. Die oberen Sprunggelenke sind an den primitiven Neugeborenen-Strampelbewegungen im totalen Beinbeugemuster durch Kontraktion des M. extensor digitorum com. und des M. tibialis ant. als Synergisten beteiligt. Das untere Sprunggelenk zeigt dabei eine Pronationsbewegung. Im Streckmuster, das im Hüftgelenk mit leichter Adduktion und geringer Innenrotation verläuft, beobachten wir die Streckung des Fußes nach unten.

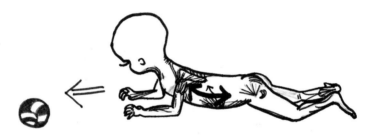

Die wichtigsten Muskeln, die ihre Tätigkeit aufgenommen haben und eine zunehmende Bewegungsdifferenzierung ermöglichen

Schwerpunktverlagerungen gelingen in begrenztem Ausmaß in cranial- c a u d a l e r Richtung und geringfügig lateralwärts

Abb. 2: *Beginnender symmetrischer Unterarmstütz.*
Der Kopf wird aus der Stützbasis herausgehoben, damit hat die Gleichgewichtsregulation bereits begonnen

Das Verhalten des gesunden Säuglings ist durch das angeborene Bedürfnis, sich den Reizen der Umwelt zuzuwenden und sich ihrer zu bemächtigen, geprägt. Um den Kontakt mit der Umwelt herzustellen, ist das Neugeborene zunächst primär auf das orofaciale Gebiet angewiesen. Es beginnt sich über den anfänglich im ganzen Gesichtsbereich positiven Trigeminus zu orientieren. Dieser beschränkt seine Empfindlichkeit nach 6 Wochen auf das orale Gebiet. Der Säugling beginnt zielgerichtet zu gucken. Wir sehen darin den *Beginn horizontaler, linearer Fortbewegung.*

Bei zunehmend länger dauernder Blickfixierung „wandern" die Ellbogen cranialwärts (**Abb. 2**), im Schultergelenk vollzieht sich dabei eine ventrale Adduktionsbewegung, kombiniert mit zunehmender Flektion. Immer getrieben vom *Kontaktwunsch* — der also als der *Antrieb der Motorik* angesehen werden kann — „erfindet" das Kind den Ellbogenstütz, (Stütz auf den Unterarmen mit dem Stützmaximum am Ellbogen) zunächst symmetrisch, dann sogar asymmetrisch, also einseitig (**Abb. 3**).

Die eine Hand wird frei zum Tatschen, Berühren, Greifen und schließlich zum Ergreifen eines zunächst seitlich (lateral) dann vorn (cranialwärts) liegenden Gegenstandes. Eine Beherrschung der Körperhaltung ist dafür unbedingt Voraussetzung. Der Schultergürtel hat sich dabei aufgerichtet. Durch die koordinierte Zusammenarbeit der dorsalen Schulterblattadduktoren, der Schultergürtelmuskulatur, die diesen dorsal — caudalwärts sichert, und dem M. pectoralis major als Antigraviator des Schultergürtels auf der stützenden Seite, streckt und hebt das Kind den Oberkörper aus der Stützbasis heraus. Diese Schultergürtelaufrichtung ist die *Folge* des zielgerichteten Blickens bzw. Anfassen-wollens.

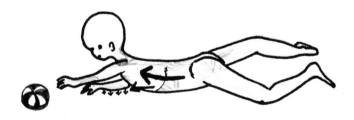

Der re. Unterarm wird fest auf den Boden gestellt, um den Schwerpunkt des cranialen Rumpfabschnittes „anzusaugen"

Abb. 3: Asymmetrischer Unterarmstütz
Nur wenn das Kind über die Fähigkeit zur „funktionellen Umkehr" in den erforderlichen Muskelketten verfügt, kann es den Rumpfschwerpunkt so verlagern, daß es zum Spielzeug gelangt

Die Verlagerung des Rumpfschwerpunktes und die änderbare Kontraktions- bzw. Bewegungsrichtung der Muskulatur der Stützseite ermöglichen dann das Hinkommen.

Ich möchte noch einmal betonen, daß der angeborene *Drang* das Kind treibt, sich das Umfeld anzueignen! Fortbewegung bis hin zum aufrechten Gehen kann nur dann *koordiniert* funktionieren, wenn dem Kind die dafür notwendigen Muskelketten mit den erforderlichen Differenzierungen zur Verfügung stehen. Die Programme für diese Muskelketten sind, wie die normale sensomotorische Entwicklung beweist, angeboren.

Am Ende des Vertikalisationsprozesses muß das Kind also über folgende Kontraktionsdifferenzierungen verfügen können:

a) Dynamische und statische Kontraktionen müssen wechselnd eingesetzt werden können
b) Das Kind muß die konzentrischen Bewegungen ebenso beherrschen wie die exzentrischen (es könnte z. B. aus BL nicht auf den Boden schauen, wenn nicht die *kurzen* dorsalen Halsmuskeln in exzentrischer Kontraktion und die praevertebrale Halsmuskulatur ihre konzentrische Tätigkeit aufnehmen könnten)
c) Ein gesundes Kind beherrscht in steigendem Maße die Fähigkeit, nicht nur die Arme und Beine zu bewegen, während der Körperschwerpunkt, ausbalanciert, als Punktum fixum dient, sondern es erfindet die Möglichkeit, die Extremitäten, im cranio-caudalen Verlauf, (also erst die Arme, später die Kniee), stabil auf den Boden zu stellen und den Körper zum *neuen* Stützpunkt hin zu bewegen. D. h. Punktum fixum und punktum mobile können beliebig innerhalb der erforderlichen, *lückenlos* funktionierenden Muskelketten vertauscht werden. *Fortbewegung* kommt nur durch diese Fähigkeit zustande.

An dieser Stelle möchte ich die Beschreibung des dynamischen Entwicklungsprozesses abbrechen und zu Konsequenzen für die Therapie bewegungsgestörter Säuglinge und Kleinkinder übergehen.

Aus dem beschriebenen Haltungsbild eines Neugeborenen, dessen Extremitätenbewegungen alle *zum* Körper gerichtet sind, erkennt man sofort die Parallelen zum Haltungsmuster eines spastischen CP-Kindes. Auch dieses Kind ist zu koordinierten Bewegungen (noch) nicht fähig, es verfügt über keinerlei adäquate Anpassungsmechanismen bei Gleichgewichtsgefährdungen, es verfügt nicht über die Möglichkeiten des koordinierten Stützens oder gar Fortbewegens. Aus der Unfähigkeit zu koordinierten Bewegungen erwachsen dann sekundär perceptive Defizite! Den Anspruch, den wir an die Therapie erheben, sollten wir am Gelingen des „Nachmusterns" sensomotorischer Entwicklung gesunder Säuglinge messen. Die bahnenden Hilfen, die wir als Krankengymnastinnen geben, sollten *systematisch* alle für Fortbewegung notwendigen Muskelketten mit den erforderlichen Differenzierungen (und mit den erforderlichen Schwerpunktverlagerungen) aktivieren. Es sollten die physiologischen Muskel- bzw. Bewegungsmuster aktiv, beliebig häufig wiederholbar, reziprok und über den ganzen Körper verlaufend, provozierbar sein.

Mit anderen Worten: unsere therapeutischen Bemühungen sollten durch Anwendung eines *Bahnungssystems* möglichst im Säuglingsalter einsetzen. Gesunde Säuglinge „entdecken" und üben (s. o.) im Zeitraum von der Geburt bis zur vollendeten Vertikalisierung alle für die Zukunft notwendigen Bewegungsmuster mit den entsprechenden Differenzierungen. Bewegungsgestörte Kinder dagegen bleiben an irgendeiner Stelle der Normalentwicklung hängen. Die bis dahin erworbenen Haltungsmuster entarten im negativen Sinne, (d. h. es kommt zu keiner weiteren Bewegungsdifferenzierung). Bei Überforderung greifen die Kinder auf die niedrigeren Anpassungsmechanismen zurück und bei wiederholtem „Üben" corticalisieren sie diese sogar. Kennzeichen aller Bewegungsstörungen ist, daß in diesen gelernten falschen Muskelketten bestimmte Muskeln nicht oder nur in unphysiologischer Weise betätigt werden können. Das heißt, eine koordinierte Fortbewegung ist weder in linear-horizontaler noch in rotierender noch in linear-vertikaler Richtung möglich. Damit ist die Frage 2 beantwortet. Es folgt eine kurze Darstellung einiger Behandlungsmethoden, die in Deutschland praktiziert werden.

1. Die Methode nach NEUMANN-NEURODE

Im Vordergrund dieser Methode steht die Schulung geschwächter Muskulatur. Es handelt sich dabei um die Provokation dynamischer Muskelkontraktionen, die durch passive Vordehnung (unter zu Hilfenahme der Afferenzen aus den Muskelspindeln) ausgelöst werden. Da es sich demnach um segmentale und nicht komplexe, globale, reziproke Reaktionen in physiologischen Mustern handelt, ist die Methode ungünstig. Außerdem sind die Dehnungsreflexe bei einem von einer spastischen Bewegungsstörung bedrohten Kind ohnehin schon gesteigert.

2. Die Methode nach BRUNKOW

Die unter dem Namen Dissoziationsübungen bzw. Stemmführungen bekannten Muster eignen sich hervorragend zur Behandlung besonders extra-pyramidaler Erkrankungen und zwar insbesondere für Erwachsene.

Die Anwendung bei Säuglingen und Kleinkindern erfolgt seltener bzw. in Kombination mit anderen Therapien, da bei sehr jungen Patienten die Provokation des *gesamten* Musters, (d. h. das Stemmen von den Handwurzeln und Fersen her) mit gegenläufiger Aktionsfolge der antagonistisch tätigen Körpermuskulatur häufig nicht gelingt; die Kinder weichen im Rumpf aus.

3. Die Methode nach DOMAN

GLENN DOMAN hat das Ziel, die *Ursache* für die cerebrale Symptomatik anzugehen. Nach Erstellung eines Entwicklungsprofils, erfolgt nach 5 von DOMAN definierten Prinzipien die Durchführung der Behandlung, bei der 5 Erwachsene im homolateralen bzw. kreuzdiagonalen Muster den Patienten passiv in zügigem Tempo bewegen. Selbst wenn man die von DOMAN außerdem angewandten Behandlungsmaßnahmen berücksichtigt, fehlen wesentliche Inhalte in der Therapie, gemessen am Ziel, normales sensomotorisches Verhalten zu ermöglichen. In Deutschland spielt diese Therapie eine ganz untergeordnete Rolle.

4. Die Methode nach KABAT/KNOTT (PNF)

In spiral diagonal verlaufenden Bewegungsmustern werden unter Ausnutzung proprioceptiver Hilfen Bewegungen angebahnt.

Diese Bewegungen verlaufen von distal nach proximal. Sie erfolgen in Körperabschnitten und das Punktum fixum liegt in der Regel am Rumpf. Da aber die Bewegungsentwicklung des Säuglings von proximal nach distal verläuft, der ganze Körper in bestimmten Mustern daran beteiligt ist und das Punktum fixum mit dem Punktum mobile getauscht werden muß, ergibt sich daraus ein nur begrenzter Anwendungsbereich, nämlich der Einsatz von PNF z. B. bei einer leichten Monoparese, wobei der Rumpf möglichst keine Zeichen unvollkommener Koordinationseigenschaften mehr zeigen darf.

5. Die Methode nach BOBATH

Das Behandlungskonzept von Dr. BOBATH orientiert sich zunächst am vorherrschenden Muskeltonus und an der festgefahrenen tonischen Reflexologie. Wesentliche Behandlungsnahziele sind:

a) Tonusregulierung-Aufbrechen der pathologischen Haltungssituation
b) Förderung der Eigenaktivität durch Bewegungserfahrung und durch Wiederholung
Der therapeutische Einsatz orientiert sich also an der Pathologie. Primär wird dem vorherrschenden Erscheinungsbild der Haltungs- bzw. Bewegungsmuster symptomatisch entgegengearbeitet, sowohl in der Bewegungsanbahnung als auch im Handling (**Abb. 4**)

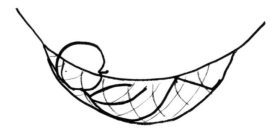

„Reflexhemmende" Hängemattenlage (unphysiolog. homologes Muster)

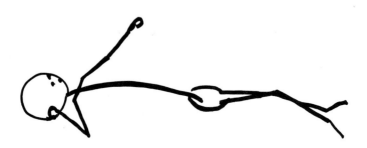

Pathologisches Muster

Abb. 4: „Reflexhemmende" Hängemattenlage

6. Die Methode nach VOJTA

Das Behandlungskonzept von Dr. VOJTA orientiert sich ausschließlich an der *Fortbewegungsentwicklung gesunder* Säuglinge.
Seine Behandlung beruht auf der Anwendung zweier Bahnungssysteme, den Koordinationskomplexen Reflexkriechen (RK) (**Abb. 5**) und Reflexumdrehen (RU) (**Abb. 6**), die fortbewegungsähnlichen Charakter haben.

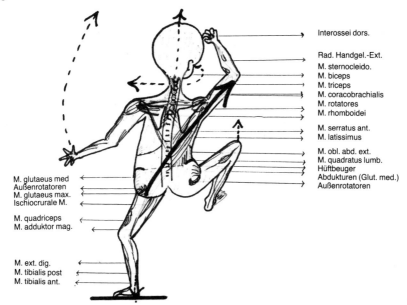

Abb. 5: *Das „Reflex-Kriechen"*
Die gestrichelten Pfeile deuten die geplanten dynamischen bzw. statischen Bewegungen während des „Kriechens" an. Der schwarze Pfeil deutet die Richtung der Schwerpunktverlagerung während des Aktivationsprozesses an

Aus physiologischen (antipathologischen) passiv vorgegebenen Ausgangsstellungen werden mit Hilfe proprioceptiver Reize unter leichtem Druck an genau definierten Zonen automatisch und regelmäßig Bewegungen provoziert, deren Inhalte sowohl in kinesiologischer als auch in muskulärer Sicht genau den Inhalten der Bewegungen bzw. den Muskelmustern gesunder Kinder entsprechen.

Beide Systeme, das RK wie das RU, enthalten alle für die Fortbewegungsentwicklung notwendigen eingangs genannten Muskelkontraktionsdifferenzierungen gesunder Kinder. Die systematische Provokation der Mittel für linear-horizontale, rotierende und linear-vertikale Fortbewegung läßt sich in der praktischen Anwendung sichtbar machen.
Die entstehenden Muskel- bzw. Bewegungsmuster sind aus Teilbewegungsmustern der Normalmotorik zusammengesetzt, sie sind beliebig häufig auslösbar, entstehen *aktiv*, reziprok und verteilen sich in differenzierter Weise über den ganzen Körper, einschließlich physiologischer Patterns für Hände und Füße. Beide Koordinationskomplexe sind bereits im frühen Säuglingsalter auslösbar, zu einem Zeitpunkt also, zu dem das klinische Bild einer

angeborenen Bewegungsstörung noch nicht manifest ist. Dem bedrohten, mental intakten Kind werden „nur" die sensomotorischen *Mittel* verschafft, sich wie ein *gesundes* Kind zu verhalten. Die provozierten, aus der normalen Fortbewegungsentwicklung stammenden Bewegungen müssen vom Kind *aktiv* ausgeführt werden, wenn man einer Representation im ZNS sicher sein will. Die dem ZNS häufig angebotenen zusammenhängenden, koordinierten Muster des RK bzw. des RU führen zur Integration in die Spontanmotorik.

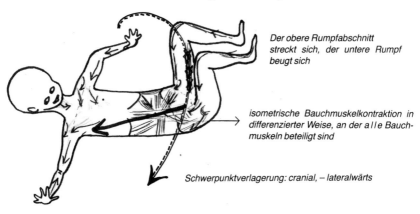

Der obere Rumpfabschnitt streckt sich, der untere Rumpf beugt sich

isometrische Bauchmuskelkontraktion in differenzierter Weise, an der a l l e Bauchmuskeln beteiligt sind

Schwerpunktverlagerung: cranial, – lateralwärts

Abb. 6: Das Reflex-Umdrehen 1. Phase
Die Kontraktions-(Bewegungs-)Richtungen einiger Muskelketten sind durch Pfeile gekennzeichnet

7. Gegenüberstellung der beiden zuletzt genannten Methoden

Die Methoden nach Dr. BOBATH und Dr. VOJTA sind die in Deutschland am häufigsten angewandten Therapieformen.
Der Therapeut in der Bobathbehandlung versucht, z. T. *nachdem* bereits falsche Muskelmuster gelernt worden sind, dadurch zu physiologischer Aktionsfolge zu kommen, daß Kinder *passiv* zu den für Menschen typischen Bewegungsabläufen veranlaßt werden. Der Therapeut leitet also passiv die Bewegung ein, kann dabei aber nur in begrenztem Maße (auf segmentalem Niveau) auf die Bewegungs*qualität* Einfluß nehmen. Dabei werden jedoch nur zufällig und ausschnittsweise Muskelketten erlebt und gelernt, weil diese ja nicht die *Folge* von *Bewegungen*, sondern die *Voraussetzung* für koordinierte Bewegungen sind. Im Verlauf der Therapie lernen die Patienten zwar einzelne Körperabschnitte u. U. „richtig" zu bewegen, aber *nicht* in der für menschliche Fortbewegung notwendigen richtigen *Reihenfolge* und *Zusammensetzung*.
Bei Dr. VOJTA, der aus gesicherter, physiologischer Rumpfstellung heraus arbeitet, entstehen die für *koordinierte* Fortbewegung notwendigen Muskel- bzw. Bewegungsmuster komplex und *aktiv*.
Abschließend möchte ich betonen, daß ich aus den dargelegten Gründen die Vojta-Methode für die gegenwärtig effektivste Methode zur Behandlung von zentral bedingten Bewegungsstörungen halte.

Ich möchte jedoch nicht ausschließen, daß künftig noch effektivere Methoden entwickelt werden könnten.

Dorit von Aufschnaiter
Heinrich-Heine-Str. 12
2800 Bremen

4 Krankengymnastische Befunderhebung bei zentralen Bewegungsstörungen des Erwachsenen

Ingeborg Liebenstund, München

Bei der vorwiegend symptomkonzentrierten krankengymnastischen Behandlung zentraler Bewegungsstörungen kommt der Beobachtung und Erfassung der einzelnen Symptome besondere Bedeutung zu. Diese Aufgabe soll der krankengymnastische Befund erfüllen.

Der Krankengymnast kann aufgrund seines Befundes
— Leitsymptome der Behinderung feststellen
— diese interpretierend, Techniken zur krankengymnastischen Behandlung, Ausgangsstellungen, Dosierung sowie geeignete Hilfsmittel auswählen
— den Befund als Informationsgrundlage für Teambeanspruchungen verwenden
— ihn in regelmäßigen Abständen wiederholend zur Verlaufsbeobachtung, Effektivitätskontrolle sowie zur Therapieänderung benutzen.

Der Begriff „Zentrale Bewegungsstörung" weist in allgemeiner Form auf pathologische Veränderungen von Haltung und Bewegung hin, wobei im Falle des Erwachsenen irgendeine Schädigung ein voll ausgereiftes Zentralnervensystem — Gehirn oder Rückenmark — trifft. Die motorische Entwicklung war vollzogen, der Mensch stand nicht mehr unter dem Diktat tonischer oder spinaler Reflexe. Er konnte zur Bewältigung seiner Aufgaben ein reiches Register motorischer Möglichkeiten entfalten in Beruf, Sport oder Kunst.

Die Erfahrungsmöglichkeiten motorischer Geschicklichkeit und ihre gedächtnismäßige Verankerung, die Ausnutzung der großen koordinativen Leistungen des Zentralnervensystems, die Reichhaltigkeit sensibel-sensorischer Informationen erschienen unbegrenzt.

Umso einschneidender greift eine Schädigung an irgendeiner Stelle dieses Gefüges ein und beraubt den Erwachsenen eines Teiles seiner entwicklungsmäßig gewonnenen Freiheit. Ein Gefüge besteht aus einer Vielzahl einzelner Bausteine. Bausteine menschlicher Haltung und Bewegung sind:
— der Muskeltonus
— willkürmotorische Aktionen
— unwillkürlich-spontane Muskelaktionen
— die Oberflächen- und Tiefensensibilität.

Wird aus dieser Reihe ein Stein herausgebrochen, so resultieren je nach Lokalisation der Schädigung ein Wiedereingebundensein in starre Tonus- und Reflexmuster, eine Verarmung an motorischen Möglichkeiten, eine Unzuverlässigkeit in der spontanen Beantwortung von Umweltreizen und eine Verringerung an Informationen.

Die hier zuzuordnenden klinischen Syndrome sind:
— die spastische Bewegungsstörung oder spastische Parese
— die hypokinetischen Syndrome
— die hyperkinetischen Syndrome
— die dystonischen Syndrome
— die ataktischen Syndrome.

Bei der Kürze der Zeit beschränke ich mich auf die Befunderhebung bei spastischen und ataktischen Syndromen.

Zudem werde ich nicht über die Auswirkung auf die arterielle und venöse Durchblutung, über Schmerzzustände und auch nicht über die Gelenkbeweglichkeit sprechen.

Ich beginne mit der Befunderhebung bei einer spastischen Bewegungsstörung im Sinne einer Para-, Tetra- oder Hemiplegie.

Durch *vergleichende Umfangmessungen* wird das Ausmaß von *Atrophien* objektiviert. Diese Objektivierung ist bei symmetrischer Ausprägung der Paresen und bei Schwellungen durch venöse oder lymphatische Stauungen keine exakte. Patienten, die auf Dauer einen reduzierten Muskeltonus aufweisen, entwickeln rasch und hochgradig Atrophien.

Der *Muskeltonus* wird geprüft durch *passives Bewegen* in bestimmten Bewegungskombinationen, in wechselndem Tempo und in verschiedenen Ausgangsstellungen. Üblich ist die Ausgangsstellung Rückenlage, es kommen jedoch Bauch- und Seitlage, Sitz und Stand zur Erfassung wechselnder oder dezent ausgeprägter Tonussteigerungen in Frage. Rückschlüsse auf Abhängigkeit von tonischen Reflexen können gezogen werden; in Rückenlage weisen meistens die Strecker, in Bauchlage die Beuger, in Seitlage die Extensoren und die Abduktoren der aufliegenden Seite einen höheren Muskeltonus auf. Die Tonusprüfung erfolgt nach dem von Frau Berta Bobath beschriebenen Vorgehen. Folgende Beurteilungskriterien liegen zugrunde:
— geht die Bewegung auffallend leicht
— wird der Bewegung an bestimmten Stellen des Bewegungsweges ein Widerstand entgegengesetzt. Z. B. am Anfang oder am Ende
— geht die Extremität auffallend, fluchtartig in die Bewegung mit.

Die Beobachtungskriterien auswertend kann nach jeder Testsituation gesagt werden
— es liegt ein Hypotonus vor
— in bestimmten Muskelgruppen und/oder auf einem bestimmten Abschnitt des Weges ist ein Hypertonus spürbar
— einschließende Spasmen und Automatismen sind zu verzeichnen.

Zur Beurteilung der *Willkürmotorik* werden die bei der Tonusprüfung passiv vollzogenen Bewegungen *aktiv* nach verbalem Auftrag durch den Patienten ausgeführt. Nicht sinnvoll ist bei zentralen Paresen die Anwendung des Muskeltests. Intensiv wird die Möglichkeit zu selektiven Bewegungen von Hand und Fingern und der Dorsalflexion mit Pronation des Fußes aus unterschiedlichen Ausgangsstellungen zu erfassen gesucht. Der Beurteilung der Ausführung liegen folgenden Beobachtungskriterien zugrunde:
— ist die Bewegung möglich
— ist die Bewegung nicht möglich
— ist die Bewegung möglich bei gleichzeitigen Bewegungsausschlägen in den Gelenken der gleichen Extremität
— kommt es bei Bewegungsintention gleichzeitig zu Bewegungsausschlägen in Gelenken anderer Extremitäten.

Der Befund kann so interpretiert werden, daß eine willkürliche Bewegung vorhanden oder nicht vorhanden ist oder daß bei Abweichen von der gegebenen Ebene eine Beeinträchtigung der Willkürmotorik durch Abhängigkeit von einem Muster vorliegt. Treten in anderen Gelenken der gleichen Extremität Bewegungen auf, so kann auch dies als Einbuße an Willkür- oder selektiver Motorik gesehen und als Massenbewegung bezeichnet werden. Bei einer Tonussteigerung in anderen Extremitäten mit oder ohne Bewegungseffekt schließlich handelt es sich um assoziierte Reaktionen. Diese beschriebenen Phänomene behindern die Willkürmotorik in teils extremer Weise und sind zu berücksichtigen, wenn über Kommando oder gegen Widerstand gearbeitet wird.

Bei zentralen Paresen ist das Vorhandensein tonischer Haltungsreflexe, Kloni und/oder spinaler Automatismen zu beobachten. Ausprägungsgrad und Überwiegen dieser pathologischen Reaktionen unterliegen einer großen Variationsbreite. Im Befund festgehalten werden durch Spontanhaltungen des Patienten nicht zu übersehende und leicht provozierbare Reflexaktivitäten. Bei diskreter Wirksamkeit der pathologischen Reaktionen werden sie oft erst in bestimmten Behandlungssituationen deutlich, als solche erkannt, im Befund vermerkt und in der Therapie berücksichtigt. Im einzelnen handelt es sich um den asymmetrisch-tonischen Nackenreflex, den symmetrisch-tonischen Nackenreflex, den tonischen Labyrinthreflex.

Diese Gruppe tonischer Stammhirnreflexe ist beobachtbar bei intracerebralen oder im oberen Cervicalbereich gelegenen Läsionen. Die positive Stützreaktion, der gekreuzte Streckreflex und doppelseitige oder gekreuzte Beuge- oder Strecksynergien beider Beine kennzeichnen die Schädigung supraspinaler Bahnen auf ihrer spinalen Wegstrecke. Die sogenannten Pyramidenbahnzeichen wie Kloni, Reflexe der Babinski-Gruppe und Trömner sind ebenfalls zu erfassen.

Die *physiologischen Reaktionen* können teils durch Abschwächung bis Verlust der Willkürmotorik, teils durch gesteigerte tonische Reflexaktivitäten oder durch spastische Haltungsmuster dem Patienten spontan nicht mehr zur Verfügung stehen. Während der Labyrinth- und der Nackenstellreflex sowie die optischen und akustischen Stellreflexe meistens vollwertig eingesetzt werden können, sind der Körperstellreflex auf den Körper, der Körperstellreflex auf den Kopf, die schützende Streckung der Arme sowie die sogenannten Gleichgewichtsreaktionen gestört. Anhand der Bewegungsabläufe wie Drehen von Rückenlage in Bauchlage, Übergänge von Seitsitz, Kniestand, Halbkniestand bis zum Stand, im Stand und während des Gehens sind diese physiologischen Reaktionen prüfbar. Die Auswertung der vorangegangenen Tonusprüfung und die Erfassung der willkürmotorischen Möglichkeiten des Patienten haben dem erfahrenen Krankengymnasten hinsichtlich des Wirksamwerdens der physiologischen Reaktionen bereits ausreichend Informationen geliefert.

Die einzelnen sensiblen Qualitäten wie Berührung, Schmerz, Kalt und Warm, das räumliche Auflösungsvermögen und die Zwei-Punkte-Diskrimination werden als abgeschwächt oder erloschen nach einem halbseitigen oder segmentalen Verteilungsmuster festgehalten. Die keinem Verteilungstyp zuzuordnenden Sensibilitätsstörungen werden hinsichtlich Ausbreitung und Lokalisation beschrieben. Dies gilt auch für dissoziierte Empfindungsstörungen. Besondere Aufmerksamkeit gilt der Erfassung der Sensibilität von Hand und Fingern.

Das Lageempfinden der kleinen Gelenke als wichtige Information für die Tiefensensibilität wird ermittelt. Wechselnde Stellungen, in welche der Krankengymnast Arm und Bein des Patienten bringt, sollen von diesem mit geschlossenen Augen von der jeweiligen anderen Extremität imitiert werden. Dieser Imitationsversuch ist häufig aufgrund des hohen Muskeltonus und/oder wegen fehlender Willkürmotorik erschwert oder nicht möglich.

Alle Koordinationsprüfungen sind nur aussagekräftig, wenn weder ein zu hoher Muskeltonus mit Ausprägung eines bestimmten pathologischen Haltungsmusters in Lage und Stand, noch eine deutliche Abschwächung bis Verlust der Muskelkraft, noch hochgradige Einschränkungen der Gelenkbeweglichkeit vorliegen.

Um die Charakteristika der *ataktischen Bewegungsstörung* in Haltung und in der Bewegung sowie den Ort der ausgeprägtesten Störung zu erfassen, sind *Koordinationsprüfungen* vorzunehmen. Als Beobachtungskriterien gelten
— geht die Bewegung weit über den Zielpunkt hinaus oder wird der Zielpunkt konstant verfehlt = Hyper- oder Dysmetrie
— zittert die zu prüfende Extremität auf dem ganzen Bewegungsweg oder nur am Anfang oder am Ende = initialer oder terminaler Intentionstremor
— ist der rasche Wechsel von Bewegungen gestört, unmöglich oder verlangsamt = Dys-, A- oder Bradydiadochokinese
— können Positionen wie Sitz und Stand unter definierten Bedingungen eine Zeitlang ruhig innegehalten werden
— kann Gehen auf direktem Weg zu einem angegebenen Zielpunkt führen und unter erschwerten Bedingungen sicher erfolgen.

Koordinationsprüfungen der oberen und unteren Extremität werden stets im Seitenvergleich, mit offenen und geschlossenen Augen ausgeführt. Sie zeigen seitendifferent oder symmetrisch ausgeprägte Störungen. Im einzelnen handelt es sich um den Finger-Finger-Versuch, den Finger-Nase-Versuch, den Baranay'schen Zeigeversuch, die Prüfung der Diadochokinese, des Rückstoßphänomens, den Knie-Hacken- und den verlängerten Knie-Hacken-Versuch, um die Prüfung auf Rumpfataxie durch den freien Sitz, den Romberg-Stand und den Unterberger'schen Tretversuch, um das Gehen auf ein angegebenes Ziel zu und um den Seiltänzergang als einen Gang unter erschwerten Bedingungen.

Die Prüfung des Muskeltonus erfolgt in gleicher Weise wie bei den spastischen Paresen beschrieben. Die Tonusqualitäten reichen vom Normotonus bis zum Hypotonus, wobei es sich um Befall beider Arme, des Rumpfes, beider Beine oder um halbseitige Ausprägung handeln kann.

Stell-, Schutz- und Gleichgewichtsreaktionen können als vorhanden vorausgesetzt werden. Sie erscheinen jedoch häufig zeitlich verzögert und qualitativ verändert.
Oberflächen- und Tiefensensibilität werden wie bereits erwähnt geprüft.

Ich habe versucht, einige Punkte zum Thema krankengymnastischer Befunderhebung bei zentralen Bewegungsstörungen des Erwachsenen zu erörtern. Es war mir wichtig, einige Komponenten der zentralen Bewegungsstörung hinsichtlich ihrer Art und ihres Ausprägungsgrades herauszustellen. Unter dem Wissen, daß der Schaden grundsätzlich nicht behoben werden kann, müssen die einzelnen Befundpunkte synoptisch gesehen werden, d. h.
— ob Symptome für eine, auch von der Norm abweichende Funktion akzeptiert werden müssen, z. B. eine für Gehen und Stehen nützliche Tonussteigerung in den Beinen
— ob Symptome, die Funktionen behindern oder verunmöglichen, wie pathologische Reflexaktivitäten oder ein zu geringer Haltetonus, durch die Behandlung gehemmt oder gefördert werden müssen
— oder ob erst nach Bewältigen bestimmter Situationen Funktionen möglich werden, z. B. das Anbahnen und Auslösen von Gleichgewichtsreaktionen nach Reduzieren des Muskeltonus.

So gesehen ist der krankengymnastische Befund nicht Selbstzweck; er läßt uns die mannigfachen Bedingtheiten und Abhängigkeiten motorischer Funktion von einer Vielzahl von Einzelleistungen analysieren, gültig interpretieren und dokumentieren. Von hier aus kann

der Weg zu einer funktionsverbessernden, funktionserhaltenden oder kompensierenden Behandlung führen.
In der Erstellung eines überall geübten, übereinstimmend interpretierten und konsequent geführten Dokumentationsschemas liegt ein Problem der Krankengymnastik in Klinik und Praxis.

I. Liebenstund
Staatl. Berufsfachschule
f. Krankengymnastik
a.d. Universität München
Marchioninistr. 15
8000 München 70

Literatur:

BOBATH, B.: Die motorische Entwicklung bei Zerebralparesen, Georg Thieme Verlag, 1977.
BOBATH, B.: Abnorme Haltungsreflexe bei Gehirnschäden, Georg Thieme Verlag 1968.
BOBATH, B.: Adult Hemiplegia: Evaluation and Treatment, Second Edition, William Heinemann Medical Books Limited, London, 1979.
CHUSID, J. G.: Funktionelle Neurologie, Springer-Verlag, 1978.
GANONG, W. F.: Medizinische Physiologie, Springer-Verlag, 1972
HAASE, J., HENATSCH, H.-D., JUNG, R., STRATA, P., THODEN, U.: Sensomotorik, Urban und Schwarzenberg, München, 1976.

5 Krankengymnastische Behandlungsmöglichkeiten zentraler Bewegungsstörungen des Erwachsenen am Beispiel der Enzephalomyelitis disseminata. (MS)

F. Peterson, Wildbad

Die vielfältigen Probleme der MS-Kranken sind mit unserer Hilfe sicher nur zum Teil zu bewältigen. Die Aufgaben des Krankengymnasten sind Erhalt oder Verbesserung der Bewegungsfähigkeit und Selbständigkeit des Patienten.

Aus meiner praktischen Arbeit mit unterschiedlichen Krankheitserscheinungen und Verläufen hat sich im Laufe der Jahre gezeigt, daß die Bewältigung der Probleme des Alltags für den Patienten im Vordergrund stehen sollte. Das heißt, der Alltag sollte mit Hilfe unserer Therapie vom Patienten besser bewältigt werden können.

Damit helfen wir ihm bei der Auseinandersetzung mit der Situation, behindert zu sein, abhängig zu sein. Es ist daneben auch unsere Aufgabe bei dieser Schicksalsbewältigung eine gewisse Führung zu geben und Erfolgserlebnisse zu vermitteln.

Für uns alle ist Bewegung selbstverständlich, für den MS-Kranken bedeutet seine Bewegungsbehinderung eine Einengung der persönlichen, beruflichen, kulturellen und gesellschaftlichen Mobilität.

Wenn der MS-Kranke lernt, seine verbliebenen Möglichkeiten ökonomischer zu nutzen, wird er wahrscheinlich auch mehr Mobilität und Erfolgserlebnisse gewinnen. Eine Bewegung ist ökonomisch, wenn bei minimalem Kraftaufwand eine maximale Leistung erfolgt.

Nur die intakten Funktionskreise des zentralen Nervensystems bieten die für unsere Motorik erforderlichen Voraussetzungen: Normalen Haltungstonus, normale reziproke Innervation, sowie normale Haltungs- und Bewegungsmuster.

Bei der MS haben wir es mit Läsionen von Leitungsbahnen zu tun, woraus Spastizität, Koordinationsstörungen, Ataxie und Paresen resultieren.

Eine permanente Läsion bedeutet somit aber, daß wir in der Therapie keine normalen Funktionen erreichen werden, sondern nur eine Verbesserung der Ausfälle anstreben können. Wir müssen die tatsächliche Behinderung des Patienten vor Augen haben und uns nicht am Gesunden orientieren und damit Bewegungsmuster des Gesunden fordern und üben wollen.

Die vorhandenen Gebrauchsfunktionen des MS-Patienten sollten nicht im Sinne eines krankengymnastischen *„Übungstrainings"*, sondern für ihn alltagstauglich eingesetzt werden (also kein Hanteltraining, komplizierte Übungsfolgen, Ergometertraining u.s.w.).

Bei der MS-Behandlung kann der Konditionsmangel nicht durch Dauerleistung oder Krafttraining überwunden werden. Eine entscheidende Beobachtung, nicht nur während der Therapie, ist die zeitlich begrenzte Leistungsfähigkeit des MS-Kranken. Charakteristisch sind Mangel an Ausdauer, rasche Ermüdung sowie wechselnde Belastbarkeit. Sein Aktionsradius wird durch Erholungspausen größer sein, als wenn er bestimmte Leistungen unter Zeitdruck erbringen muß. Dadurch sind den therapeutischen Anforderungen Grenzen gesetzt. Der MS-Kranke ist nicht trainierbar, es geht vielmehr um den Erhalt seiner Leistungsfähigkeit. Es gilt das vorhandene Kraftpotential alltagsgerecht zu nutzen.

Die Belastung soll in INTERVALLEN erfolgen, die Therapeut und Patient im Verlauf der Behandlung erkennen müssen.

Jede Bewegung beginnt und endet mit einer adäquaten Haltungsanpassung, das heißt, mit einer Tonusänderung, die Mobilität zulassen muß.

Überschießende Kokontraktion führt bekanntlich zu einer proximalen Fixation und Verlust der selektiven Beweglichkeit, woraus typische, spastische Muster resultieren (z. B. Streckmuster und Adduktorenspastizität). Haltungsänderung und -bewahrung sind als aktive Leistung gegen die Schwerkraft zu verstehen. Eine Beeinträchtigung der tonusregelnden Funktionskreise oder eine Störung der reziproken Innervation zwischen Beugern und Streckern führen zur Ataxie.

Der neurologische Befund bei der MS weist neben spastisch-ataktischen Symptomen häufig zusätzlich sensorische Ausfälle auf.

Eine gestörte Tiefensensibilität aber läßt sich zum Teil nur durch optische Kontrolle und Gehhilfen ausgleichen.

Für den Rollstuhlpatienten steht die Erhaltung seiner vorhandenen Selbständigkeit im Vordergrund. Es bedarf des Verständnisses und der Mitarbeit des Betroffenen, der frühzeitig lernen muß, seine kritischen Punkte zur Dekubitusprophylaxe wie Hüften, Fersen und Gesäß selbst zu beachten.

Außerdem muß der Patient selbst Ruhelagerungen durchführen können, die der Kontrakturverhütung dienen. Diese Lagerungen orientieren sich am speziellen Befund, sie sollten vor allen Dingen auch zu Hause durchgeführt werden, um eine Hemmung des pathologischen Musters zu erreichen (**Abb. 1+2**).

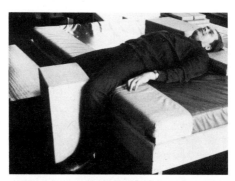

Abb. 1: Lagerung bei Hüftbeuge- und Adduktorenspastizität

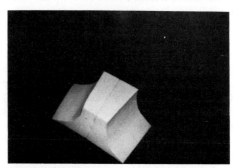

Abb. 2: Angepaßter Spreizkeil aus Schaumstoff für den Rollstuhlpatienten

In dieser Lagerung sollte er sich wohl fühlen, und sie muß mit einfachen Mitteln durchzuführen sein: Die therapeutische Lagerung sollte mit Hilfe des Krankengymnasten durchgeführt werden, da hier spezielle Probleme erfaßt werden müssen. Es ist eine tonusregulierende Maßnahme, die vor allem intensiv auch die Kontrakturen beeinflussen und verbessern soll. Hierbei hat sich der Einsatz von Eis bewährt, da oft an der Schmerzgrenze behandelt werden muß.

Um die Hüftgelenksstreckung zu erhalten, sollte die Bauchlage, sowie die Rückenlagerung mit abduzierten Beinen einbezogen werden.

Wichtig finde ich auch die Seitlage im reziproken Muster, wobei es zu einer guten Streckung der unten liegenden Hüfte kommen sollte.

Es bietet sich an, mit Hilfe einer Zeichnung auch für andere Pflegepersonen, die Lagerung darzustellen.

Wir versuchen die aktiven Funktionen des Patienten einzusetzen. Er muß mithelfen, aus Rückenlage über die Seite zum Sitzen hochzukommen, die Bewegung wird erst über die bessere Seite eingeleitet.

Das Aufstehen aus dem Bett und das Stehen sollte möglichst selbständig vom Patienten durchgeführt werden, einmal als Kreislauftraining zum anderen wird die Muskulatur in der Haltefunktion gegen die Schwerkraft besser gefordert.

Nach meiner Erfahrung ist das Stehen die optimale Spitzfußprophylaxe, da der Druck des Körpergewichtes die notwendige Freiheit der Fußgelenke erhält. Bewegungsabläufe vom Liegen über das Aufsitzen zum Stehen werden solange geübt, bis der MS-Kranke mit möglichst wenig Hilfe selbständig wird.

Nutzen wir die vorhandenen Restfunktionen therapeutisch nicht genügend aus, wird der Betroffene unnötige Einschränkungen in Kauf nehmen müssen: d. h. es kommt zum Verlust von Balance und Gleichgewichtsreaktionen. Durch Anbahnen von weiträumigen Bewegungsabläufen, wobei wir der normalen motorischen Entwicklung des Kindes folgen, soll wieder ein Bewegungsgefühl vermittelt werden. Wir bahnen diese Bewegungserfahrungen an und lassen sie dann selbständig ausführen, wobei schrittweise die Hilfe des Therapeuten reduziert wird.

Unter Beachtung der Symmetrie und Rotation werden Stell- und Gleichgewichtsreaktionen ausgelöst, wodurch es gleichzeitig zu einer Tonusregulation kommt.

Der Patient muß fühlen lernen, wieweit es ihm durch eigene Maßnahmen gelingt, seinen Tonus selbst zu beeinflussen.

An einem weiteren Fall möchte ich Ihnen die Probleme eines gehfähigen MS-Patienten vorstellen.

Aufgrund der Befundaufnahme nach funktionellen Gesichtspunkten können wir uns auf seine speziellen Probleme einstellen und einen gezielten Behandlungsplan mit den entsprechenden Maßnahmen erstellen. Bei diesem Patienten kommt es auf Tonusregulierung, Verbesserung der Koordination und des Gleichgewichtes sowie Verbesserung der aktiven Kontrolle gegen die Schwerkraft an. Hier steht im Vordergrund die Spastizität in den Beinen und ein scheinbar inaktiver Rumpf.

Durch die spastische Blockierung der Hüftgelenke und des Beckens kommt es zu einer Vorverlagerung des Oberkörpers und zu einer Überaktivität der langen Rückenstrecker (**Abb. 3+4**). Aus dieser Haltung heraus haben die Patienten häufig Überlastungsbeschwerden im Wirbelsäulenbereich. Bewegungsansätze werden vom Kopf über den Rücken her eingeleitet, dadurch kommt es zusätzlich zu einer übermäßigen Fixation der Wirbelsäule. Normale Rumpfbeweglichkeit und Gleichgewichtsreaktionen sind fast unmöglich.

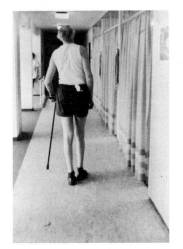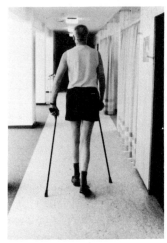

Abb. 3 und 4: Veranschaulichung der verbesserten Haltung und des Bewegungsablaufes durch zwei Handstöcke

Wegen der mangelnden Haltungsanpassung vermeidet der Patient möglichst, sich aus seiner vertikalen Längsachse zu bewegen, um nicht durch Tonusverlust oder einschießende Spastizität und unkontrollierte Bewegungen aus dem Gleichgewicht gebracht zu werden.
Die Amphibienreaktion beinhaltet rotierende Bewegungsabläufe aus der Bauchlage, die sich weiter fortsetzen über den Vierfüßlerstand, Kniestand, zum Stehen. Diese verbessern die Rotationsfähigkeit und Gleichgewichtsreaktion des Patienten.
In allen höheren Positionen können Balancereaktionen verlangt werden; der Patient sollte die hier gewonnenen Bewegungserfahrungen auch im Alltag übernehmen können.

Ich erarbeite mit den Patienten gemeinsam ein Übungsprogramm, welches sie morgens vor dem Aufstehen anwenden. Es kann bestehen aus dem einzelnen Heranziehen der Beine mit Hilfe der Arme, Umfassen der Beine, Rollen von einer Seite auf die andere, evtl. eine Dreh-Dehnlage, dann das Hochkommen über die Seite zum Sitzen auf dem Bettrand, aus dem Sitz mit gut aufgestellten Füßen die Hände zur Seite gehen lassen, wodurch es zu einer Rotation im Rumpf kommt, sowie das Abhängen des Oberkörpers zwischen den Knien. Durch ein solches individuell abgestimmtes Übungsprogramm wird dem MS-Kranken durch aktives Überwinden der Spastizität schon das Aufstehen erleichtert und die Beweglichkeit gefördert. Patienten berichten mir, daß sie dadurch leichter ihren Tagesablauf bewältigen können.

Eine Zeichnung mit Strichmännchen mit ganz einfachen Texten dazu ermöglicht auch zu Hause eine Orientierung (**Abb. 5**).
Die Hilfsmittel für Patienten sollten möglichst effektiv sein, um Kraft zu sparen.
Hilfsmittel probieren wir im Verlauf einer Behandlungsserie aus und entscheiden danach, ob und welche Hilfen eingesetzt werden müssen.
Auch das Wissen um die häusliche Situation erleichtert uns eine sinnvolle Beratung für den

Behinderten. Der Krankengymnast muß sich intensiv damit auseinandersetzen, um eine Versorgung mit unnötigen oder nicht geeigneten Hilfen zu vermeiden.

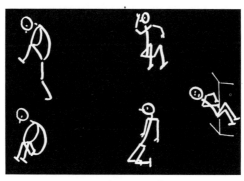

Abb. 5: Basalttexte bieten eine Orientierung zum Selbstüben des Patienten

Abschließend möchte ich auf das therpeutische Reiten hinweisen, welches sich bei der Behandlung der MS bewährt hat und zunehmend eingesetzt wird. Die Hippotherapie sehen wir als Ergänzung zur laufenden krankengymnastischen Behandlung. Die dreidimensionalen Schwingungen des Pferderückens im Schritt fordern Gleichgewichts-, Stell- und Haltereaktionen, wodurch es zu einer Normalisierung des Muskeltonus kommt. Es ergibt sich eine Lösung der Adduktorenspastizität, wodurch leichteres Gehen und Stehen möglich ist. Außerdem wird die bei spastischer Tonuserhöhung fixierte Wirbelsäulenmuskulatur durch die intensive Schwingung mobilisiert.

Die therapeutische Forderung bleibt Intervallbelastung, Intervalltherapie. Der MS-Patient muß seinen Lebensrhythmus an die Behinderung anpassen. Dadurch gewinnt er Ausdauer, Selbständigkeit und mehr Lebensqualität.

Frauke Peterson
Rommel-Klinik
Bätznerstr. 96
7547 Wildbad

6 Psychomotorische Aspekte der Bewegungsstörung

F. Schilling, Marburg

Der Begriff Bewegungsstörung bzw. der Begriff motorische Behinderung wird bei verschiedenen Berufsgruppen, die sich ihrer annehmen, sehr unterschiedliche Vorstellungen wachrufen, und zwar in Abhängigkeit davon, unter welchen Aspekten die menschliche Bewegung gesehen wird.

Krankengymnastik ist traditionell an die Medizin gebunden und hier insbesondere an die Orthopädie. Das bedingt in der Regel eine stark somatische bzw. funktionelle Betrachtungsweise der Bewegungsstörung.

Ergebnisse empirischer Untersuchungen haben jedoch gezeigt, daß gerade Bewegungsstörungen in sehr engem Zusammenhang mit der Gesamtpersönlichkeit des Menschen, mit seiner Psyche zu sehen sind. Der Begriff Psychomotorik möchte diese Zusammenhänge besonders herausstellen, d. h. wir postulieren eine wechselwirkende Abhängigkeit von Motorik und Verhalten.

Um diese Zusammenhänge und ihre Konsequenzen für die Behandlung verdeutlichen zu können, ist es notwendig, auf die individuelle Entwicklung der Motorik, d. h. auf die Motogenese und Motopathogenese näher einzugehen.

Die Beschäftigung mit bewegungsbehinderten Kindern, insbesondere mit den Folgezuständen leichter zerebraler Dysfunktion, haben uns zu Einsichten geführt, die die Wahrnehmungs- und Bewegungsentwicklung in den Vordergrund der Persönlichkeitsentwicklung stellen.

Bewegung ist erste und wichtigste Kommunikationsform des heranwachsenden Menschen. Über Wahrnehmung und Bewegung wird der eigene Körper und die Umwelt zunehmend besser kennengelernt. Das Kind geht in die Umwelt hinein, um ihre physikalischen Gesetzmäßigkeiten in sich aufzunehmen und in Wahrnehmungs- und Bewegungsmustern zu speichern. Im Laufe der Entwicklung kommt es so zu einer mehr oder weniger realen Abbildung der materialen und sozialen Umwelt in sich selbst. Dieses Wissen um Eigenschaften und Beziehungen der Dinge, um Reaktionsweisen des anderen ist grundlegende Voraussetzung, ökonomisch, sicher und effektvoll handeln zu können. Wird dieser Erwerbsprozeß verzögert oder gestört, so entwickelt sich ein Mißverhältnis zur Umwelt, vor allem aber auch zu sich selbst. Das motorisch behinderte Kind wirkt daher unsicher, ängstlich, psychisch instabil, es ist leicht reizbar, ablenkbar und störbar. Wir konnten nachweisen, daß bei einer Vielzahl von Kindern mit Lernstörungen, Konzentrationsstörungen und Verhaltensauffälligkeiten diese Störungen ursächlich mit Wahrnehmungs- und Bewegungsbehinderungen in Zusammenhang stehen.

Aus der Kenntnis dieser Entwicklungsprozesse läßt sich die These ableiten, daß die Einflußmöglichkeit von Wahrnehmungs- und Bewegungserziehung auf Persönlichkeitsmodifikationen außerordentlich groß ist.

Nach PIAGET (1975) existieren bereits auf der Ebene der Reflextätigkeit Interaktionsprozesse zwischen Umwelt und Organismus, die eine aktive Differenzierung der Reflexe und damit den Beginn von Willkürbewegungen mit sich bringen. Diese Prozesse sind nicht als passive Reaktionen auf Einwirkungen der Umwelt zu sehen, sondern als aktive wechselseitige Auseinandersetzung mit der Umwelt.

Bevor der Säugling relativ komplexe Aktivitäten aus eigenem Antrieb ausführen kann, muß eine Entwicklung seiner angeborenen Reflexe stattfinden. Diese sind zunächst entweder zu generell oder zu speziell, um ihm ein adaptatives Verhalten zu ermöglichen. Isoliert ablaufende Reflexe werden durch wiederholte Reiz-Reaktions-Abläufe zeitlich organisiert, räumlich ausgedehnt und auf diese Weise in Reflexsysteme integriert.
Parallel zur Differenzierung und Koordinierung des Reflexverhaltens werden die Sinnesleistungen weiter ausgebaut. Anfangs globale Eindrücke werden durch Auslese und Zuordnung zu Identitätsstrukturen zunehmend differenziert.
Allmählich entsteht so durch kortikale Informationsverarbeitung eine Ausweitung des Reflexverhaltens zu willkürlichen Bewegungen.

Die Erfordernisse der Umwelt und die eigene Bedürfnisstruktur prägen in hohem Maße die Bewegungsentwicklung im Gegensatz zu der älteren Auffassung, daß die frühe motorische Entwicklung sich vorwiegend nach Anlage, Wachstum und Reifung richte.

Da die Säuglingsmotorik noch vorwiegend durch angepaßtes Reflexverhalten bestimmt wird, könnte das Bewegungsverhalten des Säuglings als Neuromotorik bezeichnet werden.

Zunehmend werden Wahrnehmungs- und Bewegungsmuster aufgebaut, die sich in immer stärkerem Maß wechselwirkend beeinflussen. Grundlegende Lernerfahrungen mit den physikalischen Bedingungen der Umwelt beschleunigen den Aufbau und Ausbau von Wahrnehmungs- und Bewegungsmustern.

Dieser Abschnitt der Bewegungsentwicklung wird daher mit dem Begriff Sensomotorik belegt.

Insgesamt wird der sensomotorischen Entwicklungsphase eine hohe Bedeutung im Hinblick auf den Aufbau von Verhaltensstrategien und der kognitiven Entwicklung beigemessen (PIAGET 1975).

Bewußtsein und Erleben werden durch sensomotorische Lernerfahrungen zunehmend differenziert und strukturiert. Betätigung schafft ein Abbild der Welt; sie ist eine motorisch-taktile Erforschung der Wirklichkeit. Informationsaustausch ist dem Individuum nur über Sensomotorik möglich. Das Subjektive des Erlebens ist vornehmlich darin zu sehen, daß die sensorische Information mit bisherigen Erfahrungen verglichen wird, dadurch eine affektive Färbung erfährt und schließlich in den bereits vorhandenen Erfahrungsschatz eingeordnet wird.

Einzelne, situations- und materialspezifische Muster werden zu Bereichen hierarchisch geordnet und schließlich zu einem System von Verhaltensstrategien ausgebaut. Diese Lernprozesse sind durch Adaption an die innere Bedürfnisstruktur und die Bedingungen der Umwelt gekennzeichnet. Da das Erleben, die Affektivität erst durch sensomotorisches Handeln strukturiert wird, könnte man von einem psycho-sensomotorischen Regelkreis sprechen. Die Affektivität wird über die Handlungen und die darauf folgenden Reaktionen der personalen Umwelt zurückempfunden. Wahrnehmungs- und Bewegungsmuster stehen damit in wechselseitiger Abhängigkeit vom Erleben (**Abb. 1**).

Im Vorschulalter steht der Ausbau von psychomotorischen Mustern im Vordergrund der motorischen Entwicklung. Die Entwicklung des Kindes ist in diesem Altersabschnitt wesentlich abhängig von der emotionalen Bindung an Eltern und Pflegepersonen, deren affektive Rückmeldung Vorbild und Leitfaden sind. Neuere Untersuchungen zeigen, daß es sich hierbei wiederum um wechselseitige Beeinflussungen handelt. Bereits das Lächeln oder Weinen des Säuglings verändert wesentlich das Verhalten der Mutter. Schon in den ersten Anfängen bestimmt das Subjekt somit in hohem Maße durch die Rückkopplung mit der Mutter die eigene Entwicklung. Es handelt sich hierbei wiederum um ein Zusammenspiel von Assimilations- und Akkomodationsmechanismen. Aus diesen Überlegungen heraus könnte man im Vorschulalter verstärkt von einer psychomotorischen Entwicklungsphase sprechen. Der Individuationsprozeß wird damit wesentlich durch die Bewegungsentwicklung geprägt. Verhaltensmuster werden als Abbild der dinglichen und personalen Umwelt, aber auch als Abbild der eigenen, erlebten Bedürfnisse in einem wechselwirkenden Anpassungsprozeß aufgebaut.

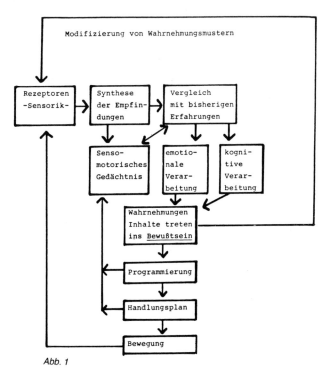

Abb. 1

Eine weitere Einflußgröße stellt die Gruppe dar. Unterschiedliche Bedürfnisse der Gruppenmitglieder müssen aufeinander abgestimmt werden. Mit fortschreitendem Alter sieht sich das Kind zunehmend den Erfordernissen der sozialen Umwelt ausgesetzt. Die Forderungen der gesellschaftlichen Strukturen an das Individuum nehmen von den Eltern über die Geschwister, über Spiel- und Kindergartengruppen bis hin zu Jugend- und Erwachsenengruppen ständig zu.

Aufbau und Integration von Wahrnehmungs- und Bewegungsmustern stehen damit in Adaptationsprozessen zwischen eigenen und sozialen Bedürfnisstrukturen. Diese wechselseitigen Anpassungen vollziehen sich sowohl auf der Ebene der Wahrnehmung und der

Bewegung wie auf der Erlebnisebene. Individuationsprozeß und Sozialisationsprozeß führen somit durch wechselseitige Anpassung zu einer weiteren Modifizierung der Verhaltensstrategien. Um diese Prozesse zu verdeutlichen, haben wir den Begriff der soziomotorischen Entwicklung eingeführt.

Bewegungsbehinderungen

Innerhalb dieser Prozesse kann es durch sehr verschiedene Störvariablen zu Retardierungen und Auffälligkeiten im motorischen Bereich kommen. Bewegungsstörungen können sowohl Ursache als auch Folge vielfältiger Behinderungen im Kindesalter sein. So muß praktisch bei jeder Behinderung im frühen Kindesalter mit dem Risiko einer Bewegungsbehinderung gerechnet werden. Der menschliche Organismus hat durch seine Adaptationsfähigkeit die Möglichkeit zu kompensieren, auszugleichen, Funktionen zu verlagern oder Bedürfnisse einzuschränken. In Fällen einer leichten motorischen Behinderung ist es daher schwierig, eine Grenze zur Individualmotorik zu ziehen. Für die Diagnostik ergeben sich damit Schwierigkeiten, sich allein auf die statistischen Normen zu stützen. Vielmehr ist es notwendig, das motorische Verhalten auch ipsativ, in Relation zu dem Gesamtverhalten des Kindes zu betrachten. Genetische Aspekte wie Faktoren des Wachstums und des Körperbaus sind bei leichten Störungen ebenfalls bedeutsam. Durch Testuntersuchungen ließen sich folgende Prozentzahlen motorischer Behinderung finden:

Geistig Behinderte	98 %
Lernbehinderte	70 %
Verhaltensgestörte	47 %
Sprachbehinderte	52 %
Blinde	100 %
frühkindl. Hirngeschädigte	91 %

Daraus ergibt sich in der BRD für das Schulalter die Zahl von mindestens 580 000 behandlungsbedürftigen motorisch behinderten Kindern (SCHILLING 1976).

Bei Kindern mit minimaler zerebraler Dysfunktion ist im Hinblick auf Ätiologie, Lokalisation der Schädigung sowie im Hinblick auf Schwere der neurologischen Auffälligkeiten nur ein mäßiger Zusammenhang zu motorischen Behinderungen zu beobachten. Im Laufe der motorischen Entwicklung kommt es durch die Vielzahl von Bedingungsfaktoren zu erheblichen Modifikationen von primären motorischen Störungen.

Zu vermuten ist, daß diese Kinder in der Regel Bewegungsmuster in der Erwerbsphase ungenügend variieren und nur so weit erlernen, daß sie sie anwenden können. Werden jedoch die Situationsbedingungen der auszuführenden motorischen Handlungen geändert, so versagen diese Kinder. KEOGH (1975) spricht beim Erlernen von Bewegungsmustern von verschiedenen Lernstadien. Das Muster hat Konsistenz erreicht, wenn das Bewegungsziel in adäquater Weise erreicht wird. Die Lösungswege können dabei verschieden gestaltet sein. Mit zunehmender Übung kann das Bewegungsziel auch unter veränderten Bedingungen erreicht werden. Das Bewegungsmuster wird variierbar. KEOGH spricht dann von Konstanz, wenn das Kind gelernt hat, ähnliche oder gleichbleibende Situationen und Reaktionen zu erkennen und anzuwenden. Dadurch wird Flexibilität in der Organisation von Wahrnehmungen und Bewegungsreaktionen erreicht.

Durch den Ausfall einzelner Funktionen entsteht für den gesamten Organismus eine völlig veränderte Situation; er muß die Kommunikation mit der Umwelt neu gestalten. Gleiche Ausfälle können daher bei verschiedenen Individuen zu unterschiedlichen Lernprozessen und damit zu völlig verschiedenen Bewegungsverhalten führen. In Fällen leichter motorischer Behinderung ist es daher sehr schwer, eine Grenze zur Individualmotorik zu ziehen. Die mannigfachen Lösungswege zur Erreichung eines Bewegungszieles lassen eine erhebliche Variationsbreite beim Aufbau bestimmter Bewegungsmuster zu.

Die bei Bewegungsbehinderungen wirksam gewordenen Störfaktoren sind im wesentlichen folgenden Bereichen zugeordnet.

Bereich der Umweltbedingungen

Sind die zur normalen motorischen Entwicklung notwendigen Wahrnehmungs- und Bewegungsreize eingeschränkt wie z. b. bei längerem Heim- oder Krankenhausaufenthalt, bei eingeschränktem Bewegungsraum bei überbehütendem oder vernachlässigendem Erziehungsstil, so kommt es zur Retardierung in der Bewegungsentwicklung. Insgesamt sind durch hemmende Umwelteinflüsse in der Regel Retardierungen und weniger häufig spezielle Ausfälle im motorischen Bereich zu beobachten.

Bereich der psychisch-emotionalen Steuerung

Psychisch-emotionale Störungen und motorische Auffälligkeiten schaukeln sich wechselseitig auf. Das affektiv gestörte Kind traut sich nur wenig zu, es fehlen ihm dadurch zunehmend Bewegungserfahrungen, die wiederum die affektiven Störungen verstärken. Erlebnisse der Unzulänglichkeit und Unterlegenheit verzögern zunehmend die Bewegungsentwicklung. Es kommt in starkem Maße zur Störung und Disharmonisierung der Gesamtperson des Kindes.

Bereich der sensomotorischen Funktionssysteme

Frühe sensorische Ausfälle und Störungen können ganz erheblich die motorische Entwicklung behindern. Bei angeborener Blindheit sind motorische Behinderungen sehr viel häufiger zu beobachten als bei erworbener Blindheit; die Bewegungsbehinderung scheint entsprechend dem Ausmaß der Sehbehinderung anzusteigen. Wahrnehmungs- und Bewegungsbehinderungen stehen in engem Zusammenhang. Supramodalen Störungen wird dabei im Hinblick auf Lern- und Schulschwierigkeiten zunehmend Bedeutung beigemessen.

Bereich der kognitiven Funktionen

Je schwieriger und komplexer eine zu erlernende Handlung, umso mehr werden kognitive Funktionen notwendige Voraussetzung, so daß geistig Behinderte von einem bestimmten Grad der Schwierigkeit einer motorischen Aufgabe an unfähig sind, diese zu erlernen. Selbst Lernbehinderte zeigten in 70% der Fälle erhebliche Retardierungen.

Bereich der motorischen Funktionssysteme

Diese primären Defekte verursachen vielfältige Störungen und Schwierigkeiten beim Aufbau von Wahrnehmungs- und Bewegungsmustern. Frühkindlich Hirngeschädigte zeigten motorische Störungen in 91% der Fälle (SCHILLING 1977). Häufig sind qualitativ veränderte Bewegungsmuster zu beobachten, die darauf hinweisen, daß ein von der Norm abweichender Lernprozeß zum Erwerb motorischer Muster stattgefunden haben muß.

Bereich des Bewegungsapparates

Körperbehinderungen und orthopädisch faßbare Normabweichungen wie Haltungsschäden usw. führen ebenfalls zu vielfältigen motorischen Entwicklungsstörungen.

Je früher die Behinderungen auftreten, umso intensiver werden die Entwicklungsprozesse im motorischen Bereich gestört. Überkompensation oder biologisch wenig sinnvolle Formen der Adaptation sind die Folge. Es kommt nicht nur zu einzelnen Ausfällen, sondern häufig zu Veränderungen des gesamtmotorischen Verhaltens. Insgesamt zeigen sich die Bewegungsretardierungen und Störungen in einer geringeren Leistungsfähigkeit, häufiger jedoch in einer geringeren Zahl der zur Verfügung stehenden Bewegungsmuster.

Die vorhandenen Muster sind zudem verändert und erreichen nicht die Variabilität der Anwendung wie bei normal entwickelten Kindern.

Was bedeutet dieser Sachverhalt für die Arbeit in der Krankengymnastik?

Bei vorübergehender Funktionseinschränkung sind in der Regel keine psychomotorischen Behinderungen, d. h. gravierende sekundäre Veränderungen im Verhalten zu erwarten. Dennoch scheint auch hier eine bessere pädagogisch-psychologische Ausbildung der Krankengymnastin wünschenswert, um besser auf die Bedürfnisse und das Wohlbefinden des motorisch beeinträchtigten Patienten eingehen zu können.

Bei bewegungsretardierten Kindern und Jugendlichen ist eine Zusatzqualifikation Motopädagogik der behandelnden Krankengymnastin notwendig. Über diese Problematik sind bereits Gespräche mit dem Zentralverband geführt worden. Bei diesen Kindern steht nicht das Funktionstraining in der Einzelbehandlung, sondern vielfältiges Bewegungslernen in der Gruppe im Vordergrund. Für diese Art Behandlung, die aus der KIPHARD'schen Psychomotorischen Übungsbehandlung entwickelt wurde, ist die heutige Krankengymnastin in keiner Weise ausgebildet. Bezeichnenderweise beginnt sich für diesen Behandlungsbereich das Berufsbild des Motopäden bzw. Mototherapeuten abzuzeichnen.

Die motopädagogische Behandlungsweise ist zwischen Medizin und Pädagogik anzusiedeln. Sie kann je nach Indikation Behandlung oder Erziehung bzw. Unterricht bedeuten. Ziel der Behandlung ist es, daß das Kind lernt, über den Erwerb breit variierbarer Wahrnehmungs- und Bewegungsmuster sich selbst und die Umwelt besser zu beherrschen. Es sammelt Erfahrungen und lernt sie anzuwenden. Die Übungsmaßnahmen stützen sich auf den jeweiligen Entwicklungsstand in den einzelnen Funktionsbereichen mit dem Ziel, das individuelle Entwicklungspotential so weit wie möglich auszuschöpfen. Der Anwendungsbereich für die Krankengymnastin liegt vornehmlich in der Kinderpsychiatrie und Pädiatrie sowie in der freien Praxis.

Meine Damen und Herren, sicher ist Motopädagogik als Konzept der Persönlichkeitserziehung über sensorische und motorische Lernprozesse nicht in die Krankengymnastik integrierbar. Notwendig scheint mir, daß wir voneinander lernen, daß wir diese Anwendungsbereiche untereinander verzahnen, um gemeinsam unseren Bewegungsbeeinträchtigten und Bewegungsbehinderten eine umfassendere und damit bessere Hilfe für ihre Lebensbewältigung geben zu können.

Zusammenfassung:

Bewegungsbehinderung wird unter psychomotorischem Aspekt betrachtet. Dazu werden Zusammenhänge zwischen sensorischer, motorischer, kognitiver, emotionaler und sozialer

Entwicklung aufgezeigt. Bewegungsbehinderte zeigen in der Regel Auswirkungen dieser Behinderung auf die gesamte Persönlichkeit. Motopädagogik versteht sich als ganzheitliches Erziehungskonzept durch Wahrnehmungs- und Bewegungslernen mit dem Ziel, daß der Behinderte lernt, besser mit sich selbst, mit anderen und den Dingen seiner Umwelt handelnd umgehen zu können. Eine Integration von Teilen dieser Behandlungskonzeption in die krankengymnastische Ausbildung wird diskutiert.

Prof. Dr. phil. F. Schilling
Fachbereich Erziehungswissenschaften
der Philipps-Universität
Barfüßerstr. 1
3550 Marburg

Literatur:

KOEGH, J. F.: Konsistenz und Konstanz in der vorschulischen Bewegungsentwicklung. In: Müller/Decker/Schilling: Motorik im Vorschulalter, Hofmann, Schorndorf, 26-30, 1978
PIAGET, J.: Gesammelte Werke. Studienausgabe. Klett, Stuttgart 1975
SCHILLING, F.: Zum Stand des Faches Motologie und der Ausbildung von Motologen und Mototherapeuten. Psychomotorik, 4-10, 1976
SCHILLING, F.: Bewegungsentwicklung, Bewegungsbehinderung und das Konzept der „Erziehung durch Bewegung". Sportwissenschaft, 7, 361-373, 1977

7 Die Bewegungsstörung und ihre Auswirkung auf das Bewegungsverhalten im Sport

H. Kosel, Köln

Behinderungen beeinflussen auf sehr unterschiedliche Weise das Bewegungsverhalten im Sport. Ob wir jedoch in jedem Falle von einer „Bewegungsstörung" sprechen können, scheint ein Problem der Wertung sportmotorischer Abläufe von Behinderten zu sein. Legen wir unseren Betrachtungen ein informationstheoretisches Modell zugrunde, so können wir Störgrößen
— im Bereich der Informationsaufnahme bei Sinnesbehinderten
— im Bereich der Informationsverarbeitung bei Geistigbehinderten und
— im Bereich der Ausführungsorgane bei Körperbehinderten
mit ihren charakteristischen Auswirkungen auf das Bewegungsverhalten feststellen. Als „Störgrößen" bezeichnen wir hierbei behinderungsbedingte Beeinträchtigungen der Funktion der Sinnesorgane, der Funktion des Zentralnervensystems einschließlich der zentralen psychischen Prozesse und kognitiven Leistungen sowie der Funktion des Stütz- und Bewegungsapparates. Sie lassen sich im großen und ganzen bei der einzelnen Behinderung quantitativ bestimmen z. B. durch Ermittlung des Visus bei Sehgeschädigten, des Intelligenzquotienten von Geistigbehinderten, des Grades der Koordinationsstörungen von Zerebralparetikern bzw. des Umfanges der Bewegungseinschränkung von Körperbehinderten. Aus funktionellem Aspekt kann demnach der Begriff Bewegungsstörung auf den Behinderten angewandt werden.

Desgleichen können wir von einer Störung des Bewegungsverhaltens bei Spätbehinderten sprechen. Sie beherrschten bereits die Elemente der Sportmotorik, soweit sie eine Sportart aktiv betrieben haben. Mit der Schädigung, die z. B. bei einem Unfall plötzlich eintritt, verlieren die bisher bewährten Verhaltensmuster und Bewegungspläne an Gültigkeit, die Bewegungen sind je nach Art und Schwere der Behinderung mehr oder weniger deutlich gestört.

Anders bei mit einer Behinderung Geborenen oder bei Frühbehinderten. Bei ihnen vollzieht sich die Entwicklung der Motorik von Anfang an unter den gegebenen Bedingungen ihrer Behinderung; d. h., sie erlernen in der Auseinandersetzung mit der Umwelt und im Sport behinderungsadäquate situationsangepaßte Verhaltensweisen, die zwar von der Norm abweichen, jedoch von ihnen optimal beherrscht werden können.

Wir können dies auch besonders eindrucksvoll in den sportmotorischen Fertigkeiten Behinderter beobachten, für die es im Sport von Nichtbehinderten keine Vergleichsmöglichkeiten gibt. Hinsichtlich des hohen Maßes sportlichen Könnens z. B. von Rollstuhlfahrern, Krückenskiläufern u. a., deren Verhalten alle Merkmale einer guten Bewegungsqualität aufweist, fällt es uns schwer, von Bewegungsstörungen zu sprechen. In spezifischen Disziplinen gelangen Behindertensportler zu qualitativ und quantitativ optimaler Ausführung von Bewegungen, deren Verlauf als „störungsfrei" bezeichnet werden muß.

Bei der Ausführung der sportmotorischen Fertigkeiten von Behinderten, bei denen ein Vergleich zu Nichtbehinderten möglich ist, lassen sich mehr oder weniger starke Abweichungen im Bewegungsumfang sowie in der Bewegungsstruktur feststellen. Desgleichen kann in den verschiedenen Sportarten das Bewegungsverhalten durch die Behinderung beeinträchtigt sein.

Legt man der Beurteilung von Bewegungsfertigkeiten Behinderter als Maßstab die Bewegungsausführung Nichtbehinderter zugrunde, so scheint es gerechtfertigt, von Bewegungsstörungen zu sprechen. Die Anwendung des Begriffes Bewegungsstörung bezieht sich hierbei bei Körperbehinderten im wesentlichen auf die äußere Form der Bewegung, ihre Struktur, bei Sinnesbehinderten und Geistigbehinderten dagegen mehr auf die Bewegungsqualität.

Betrachten wir zunächst das Bewegungsverhalten *Blinder*. Durch den Ausfall des Gesichtssinnes fehlen dem Blinden jegliche visuelle Informationen von den räumlichen Gegebenheiten im Sport sowie von seinen eigenen Bewegungen. Während Sehende ständig optische Informationen über die Konstellation Körper-Umwelt erhalten (vgl. MEINEL 1977), ist Blinden die optische Führung des Bewegungsvollzuges überhaupt nicht möglich. Die Bewegungen der Arme und Hände, die bei einem großen Teil der Bewegungen der optischen Kontrolle unterliegen (vgl. MEINEL), werden von blinden Kindern z.B. beim Gehen oder Laufen entweder nur spärlich und unkoordiniert ausgeführt oder die Arme werden vor den Körper gestreckt bei einer insgesamt stark angespannten Körperhaltung.

Durch die veränderte Organisation der Sinnesorgane erhalten zwar akustische, taktile und kinästhetische Informationen für den Blinden eine besondere Bedeutung, sie vermögen jedoch nicht annähernd die Funktion der Augen zu ersetzen. Dies kommt besonders zum Ausdruck in unbekannten und weiten, nur schwer zu erschließenden Räumen. Die Folge hiervon ist bei blinden Kindern häufig eine „Raumangst", die sich durch negative Erlebnisse verstärkt und in Bewegungshemmungen manifestiert.

Selbst trainierten Blindensportlern ist die Verfügbarkeit über die erlernten motorischen Fertigkeiten eingeschränkt. Sicherheit und Selbständigkeit als Voraussetzung für einen rhythmisch ökonomischen Bewegungsvollzug werden noch am ehesten in durch Regeln determinierten Bewegungsräumen wie z. B. beim Kugelstoßen und Diskuswerfen erlangt. Kugelstoßkreis bzw. Wurfkreis sind für den Blinden eindeutig abgegrenzte Räume, die er taktil-kinetisch gut erfassen kann. Entsprechend vermag er auch die Bewegungen vergleichsweise qualitativ gut auszuführen.

Dagegen kann ein Blindensportler Laufdisziplinen ohne fremde Hilfe gar nicht durchführen. Im Kurzstreckenlauf bedarf er der akustischen Leitung durch einen Zurufer, wobei ihm letzterer ständig verbale Informationen über die Richtungsgenauigkeit des Laufes gibt. Die hohe konzentrative Anspannung, die zur Bewältigung der 60-m- bzw. 100-m-Distanz notwendig ist, drückt sich zudem in einer starken Verspannung der gesamten Körpermuskulatur aus. Der Laufbewegung fehlt das freie rhythmische Ausschreiten. Der Blinde ist ein typisches Beispiel dafür, wie sich Störungen im Bereich eines Sinnesorganes unmittelbar auf das gesamte Bewegungsverhalten aufgrund eingeschränkter Steuerungsfunktionen und mangelhafter Bewegungskontrolle negativ auswirken. Obwohl die motorischen Funktionen nicht beeinträchtigt sind, weist in dem größten Teil der Sportarten die Bewegungsausführung eine mindere Qualität auf.

Während die sportlichen Bewegungsabläufe, die sportmotorischen Techniken an sich bei trainierten Sinnesbehinderten keine Einschränkung erfahren, unterliegt die Bewegungsstruktur bei Körperbehinderten einer mehr oder weniger augenfälligen Veränderung. Bei der Beurteilung des Bewegungsvollzuges von Körperbehinderten gehen wir von einer Analyse der Grundstruktur sportlicher Bewegungsakte aus. Nach MEINEL weist der Bewegungsakt eine dreiphasige Gliederung in Vorbereitungsphase, Hauptphase und Endphase auf. Die

drei Phasen sind in ihrer Wirkung aufeinander bezogen, wobei sie von der „Zweckrelation",
d. h. von der Lösung einer Bewegungsaufgabe, bestimmt werden.
Vereinfacht wiedergegeben dient die Vorbereitungsphase der optimalen Vorbereitung der
Hauptphase. Sie erscheint in der Bewegungsausführung als Ausholbewegung, Anlauf- oder
Angleitbewegung. Die Hauptphase führt zur unmittelbaren Lösung der Bewegungsaufgabe.
Sie ist charakterisiert durch Beschleunigungsstöße oder Bewegungsimpulse.
Für das Zusammenwirken beider Phasen gilt allgemein: Je weiter die Ausholbewegung,
„um so länger kann die Muskulatur in der Hauptphase Beschleunigungsarbeit leisten, und
um so größer wird die Leistung" (MEINEL).
In der Endphase klingt die Bewegung passiv aus oder wird aktiv abgebremst, der labile
Gleichgewichtszustand in der Hauptphase geht über in einen statischen Zustand des
Körpers.
Wenden wir diese Grundkenntnisse auf die Analyse von Wurf- und Stoßbewegungen von
Beinbehinderten an, so läßt sich folgendes feststellen. Je nach Art und Grad der Behinderung ist Behinderten das Anlaufen zum Werfen, Angleiten zum Kugelstoßen oder die
Drehbewegung bei Drehwürfen gar nicht oder nur sehr begrenzt möglich. Die Vorbereitungsphase ist somit in ihrem zeitlich-räumlichen Verlauf stark verkürzt, was wiederum zu
ungünstigen Voraussetzungen bei der Ausführung der Hauptphase führt. Die Hauptphase
selbst, das Beschleunigungsmoment des Bewegungsaktes, ist abhängig von den funktionellen Verhältnissen in den unteren Extremitäten. Je mehr Muskelkräfte eingesetzt werden
können, um so größer der Bewegungsimpuls, um so besser die Leistung. Das Abbremsen
der Bewegung in der Endphase des Wurfes unterliegt ebenfalls einer deutlichen Einschränkung, da der Beinbehinderte nicht über genügend aktive Muskelkräfte verfügt, um wieder in
einen stabilen Gleichgewichtszustand zu gelangen.
Soweit eine grobe funktionelle Analyse der Wurf- und Stoßbewegungen, die im einzelnen
hinsichtlich der individuellen Behinderungen differenzierter erfolgen müßte.
Es ist jedoch bei unserer Analyse auch die psychische Komponente zu berücksichtigen.
Voraussetzung zur Bewegungssteuerung und Bewegungsregulation beim Behinderten sind
die Kenntnisse seiner eigenen funktionellen Fähigkeiten bzw. Grenzen. Er weiß z. B. als
Prothesenträger aus Erfahrung um die Schwierigkeiten der Erhaltung des Gleichgewichtes
und der Kontrolle des Prothesenbeines während eines schnellen Bewegungsvollzuges.
Dieses Wissen geht ein in die Planung der Bewegungshandlung und bestimmt somit die
Steuerung ihres Ablaufes. Konkret äußert sie sich darin, daß vor allem die Hauptphase nicht
optimal ausgeführt wird, daß das Abbremsen des Bewegungsimpulses mit Hilfe der
Prothese nur beschränkt möglich ist und zudem die Gefahr des Stürzens besteht. Die
Bewegungsbeschleunigung in der Hauptphase wird daher nur so groß sein, wie der
Beinbehinderte in der Lage ist, die Stabilität des Gleichgewichts in der Endphase wieder zu
erlangen. Die kurze Analyse, die wir exemplarisch an Wurf- und Stoßbewegungen von
Beinbehinderten durchführten, macht deutlich, daß in jedem Falle der Bewegungsakt
hinsichtlich seines Phasenverlaufes beeinträchtigt ist.
Die Begrenzung des raum-zeitlichen Verlaufes von Wurf- und Stoßbewegungen kommt
wohl am imposantesten bei Rollstuhlfahrern zum Ausdruck. Für sie gilt in erhöhtem Maße
das oben Gesagte. Die Ausholbewegung ist so kurz, so daß es dem Gelähmten größte
Schwierigkeiten bereitet, den Bewegungsimpuls optimal auszuführen. Die Hauptphase
selbst unterliegt einer weiteren Einschränkung, da der Sportler bereits zu ihrem Beginn die
Bremsbewegung mit der stoßfreien Hand einleitet, um ein Fallen aus dem Rollstuhl zu

verhindern. Die äußerste raum-zeitliche Komprimierung des Phasenverlaufes von Würfen und Stößen aus dem Rollstuhl führt darüber hinaus zu einer hohen psychischen Belastung des Gelähmtensportlers. Während nichtbehinderte Sportler über relativ lange Zeit in der Vorbereitungsphase verfügen, um dem Höhepunkt des Bewegungsaktes in der Hauptphase zuzustreben, gelingt Rollstuhlfahrern eine maximale Bewegungsbeschleunigung nur bei höchster konzentrativer Anspannung bereits zu Beginn der Bewegungshandlung. Äußeres Zeichen im Verhalten des Gelähmten ist die häufige Wiederholung der Ausholbewegung (wir haben bis zu 10 und mehr Wiederholungen beobachtet) zum Diskus- oder Speerwurf.

Die obigen Betrachtungen des Bewegungsverhaltens Behinderter im Sport konnten aus Zeitgründen nur exemplarisch an drei Behinderungen erfolgen. Weitere Analysen einzelner Behinderungen sind notwendig, um differenzierte Aussagen über spezielle sportmotorische Abläufe machen zu können. So gilt es aus dem Aspekt der Bewegungslehre z. B. Einblick in die Steuerungs- und Regulationsvorgänge von Zerebralparetikern und Geistigbehinderten zu gewinnen.

Ich habe versucht, Ansätze aufzuzeigen, die uns als informationstheoretische Grundlage oder Kenntnis der Phasenstruktur von Bewegungsakten zu wertvollen Einsichten in Bewegungshandlungen Behinderter verhelfen können. Eine systematische Analyse aller Behinderungen in bezug auf die elementaren sportmotorischen Fertigkeiten steht noch aus.

Die wenigen Beispiele haben deutlich gemacht, daß Bewegungshandlungen Behinderter im Sport besonderen Bedingungen unterliegen, die im wesentlichen durch die Behinderung selbst und ihre Auswirkungen bestimmt werden. Funktionsstörungen können sich unmittelbar auf das Bewegungsverhalten bzw. auf die Struktur eines Bewegungsaktes auswirken. Soweit letztere mehr oder weniger negativen Einflüssen durch die Behinderung unterliegen, können sie als Bewegungsstörungen beschrieben werden. Man wird jedoch der psychomotorischen Leistungsfähigkeit Behinderter im Sport nur gerecht, wenn man sie unter den Bedingungen der individuellen Behinderung bewertet und anerkennt.

Stud.-Prof. Dr. H. Kosel
Malteserstr. 47
5000 Köln 40

Literatur:

KOSEL, H.: Sport mit Körper- und Sinnesbehinderten. Artikelserie in 21 Folgen. In: Krankengymnastik. Zeitschr. für Physikalische Therapie, Bewegungstherapie, Massage, Prävention und Rehabilitation Nr. 1 bis 12 1979 und Nr. 1 bis 9 1979

MEINEL, K.: Bewegungslehre. Abriß einer Theorie der sportlichen Motorik unter pädagogischem Aspekt. 2. Auflage, Volk und Wissen, Volkseigener Verlag Berlin 1977

8 Abriß der wissenschaftlichen Grundlagen einer behinderungsadäquaten Didaktik und Methodik des Schwimmens

J. Innenmoser, Köln

1 Grundlegung

Die Sportart Schwimmen mit Behinderten kann nicht isoliert — als quasi sich selbst genügende Betätigungsform — gesehen werden.

Neben der vorweg geäußerten Ansicht, daß Schwimmen wahrscheinlich hilft, Funktionen zu verbessern, steht die vielfach bestätigte Meinung, daß der Aufenthalt im Wasser auch und gerade dem Behinderten Spaß macht. Dabei könnte es bleiben, wenn man allein den sicheren Schwimmer sieht. Dieser bereitet bei sportpädagogischen Fragen auch kaum Probleme.

Der behinderte Anfänger jedoch und der Schwerbehinderte; der im Lernen stagnierende und der mit physiologischen Minderleistungen ausgestattete Behinderte ist von besonderem Interesse für die wissenschaftliche Forschung, die sich aus dem Wasseraufenthalt der Behinderten ergibt.

Hierbei muß es zur Zusammenarbeit von Grundlagen und sportpädagogischer Forschung und Anwendung kommen. Wenn wir davon ausgehen, *daß die „Norm" des Unbehinderten keine Gültigkeit hat*, dann müssen wir zunächst fragen, welche Grundfunktionen bei den einzelnen Behinderungsgruppen verändert sein können.

1.1 Körperlicher und motorischer Bereich

Hierzu gehören: Körperliche Beschaffenheit, physiologische Leistungen der inneren Organe, des Nervensystems und des Skelett-Muskel-Bandapparates; Motorische Handlungen. Sie werden mit Methoden aus folgenden Wissenschaften ermittelt: Morphologie, Physiologie, Biomechanik, Neurophysiologie, Orthopädie und Sportpädagogik/„Motologie".

1.2 Psychischer Bereich

Hier sollte man folgende Vorgänge beachten:
1. Das Erleben und die Emotionalisierung des Verhaltens,
2. Das Wahrnehmen und die Auseinandersetzung mit Sinneseindrücken,
3. Die Motivation und die Motivierung für eine Sache,
4. Die Entwicklung, besonders der Entwicklungsnachvollzug,
5. Das Lernen bzw. die kognitive Komponente psychischer Prozesse,
6. Die Motorik als Einflußfaktor für psychisches Geschehen und
7. Den Abbau psychischer Vorgänge mit negativer Auswirkung, z. B. der Angst oder der geringen Frustrationstoleranz usw. Sie können mit Methoden der Psychologie, Sozialpsychologie, Neurophysiologie und Physiologie erforscht werden.

1.3 Sozialer Bereich

Darunter verstehen wir die Vorgänge der
1. Kommunikation/Interaktion mit anderen Menschen,
2. Regelung von Subjektivität und Objektivität,
3. Der Identifikation mit der Gruppe unter Reduktion der Individualität,

4. Der Integration in Gruppen,
5. Der Verselbständigung (Ziel: Integration in „Großgruppe").

Den speziellen Fragestellungen in der Behindertenarbeit sollten sich Forschungsobjekte mit den Methoden von Sozialpsychologie und Soziologie annehmen.

1.4 Aufgaben und Funktionen der Sportpädagogik

Kaum weniger umfangreich sind die Aufgaben einer Sportpädagogik, die sich als „Brücke" zum Behinderten versteht. Ihre Aufgaben ließen sich folgendermaßen aufzählen:

1. Überprüfung der *Anwendbarkeit* der Ergebnisse der Grundlagenforschung auf die individuelle/gruppenspezifische Lehrarbeit im Sport
2. *Aufbereitung der Erkenntnisse* der Grundlagenforschung für die pädagogische Praxis
3. Überprüfen und Aufzeigen von *Zusammenhängen* zwischen den 3 verschiedenen Teilfunktionen des Behinderten anhand der Ergebnisse der Grundlagenforschung und ees Bezugs zum Sport
4. Ermittlung der jeweilig spezifischen *individuellen Fähigkeiten und Fertigkeiten* im Vergleich mit den allgemeinen Grundfunktionen der zugehörigen Behinderungsgruppe und den Notwendigkeiten des Sports
5. Formulierung didaktischer Leitlinien als Prozeß der Auseinandersetzung zwischen den Ergebnissen der Grundlagenforschung und den erkannten individuellen Wünschen des Behinderten
6. Erstellen von *methodischen* Richtlinien und gezielten *Programmen*
7. Entwicklung von *sportpädagogischen Tests* zur Überprüfung von Erfolg/Mißerfolg der sportpädagogischen Arbeit und zur möglichen Erweiterung der Untersuchungsansätze der Grundlagenforschung

2 Störung der Bewegung — Bezug zur Umwelt

Gehen wir davon aus, daß auch die Bewegungshandlungen des Behinderten im Vergleich zur Norm des Unbehinderten gestört sind, dann müssen wir nach seinen ihm möglichen und notwendigen Interaktionen mit der Umwelt im Sinne der Adaption fragen.

Abb. 1 zeigt links die gestörten Bewegungshandlungen als Funktion unterschiedlicher Faktoren mit dem Hinweis auf unterschiedliche Konsequenzen. Dem müssen wir die sachliche (dingliche) und die mitmenschliche Umwelt in ihren verschiedenen Anteilen zuordnen.

Der Aufenthalt im Wasser stellt hierbei — ob mit oder ohne die Fertigkeit des Schwimmens erlebt — eine Sondersituation dar, die recht gut zugeordnet werden kann.

2.1 Versuchen wir zunächst das Faktum der im Vergleich zur Norm gestörten Bewegung näher zu beschreiben.

Aus den Erscheinungsbildern ergeben sich bestimmte Feststellungen und Fragen. Insbesondere geht es darum, welchen Einfluß im Aussehen veränderte Bewegungen haben können und welche Aufgabengebiete die Sportpädagogik oder Motopädagogik daraus ableitet.

2.2 Der behinderungsadäquat modifizierten Bewegung stellen wir die umgebungsimmanenten Forderungen an die Adaption des Behinderten gegenüber. Schließlich ist es wichtig zu beantworten, weshalb das Wasser eine Sondersituation für den Behinderten darstellt. Wenn wir nun gerade den Aufenthalt im Wasser als vorteilhaftes Mittel zum Zweck der

Rehabilitation und Bewegungsschulung sehen, dann müssen wir versuchen, mögliche Vorteile hervorzuheben. Hierbei gibt es sicher rational begründbare, irrationale oder emotionale, aber auch hypothetische, weil noch nicht nachgeprüfte Vorteile, die in ihrer Gesamtheit m. E. ruhig auch so banal wie die Tätigkeit der Körperreinigung und Erfrischung sein können.

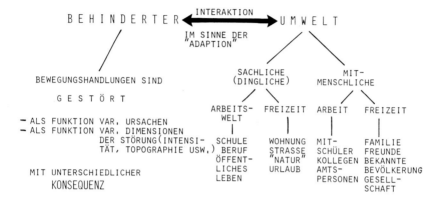

Abb. 1: Schema zur Darstellung der Interaktion des Behinderten mit der Umwelt. Die gegenüber der Norm gestörten Bewegungshandlungen erfordern eine besondere Adaptionsleistung an die sachliche und mitmenschliche Umwelt.

ERSCHEINUNGSBILDER GESTÖRTER BEWEGUNGSÄUSSERUNGEN

1. BEWEGUNGEN SEHEN NAHEZU GLEICH AUS (VARIANTE D. NORM)

   MOTORISCHE END-/ZIELHANDLUNG IST VERGLEICHBAR DER DES UNBEHINDERTEN, ABER GERINGERE SICHERHEIT, ERHÖHTE ANSTRENGUNG, VERMINDERTES REPERTOIRE

2. BEWEGUNGEN SEHEN ÄHNLICH AUS, SIND ABER Z.T. MODIFIZIERT (Z.B. ANPASSUNG AN PROTHESE, USW.)

3.1. BEWEGUNGEN SEHEN VERÄNDERT AUS

3.2. BEWEGUNGEN SEHEN VÖLLIG ANDERS AUS

   BEI 3.1. U. 3.2. HABEN BEWEGUNGEN KEINE ÄHNLICHKEIT MIT DENEN VON UNBEHINDERTEN

BEI ERSCHEINUNGSBILDERN DER GRUPPEN 2., 3.1., 3.2.

ERGEBEN SICH FOLGENDE FRAGEN:

1. SIND MOTORISCHE ZIELHANDLUNGEN ALS ANPASSUNG AN DIE UMWELT MÖGLICH? (SACHLICHE FORDERUNGEN DER UMWELT)
2. IST DER VERLAUF DER BEWEGUNG GESTÖRT? IST DIE PLANUNG DER BEWEGUNG GESTÖRT?
3. REICHEN DIE BEWEGUNGEN ZUR KOMMUNIKATION MIT DER (MITMENSCHLICHEN) UMWELT AUS?
4. VERSTEHT/ MISSVERSTEHT DER UNBEHINDERTE DIE BEWEGUNG?

DIE GESTÖRTE B E W E G U N G

BEEINFLUSST <u>DIREKT</u>:

    1. AKTIVE GRUNDFERTIGKEITEN (Z.B.ESSEN,WASCHEN,USW.)

    2. EIGENAKTIVITÄT IN DER UMWELT (NAHBEREICH, FERNBEREICH)

    3. ORIENTIERUNG IN DER UMWELT

    4. SOZIALE KONTAKTE

BEEINFLUSST <u>INDIREKT</u>:

    5. ANEIGNUNG GEISTIG-KULTURELLER INHALTE

UMGEBUNGSIMMANENTE FORDERUNGEN AN DIE ADAPTION: BEISPIEL WASSER

1. <u>REDUKTION DER ERDANZIEHUNG DURCH AUFTRIEB</u>
   FOLGE: A. BEWEGUNGSERLEICHTERUNG, B. BEWEGUNGSUNSICHERHEIT
2. <u>HÖHERE VISKOSITÄT DER UMGEBUNG (DICHTE)</u>
   GRÖSSERER BEWEGUNGSGRUNDWIDERSTAND (D.H. MEHR KRAFT IST NÖTIG, ABER WENIGER GEGEN DIE SCHWERKRAFT; VERÄNDERTE ART DER KRAFTENTWICKL.)
   LANGSAMERE BEWEGUNGEN
3. <u>ERSCHWERTE EIN-UND AUSATMUNG (WASSERDRUCK)</u>
   EINATMUNG NUR ÜBER WASSER MÖGLICH (MUNDSCHLUSS, SCHLUCKREFLEXE, LIDSCHLUSSREFLEXE, ERLERNTE KOORDINATION, ERLERNTES "TIMING")
4. <u>VERÄNDERTE TAKTILE UND KINÄSTHETISCHE INFORMATIONEN</u> (DURCH1.,2.U.3.)
5. <u>"KÄLTERE" UMGEBUNG</u>
   TEMPERATURVERLUSTE, PHYSIOLOGISCHE UMSTELLUNG USW.
6. <u>ERSCHWERTE OPTISCHE ORIENTIERUNG</u> DURCH A. OBERFLÄCHENWELLEN UND B. VERÄNDERTE LICHTBRECHUNG(BILDHEBUNG), C. UNSCHARFES UNTERWASSERBILD, D. VERKÜRZTE ENTFERNUNGEN (SEHEN UNTER WASSER !)
7. <u>VERMINDERTE AKUSTISCHE ORIENTIERUNG</u>
   A. ZU LAUTE GRUNDGERÄUSCHE (WASSERBEWEGUNG,.),
   B. ERHÖHTE UNTERWASSERGERÄUSCHE

AUFGABENGEBIETE IN DER BEWEGUNGSSCHULUNG

1. MANGEL BESEITIGEN : ANGEBOT SCHAFFEN, DAS DEFIZIT UND/ODER MANGEL AN SPONTANBEWEGUNGEN UND -AKTIVITÄT BESEITIGT

2. KOMPENSATION ERMÖGLICHEN: BEWEGUNGSANGEBOT ZUR HERSTELLUNG EINES PSYCHISCHEN UND PHYSISCHEN GLEICHGEWICHTS SCHAFFEN

3. ERWEITERN DES FERTIGKEITEN- KATALOGS:
    SPORTARTSPEZIFISCHE FÄHIGKEITEN UND - FERTIGKEITEN
    ALLTAGSTAUGLICHE FERTIGKEITEN

VORTEILE DER ANPASSUNG AN DEN AUFENTHALT IM WASSER:

A. RATIONAL BEGRÜNDBARE:-"NOTSITUATION" WIRD ÜBERLEBT (WASSERNOT)
    -ERWEITERUNG DER "NATÜRLICHEN" UMWELTKONTAKTE
     (VERBESSERUNG DER WAHRNEHMUNG, STEIGERUNG DER
     ERLEBNISASPEKTE)

B. IRRATIONAL/EMOTIONALE:-ERLEBNIS DER REINIGUNG, DER ERFRISCHUNG,
    -"SPASS", FREUDE AM SPIEL MIT EINEM NEUEN/
     WEITEREN ELEMENT,
    -" EROBERUNGSDRANG", "ERKUNDUNGSDRANG"

C. HYPOTHETISCHE(ZUR ZEIT NOCH...):-MOTORISCHES LERNEN IM WASSER WIRKT
     SICH AUF BEWEGUNGEN UND LERNPROZESSE
     "AN LAND" GÜNSTIG AUS,
    -LERNEN IM WASSER IST VORAUSSETZUNG
     FÜR VERBESSERTES LERNEN "AN LAND"

3 Wissenschaftliche Teilergebnisse und Fragen im Licht der sportpädagogischen Grundideen

3.1 Naturwissenschaftliche Aspekte

3.1.1 Menschen haben in der Regel sehr unterschiedliche Fähigkeiten, ruhig im Wasser liegen zu bleiben. Die pädagogische Erfahrung weist Extreme aus: den muskulösen Typ, der „sofort" untergeht und den etwas „adipösen" Typ, der „stundenlang" liegen könnte.
Bei Körperbehinderten haben wir ähnliche Beobachtungen gemacht, wobei wir feststellten, daß eine klare Relation zur Art der Behinderung feststellbar ist.
Die sog. statische Körperlage im Wasser hängt ab von zwei Kräftepaaren: dem Auftrieb und der Schwerkraft. BeidePunkten an, dem sog. Volumenmittelpunkt (HOCHMUTH, 1967) und dem Körperschwerpunkt. **Abb. 2** zeigt die Phasen: Zunächst den Zustand des Ungleichgewichts, bei dem erfahrungsgemäß die Beine absinken und dann die Phase des Gleichgewichts, wobei beide Kräfte sich gegenseitig aufheben.

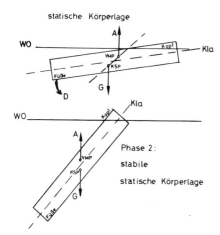

Abb. 2: Biomechanisches Grundschema für die statische Körperlage (der menschliche Körper ist vereinfachend als Rechteck dargestellt)

Phase 1 (oben): Zustand des Ungleichgewichts, wobei sich ein Drehmoment entwickelt (D), das die Füße nach unten bewegt.
Phase 2: stabile statische Körperlage
WO = Wasseroberfläche, Kla = Körperlängsachse, VMP = Volumenmittelpunkt, KSP = Körperschwerpunkt, A = Auftriebskraft, G = Gewichtskraft

Beobachten wir nun Körperbehinderte, so ergibt sich für die Rückenlage mit an den Hüften angelegten Armen folgendes Bild (**Abb. 3**):

Unschwer lassen sich daraus die Regeln ableiten, daß
a) z. B. vierfach Gliedmaßengeschädigte bzw. Amputierte sehr flach im Wasser liegen.
b) Gleiches gilt mit abnehmender Tendenz für Beinbehinderte (Amputierte, Gelähmte), d. h. nur geringfügig Beinbehinderte (z. B. mit Fußamputation oder einseitiger Unterschenkellähmung) verhalten sich ähnlich wie Unbehinderte.
c) Armbehinderte jedoch sind nicht in der Lage, eine flache Körperlage einzunehmen, sie schweben nahezu senkrecht bis bauchwärts geneigt im Wasser.

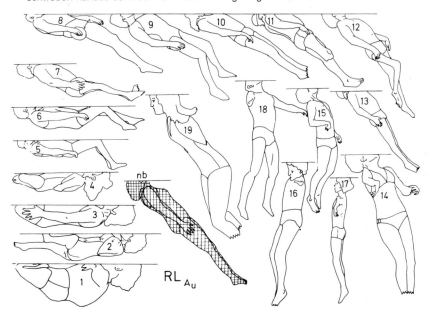

Abb. 3: Stabile statische Körperlage von 19 Körperbehinderten Vps und einer unbehinderten Vergleichsperson (schraffiert) Rückenlage mit an den Hüften anliegenden Armen (RL Au) Vp 1,2,4 = Vierfachdysmeliegeschädigte, Vp 3 = Doppeloberschenkelamputierte, Vp 5-13 = Beinbehinderte (Amputierte und Gelähmte), Vp 14,16,17,19 = Armdysmeliegeschädigte, Vp 15 = Hemispastiker
(vgl. auch INNENMOSER, 1980)

Didaktische Konsequenzen ergeben sich hieraus bei Aspekten des Anfängerschwimmens und der Technikschulung; methodische Probleme dann, wenn es um die Frage der Auftriebsübungen bzw. des Tauchens geht (siehe auch unten).
Recht eindrucksvoll demonstriert uns die Serienphotographie einer beidseitig Arm-Dysmeliebehinderten, wie die senkrechte Körperlage eingenommen wird. (**Abb 4**).

Ähnlich würde es aussehen, wenn man diese Behinderten das Gleiten als Vorstufe zum Schwimmen üben lassen würde. Je langsamer die Vorwärtsgeschwindigkeit wird, desto höher wird durch das Absinken der Beine auch der Widerstand. Die statische Körperlage weist darauf hin, daß solche methodischen Elemente von diesen Behinderten als sehr frustrierend im Vergleich mit anderen erlebt werden müssen.
Die statische Körperlage läßt sich auch zum Individualvergleich einsetzen, wie dies am Beispiel der querschnittsgelähmten Vp DW (**Abb. 5**) gezeigt wird.

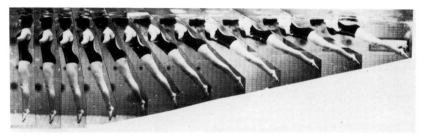

Abb. 4: Serienphotogramm einer armdysmeliegeschädigten Vp zur Demonstration des Übergangs aus der Phase des Ungleichgewichts in die stab. stat. Körperlage (Bildfrequenz: 2 B/s)

Unter therapeutischen Aspekten würde man der Rückenlage den Vorzug geben, weil sie (schwerkraftbedingt) eine Streckung im Hüftgelenk provoziert, während in der Bauchlage die Beugehaltung von der VP nicht beseitigt werden kann. Gegen ein Schwimmen in Rückenlage sprechen die ungünstigen Hebel- und Bewegungsverhältnisse der Arme, für das Schwimmen in Bauchlage spräche die Beobachtung, daß in der Bewegungsaktion der Arme die Beine gegen den Wasserwiderstand und entsprechend ihrer Tätigkeitsmomente sanft vor und zurück pendeln. Dadurch kommt es zu einer milden Dehnung im Hüftbereich — ein therapeutischer Aspekt, der nicht zu vernachlässigen ist.

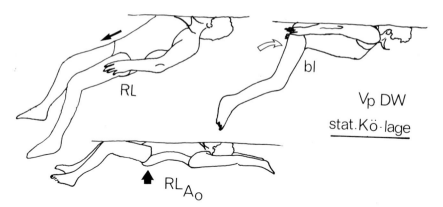

Abb. 5: Stabile statische Körperlage einer querschnittsgelähmten Vp in Rückenlage (RL, RL Ao) und in Bauchlage (bl). Die geraden Pfeile weisen auf die Streckung der Hüfte; der gebogene Pfeil auf die Schwerkraft/Auftrieb-bedingte Beugung hin.

Das Verfahren der Unterwasserfilmaufnahme vermittelt einen Einblick in das tatsächliche, recht komplizierte Bewegungsmuster, das Querschnittsgelähmte beim Delphinschwimmen entwickeln. Starke Beugungen im Knie und Hüftgelenk werden als Folge der Beschleunigungswirkung der Armtätigkeit abgelöst von einer nahezu vollständigen Streckung des Körpers.

Beispiele wie die gerade erwähnte Behinderung führten uns zu einer Frage, mit welchen Geschwindigkeitsschwankungen Behinderte bestimmte Techniken absolvieren können?

Mit meinem Kollegen Dipl. Physiker J. Klauck untersuchten wir mit Hilfe der *Chronozyklographie* die Kraulschwimmtechniken von zwei oberschenkelamputierten Schwimmern (**Abb. 6**).

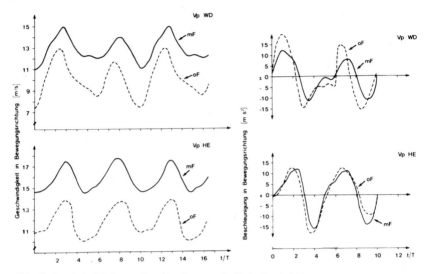

Abb. 6: *Geschwindigkeits- und Beschleunigungsverlauf beim Kraulschwimmen mit und ohne Flossen von zwei einseitig oberschenkelamputierten Schwimmern, gemessen mit Hilfe der Chronozyklographie t/T = Bewegungszyklus, oF = ohne Flosse, mF = mit Flosse, vgl. Text; (verändert aus: KLAUCK/ INNENMOSER, 1976)*

Im direkten Verfahren konnten wir den Geschwindigkeitsverlauf während eines Bewegungszyklus beim normalen Kraulschwimmen und beim Schwimmen mit einer Flosse am erhaltenen Bein ermitteln. Aus den erhaltenen Werten lassen sich rechnerisch die Beschleunigungswerte zum jeweiligen Meßzeitpunkt ermitteln (rechter Abschnitt in Abb. 6) und daraus lassen sich Schlüsse ziehen bzgl. der Frage der Ökonomie des jeweiligen Schwimmstils. Das Bild zeigt, daß die beiden Schwimmer sehr unterschiedlich schwimmen, wobei die geringeren Beschleunigungs- und Bremswerte des Schwimmers WD mit Flosse auf eine deutlich größere Ökonomie hinweisen. Die Trainingspraxis ließe sich — wäre dieses Verfahren nicht so aufwendig — wesentlich verbessern, da eine unmittelbare Rückkopplung zwischen Bewegungsanweisung und -lernen erkennbar wird, ohne den nächsten Wettkampf abwarten zu müssen. Rehabilitative Aspekte lassen sich unschwer ableiten, wenn man die beiden Vps vergleicht: Nur bei WD hilft der sinnvoll koordinierte Beinschlag dazu, die Geschwindigkeitsschwankungen kleiner zu halten, und damit ein ökonomischeres, kräftesparenderes und somit auch therapeutisch wirksameres Schwimmen zu ermöglichen. Messungen des Verhaltens der Herzfrequenz bei definierter schwimmerischer Belastung bzw. beim langfristigen Training sind eine dringend notwendige Ergänzung, um die noch vorherrschende Unsicherheit über Art und Dimension der Belastung beim Schwimmen abzuklären. Einige Untersuchungen z. B. bei Herzinfarktpatienten liegen dazu vor (vgl. z. B. HÜLLEMANN, 1972 u. a.). Auch von uns wurden solche Versuche in Relation zur Trainingspraxis mit Körperbehinderten durchgeführt (vgl. INNENMOSER, 1978), obwohl methodische Schwierigkeiten noch keine umfassenden Resultate erbrachten.

Mehr der Praxis des Behindertensports entspricht der Gedanke, durch Auswertung der Zwischenzeiten bei Wettkämpfen über längere Schwimmstrecken (400 — 1500 m) Aussagen über den Trainingszustand der Schwimmer zu machen.
So weist eine Tabelle beim 400 m Freistilschwimmen den hochtrainierten gegen den weniger gut trainierten behinderten Schwimmer klar aus (vtgl. INNENMOSER, 1978). Auch hier stehen wir, nicht zuletzt bedingt durch die kurze Tradition der Langstreckenwettkämpfe erst am Anfang der Datensammlung.
Behinderte schwimmen nicht nur wettkampfmäßig. Eine ziemlich große Zahl von ihnen wird fünf, vielleicht zehn Jahre brauchen, bis sie gelernt haben, sich ohne Hilfsmittel im Wasser zu bewegen. Nur wenige sind so schwer behindert, daß ihnen auch das Element Wasser für ihre sportliche Betätigung versagt bleibt. Besonders cerebral bewegungsgestörte Behinderte werden längere Zeit brauchen, um sich an das Wasser anpassen zu können. Entsprechend früh muß demgemäß (wie z. B. in Köln) begonnen werden. Andererseits wird man vor der Frage stehen, mit welchen Bewegungsmechanismen diese „Spastiker" sich motorisch adaptieren sollen?
Oft hilft die genaue Beobachtung: Cerebral Bewegungsgestörte, bei denen die Bewegungstherapie abgeschlossen ist bzw. nur noch der Vermeidung von Kontrakturen und Haltungsschäden dient, bewegen sich häufig unter sehr gut abgestufter Nutzung ihrer sog. „pathologischen Reflexe". Die Momentaufnahme des Rückenschwimmens eines Tetraspastikers läßt unschwer die starke Rückbewegung des Kopfes bei gleichzeitiger Beugung der Beine und beginnender Streckung der Arme erkennen. Man wird die Ähnlichkeit mit dem STNR bestätigen, wenngleich natürlich nicht sicher ist, ob dieser tatsächlich auslösend daran beteiligt war. Es müßte bei zukünftigen Untersuchungen möglich sein, mit Hilfe exakter Zeitlupenaufnahmen diese Bewegungsmechanismen zu erkennen und in ein medizinisch und pädagogisch verantwortbares Modell der motorischen Schulung cerebral Bewegungsgestörter einzubringen. Wesentlichen Anteil an diesen Untersuchungen könnte die Beobachtung im Wasser haben.

3.2 Psychologische und soziologische Fragen

Bewegungs- und körperlich Behinderte sind bevorzugte „Objekte" naturwissenschaftlicher Untersuchungen, obwohl sie selbst nicht nur bzgl. ihrer physiologischen und anatomischen Besonderheiten interessant sind. Psychische und soziale Probleme sind ebenso existent. Hierbei finden sich dann übereinstimmende Untersuchungsansätze für Behinderungsgruppen im Bereich der geistigen Leistungsfähigkeit, der Sinnesschäden und der Verhaltensstörungen bzw. psychischen Behinderungen. Es wäre vermessen, in einem Abriß über wissenschaftliche Grundlagen Erfahrungswerte der Sportpraxis im Schwimmen zu referieren: Psychologische und soziologische Forschungen stehen am Anfang, zumindest wenn wir die differenzierten Probleme sehen, die sich durch den Aufenthalt im Wasser ergeben.
Einleitend wurde darauf hingewiesen: Es wäre interessant zu wissen, welche Motive Behinderte zum Schwimmen bringen und mit welchen motivationssteigernden Aspekten sie dazu zu bringen wären, langfristig daran teilzunehmen. Man sollte prüfen, ob der Aufenthalt im Wasser ein Mittel zum „Entwicklungsnachvollzug", zur Wahrnehmungsschulung und zur Steigerung der psychischen Leistungsfähigkeit sein kann. Das Problem der „Angstreduktion", die Fragen der Frustrationstoleranz und schließlich alle psychisch bedingten Erscheinungsformen mangelnder Adaption an die Umwelt sollten geprüft und in pädagogische Handlungsmodelle eingebaut werden. Daß Schwimmenlernen und -können zur Steigerung

psychischer Funktionen beiträgt, erlebt man in der täglichen sportlichen Praxis mit behinderten Kindern und Jugendlichen. Exemplarisch möge das Beispiel des vierfach-dysmeliegeschädigten S.F. angeführt werden. Aufgrund seiner körperlichen Struktur hatte er schon früh gelernt, in Rückenlage zu schwimmen. Dies gelang ohne Probleme, weil er, wie die Versuche zeigten, nicht untergehen konnte. Beginn und Ende des Schwimmens wurden aber immer zum Problem, weil es sich dabei nicht vermeiden ließ, daß er die horizontale Rückenlage verlassen mußte und ab und zu doch Wasser in Gesicht und Mund bekam. Er war keineswegs „wassersicher" bzw. mit dem Wasser vertraut! Wir legten deshalb folgendes langfristiges Ziel fest: Er sollte tauchen lernen und als Vorstufe eines gelegentlichen Schwimmens in Bauchlage die sog. „Eskimorolle" lernen. Der Begriff dieser Fertigkeit ist dem Kajakfahren entlehnt und in diesem Kreise vielleicht besser als „laterale Rotation" bekannt. Da beim Schwimmen in Bauchlage wegen der kurzen Armreste und der mißgebildeten Wirbelsäule der Mund zur Atmung nicht über die Wasseroberfläche gebracht werden konnte, sollte diese Übung gezielt auch deshalb gelernt werden, um Zeiten in unruhigem Wasser (Wellen) gut überstehen zu können. Wir arbeiteten an diesen Aufgaben über 2 Jahre, aber der Gewinn an Selbstvertrauen, an Mut und an real gesteigerter Sicherheit lohnte den Aufwand. Unser Freund demonstrierte seine Leistungen sogar vor der Kamera.

Hoffen wir, daß sich bald auch psychologisch geschulte Wissenschaftler dieser Probleme annehmen, damit spätere Generationen von Behinderten noch besser betreut werden können.

Ähnlich „dünn" sind bisher die wissenschaftlichen Ergebnisse *soziologischer Forschung* im Bereich des Schwimmens mit Behinderten. Auch hier sei es gestattet, auf die pädagogischen Versuche zu verweisen, die wir mit behinderten Vorschulkindern (vgl. INNENMOSER, 1978) und durch den Versuch eines gemeinsamen Schwimmunterrichts von Behinderten und Nichtbehinderten (vgl. AUMANN, 1976; INNENMOSER, 1975) unternahmen.

Kommunikation und Interaktion sollten über das sportpädagogische Mittel Schwimmen — das ohne Befristung durchgeführt wurde — zur Integration führen. Aussagen der beteiligten Eltern (vgl. KAMMANN, 1979) ermutigen zu weiteren Versuchen, die dann begleitend von Soziologen untersucht werden sollen.

3.3 Folgerungen sportpädagogischer Art

Wir haben oben die Funktion der Sportpädagogik aufgezählt. An Hand dreier Beispiele soll versucht werden, auf die wichtigsten Aufgaben hinzuweisen.

3.3.1 Wasserbewältigung

Armdysmelieschäden, Beinbehinderte und Cerebralparetiker unterliegen unterschiedlichen hydrodynamischen und biomechanischen Bedingungen (siehe oben Abb. 3). Faßt man solche Behinderte in Gruppen zusammen, würde man ihnen bei den verschiedenen Teilzielen, wie sie die Wasserbewältigung üblicherweise vorsieht, unnötige Lernhemmungen bereiten. Setzt man voraus, daß nach einer „unbewußt, aktiv absolvierten Wassergewöhnung" die 1. Phase aktiver, bewußt verarbeiteter Wasserbewältigung beginnt, dann muß man diese als Stufe definieren, die einfach, und möglichst adäquat dem spezifischen Könnenszustand angemessen ist. Nur so können bewußte Lernprozesse erfolgreich beendet werden. Diese sollten je nach Behinderung entweder aus Tauchen/Atmen oder Gleiten oder Schweben bestehen. In der 2. Phase steigern wir aufbauend die Anforderungen und versuchen die später günstigste Schwimmtechnik im Grobraster zu vermitteln (Beinschlag), wobei nun die anfänglich nicht möglichen Teilziele geübt werden. Die 3. Phase soll Wassersicherheit bringen und gleichzeitig die Brücke zum Erlernen einer Schwimmtechnik bilden. Hier fügen wir die schwierigsten Fertigkeiten ein und festigen sie.

3.3.2 Tauchen

Jedermann wird es bestätigen: Wer nicht tauchen kann, kann nicht sicher schwimmen. Er fühlt sich unbehaglich, der Aufenthalt im Wasser wird auf die Badewanne und stehtiefes Wasser beschränkt. Das Tauchen stellt folglich das wichtigste Teilziel beim Schwimmenlernen Behinderter dar. Der methodischen Durchstrukturierung kommt deshalb große Bedeutung zu.

Selbstverständlich wird dies z. B. dem behinderten Vorschulkind nicht bewußt und auch der erwachsene, behinderte Schwimmanfänger braucht nicht unbedingt diese Stufen zu kennen. Alle aber sollen sie diese Teilaufgaben des Tauchens erleben und erfühlen; am Pädagogen liegt es, diese weitgehend hierarchisch aufgebaute Lernstruktur einzuhalten. Wir haben die Erfahrung gemacht, daß bei Behinderten eher neue Zwischenstufen nötig sind, als daß auch nur ein Teilschritt übergangen werden kann, weil es das Kind „natürlicherweise" lernt.

3.3.3 Anwendungsaspekte

Manche Behinderte können nur wenige andere Sportarten außer Schwimmen betreiben — jeder Behinderte kann aber in irgendeiner Form schwimmen.
Entsprechend differenziert muß folglich der Anwendungsbereich sein, den wir Behinderten anbieten. Jeder Behinderte sollte Techniken und Regeln der Selbstrettung aus Gefahren und Not im Wasser lernen. Dieses übergeordnete Ziel läßt sich für alle Behinderten bestimmen. Bestimmte Behinderte werden Schwimmen als Therapie erleben bzw. darauf angewiesen sein. Eine methodisch-didaktische Durchstrukturierung dieses Bereichs steht noch aus.

Für andere Behinderte ist der Aufenthalt im Wasser vorwiegend sinnvolle und zwanglose Freizeitbeschäftigung, der man sich z. B. besonders im Urlaub widmet. Vielleicht sind sie auch „geborene Spieler", die besonders im Wasser gerne spielen wollen. Das altbekannte Wasserballspiel ist natürlich nur eine Alternative, der bald neue Spielangebote folgen sollten. Alle Behinderten sollten die Möglichkeit haben, bei Sportfesten ihre individuelle Leistungsfähigkeit beweisen zu können bzw. bei dieser Gelegenheit in Kontakt zu anderen Behinderten zu kommen. Schließlich möchte man bei regelmäßigem Schwimmen auch einmal sehen, wo und wie man im Vergleich und in der Gemeinschaft anderer steht. Hierzu haben wir in Nordrhein-Westfalen ein Modell entwickelt, das leicht auf höhere, aber besonders auch auf die Ebene der Vereine zu übertragen wäre.

Weitaus bekannter als die mindestens 100 000 aktiv schwimmenden Behinderten sind die Leistungssportler unter ihnen. Menschen, die — berechtigterweise — ähnlich wie unbehinderte Sportler einen wesentlichen Teil ihrer Freizeit dafür verwenden, intensiv zu trainieren und im Wettkampf dann Bestleistungen bringen wollen. Auch dieser Gruppe haben wir ein neues Angebot gemacht, das nun insbesondere den gesundheitlichen Aspekt der z. B. beim Langstreckenschwimmen gegeben ist, berücksichtigt. Im differenzierten Angebot der Anwendungsstufe des Schwimmens zeigt sich zusammenfassend die Bedeutung dieser Sportart, die wie wenige andere dem Anspruch der „life-time-Sportart" für Behinderte genügt.

4 Schlußbemerkungen

Abgesehen von den zahlenmäßig noch recht geringen Ergebnissen wissenschaftlicher Forschung, legten Raum und Zeit, die für dieses Referat vorgesehen waren, besonders enge Schranken an. Im Zusammenhang mit dem durchgängigen Hauptaspekt der Tagung, der „Störung" von Funktionen, erscheint ein spezialisierter Teilaspekt wie das Schwimmen zunächst schwer einzuordnen. Es ist versucht worden, besonders die Beziehung zwischen den gegenüber der Norm des Unbehinderten gestörten Bewegungen des Behinderten und einem speziellen Teil unserer Umwelt darzustellen. Gerade im Wasser vermögen viele Behinderte ihre Bewegungsstörungen voll zu kompensieren: Sie entwickeln qualitativ differenzierte, hochgeübte, sichere und vollständig angepaßte Bewegungsweisen, die ihren Möglichkeiten und den Anforderungen der Umgebung entsprechen. Daß Behinderte zu einer spezifischen vollendeten Bewegungsharmonie und -ökonomie kommen können, zeigt uns die Sportart Schwimmen besonders gut.

Dr. rer. nat. Jürgen Innenmoser
Deutsche Sporthochschule Köln
Institut für Rehabilitation und Behindertensport
Carl-Diem-Weg
5000 Köln 41

Literatur:

AUMANN, D.: Vergleichende Untersuchung über die Durchführbarkeit von programmierter Instruktion und konventioneller Methodik beim Delphinschwimmen mit körperbehinderten Kindern, Köln, DSHS 1976
HOCHMUTH, G.: Biomechanik sportlicher Bewegungen, Frankfurt/Main, 1967
HÜLLEMANN, K-D.: Schwimmen und Herzinfarktrehabilitation, Physiologie, Unterwassertelemetrie in: medizinische technik, 1972, 4; 149-152
INNENMOSER, J.: Organisatorische Voraussetzungen zur Verbesserung der sozialen Integration des behinderten Kindes durch Sport, in: Rehabilitation, 14/4, 1975, 237-242
Wettkämpfe im Langstreckenschwimmen für Körperbehinderte, in: Rehabilitation, 17/1, 1978, 20-35
Sportpädagogische Maßnahmen im Anfängerschwimmen körperbehinderter Vor- und Grundschulkinder — soziale Kommunikation und Verbesserung der motorischen Vollzüge als wichtigste Teilziele, in: Krankengymnastik, 5/1978, 209-221
Ziele und Methoden des Anfängerschwimmens im Behindertensport, in: Sportunterricht, 28, 4/1979, 125-133
Vergleichende Analyse der statischen Körperlagen von Behinderten im Wasser und ihre Bedeutung für Didaktik und Methodik des Behindertenschwimmens, 1980, im Druck
KLAUCK, J. u. J. INNENMOSER: Analytische Untersuchung der Schwimmtechnik einseitig Beinbehinderter, in: Kölner Beiträge zur Sportwissenschaft 4, Schorndorf 1976, 60-80
KAMMANN, J.: Die Bedeutung des Freizeitsports körperbehinderter Vor- und Grundschulkinder aus der Sicht der Eltern, Köln, DSHS, 1979

V Funktionsstörung des Gelenkes

Dr. H. Frisch
L. Meissner
A. A. Brokmeier
B. Bartmes-Kohlhaußen
U. Donhauser-Gruber
D. Dangelat

1 Mechanische, neurophysiologische und diagnostische Grundlagen der Manuellen Therapie

H. Frisch, Duisburg

Die sogenannte „Manuelle Therapie" ist eine Reflextherapie, die speziell in die Steuerung der Gelenktätigkeit eingreift. Sie hat eine lokale Wirkung am Gelenk selber, d. h., sie stellt die normale Beweglichkeit wieder her. Sie hat aber, besonders in der Wirbelsäule, auch reflektorische Einwirkungen auf andere Strukturen: Muskulatur, Haut, Nerven, Gefäße und innere Organe. Hierin liegt ihre überragende Wirkung und Ausweitung zur Manuellen Medizin. Die Wechselbeziehung der genannten Strukturen zueinander, die durch Begriffe, wie Head'sche Zonen, Trigger- oder Schmerzpunkte an Sehnen, Bändern und Periost, Muskelhartspann und Gelenkblockierung abgesteckt sind, machen die Vielfalt und Farbigkeit der klinischen Bilder aus, die durch die Manuelle Therapie beeinflußt werden können.

Die pathogenetische Aktualitätsdiagnose (nach Gutmann) muß jeweils klären, ob das Gelenk und die funktionell zu ihm gehörige Muskulatur als der zur Zeit führende kausale Faktor einer Funktionsstörung anzusehen ist. Betrachten wir die reflektorische Wirkung einer Wirbelsegmentstörung:

Der neurophysiologische Aspekt der Manuellen Therapie ist charakterisiert durch den Reglerkreis. Der Reglerkreis ist die Grundeinheit eines jeden kybernetischen Systems. Er besteht aus dem R e z e p t o r , der die R e g e l g r ö ß e überwacht, den Ist-Wert mißt und über die Transitstrecke zum Regelzentrum leitet, wo er mit dem Soll-Wert verglichen bzw. auf den Soll-Wert gebracht und als Stellgröße an das Stellglied weitergegeben wird. Hier wird der Impuls erneut vom Rezeptor gemessen. Der Regelkreis ist geschlossen.

Wir wissen, daß die Steuerung des Gesamtgelenkes, das wir als Arthron bezeichnen wollen, nach dem gleichen Prinzip geschieht:

Die Rezeptoren liegen größtenteils in der Gelenkkapsel und den Sehnenansätzen. Wir unterscheiden die

1) Propriozeptoren, die die normalen physiologischen Bewegungsabläufe steuern. Es sind die Vater-Pacini, Golgi- und Ruffini-Körperchen, die mit verschieden schnellen Nervenleitgeschwindigkeiten arbeiten.

2) Nozizeptoren, die als Schmerzrezeptoren die Abwehr oder Beseitigung von strukturellen oder funktionellen Störungen bewirken sollen. Das sind freie Nervenendigungen mit erheblich langsamerer Leitgeschwindigkeit als die Propriozeptoren. Die vom Rezeptor aufgenommenen, afferenten Impulse laufen ungeschaltet über die hintere Wurzel, d. h., eine Transitstrecke, in das Hinterhorn im Rückenmark.

Im Hinterhorn geschieht die erste Umschaltung, teils monosynaptisch als Efferenz zur funktionell zum Gelenk gehörigen Muskulatur (Reflexbogen) und teils polysynaptisch zu den sympathischen Zentren im Seitenhorn in auf- und absteigenden Bahnen, wo eine Verknüpfung mit Afferenzen aus anderen Etagen sowie hemmenden und bahnenden Impulsen aus übergeordneten Zentren stattfindet.

Im Vorderhorn werden bei Nozireaktion die Alpha- und Gamma-Motoneuronen erregt, d. h., es wird auch in den Regelkreis der Gammaschleife eingegriffen und der Muskeltonus verändert. Dadurch entsteht ein tastbarer muskulärer Hartspann.

Im Seitenhorn werden die Ganglienzellen der sympatischen Efferenz erregt und der efferente

Impuls nach Umschaltung im Grenzstrang des Sympathicus zu den Vasomotoren, den Exkretorischen Drüsen der Haut und der inneren Organe und an die glatte Muskulatur witergegeben.

So stehen in der *Nozireaktion*: Haut, Muskulatur, Gelenk und inneres Organ gleichberechtigt als causale Faktoren und Erfolgsorgane nebeneinander. Die Aktualitätsdiagnose hat nun zu ermitteln, ob das Gelenk als führender Faktor anzusehen ist.

Wir können also therapeutisch an der Haut (Massage/Wärme), der Muskulatur (Massage/ Entspannung), am Nerven (Injektionen) oder am Gelenk durch die Manuelle Therapie einwirken, wobei die Gelenkbehandlung meist die wirkungsvollste ist.

Eine Nozireaktion kann aber auch durch Irritation im Bereich der Transitstrecke infolge einer Kompression an der Nervenwurzel durch einen Bandscheibenprolaps hervorgerufen werden.

Die Differenzierung ist dann häufig schon durch die Art des Schmerzes möglich: Die Nozireaktion aus Gelenk und Muskel ist vom dumpfen, myalgischen Rezeptorenschmerz begleitet. Die Nervenkompression auf der Transitstrecke infolge eines Bandscheibenprolapses ist dagegen durch den scharfen, neuralgischen Radixschmerz charakterisiert und häufig von motorischen Läsionen und Reflexausfällen begleitet. Hier ist meist die operative Behandlung des Prolapses die einzig erfolgreiche Therapie.

Wie kann aber nun festgestellt werden, ob *das Gelenk der kausale Faktor von Schmerz- oder Funktionsstörung* ist?
Antwort: Nur durch eine subtile Untersuchung der Gelenkbewegungen, und zwar besonders der sogenannten translatorischen Gelenkbewegungen.

Das sind kleine Gleitbewegungen, die auch als „Gelenkspiel" oder „Joint play" bezeichnet werden. Sie sind eine Partialfunktion jeder Gelenkbewegung. aktive und passive Gelenkbewegungen sind immer aus den 2 Komponenten: Rollen und Gleiten zusammengesetzt. Würde die Gelenkbewegung nur aus Rollen bestehen, dann würde sich die Umdrehungsachse aus dem Bewegungszentrum entfernen, der gleichmäßige Abstand und die Haftung der Gelenkflächen (H. D. Wolff) wären nicht mehr gewährleistet, es käme zur Gelenkluxation. Die translatorische Gleitbewegung, bei konkaven Gelenkflächen in der gleichen, bei konvexen in der Gegenrichtung, verhindern eine Verlagerung der Bewegungsachse und damit eine Luxation.

Die translatorischen Bewegungen können in 2 Richtungen ausgeführt werden, einmal als Distraktion, senkrecht zum Gelenkspalt, und zum anderen als Gleiten, parallel zum Gelenkspalt.

Die Distraktion entlastet die Gelenkflächen, verhindert den meist erhöhten Gelenkbinnendruck und testet vor allem die Gelenkkapsel und die Verstärkerbänder. Die umgekehrte Bewegung, die Kompression, prüft die Belastungsfähigkeit des Gelenkknorpels und der Binnenstrukturen.

Das parallele Gleiten untersucht die eigentliche Gleitbewegung des einen Gelenkpartners auf dem anderen. Natürlich kann diese kleine Gleitbewegung nur dann wahrgenommen werden, wenn jeweils der eine Gelenkpartner fixiert und nur der andere bewegt wird.

Komplizierter als beim Extremitätengelenk liegen die Verhältnisse an der Wirbelsäule. Hier kommt zu den beiden Wirbelbogengelenken eine 3. Bewegungsstelle, die Bandscheibe, hinzu. Durch entsprechende Verformung der Bandscheibe sind ebenfalls Auseinanderweichen und Annäherung sowie paralleles Gleiten der Gelenkpartner, d. h., der Wirbelkörper, möglich, nur verlaufen diese Bewegungen nicht parallel zu den gleichen Bewegungen in den Wirbelbogengelenken.

Die Distraktion, oder wie wir sagen, Traktion der Wirbelkörper, ist mit einem parallelen Gleiten in den Wirbelbogengelenken verbunden. Eine Traktion in den Wirbelbogengelenken von Hals- und Brustwirbelsäule ist nur durch ein Dorsalgleiten des oberen Wirbels auf seinem kaudalen, fixierten Partnerwirbel möglich. In der Lendenwirbelsäule wird das gleiche durch eine Seitneige- bzw. Rotationsbewegung des einen Wirbels gegenüber seinem Partner erreicht.

Wie kommt es überhaupt zu Störungen der Gelenkbeweglichkeit und zur Produktion von nozizeptiven Afferenzen?

Fast immer liegt eine Störung des Disco-ligamentären Spannungsausgleiches, d. h., des Gleichgewichtes der distrahierenden Kräfte des Diskus und der kontrahierenden Kräfte der Gelenkkapsel, der Verstärkungsbänder und der segmentalen Muskulatur vor. Die Gründe für diese Störung sind mannigfaltig, von der traumatischen über sichtbare oder noch nicht nachweisbare degenerative Veränderungen bis hin zu entzündlichen oder anderen morphologischen Veränderungen, die die Stabilität beeinflussen. Aber auch die zentral gesteuerten motorischen Stereotypien (Janda) stehen in Wechselwirkung zur Funktion der Wirbelsäule. Eine Muskelfehlsteuerung kann sowohl Ursache wie auch Folge einer WS-Störung sein. Hier ergänzen sich Manuelle Therapie und die gezielte Krankengymnastik gegenseitig.

Ein Blick auf die anatomischen Verhältnisse der Wirbelsäule sagt uns, wie schwierig die Beurteilung von passiven und translatorischen Bewegungen in den Wirbelbogengelenken unter dem umgebenden Weichteilmaterial ist und ein weiterer Blick auf die benachbarten Strukturen, d. h., die austretenden Nervenwurzeln, das Rückenmark und die Arteria vertebralis im Bereich der Halswirbelsäule, zeigt die erheblichen Gefahren, die von einer nicht sachgemäßen oder nicht indizierten Behandlung ausgehen können, vor allem, wenn die im Segment vereinigten Strukturen entzündliche, osteoporotische oder tumoröse Veränderungen aufweisen, die von außen nicht zu erkennen sind.

Hier ist das Teamwork zwischen Arzt und Krankengymnast unabdingbar. Nur der Arzt hat die Möglichkeit und Erfahrung, mit Hilfe der technischen Untersuchungen im Röntgen und Labor oder organspezifischen Untersuchungen über Indikation und Kontraindikation einer Behandlung zu unterscheiden.

Der Weg zur gezielten Therapie am Bewegungsapparat führt über die exakte Diagnose in Form der *funktionellen und morphologischen Strukturanalyse* (H. Frisch) der Gelenke. Diese wird in einem stufenweisen Untersuchungsgang aus den *Klagen des Patienten* über:

1. Schmerzen
2. Formstörungen
3. Funktionsstörungen

mit Hilfe der *diagnostischen Mittel:*

    Anamnese
1. Inspektion
2. Funktionsprüfung
3. Palpation

4. Neurologische Funktionsprüfung
5. Technische Untersuchungen
gewonnen.

Die Anamnese stellt die Vorprogrammierung des Untersuchungsganges dar. Die technischen Untersuchungen, wie Röntgen und Labor, schließen den Untersuchungsgang ab. Beide sind Aufgaben des Arztes.

Die Befunderhebung der sicht- und tastbaren Form- und Funktionsstörung aber müssen beide, Arzt und Krankgengymnast, beherrschen. Der diagnostische Schlüssel ist der *Untersuchungsblock*. Er besteht aus:

1. *Inspektion* = Ruheinspektion der Formstörungen (und der kombinierten Alltagsbewegungen)
2. *Aktive Bewegungen* = Bewegungsinspektion
   Passive Bewegungen = Generelle Palpation der Bewegung (Tonus/Bewegungseinschränkung/Endgefühl)
3. *Palpation* = Detailpalpation der einzelnen Gelenkstrukturen
4. *Translatorische Gelenkbewegungen* = Palpation der Gelenkpartialfunktionen (Traktion und Gleiten)
5. *Muskelteste* = Palpation der Muskelfunktion (Muskelwiderstand, Kraft, Tonus).

Wir sehen, daß 80% der Untersuchungstechniken aus der Palpation der einzelnen Gelenkstrukturen in Ruhe und Bewegung bestehen. Das Erlernen dieser Palpationsgeschicklichkeit ist eine unabdingbare Voraussetzung für die Chirodiagnostik und die Behandlungstechniken der Chirotherapie.

Dr. med H. Frisch
Ärzteseminar Hamm e. V. Ostenallee 80
4700 Hamm

2 Manuelle Therapie bei Hypomobilität des Gelenkes

L. Meissner, Fulda

Die Manuelle Therapie gehört international zum Ausbildungsprogramm der Physiotherapie. In der BRD wurde die Manuelle Therapie erst in den letzten Jahren in die Krankengymnastik integriert. Kontakte zum damaligen ZVK wurden schon vor fast 20 Jahren von FREDDY M. KALTENBORN, norwegischer Physiotherapeut, und Professor für Biomechanik, geknüpft. Die resolute, überzeugende Art, in der KALTENBORN auftrat und vortrug, führte jedoch zu keinem sofortigen Erfolg. 1975 hielt er den ersten offiziellen Kurs in Manueller Therapie der Extremitätengelenke für Krankengymnasten, auf Einladung von Frau MARIE ROSE BOLD, in Homburg/Saar. Ein sich anschließender Informationsvortrag über Manuelle Therapie vor den Teilnehmern der Jahreshauptversammlung des ZVK förderte das Interesse an der Manuellen Therapie.

Die Weiterbildung von Krankengymnasten in der Manuellen Therapie wurde durch den 1979 unterzeichneten Vertrag zwischen der Deutschen Gesellschaft für Manuelle Medizin (DGMM) und dem Deutschen Verband für Physiotherapie-Zentralverband der Krankengymnasten (ZVK) vereinbart. Diese Weiterbildung umfaßt insgesamt 7 aufeinander aufbauende Kurse.

Einen Informationskurs
Drei Extremitätenkurse
Drei Wirbelsäulenkurse

Diese Kurse haben folgende Kursinhalte:

Informationskurs:	Theoretische Grundlagen, Klinische Bilder, Indikationen und Kontraindikationen.
E 1 — Kurs:	Untersuchungstechnik an den Extremitätengelenken
E 2 — Kurs:	Traktions- und Gleitmobilisationen an den Extremitätengelenken, spezielle Muskelbehandlungen
E 3 — Kurs:	Gelenkmobilisationen außerhalb der Ruhestellung
W 1 — Kurs:	Untersuchungstechniken an der Wirbelsäule
W 2 — Kurs:	Traktions- und Gleitmobilisationen an der Wirbelsäule. Spezielle Muskelbehandlungen, keine Manipulationen
W 3 — Kurs:	Spezifische Mobilisationsbehandlung ohne Verrieglungstechniken. Keine Manipulationen, spezielle Muskelbehandlung.

Die fachliche Vertretung für Manuelle Therapie im ZVK obliegt der Arbeitsgemeinschaft Manuelle Therapie (AGMT), die auf der Jahresversammlung des ZVK im Mai 1978 gegründet wurde.

Die Kontakte dieser drei Institutionen untereinander haben die heutige Entwicklung beeinflußt. Neben den Kursen in Manueller Therapie, die für fertig ausgebildete Krankengymnasten angeboten werden, haben schon einige Krankengymnastik-Schulen die Manuelle Therapie in ihr Unterrichtsprogramm aufgenommen.

Manuelle Therapie in der Krankengymnastik:

Einführung:

Die Manuelle Therapie in der Krankengymnastik teilt sich in eine umfassende Befunderhebung und anschließende Behandlung. Hier hat sich das „5—5" Untersuchungsschema nach H. FRISCH, Facharzt für Orthopädie und seit Jahren Förderer der Manuellen Therapie für Krankengymnasten in der BRD, bewährt. Seine Fragestellung nach dem: Was — Wann — Wie — Wodurch — Womit kann Grundlage der Befunderhebung sein.

In der Anamnese und der Untersuchung geben
1. Inspektion
2. Aktive und passive Bewegungen
3. Gelenktest
4. Weichteiltest
5. Palpation

Richtlinien für die krankengymnastische Behandlung. Wir unterscheiden grundsätzlich zwischen Weichteiltechniken und Gelenktechniken.

Weichteiltechniken:

Massage
Muskelentspannungen
Dehnen
Übungen

Die Weichteiltechniken werden in Form von verschiedenen Massagemethoden, hier besonders die Querfriktionen, von Muskelentspannungs- oder Muskelenergietechniken, Dehnungen von Weichteilen und aktiven krankengymnastischen Übungen, durchgeführt.

Gelenktechniken

Traktionen
Gleiten
Dehnen
Übungen

Bei den Gelenktechniken kommen Traktionen und paralleles Gleiten der beiden miteinander artikulierenden Gelenkpartnern, außerdem passives Dehnen der Gelenkkapsel und aktive krankengymnastische Übungen zur Anwendung.

Manuelle Therapie, das „Hand anlegen" am Patienten, in Form von Weichteil- und Gelenktechniken verbessert die Effektivität der krankengymnastischen Behandlung. Eine Beeinflußung von funktionsgestörten Bewegungsabschnitten wird ermöglicht. Früher durften und konnten wir behandeln ohne exaktes Wissen, heute hat sich dies auch durch die Manuelle Therapie, besonders die manuelle Gelenktherapie, entscheidend verbessert.

Ein Hauptanwendungsgebiet der Manuellen Therapie, besonders der Manuellen Gelenktherapie, stellt die Hypomobilität des Gelenkes dar. Reversible Gelenkfunktionsstörungen werden beseitigt, bei irreversiblen Gelenkfunktionsstörungen können mit Manueller Therapie Stillstand oder Aufschub der Erkrankung erreicht werden.

Blockierung
Fixierung
Kontraktur

Als Ursache der Gelenkhypomobilität kommen Blockierungen, sie sind artikulär = arthrogen bedingt, Fixierungen, sie sind muskulär = myogen bedingt oder Kontrakturen, sie sind ligamentär — kapsulär = ligamentogen bedingt, in Frage.

Diese Ursachen sind aus der Unfallnachbehandlung, aus der Sportmedizin, aus der Orthopädie, aber auch aus der Inneren Medizin, nach Bewegungseinschränkungen durch Insulate, um nur einige zu nennen, bekannt.
Ein freies Gelenkspiel fehlt. Das Gleichgewicht zwischen Distanz und Haftung, der beiden miteinander artikulierenden Gelenkpartner, als Voraussetzung für jede normale Beweglichkeit des Gelenkes ist dann gestört.
Durch Fehlbelastung, Gelenktrauma, Gelenkveränderungen, Ruhigstellung oder reflektorisch, ist eine Blockierung entstanden. Diese sogenannte „Verkantung" oder „Vereckung" finden wir im täglichen Leben bei einer Schublade, die zwar im Schrank drin ist, aber sich nur schwer hin und her schieben läßt, die Schublade oder der Schrank, haben sich verkantet.

Von einer alleinigen artikulären Hypomobilität zu sprechen, erscheint in vielen Fällen nicht ausreichend, da die gelenkumgebenden Strukturen meist mitbeteiligt sind. So treffen wir auch hier die zu behandelnde Funktionseinheit kontraktiler und nicht kontraktiler Strukturen an.
Ziel der Behandlung mit Manueller Therapie bei Hypomobilität des Gelenkes ist es, die Störung des Gelenkes zu beseitigen und das Gelenkspiel zu normalisieren.

Translatorische Bewegungen:
Translatorische Bewegungen in der Manuellen Therapie sind passive Verfahren, bei denen alle Punkte des einen Knochens auf parallelen Geraden in derselben Richtung um die gleiche Strecke bewegt werden. Traktion und Gleiten sind beides translatorische Bewegungen und bewirken das Gelenkspiel.

Traktion:
Eine Traktion entfernt die beiden Gelenkpartner voneinander. Sie erfolgt rechtswinklig zur Behandlungsebene und wird je nach Gelenkzustand in bis zu drei Stufen durchgeführt. Sie ist ein-, zwei- oder dreidimensional möglich, wenn das Gelenk vorher entsprechend eingestellt wurde.

Gleiten:
Ein Gleiten verschiebt parallel die beiden Gelenkpartner. Diese Gleitbewegung erfolgt parallel zur Behandlungsebene und wird je nach Gelenkzustand mit verschiedener Kraft durchgeführt.

In der Behandlung mit translatorischen Bewegungen, der Traktion und dem Gleiten, sind Kombinationen je nach Gelenkzustand möglich. Wir unterscheiden die schmerzlindernde und die mobilisierende Behandlung.
Passive, hebelnde, erzwungene Bewegungen komprimieren das Gelenk auf der einen Seite und überdehnen das Gelenk auf der anderen Seite. Schmerzen und Traumen entstehen. Die Manuelle Gelenktherapie stellt dagegen eine schonende Gelenkbehandlung dar. Der Winkel der beiden Gelenkpartner zueinander ändert sich bei der Behandlung mit translatorischen Bewegungen, der Traktion und dem Gleiten, nicht.

„*Mobilisieren nicht Traumatisieren*" stellt einen therapeutischen Grundsatz dar.

Die Manuelle Therapie bei Hypomobilitäten von Gelenken wird durch Hilfsmittel wie z. B. Spezialbänke, Gurte, Keile, Sandsäcke usw. unterstützt. Diese können die Hand nicht ersetzen, jedoch die manuelle Tätigkeit am Patienten effektvoller gestalten.

Zusammenfassung:

Die Manuelle Therapie, nach sorgfältiger Befunderhebung angewandt, stellt eine Bereicherung in der funktionellen krankengymnastischen Behandlung dar. Funktionsstörungen des Bewegungsapparates werden durch Weichteil- und Gelenktechniken günstig beeinflußt.

Bei Hypomobilität des Gelenkes, besonders bei reversiblen Gelenkfunktionsstörungen, steht die Behandlung mit Manueller Gelenktherapie, der Traktion und dem Gleiten, im Vordergrund. Weichteiltechniken ergänzen und verbessern das Behandlungsergebnis.

Die anfängliche Hypomobilität in der Krankengymnastik gegenüber dieser Methode wurde erst spät, dann aber um so schneller überwunden. Der in den letzten Jahren entstandene Boom, der hektische „run" nach den Weiterbildungskursen in Manueller Therapie, muß noch fest geordnet und in die richtigen Bahnen gelenkt werden. Mögen alle verantwortlichen Institutionen, hier besonders die DGMM und der ZVK mit seiner AGMT dazu beitragen, daß aus der überstandenen Hypomobilität gegenüber der Manuellen Therapie keine Hypermobilität entsteht.

Lutz Meissner
Krankengymnast
Leipziger Straße 15
6400 Fulda

3 Manuelle Therapie bei Hypermobilität des Gelenkes

A. BROKMEIER, Tostedt

Ein Gelenk hat die Aufgabe, eine Kraft in eine bestimmte Richtung umzuleiten. Die Muskulatur bewegt und führt diese Kraft. Die Form des Gelenkes weist die Richtung und der Kapsel-Band-Apparat gibt allem den Halt.
Ist dieser Halt nicht gegeben, muß die das Gelenk überlaufende Muskulatur zusätzlich zur Bewegung die Stabilität übernehmen. Dazu sind Muskeln aber nur in der Lage, wenn sie trainiert genug sind.
Wie aber sieht die Situation aus, bei Hypermobilität, wenn die Muskeln zusätzlich nicht stabilisieren können? In diesem Falle wird die endgradige Gelenkbewegung unphysiologisch gebremst. Es kommt zu Fehlspannungen, die das „*Regulationsorgan*" — Kapsel irritieren. Von der Kapsel aber sind Tonus und Koordination der das Gelenk überlaufenden Muskeln abhängig.
Die Folge eines schmerzhaften Reizzustandes einer Kapsel sind:

1. Alle Muskeln, die das Gelenk entlasten, werden tonisiert.
2. Alle Muskeln, die das Gelenk belasten, werden gehemmt.
3. Alle Muskeln werden in ihrer Funktion schmerzhaft, durch deren Kontraktion die Kapsel gereizt würde.
4. Es breiten sich Schmerzirradiationen aus, in ein für jedes Gelenk typisches peripheres Repräsentationsgebiet.

Zusätzlich zu dem pseudoradikulären Syndrom gibt es noch etwas zu beachten:
Gehen wir einmal davon aus, Sie haben sich einen Nagel in den Fuß getreten, dann belasten Sie den schmerzenden Fuß nicht, auch wenn Sie sich Mühe geben. Bleibt der schmerzhafte Zustand eine bestimmte Zeit bestehen, humpeln Sie. Das Humpeln bleibt erhalten, auch wenn der Nagel schon lange entfernt und die Schmerzen nachgelassen haben.

Wir können zusammenfassen:
1. Ist ein Gelenk hypermobil, bei bestehender Muskelinsuffizienz, sind die Bänder gezwungen, endgradig unphysiologisch zu halten. Gespannte Ligmenta aber lösen den sogenannten statischen Belastungsschmerz aus, der bei Änderung der eingenommenen Haltung sich erst verstärkt (Anlaufschmerz), um danach bei Bewegung in Schmerzfreiheit überzugehen.
2. Mit jedem Gelenk stehen gewisse Muskeln in reflektorischer Beziehung. Sie reagieren bei Störungen des ihnen zugeordneten Arthron mit Hartspann, Hemmung und/oder Schmerzirradiationen (Pseudoradikuläre Syndrome).
3. Darüber hinaus wird der normale Bewegungablauf des Körpers geändert; eingeleitet von der zentralen Muskelfehlsteuerung. Es schleifen sich veränderte movement-pattern ein, die automatisiert und von der zentralen Muskelsteuerung übernommen werden.

Der Patient kommt also nicht zu uns in die Praxis und klagt über ein hypermobiles Gelenk, sondern über statische Beschwerden, Anlaufschmerzen, verspannte und/oder schmerzhafte Muskulatur und/oder funktionsabhängige ausstrahlende Schmerzen, die nicht gezielt, begrenzt lokalisiert werden können.

Die hierfür erforderlichen Untersuchungstechniken werden in der Manuellen Therapie gelehrt.
Das in diesem Fall erforderliche Behandlungsschema sieht wie folgt aus:
1. Abbau des Schmerzes
   a) Behandlung des Kapsel-Band-Apparates und
   b) der reflektorischen Tendomyopathien (pseudoradikuläre Syndrome)
2. Die hartverspannten Muskeln detonisieren bzw. dehnen.
3. Die gehemmten Muskeln danach kräftigen bis zur Iststärke der Antagonisten (statisches Krafttraining)
4. Jetzt beide Gruppen (2. und 3.) mit Hilfe des dynamischen Kraft- (und Ausdauer)trainings bis zur Sollstärke auftrainieren. Jedoch jeden Muskel individuell unter Berücksichtigung von Haupt- und Nebenfunktionen, Gelenkstellungen und Hebelarm.
5. Umbau des pathologischen Bewegungsmusters in ein physiologisches. (Bewegungsschulung zur Beeinflussung der zentralen Muskelsteuerung mit Hilfe des Koordinations- und Ausdauertrainings.)

Zu 1: Abbau des Schmerzes
1.a. Behandlung des Kapsel-Band-Apparates:
Eine der einfachsten Möglichkeiten den Kapselreiz zu nehmen, liegt darin, den Bandapparat endgradig zu immobilisieren, ohne jedoch die Muskeltätigkeit auszuschließen.
Wie wir wissen, richtet sich die Kraft der Muskulatur nach der zu leistenden Arbeit. Wird ein Gelenk total ruhiggestellt, kann die Muskulatur nicht mehr arbeiten und atrophiert. (Wöchentlicher Kraftverlust etwa 15%.) Unser Ziel liegt aber ja gerade in der Gelenkstabilisierung durch die Muskulatur. Also kommt nur eine Immobilisationstechnik in Frage, die lediglich eine endgradige Reizung des Bandapparates, also Bewegungen in der äußeren Bahn, verhindern.
Bewährt haben sich in diesem Zusammenhang die funktionellen Verbände mit Tape verstärkt, wie wir sie aus der Sportmedizin her kennen. Besonders im Hinblick auf eine lokale Hypermobilität zeigen die Erfahrungen schnelle Erfolge, vor allem in Verbindung mit krankengymnastischer Trainingstherapie. Diese Verbände bremsen nur die Bewegung, die in Richtung des Schadens geht und lassen alle anderen Bewegungen frei.
Im Gegensatz zu den kurzfristigen Tape-Verbänden, stehen Hilfstechniken, wie z. B. der Beckengurt oder die Krawatte. Sie bremsen alle Bewegungen der äußeren Bahn und sollten etwa 6 Wochen getragen werden. (Hier liegt das Ziel in den Verklebungen der Kapselfalten).
Eine weitere Möglichkeit, die schmerzhafte Störung des Bandapparates zu beeinflussen, liegt darin, einen lokalen Entzündungsreiz am Bandansatzpunkt zu setzen; wie z. B. durch die ärztliche Infiltrationstechnik, der sogenannten Sklerosierungstherapie.
Uns Krankengymnasten dagegen bleibt die erfahrungsgemäß mit gleicher Wirkung einhergehende Traumatisierung des schmerzhaften Ligamentansatzes mit Hilfe des japanischen Massagestäbchens.
Diese vergleichsweise schmerzhafte Prozedur, mit Hilfe eines Holzstäbchens einige Minuten lang kreisend auf einem sowieso schon schmerzhaften Punkt zu drücken, hat in der Praxis überraschend gute Erfolge aufzuweisen.
Zusammenfassend können wir sagen, daß das Ziel darin liegt, die auslösenden Schmerzen

des gestörten Bandapparates zu senken, um einen weiteren Behandlungsablauf einleiten zu können. Als kurzfristige Möglichkeiten erscheinen z. B. Chloräthyl-Spray und Tape-Verbände angezeigt. Mittelfristig helfen Teilimmobilisierung, ohne die Muskeltätigkeit auszuschließen, und die Behandlung des schmerzhaften Bandansatzpunktes. Einen Wundreiz setzen. Da der Körper sich selbst keine Schmerzen zufügt, wird er verhindern, daß das traumatisierte Band von ihm selbst zusätzlich gereizt wird.

1.b. Behandlung des pseudoradikulären Syndroms:
Die Tonisierung eines Muskels, um wie in unserem Falle, ein Gelenk zu entlasten, mindert zwar die nozizeptive Reizung der Kapsel, hat aber den großen Nachteil, daß die dauernd arbeitenden Muskelfibrillen eine Sauerstoffschuld eingehen. Wie ein zusammengepreßter Schwamm kein Wasser aufsaugen kann, stoppt schon bei 15%iger Anspannung des Muskels die Hämodynamik. Ein hypoxämischer Muskel aber schmerzt. Diese Weichteilschmerzen sind häufig größer als die der eigentlichen Ursache.

Das Charakteristikum der Tendomyose also ist die funktionsgebundene Schmerzhaftigkeit und die entsprechend schnellere Ermüdbarkeit des veränderten Muskels. Um in diesem Falle Schmerzen zu lindern, ist der Stoffwechsel zu steigern, aber gleichzeitig der Abfluß zu erhöhen.

Die hierfür häufigste und erfolgreichste Anwendung bleibt die klassische Massage in Verbindung mit feuchter Wärme. (Die Wärmeanwendung jedoch ausschließlich nur nach der Massage.)

Der Muskeltonus setzt sich aus dem Reflex- und dem Ruhetonus zusammen. Während der Reflextonus nerval unterhalten wird, beeinflußt den Ruhetonus das elektrisch-chemische Potential.

Mit der mechanischen Einwirkung der Massagegrifftechnik, ändern wir die lokalen chemisch-elektrischen Vorgänge in der Muskelzelle (Ruhetonus) und ihren Grenzflächen. (Aktive Hyperämie u. a. durch Freiwerden von Histamin.)

Die vom Gamma-System über Sehnen- und Muskelspindel kontrollierte und eingestellte Spannung und Länge des Muskels (Reflextonus), wird durch eine quer zur Faserrichtung geführte langsame, schmerzfreie Grifftechnik verändert. Die Muskelspindel stellt sich auf die durch die weiche passive Dehnung veränderte Länge des Muskels ein. Gleichzeitig ändert sich auch der Tonus des Antagonisten entsprechend.

Die Behandlung der reflektorischen Schmerzirradiationen fällt ebenfalls in das Gebiet der Muskelbehandlung, da die pseudoradikuläre Schmerzausbreitung nur erklärt werden kann, über das synergistische Zusammenwirken der Muskelspindeln untereinander innerhalb einer Muskelkette. Neben den hyperämisierenden Anwendungen der Thermo-, Hydro-, Elektro-Begleittherapie, die die vasokonstriktorische Hypoxämie beseitigen, bewährt sich in der Praxis wieder das Wundreiz setzen mit dem Stäbchen. Um jedoch die Sehnenspindel gleichzeitig mit beeinflussen zu können, sollte die Bewegung quer zur Faserrichtung geführt werden. Ähnlich wie bei der Behandlung der Ligamente, wird der Wundreiz verhindern, daß der gereizte Muskel sich kontrahiert.

Zusammenfassung:

Finden wir diagnostisch eine Muskelstörung im Sinne der Tendomyose oder z. B. einen Triggerpoint, so ist grundsätzlich zu klären, welche Gelenke dieser Muskel bewegt. Zusätzlich muß die entsprechende Muskelkette untersucht werden.

Die Behandlung der Tendomyopathie umfaßt die hyperämisierenden Maßnahmen. Häufigste Anwendung bleibt die klassische Massage mit anschließender feuchter Wärmeanwendung. Sie zeigt sich jedoch als relativ unökonomisch, weil pro Muskel etwa 6–12 Minuten massiert werden muß, bis die aktive Hyperämie voll eingesetzt hat.
Wichtige, weil schnelle Beeinflussung, bleibt die punktförmig umschriebene, quer zur Faserrichtung geführte Druckanwendung mit dem Holzstäbchen auf dem Übergang Sehne — Periost, der Sehne, oder auf dem Triggerpoint im Bereich des Muskelbauches.

Zu 2. + 3. + 4. + 5.

Das Auftrainieren veränderter Muskulatur:
Bevor gestörte Muskeln trainiert werden können, bedarf es der Beachtung nachfolgender Grundlagen:

1. Ein auf Grund der reziproken Innervation gehemmter Muskel reagiert nur auf Trainingsreize, wenn sein Antagonist entspannt (gedehnt) ist.

2. Ein Muskel entwickelt nur in einem bestimmten Verhältnis von Länge, Spannung und Gelenkstellung (Mittelstellung) seine größte Kraft. Wie in der angenäherten Situation von Ursprung und Ansatz (innere Bahn), ist die schlechteste Voraussetzung für ein Training, die Dehnung (äußere Bahn). Da die das Gelenk überlaufenden Muskeln eine Hebel- und Kompressionskomponente auf das Gelenk ausüben, wird, wenn es zu schonen ist, anfangs in der inneren Bahn trainiert.

3. Mehrgelenkige Muskeln haben verschiedene Haupt- und Nebenfunktionen. Ein Muskel kann aber nur innerhalb der Muskelkette seinen synergistischen Aufgaben gerecht werden, wenn alle seine Funktionen entsprechend konzentrisch und exzentrisch trainiert werden.

4. Ein veränderter Muskel bedingt eine Veränderung der Synergie. Um ihn wieder zu integrieren und den synergistischen Ablauf zu harmonisieren bzw. zu ökonomisieren, muß die ganze Muskelkette trainiert werden.

5. Ein schmerzhaft veränderter Muskel reagiert nicht auf Trainingsreize.

Zum Muskeltraining stehen uns zwei Grundtechniken zur Verfügung, die sich gegenseitig widersprechen.
Während reines Ausdauertraining auf eine maximale Sauerstoffversorgung zielt, die Querschnittszunahme des Muskels aber vernachlässigt, steht beim Krafttraining die Hypertrophie der Muskelfaser im Vordergrund und damit unmittelbar die Fähigkeit, die Kontraktionskraft zu erhöhen. Die arterielle Versorgung aber wächst nicht im gleichen Verhältnis wie die mit der Hypertrophie einhergehende Muskelkraft.

Um also ein Muskelkorsett aufzubauen, welches in der Lage sein wird, ein Gelenk zu stabilisieren und darüber hinaus noch die zusätzlich anfallende Arbeit übernehmen zu können, bedarf es beider Trainingsformen. Die Endkraft der Muskulatur muß so erhöht (trainiert) werden, daß sie in der Lage ist, mit nur einem Teil der Gesamtkraft das Gewicht zu halten. Dadurch bleiben Teile des Muskels inaktiv, die die Arbeit übernehmen werden, wenn der andere Teil einer Refraktärzeit bedarf. Mit dem Ausdauertraining wird die arterielle Versorgung so ausgebaut, daß sie in der Lage ist, den Muskel unter diesen wechselnden Bedingungen mit Sauerstoff zu versorgen.

Zusammenfassung:

Die Therapie der Hypermobilität umfaßt einen komplexen umfassenden Behandlungsablauf. Voraussetzung ist ein genaues Befunderhebungsschema, weil sich häufig die Hypermobilität hinter reflektorischen Störungen verbirgt. Reihenfolge und Intensität der Behandlung richten sich nach der psychischen Einstellung des Patienten, nach neurophysiologischen, als auch nach trainingstechnischen Grundlagen.
Diese hier beschriebenen Voraussetzungen sind Teil der krankengymnastischen medizinischen Trainings-Therapie innerhalb der Manuellen Therapie.

Alf Brokmeier
Todtglüsinger Str. 22
2117 Tostedt

Literatur:

BRÜGGER, A.: Die Erkrankungen des Bewegungsapparates und seines Nervensystems. Gustav Fischer Verlag, Stuttgart
EDER, M. und TILSCHER, H.: Schmerzsyndrome der Wirbelsäule. Hippokrates Verlag, Stuttgart
LEWIT, K.: Manuelle Medizin. Urban und Schwarzenberg Verlag, Stuttgart
MELLEROWIEZ, H.: Training. Heidelberger Taschenbücher Springer Verlag, Berlin
MUMMENTHALER, M. und SCHLIACK, H.: Läsionen peripherer Nerven. Georg Thieme Verlag, Stuttgart

4 Krankengymnastische Techniken zur Mobilisation und Stabilisation von Gelenken

B. Bartmes-Kohlhaußen, Heidelberg

Nach kurzer Einführung werde ich einige aktive krankengymnastische Techniken zur Mobilisation und Stabilisation näher erläutern. Die angebotenen Beispiele scheinen mir besonders wichtig, da ihre Prinzipien klar und gut übertragbar sind.

Zur funktionellen Einheit des Gelenkes, das auch als Drehpunkt oder Schaltstelle der Bewegung bezeichnet wird, gehören passive Strukturen und Muskulatur. Seine Funktion ist intakt, wenn in den vorhandenen Bewegungsebenen schmerzfrei ein gewisser Normwert von Beweglichkeit erreicht wird und die verantwortliche Muskulatur das Gelenk aktiv führen und dauerhaft schützen kann. Bewegungsausmaß und Leistungsfähigkeit der aktiven Kräfte sind konstitutionell und konditionell bedingt und daher von unterschiedlicher Ausprägung. Gehen die Merkmale einer gesunden Gelenkfunktion teilweise oder ganz verloren, so erhält der Krankengymnast den bekannten Auftrag: Mobilisation und/oder Stabilisation. Mobilmachen und Stabilmachen sollten — wenn möglich — parallel angestrebt werden. Leider bringt selbst die beste Behandlung oft nur bescheidenen Erfolg, besonders da, wo knorpelige und knöcherne Veränderungen bzw. ausgeprägte Muskelschwächen bis Paresen vorliegen. Hingegen ist eine Reparatur eher bei Kontrakturen zu erwarten, die auf vorübergehender Muskelschwäche und verschobenem Muskelgleichgewicht beruhen.

Freies Gelenkspiel und Fähigkeit zu muskulärer Absicherung bedingen einander. Das bedeutet: Gesunde Muskulatur ist Voraussetzung zur Erhaltung der vollen aktiven Beweglichkeit, wie das freie Gelenkspiel Bedingung für voll funktionstüchtige Muskulatur ist. Bei Lähmungen nimmt beispielsweise ein passiv vergrößertes Bewegungsausmaß ohne Behandlung wieder ab. Auf der anderen Seite leiden die aktiven und passiven Qualitäten eines Muskels bei eingeschränkter Beweglichkeit. Muß ein Kniegelenk längere Zeit ruhiggestellt werden, so verlieren primär die Strecker an Dehnbarkeit, d. h. sie zeigen passive Insuffizienz, während die Gegenspieler aufgrund mangelnder physiologischer Beanspruchung aktiv insuffizient werden. Da ihre volle Verkürzung wegen der Streckkontraktur nicht mehr zustande kommt, büßen die Beuger ihre Kontraktionsfähigkeit teilweise ein. Das muskuläre Gleichgewicht ist verschoben und bei längerem Bestehen dieser abnormen Situation beginnt ein Teufelskreis. Das Abhängigkeitsverhältnis von Bewegungsausmaß und Muskelfunktion bestimmt die krankengymnastische Behandlung von Gelenken.

Unter Mobilisation — in Abgrenzung zur allgemeinen Aktivierung eines Patienten — verstehen wir das Beweglichmachen von Gelenken. Zum Wort „mobil" finden wir Übertragungen wie: marschbereit, rührig, gesund, lebendig — was unserem Anliegen völlig entspricht. Allerdings muß die Mobilmachung behutsam vorgenommen werden und darf nicht zu Lasten einzelner Strukturelemente gehen.

Mit Stabilisation ist im krankengymnastischen Sprachgebrauch potentielle Kokontraktion gemeint. Ein Mast, der rundum vertäut ist, kann als „stabil", als standhaft und unveränderlich gegenüber allen Krafteinwirkungen bezeichnet werden. Im natürlichen Bewegungsverhalten des Menschen werden nicht immer alle Bewegungskomponenten einer Schaltstelle aktiv abgesichert. Typisch ist die Stabilisation des Torax beim Gehen in frontaler und sagittaler Ebene bei freier Rotation. Um in einer Ebene stabilisieren zu können brauchen wir gleichwertige Agonisten und Antagonisten, die sich durch Koordinationsfähigkeit auszeichnen.

Absolute Stabilisation mit statischem Verhalten der Gegenspieler ist so gut wie nie vorhanden, denn die scheinbare Ruhe in einem Drehpunkt kann nur durch ständige Anpassung und den differenzierten Wechsel von dynamisch konzentrischer und exzentrischer Arbeit aufrechterhalten werden. Stabilisationsvermögen bedeutet ökonomisches Bewegungsverhalten. Es garantiert potentielle Beweglichkeit als Kriterium guter menschlicher Haltung einerseits und ist andererseits unabdingbar zur Vermeidung ungewollter Bewegung. Die Stabilisation ist der beste Gelenkschutz, da durch Bewegungsbegrenzung mit Hilfe ausgewogener muskulärer Aktivitäten unnötiger Verschleiß passiver Gelenkstrukturen vermieden werden kann.

Eine Vielzahl von Techniken und Einzelmaßnahmen stehen dem Krankengymnasten zur Verfügung, um indirekt oder direkt auf ein Gelenk einzuwirken. Ihre Auswahl ist in Abhängigkeit vom detaillierten Befund zu treffen, und die Effektivität muß anhand der Reaktionen im Einzelfall überprüft werden.

Eisbehandlung und Manuelle Therapie gewinnen im Rahmen der Gelenkbehandlung berechtigterweise zunehmend an Bedeutung. Eine befriedigende oder gar völlige Wiederherstellung der Gelenkfunktion ist aber sicher nur dann zu erwarten, wenn auch aktive Techniken zur Anwendung kommen können.

Bei den aktiven krankengymnastischen Techniken zur Mobilisation und Stabilisation möchte ich zwei Behandlungsansätze unterscheiden, die sich am Patienten ausgezeichnet kombinieren lassen und in ihrer Wirkung ergänzen.
1. Arbeit mit fazilitierenden Widerständen, wie sie in den PNF-Techniken konsequent verfolgt wird.
2. Einsatz immer wiederkehrender freier Bewegungsmechanismen im Sinne der Funktionellen Bewegungslehre.

In diesem Rahmen — ohne Anschauung des Patienten — ist es nicht leicht, Beispiele aktiver Techniken verständlich darzustellen. Es kann hier nur um Prinzipien gehen, d. h. auf die notwendigen Anpassungen, die unsere Tätigkeit wirksam und den Therapeuten kreativ machen, kann nicht eingegangen werden.

Techniken der Propriozeptiven Neuromuskulären Fazilitation

Bei den ausgewählten Beispielen entfallen passive Vordehnung und Überdehnung der Muskulatur. Die Stimulation der Propriozeptoren beschränkt sich auf maximalen Widerstand und Stauchen bzw. Ziehen. Exterozeptive Reize müssen angemessen summiert und alle Freiheitsgrade des Gelenkes berücksichtigt werden. Die drei folgenden Techniken enthalten sowohl mobilisierende als auch stabilisierende Elemente und eignen sich zur kombinierten Anwendung.

Die **Technik der Langsamen Umkehr** dient vorwiegend der Mobilisation bei Schmerzzuständen. Schmerzhafte Schultern reagieren z. B. sehr dankbar auf dieses schonende Vorgehen (**Abb. 1**).
Zwei antagonistische Bewegungsmuster werden in mehrfachem Wechsel ausgeführt. An der kritischen Bewegungsgrenze kommt es durch geschickte Grifftechnik und entsprechende Aufträge kurzfristig zu statischem Verhalten der Agonisten und Antagonisten. Während die

Kontraktion auf der einen Seite langsam abnimmt, wird die Aktivität auf der anderen durch die genannten Fazilitationen verstärkt und geht über in dynamisches Arbeiten als Bewegen in antagonistischer Richtung. Da die Entspannung beim Richtungswechsel entfällt, kann Schmerz vermieden und das Bewegungsausmaß vergrößert werden.

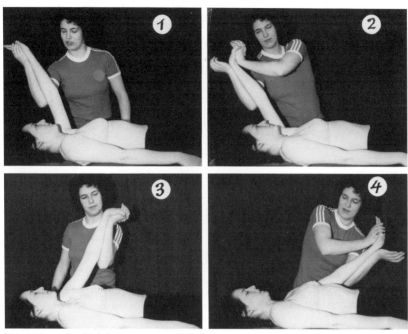

Abb. 1: Langsame Umkehr

Die **Entspannungstechnik** ist ein wichtiger Bestandteil jeder Kontrakturenbehandlung. Neurophyiologische Gesetze, wie größere Dehnbarkeit aufgrund reziproker Innervation und Entspannungsbereitschaft durch Stimulation der Sehnenrezeptoren, werden offensichtlich praktisch genutzt.

Am Beispiel einer Streckkontraktur im Kniegelenk läßt sich die optimale Durchführung, was im wesentlichen aktives Dehnen bedeutet, mit drei mehrfach aneinandergereihten Phasen vereinfacht darstellen (**Abb. 2**).

1. Phase: *Aktives Dehnen* der betroffenen Muskulatur durch dynamisches Verhalten der Antagonisten bis zur Bewegungsgrenze — hier Flexion im Kniegelenk, erleichtert durch Widerstand gegen die Bewegungsrichtung.

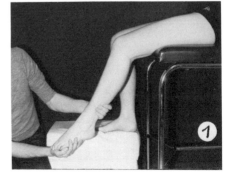

2. Phase: *Übermüdung* der betroffenen Muskulatur bei statischem Verhalten in größtmöglicher Dehnstellung — hier maximaler Haltewiderstand für die Extensoren.

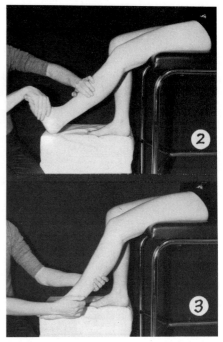

3. Phase: *Bewußte langsame Entspannung* der betroffenen Muskulatur bei Abnahme der Eigenschwere — hier passive Fixation des Unterschenkels durch den Therapeuten. Gegebenenfalls läßt sich die Entspannungsbereitschaft durch mehrfachen Wechsel von Halten und Entspannen erhöhen, bevor erneut die erste Phase folgt.

Abb. 2: Entspannungstechnik

Die **Rhythmische Stabilisation** ist eine PNF-Technik, bei der das ausgewogene Zusammenspiel der Muskulatur im Vordergrund steht. Sie entspricht der Langsamen Umkehr, jedoch entfallen die dynamischen Bestandteile, da sich der nahtlose Kontraktionswechsel von Agonisten und Antagonisten auf eine ausgewählte Gelenkstellung beschränkt. Im kritischen Gelenk kommt keine Bewegung zustande. Bei schnellerem Wechsel der Widerstände wird die Anforderung an die Koordinationsfähigkeit der Muskulatur gesteigert. Die Kombination von Schulter- und Beckenpattern eignet sich vorzüglich, um mit dieser Technik postoperativ die Wirbelsäule stabilisierend zu behandeln.

Techniken aus der Funktionellen Bewegungslehre

Bei dem Konzept nach Frau Dr. h. c. Susanne KLEIN-VOGELBACH, Basel, wird in erster Linie über die Wahrnehmung von Distanzpunkten und Bezugslinien gearbeitet, die ihre Lage am Körper und im Raum verändern. Durch angemessene Instruktion, klare Aufträge, taktile Reize und gegebenenfalls auch Manipulationen werden Reaktionen ausgelöst, die bei ökonomischer Aktivität zum Widerstand im Patienten selbst führen können.
Zwei Beobachtungskriterien der Bewegung, die wiederum Techniken zur Mobilisation und Stabilisation von Gelenken darstellen, sollen zunächst beschrieben und später mit praktischen Beispielen belegt werden.

1. **Weiterlaufende Bewegung** liegt vor, wenn sich eine Primärbewegung über die angrenzenden Schaltstellen hinweg auf benachbarte Hebel fortsetzt — bei parallelgestellten

Bewegungsachsen und gemeinsamer Bewegungsebene. Verlaufen die Distanzpunkte der bewegten Hebel (Beobachtungspunkte, die am weitesten vom betrachteten Gelenk entfernt liegen) auf annähernd parallelen Kreisbögen in einer Richtung, so ist es eine *gleichsinnig weiterlaufende Bewegung* (**Abb. 3**). Dieser Mechanismus ist bei distal eingeleiteten und besonders bei kraftvollen Ausholbewegungen im Sport gut zu erkennen.

Wir sprechen von *widerlagernden weiterlaufenden Bewegungen,* wenn sich mindestens ein Distanzpunkt gegenläufig verhält, was für proximal eingeleitete Bewegungen typisch ist.

Bei den Therapeutischen Übungen, die nachfolgend als Beispiele angeführt werden, beschränken wir uns auf die gleichsinnig weiterlaufende Bewegung.

2. **Aktive Widerlagerung** bedeutet Abbremsen und Stoppen einer weiterlaufenden Bewegung durch Einsatz der Antagonisten, d. h. der Muskeln, die in der Ebene der weiterlaufenden Bewegung entgegengesetzte Wirkung haben. Im Endzustand — bei scheinbarer Ruhe im Drehpunkt — liegt auf beiden Seiten annähernd statisches Muskelverhalten vor, also *Stabilisation* des betreffenden Drehpunktes.

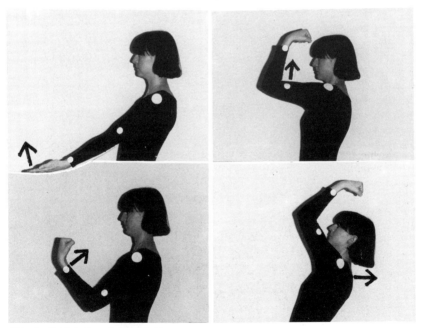

Abb. 3: Gleichsinnig weiterlaufende Bewegung

Übungsbeispiele zu oben erläuterten Prinzipien
Hubfreie Mobilisation der WS

Bewegungen sind als hubfrei zu bezeichnen, wenn ihre Bewegungsachse vertikal, d. h. ihre Ebene horizontal verläuft. Die bewegten Hebel beschreiben dann eine indifferente Ebene bezüglich der einwirkenden Schwerkraft. Auf diese Weise führt ein Bewegungsimpuls schon bei sehr geringer Aktivität zur weiterlaufenden Bewegung. Hubfreie Mobilisation der WS

verursacht, vermutlich durch den Einsatz der genuinen Rückenmuskulatur, lokale Durchblutungsverbesserung bei geringer Kompression der Bandscheiben.
Geht es um Flexion und Extension in den zentralen Drehpunkten, so liegt der Patient auf der Seite. Lateralflexion kann unter genannten Bedingungen aus Rückenlage geübt werden. Die Frontalebene verläuft dann indifferent, die fronto-transversale Bewegungsachse steht vertikal, und somit sind die Bewegungen hubfrei. Gehen die Primärimpulse durch wechselndes Hochziehen der Spinae von kaudal aus, so konzentriert sich die Wirkung auf den unteren WS-Bereich. Die Rotation der WS wird entsprechend im Sitzen mobilisiert.

Beispiele zur Mobilisation und Stabilisation der proximalen Extremitätengelenke

Die Abduktion eines Beines führt normalerweise weiterlaufend zur Abduktion des Beckens auf dem anderen Bein (**Abb. 4**) — so wie es im oberen Teil der Abbildung zu sehen ist.
Diese weiterlaufende Bewegung kann durch übermäßiges Abspreizen des Beines verstärkt und therapeutisch genutzt werden.
1. um reaktiv die Abduktion im anderen Hüftgelenk zu vergrößern und

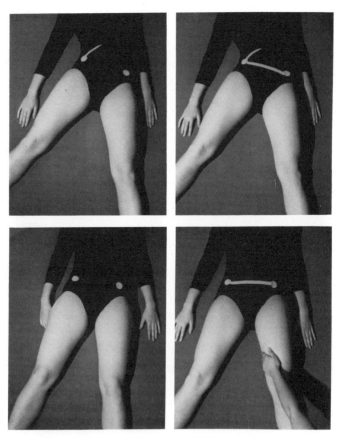

Abb. 4: Weiterlaufende Bewegung und Aktive Widerlagerung

2. um die Muskulatur des anderen Hüftgelenks vom proximalen Hebel her funktionell zu trainieren, nämlich der Standbeinphase entsprechend, bei der punctum fixum der Abduktoren am distalen Hebel liegt.

Soll die Abduktion eines Beines nicht weiterlaufen, so wird die Bewegung durch Einsatz der Adduktoren im anderen Hüftgelenk gebremst bzw. gestoppt. Der taktile Reiz oder Richtungswiderstand des Therapeuten ist im unteren Teil der Abbildung dargestellt.
Durch diese aktive Widerlagerung erzielt der Behandler
3. endgradige Ausführung und Vergrößerung der Primärbewegung und
4. stabilisierende Wirkung auf das andere Hüftgelenk in der Frontalebene.

Um die Wirkungsweise von weiterlaufender Bewegung und aktiver Widerlagerung auch am Schultergürtel zu veranschaulichen, bleiben wir in der Frontalebene, obwohl die Prinzipien sowohl auf alle Gelenke als auch in alle Ebenen übertragbar sind. Auf der nächsten Abbildung (**Abb.** 5) wird durch Dorsalextension der Hand, Abduktion des Armes und Elevation des Schulterblattes wieder eine Gleichsinnige Weiterlaufende Bewegung demonstriert — das logische Verhalten bei Aktivitäten über der Horizontalen. Eingeschränkte Abduktion oder Deltaschwäche führen vorzeitig zur Mitbewegung des Schulterblattes.

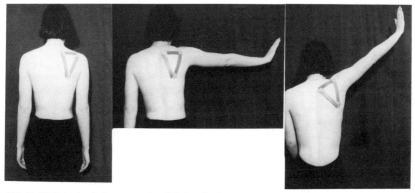

Abb. 5: Weiterlaufende Bewegung Arm/Schultergürtel

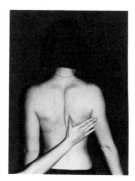
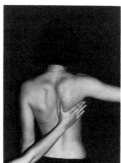

Abb. 6: Aktive Widerlagerung

Will der Therapeut gezielt auf einen solchen Befund eingehen, so muß im Schulterblatt widerlagert werden, d. h. der angulus caudalis wird durch die Antagonisten der weiterlaufenden Bewegung in seiner Position gehalten (**Abb. 6**), was durch taktile Reize bewußt gemacht werden kann. Der im Patienten aufgebaute Widerstand bringt die Abduktoren sichtbar zu verstärkter Kontraktion. Zugleich wird das Schulterblatt in seiner Lage stabilisiert.

Die gleiche Wirkung erzielen wir durch ein anderes Vorgehen, was ich kurz andeuten möchte: Bei der *widerlagernden Bewegung* wird die zu erwartende weiterlaufende Bewegung vorweggenommen, in unserem Fall die Elevation. Während der Patient den Arm seitlich hebt, senkt gleichzeitig das Akromion, den kritischen Distanzpunkt dieser Bewegung. Unterstützend manipulierendes Vorgehen des Therapeuten, Markieren des Akromion durch den Patienten mit der gegenseitigen Hand und Spiegelkontrolle können Wahrnehmung und Übungsintensität verbessern.

Stabilisation der WS

Durch Abbremsen einer weiterlaufenden Bewegung können auch die zentralen Drehpunkte sehr gut stabilisiert werden. Der Patient bekommt beispielsweise in Rückenlage den Auftrag, Knie und Ellenbogen der einen Diagonalen soweit wie möglich zusammenzuführen, während das andere Bein und der andere Arm in der Verlängerung ihrer Diagonalen liegen und fest auf die Unterlage gedrückt werden sollen.

Noch weniger aufwendig ist das Stabilisieren des Rumpfes im Sitzen durch plötzlich abgebremste beschleunigte Bewegungen eines Armes oder beider zugleich — im Sinne von Karateschlägen. Dadurch kann in jeder beliebigen Ebene Kokontraktion erzeugt werden, vorausgesetzt, daß der Rumpf aufrecht und trotz des Schlages absolut ruhig gehalten wird. Die Richtung der Primärbewegung entscheidet auch hier über die aktivierte Muskulatur. Werden beide Arme vor dem Körper in Schulterhöhe gehalten und dann in der Sagittalebene kräftig, jedoch kurz abgebremst auf- und abbewegt, so kommt es in der Ebene des Primärimpulses durch gleichstarken Einsatz vom Rumpfflexoren und -extensoren zur Stabilisation.

Leider müssen wir uns mit diesen Beispielen aktiver krankengymnastischer Techniken zur Mobilisation und Stabilisation von Gelenken begnügen.

Sowohl die Techniken, die von Margaret KNOTT entwickelt wurden, als auch das Vorgehen nach Dr. h. c. Susanne KLEIN-VOGELBACH — was ich nur fragmentarisch wiedergegeben habe — sind meines Erachtens grundlegende Elemente der Bewegungstherapie.

Wenn wir, in Abhängigkeit vom Befund, variabel mit den Angeboten umgehen, unser Handeln immer wieder infragestellen und dadurch weiterentwickeln, können wir als Krankengymnasten unserer Verantwortung gerecht werden.

Barbara Bartmes-Kohlhaußen
Ausbildungsleiterin der Lehranstalt
für Krankengymnastik
am Klinikum der Stadt Mannheim
Am Zapfenberg 9
6900 Heidelberg

Literatur:

KNOTT, M. u. VOSS, D. E.: Proprioceptive neuromuscular facilitation, New York, 2. Aufl. 1968, in der deutschen Übersetzung: „Komplexbewegungen", Fischer-Verlag, Stuttgart.

KLEIN-VOGELBACH, S.: Funktionelle Bewegungslehre, 2. Aufl. 1978, Springer-Verlag, Berlin, Heidelberg, New York.

5 Krankengymnastische Befunderhebung des polyarthritischen Gelenkes

U. Donhauser-Gruber, Nürnberg, A. Gruber, Nürnberg, D. Dangelat, Hamburg

Bei der chronischen Polyarthritis zeigt sich eine krankheitstypische Symptomatik, die im Unterschied zu degenerativen rheumatischen Erkrankungen zu beachten ist.
Die Patienten klagen über chronische, ziehende, dumpfe, bohrende, nicht zu definierende, periartikuläre *Schmerzen*. Neben den Bewegungsschmerzen stehen Nacht- und Ruheschmerzen im Vordergrund. Die *Schwellung* ist weich.
Die *Bewegungsbehinderung* mutiliert. Die Patienten klagen über eine Morgensteifigkeit mit Funktionseinbuße und späterem Funktionsgewinn im Laufe des Tages. Polyarthritiker haben anfangs meist eine schmerzfreie Gehstrecke im Gegensatz zum Arthrotiker, der den Anlaufschmerz beklagt.
Die *Temperatur* der Gelenke ist im Schub erhöht und ansonsten normal.
Das *Befallmuster* zeigt Synovitiden kleiner Gelenke (Fingergrund- und Mittelgelenke und Zehengelenke) und/oder großer Gelenke, sowie der Kiefergelenke, sehr selten der Sternoclavikulargelenke, eine Beteiligung der Halswirbelsäule, aber auch Tenosynovitiden, sowie Muskelatrophien.

Allgemeine Richtlinien der krankengymnastischen Befunderhebung

Dazu gehören:
1. Das Erstellen des Haltungsstatus von dorsal, von ventral und von lateral.
2. Das symmetrische Prüfen der Bewegungen.
3. Die Beurteilung der Statik und Dynamik, d. h. der Alltags- und Gebrauchsbewegungen, wie z. B. Hinsetzen, Aufstehen, Gehen, Stehen, Kämmen, Essen etc.
4. Die Inspektion der betroffenen Gelenke auf: Rötung, Schwellung, Atrophie, Rheumaknoten usw.
5. Die Palpation der Gelenke und der umgebenden Weichteile auf: Wärme, Kälte, Schwellung, Hautbeschaffenheit, Hyperhidrosis der Handflächen oder Fußsohlen, Knoten in Gelenknähe (Ganglien), Druckschmerzpunkte (evtl. Muskelansatzschmerzen), Krepitation usw.
6. Das Erstellen eines Muskelstatus der betreffenden Muskulatur.

Daraus gewinnt man einen Überblick über den Gesamtzustand des Patienten, seine wesentlichen Behinderungen und auffällige Befunde. Trotzdem bleibt die Notwendigkeit zu einer speziellen krankengymnastischen Befunderhebung und krankengymnastischen Untersuchung der einzelnen Gelenke bestehen.

Spezielle krankengymnastische Befunderhebung:

Im Folgenden werden die häufigsten Befunde der Reihe nach aufgezeigt und die Besonderheiten herausgestellt; beginnend an der unteren Extremität mit den

Zehengelenken:

Häufigste Veränderungen: Hallux valgus, Spreizfuß mit subluxierten bis luxierten Mittelfußköpfchen, infolge davon oft Hammer- und Krallenzehen.
Diese Patienten laufen zumeist unter Vorfußschonung im Fersengang, der als Folge ein

Genu recurvatum bedingen kann. Hornhautverschiebungen lassen Rückschlüsse auf eine Veränderung der Belastungspunkte ziehen.

Sprunggelenke:

Ist das *untere* Sprunggelenk betroffen und die Pro- und Supination schmerzhaft eingeschränkt durch gelegentliche Stellungsänderung der Fußwurzelknochen, läuft der Patient häufig auf der Innenkante im Knickfuß, was die entzündlich bedingte X-Beinstellung begünstigt (**Abb. 1**).

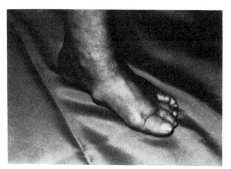

Abb. 1: 37-jährige Patientin mit deutlicher Luxation im Bereich der Fußwurzelknochen

Bei Befall des *oberen* Sprunggelenkes sind Dorsal- und Plantarflexion eingeschränkt. Die Patienten sind meist in Spitzfußstellung, die eine Knie- bzw. Hüftbeugekontraktur bedingen und eine Mehrbelastung für das Retropatellargelenk sein kann. Die Patienten laufen im sog. „Schiebegang" (**Abb. 2**).

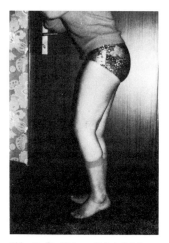

Abb. 2: Deutliche Spitzfußstellung mit sekundärer Knie- und Hüftgelenkbeugekontraktur

Kniegelenk:

Man prüft Wackelknie, Schubladenphänomen, die Mobilität der Patella (Verklebung oder bei bestehendem Erguß tanzende Patella) und die Kraft der Muskulatur (vor allem die des Quadriceps, um einem Streckdefizit vorbeugen zu können). Die Belastungsverteilung beurteilt man mit dem Zwei-Waage-Test, ferner mißt man die funktionelle Bein- bzw. Unterschenkellänge und vergleicht die Umfangmaße wegen einer eventuell vorhandenen Atrophie oder Schwellung. Der nächste Punkt der Befunderhebung am Kniegelenk ist die Beurteilung von Fehlstellungen wie O-Bein, X-Bein, Genu recurvatum, und von Kontrakturen, die manchmal durch Absinken des tibialen Gelenkanteiles Pseudokontrakturen sein können, und von etwaigen Bakerszysten.

Hüftgelenk:

Von den Bewegungen am Hüftgelenk gilt unsere besondere Beachtung der Abduktion und Extension, wobei wir die Abduktion vor und nach der Behandlung jeweils mit dem inneren Patellar- bzw. Malleolarabstand bestimmen. Dabei ist darauf zu achten, daß die Beine gestreckt sind und kein Ausweichen ins X-Bein möglich ist. Die Extension prüfen wir mit dem Thomas'schen Handgriff oder in Bauchlage. Von Seiten der Muskulatur spricht die Schwäche der Glutäen für eine evtl. vorhandene Hüftbeugung bzw. einen positiven Trendelenburg. Wie schon beim Kniegelenk beurteilen wir auch hier die Belastungsverteilung und die funktionelle Beinlänge.

Beim Rheumatiker ist es wichtig, in jedem Fall funktionell zu denken, denn häufig haben wir noch keinen Befund, doch der Patient hat Beschwerden und wird dementsprechend eine Schonhaltung bzw. eine Haltung, die ihm das Gleichgewicht ermöglicht, einnehmen und dadurch andere, benachbarte Gelenke in Mitleidenschaft ziehen.

Finger- und Handgelenke:

Oftmals läßt sich zu Beginn der Befunderhebung beim Händedruck bereits ein Befall der Fingergrundgelenke feststellen, mittels des Gaensslenschen Zeichens, d. h. Schmerzen der MCP-Gelenke bei kräftigem Querdruck. Darüberhinaus finden sich an der Hand oft Deformitäten wie: Schwanenhalsdeformität, (**Abb. 3**),

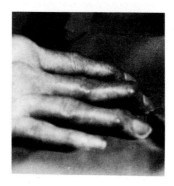

Abb. 3: Schwanenhalsdeformität

Knopflochdeformität, 90/90 Deformität des Daumens (**Abb. 4**),

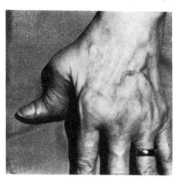

Abb. 4: 90/90-Deformität des Daumens

Subluxation bis Luxation der MCP-Gelenke, Ulnardeviation der Fingergrundgelenke, Dislokation bzw. Bajonettstellung im Handgelenk, radiale Abduktion des Handgelenks, Atrophie der Handmuskulatur und Adduktionsstellung des Daumens (**Abb. 5**),

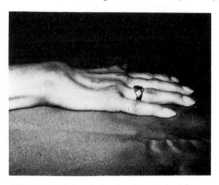

Abb. 5: 42-jährige Patientin mit multiplen Veränderungen im Bereich der Hand; Bajonettstellung im Handgelenk, Subluxation einzelner MCP-Gelenke, deutlich sichtbare Atrophie der Handmuskulatur und angedeutete Schwanenhalsdeformität der Finger II — V

Streckdefizit der Finger, evtl. Sehnenbeteiligung bzw. Sehnenrupturen, Carpaltunnelsyndrom mit evtl. Parästhesien einzelner Finger bei ausgeprägten Tenosynovitiden im Beugerbereich.

Um zu sehen, was der Patient noch kann, prüft man die Funktionen mit Grobgriff, Schlüsselgriff, Spitzgriff und Faustschluß und mißt die Kraft.

Ellbogengelenk:

Die Untersuchung des Ellbogengelenks ist sehr schmerzhaft. Bei der Muskelfunktionsprüfung zeigt vor allem der M. triceps Schwächen. Die endgradige Supination sowie die endgradige Extension des Ellbogengelenks gehen häufig zuerst verloren, wobei eine Ankylosierung dann fast immer in Funktionsstellung erfolgt. Palpatorisch finden wir typische Rheumaknoten an der Streckseite.

Schultergelenk:
Die Befunderhebung umfaßt die Betrachtung der Funktionen, der Bewegungsausmaße und der Kraft. Die verminderte Stabilität ist die Ursache für die Kraftminderung. Eine deutlich sichtbare Atrophie der Muskulatur und Adduktionsstellung des Armes sind zu beachten (**Abb. 6**).

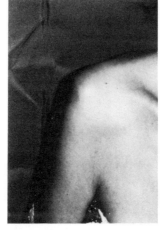

Abb. 6: 37-jährige Patientin mit deutlich sichtbarer Atrophie im Bereich des Schultergürtels und Adduktionsstellung des Armes

Die Patienten klagen über eine stellungsbedingte Kraftminderung, die auf Verklebungen der Sehnen hindeutet (Bicepssehne im Sulcus intertubercularis bzw. der Sehnenscheide).
Bei der Betrachtung der oberen Extremität sollte man unbedingt berücksichtigen, was den Patienten bei seinen täglichen Funktionen, wie tägl. Hygiene, Versorgung des Haushalts usw., am meisten behindert und abhängig macht.

Halswirbelsäule:
Hier prüfen wir keine Funktionen, sondern ziehen unsere Schlüsse aus den Angaben des Patienten. Bei Befall der Halswirbelsäule klagen sie typischerweise über: in den Hinterkopf ausstrahlende Schmerzen und Parästhesien, häufig einseitig, verstärkt in Flexionsstellung oder beim Lockerlassen, evtl. in Arme und Hände ausstrahlend. Durch Instabilität bedingte Kraftlosigkeit läßt auf eine atlanto-axiale Dislokation schließen (z. B. beim Hochkommen aus der Rückenlage oder beim Sitzen mit geneigtem Kopf). Wir finden Verspannungen in der hinteren Halsmuskulatur.

Kiefergelenke:
Schmerzen, Bewegungsgeräusche und eine evtl. Blockierung lassen auf eine Beteiligung der Kiefergelenke schließen.

Zu der eben erstellten Befunderhebung muß man wissen, daß in der Rheumatologie nicht die auffälligsten Befunde die Behandlung bestimmen, sondern daß das Ziel unserer Bemühungen sein muß, die Selbständigkeit und Unabhängigkeit des Patienten zu erhalten.
Zum Schluß werden ich noch auf ein paar Punkte eingehen, die erkennen lassen, warum in der Rheumatologie der Befunderhebung solche Bedeutung beigemessen wird, und was man darüberhinaus bei ihrer Erstellung noch erfragen bzw. beobachten sollte:

Aus Erzählungen des Patienten über tägliche Verhaltens- bzw. Lebensgewohnheiten lassen sich Rückschlüsse auf ungünstige, gelenkschädigende Bewegungen ziehen. Wir betrachten und beurteilen die Bewegungsabläufe bei unseren Patienten folglich auch im Sinne des Gelenkschutzes.

Darüberhinaus stellt sich die Frage, ob eine Ergotherapeutin mit zu Rate gezogen werden muß und ob die Anfertigung von Schienen notwendig ist.

Aus Angaben über Schlaf- und Sitzgewohnheiten können wir Lagerungen ableiten und müssen bei bestehender Bettlägrigkeit und deren Dauer auch an Osteoporose denken.

Wir fragen, wie der Patient im Alltag, d. h. auch mit öffentlichen Einrichtungen wie z. B. Straßenbahn, öffentliches Telefon usw. zurechtkommt oder ob im Berufsleben große Schwierigkeiten bestehen und wie man sie gegebenenfalls mindern könnte.

Auch die medikamentöse Behandlung sollte der Krankengymnastin bekannt sein. Lassen Sie mich an Hand einiger Beispiele die Wichtigkeit dessen erklären:
a) Schmerzmittel sollten am wirkungsvollsten ca. 1/2 Std. vor der Behandlung eingenommen werden, um die Schmerzgrenze und somit das Bewegungsausmaß hinauszuverlagern!
b) Die Einnahme von Cortison kann z. B. eine Osteoporose bewirken.
c) das plötzliche Absetzen von Cortison kann beim Patienten Cortisonentzugserscheinungen verursachen, die die KG am Verhalten erkennen sollte.
d) Medikamente zur Basistherapie sprechen oft erst Monate nach Therapiebeginn an und können mit bestimmten Unverträglichkeitsreaktionen einhergehen.

Ich erwähne diese Punkte, obwohl sie unsere Kompetenz überschreiten und in den ärztlichen Bereich gehören, doch die Krankengymnastin ist die meiste Zeit mit dem Patienten zusammen und wird mit seinen Problemen konfrontiert. Sie muß dann wiederum bei etwaigen Komplikationserscheinungen die Verbindung mit dem behandelnden Arzt aufnehmen.

Die Zusammenarbeit mit dem Arzt ist in der Rheumatologie nicht wegzudenken und ich möchte ihre Wichtigkeit wieder an Hand eines Beispiels erklären:
Ein Patient hat Krankengymnastikbehandlungen verordnet bekommen und klagt seit neuestem über HWS-Beschwerden. Bevor Sie irgendwelche, die Halswirbelsäule betreffenden Maßnahmen machen, müssen Sie mit dem behandelnden Arzt sprechen, um eine evtl. neu hinzugekommene atlanto-axiale Dislokation auszuschließen.

Aus der Befunderhebung der einzelnen Gelenke, sowie den eben ausgeführten Punkten, läßt sich zusammen mit dem Patienten ein Behandlungsplan erstellen. Dabei sollen die für den Patienten weniger wichtigen Gelenke ausgeschlossen, Schwerpunkte gesetzt, das gemeinsame Übungsprogramm und ein Heimübungsprogramm erstellt werden. Ferner legt man die Häufigkeit der Behandlung fest, die sich nach den jeweiligen Umständen und dem Zustand des Patienten richtet und steckt die Ziele, die während des gemeinsamen Arbeitens erreicht werden sollen.

Ich komme nun zum letzten und einem der wichtigsten Punkte, nämlich der Psyche des Patienten. Man muß sie bereits in der Befunderhebung etwas kennenlernen, um den Patienten zu der so wichtigen Zusammen- und Mitarbeit zu bewegen. Der Polyarthritiker muß von uns zumeist aktiviert und gefordert werden, da er sich sonst zu gerne einfach seinem Schicksal ergibt. Diese Verhaltensweise steht ganz im Gegensatz zum Bechterew-Patienten, der dazu neigt, seine Erkrankung zu bagatellisieren. Unsere Wortwahl im Umgang mit Rheumatikern ist häufig ausschlaggebend für den Behandlungsverlauf.

Ute Donhauser-Gruber
Von-der-Tann-Straße 150
8500 Nürnberg 70

Alfred Gruber
Von-der-Tann-Straße 150
8500 Nürnberg 70

Dorothea Dangelat
Immenhof 31
2000 Hamburg 76

6 Krankengymnastische Behandlungsmöglichkeiten bei der chronischen Polyarthritis

D. Dangelat, Hamburg; U. Donhauser-Gruber, Nürnberg; A. Gruber, Nürnberg

Nach der ausführlichen Befundaufnahme wird der Behandlungsplan aufgestellt. Dies sollte zusammen mit dem Patienten geschehen, da wir bei der Behandlung ganz wesentlich auf seine Mitarbeit angewiesen sind. Voraussetzung dafür ist natürlich, daß der Patient vom Arzt über seine Krankheit und ihre möglichen Konsequenzen voll aufgeklärt ist.

Allgemeine Richtlinien für die Erstellung eines solchen Behandlungsplanes

Es müssen *Ziele* gesetzt werden. Das wichtigste Behandlungsziel ist, die Selbständigkeit des Patienten möglichst lange zu erhalten bzw. wieder zu erlangen. Da es bis dahin oft ein langer und beschwerlicher Weg ist, müssen wir von Zeit zu Zeit kleinere, erreichbare Ziele setzen, um so den Patienten immer wieder zur Mitarbeit zu motivieren und vor Mutlosigkeit und Aufgabe zu bewahren.

Wie das Behandlungsziel bereits erkennen läßt, handelt es sich beim Arthritiker um eine rein funktionelle Behandlung. Aus der Befundaufnahme wissen wir, welche Funktionen in welchem Ausmaß gestört sind, entsprechend wird der Behandlungsplan aufgestellt. Die Ziele, die wir uns stecken, sind einzelne Funktionen (wie z. B. das selbständige Essen), die ein weiterer Schritt auf dem Wege zur Selbständigkeit sind.

Bei allem Eifer sollten wir uns darüber im klaren sein, daß man beim Rheumatiker oft Abstriche von den üblichen Behandlungsnormen machen muß, die man aber mit einem guten funktionellen Vorstellungsvermögen und der Bereitschaft zum Improvisieren ganz gut kompensieren kann. Auch sollten wir uns immer bewußt sein, was wir vom Patienten täglich an Selbstdisziplin, die oft nur unter größter Anstrengung möglich ist, fordern. Durch Anerkennung und nicht zu sparsamem Lob können wir ihm dabei etwas helfen.

Die *Häufigkeit* der Behandlung ist nicht nur abhängig vom Zustand des Patienten, sondern auch davon, ob wir ihn in der Klinik zu betreuen haben oder ob er am Wohnort behandelt werden muß. Während in der Klinik die tägliche Behandlung meistens möglich ist, muß man sich in der freien Praxis häufig auf 2 – 3 mal pro Woche beschränken, so daß man dann noch mehr auf die Mitarbeit des Patienten angewiesen ist. Aber unabhängig davon sollten alle Patienten ein Programm zum selbständigen Üben bekommen, das ihren individuellen Schwierigkeiten Rechnung trägt.

Da unsere Behandlungszeit wohl immer mehr oder weniger begrenzt ist, sind wir zur *Rationalisierung* der Behandlung gezwungen, indem wir Behandlungsschwerpunkte legen müssen. Ob man sich auf die am stärksten betroffenen Gelenke beschränkt und die übrigen nur einer gelegentlichen Kontrolle unterzieht oder ob man sich jeweils eines Gelenkes oder einer Extremität besonders annimmt, wird man individuell entscheiden müssen. Wichtig ist nur, daß der Patient durch ein entsprechendes Übungsprogramm dieses Behandlungsdefizit ausgleicht.

Das Arbeiten unter dem Gesichtspunkt des *Gelenkschutzes* gehört nicht nur in den Aufgabenbereich der Ergotherapeutin, sondern sollte in die krankengymnastische Behandlung miteinbezogen werden. Im Prinzip geht es darum, Alltagsbewegungen, die für den Rheumatiker typische Fehlstellungen fördern, z. B. Zudrehen eines Wasserhahns verstärkt die Ulnardeviation der Finger, durch entsprechende Hilfsmittel zu ersetzen, in diesem Fall durch einen Hahnöffner. Aber auch dann, wenn physiologische Bewegungsabläufe nicht mehr möglich sind, muß der Patient mit Hilfsmitteln versorgt werden, um Ausweichbewegungen und damit Überlastung anderer Gelenke und Muskeln zu verhindern und weiteren Beschwerden vorzubeugen. Ich denke dabei ganz besonders an den Gebrauch von Gehhilfen, zu denen sich die meisten Patienten leider erst dann entschließen, wenn das Gehen bereits in beträchtlichem Maße unphysiologisch ist (**Abb. 1**).

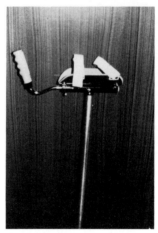

Abb. 1: Gehhilfe

Außer den Hilfsmitteln, die schmerzhafte Gelenke entlasten sollen, kennen wir noch die Funktionshilfen, die bereits eingeschränkte oder verlorengegangene Funktionen erleichtern bzw. wieder ermöglichen sollen (z. B. der „verlängerte Arm" zum Aufheben von Dingen). Sie werden im Rahmen dieser Tagung noch Näheres über den Gelenkschutz hören, trotzdem wollte ich diesen so wichtigen Punkt nicht unerwähnt lassen.

Schon im Anfangsstadium sollte der Patient darauf hingewiesen werden, daß flaches Liegen auf einer festen Unterlage die beste Kontrakturprophylaxe ist. Für Patienten in fortgeschrittenem Stadium oder im Schub ist die funktionsgerechte *Lagerung* nach Dr. K. Tillmann zwingend: Rückenlage, kleines Kissen im Nacken: Hüftgelenk und Kniegelenk gestreckt, oberes Sprunggelenk in Neutralstellung, Schultergelenk ca. 70° abduziert, Ellenbogen rechtwinklig, Handgelenk gestreckt. Will man Kontrakturen in ungünstiger Stellung vermeiden, darf die typische Schonhaltung durch die so beliebte Knierolle, die unweigerlich zu Knie- und Hüftgelenkbeugekontrakturen führt, nicht verwendet werden. Bereits bestehende Streckhemmungen werden zusätzlich durch mindestens 2× täglich durchgeführte Sandsacklagerungen (für die Dauer von 20 — 30 min.) behandelt, Fehlstellungen der Finger und Hände können Nachtlagerungsschienen erforderlich machen.

Haben wir es aber bereits mit echten Kontrakturen zu tun, müssen wir versuchen, durch sinnvolle Lagerung Sekundärkontrakturen der Nachbargelenke zu verhindern. So kann man bei bestehender Kniebeugekontraktur die sekundär erfolgende Hüftbeugekontraktur vermei-

den, indem der gesamte Körper bis zum Knie entsprechend höher gelagert wird. Bei einer Hüftgelenkbeugekontraktur wird die sonst zwangsläufig eintretende Kniegelenkbeugekontraktur durch Hochlagern der gesamten unteren Extremität verhindert.
Die Bauchlage sollte allen Patienten, die sie noch einnehmen können, dringend empfohlen werden. Sie ist die beste Hüftgelenkbeugekontrakturprophylaxe und eine gute Unterstützung unserer Behandlung bei bereits eingeschränkter Hüftgelenkstreckung, mit Fußüberhang auch bei fehlender Kniegelenkstreckung.

Psyche des Patienten: Wir, die wir mit Rheumatikern arbeiten, wissen, daß gerade diese Patienten einer psychischen Führung bedürfen, da die Erkenntnis, an einer so folgenschweren Erkrankung zu leiden, nicht ohne psychische Probleme bleiben kann. Ein Patient mit chronischer Polyarthritis muß meistens stärker aktiviert und gefordert werden, da er sich sonst zu gerne einfach seinem Schicksal ergibt. Diese Verhaltensweise steht übrigens ganz im Gegensatz zu der des Bechterew-Patienten, der dazu neigt, seine Erkrankung zu bagatellisieren.

Im Gegensatz zum Arzt, der den Patienten oft nur kurz und in größeren Zeitabständen sieht, erleben wir ihn in den unterschiedlichsten Stimmungen, auf die wir uns dann täglich neu einstellen müssen, soll unsere Behandlung erfolgreich sein. Gerade der Arthritiker, der fast ununterbrochen unter — mal mehr, mal weniger starken — Schmerzen leidet, braucht einen Behandler, der sehr einfühlsam aber doch bestimmt ist, denn es wird immer Tage geben, an denen der Patient wegen zu starker Schmerzen die Behandlung ablehnt. Es ist unsere Aufgabe — die durch eine gute Zusammenarbeit mit dem behandelnden Arzt wesentlich erleichtert wird — den Patienten davon zu überzeugen, daß die Schmerzen nicht geringer werden, wenn die Gelenke nicht bewegt werden, die Beweglichkeit aber abnimmt.

Ansonsten gilt für die Behandlung des Rheumatikers das gleiche wie für jeden Dauerpatienten: Je einfallsreicher sie gestaltet werden kann, um so erfolgreicher und befriedigender wird das Ergebnis sein.

Allgemeine Richtlinien für die Behandlung

Bevor ich zur eigentlichen Behandlung komme, möchte ich noch ein paar Punkte ansprechen, die z. T. immer noch zu Kontroversen führen:

Wann soll man mit der Behandlung beginnen? Natürlich sind die Behandlungsaussichten um so günstiger, je früher der Patient zu uns kommt, das soll aber nicht heißen, daß es irgendein Stadium gibt, in dem die krankengymnastische Behandlung nichts mehr ausrichten kann. Während wir bei Patienten im Anfangsstadium mehr eine Kontrollfunktion ausüben, „um sie bei der Stange zu halten", müssen wir mit Fortschreiten der Krankheit all die Aufgaben übernehmen, zu denen der Patient alleine nicht mehr fähig ist, wie z. B. das tägliche Bewegen oder das Aufstehen aus dem Bett, um ein paar Schritte zu machen.

Behandlung auch im Schub? Die häufig vertretene Auffassung, daß während eines Schubes nicht behandelt werden darf, muß der Patient mit Einsteifungen und damit weiteren Funktionsverlusten teuer bezahlen. Natürlich kann und darf man keine große Aktivität von seiten des Patienten während eines Schubes erwarten, aber das bereits erwähnte tägliche endgradige Bewegen aller Gelenke auch über die Schmerzgrenze hinaus (wenn nötig passiv und unter Zug) und vorsichtig dosierte, isometrische Anspannungsübungen in der Funktionsstellung sind die einzige Möglichkeit, gravierende Funktionseinbußen zu verhindern. Die Befürchtung, das allgemeine Krankheitsgeschehen damit nachteilig zu beeinflussen, trifft nicht zu.

Mobilität oder Stabilität eines Gelenkes? Häufig müssen wir uns schon recht früh diese Frage vorlegen, da oft eins nur auf Kosten des anderen möglich ist. Obwohl es Gelenke gibt, bei denen grundsätzlich die Stabilität Vorrang hat, wie z. B. das Handgelenk, muß man sich auch hier wieder von der Erhaltung der Funktion leiten lassen, und die ist wiederum abhängig vom Zustand der Nachbargelenke.

Bei bereits stark deformierten Gelenken sollte unser Ehrgeiz nicht darin liegen, die Beweglichkeit zu verbessern, sondern durch Kräftigung der Muskulatur über isometrische Anspannungsübungen eine gewisse Stabilität zu erreichen, und zwar in Funktionsstellung. Eine funktionstüchtige Muskulatur erleichtert nicht nur die postoperative Nachbehandlung, oft entscheidet sie über Erfolg oder Mißerfolg der Operation.

Die Behandlung der einzelnen Gelenke und der Halswirbelsäule

Die Behandlung erfolgt in Korrekturstellung zur Entlastung der Gelenke. Man beginnt mit durchblutungsfördernden Maßnahmen, wie z. B. elektrotherapeutischen Anwendungen (Nemectrodyn, diadynamische Ströme, Ultraschall), leichten Massagen, isometrischen Spannungsübungen. Ob Kälte- oder Wärmeapplikationen angezeigt sind, hängt sowohl vom momentanen Entzündungsgrad als auch vom individuellen Empfinden des Patienten ab, mit starken Temperaturschwankungen sollte man generell vorsichtig sein, da sie einen neuen Schub auslösen können.

Mit dem Üben fängt man proximal vom geschädigten Gelenk an und geht erst dann zum betroffenen Gelenk selbst über. Das Bewegen der Gelenke geschieht unter leichtem Zug, wobei der Patient aktiv mithelfen soll. Durch den Zug wird der Druck der Gelenkflächen aufeinander geringer, die Bewegung weniger schmerzhaft und das Bewegungsausmaß größer. Außerdem wird durch den größeren Unterdruck die Synoviabildung angeregt und eine bessere Ernährung des Gelenkknorpels gewährleistet. Bei eingeschränkten Gelenken wird nach den bekannten Techniken bewegungserweiternd gearbeitet. Das Lösen von Kapsel und Bandapparat erfolgt durch Techniken der manuellen Therapie, sowie durch eine rhythmische Druck- und Zugbehandlung in verschiedenen Ausgangsstellungen. Im Gegensatz zum passiven Bewegen geht man beim aktiven Arbeiten bis kurz vor die Schmerzgrenze, wobei man natürlich versuchen sollte, diese durch Anwendung entsprechender krankengymnastischer Techniken weiter zu verschieben.

Wenn es sich durchführen läßt, sollte die Behandlung im Bewegungsbad bei einer Temperatur von 32–34° (zusätzlich zum regelmäßigen Schwimmen) einen festen Platz im Behandlungsplan haben. Durch die Reduzierung der Schwerkraft fällt die Bewegung nicht nur leichter, sie ist auch weniger schmerzhaft und so das Bewegungsausmaß größer. Schwerbehinderten Patienten gibt die Schwimmbadbehandlung auch psychisch einen unvorstellbaren Auftrieb.

Bei dieser Gelegenheit möchte ich noch auf die Möglichkeit der Behandlung im Schlingentisch bzw. Schlingenkäfig aus ähnlichen Gründen hinweisen.

Zehen- und Sprunggelenke: Solange die Beweglichkeit muskulär zu erreichen und zu halten ist, sollte man den häufig vorkommenden Fehlstellungen wie Spreizfuß, Knickfuß, Hallux valgus, Hammer- und Krallenzehen durch Aktivierung und Kräftigung der Zehen- und Fußmuskulatur entgegenarbeiten. Läßt die Beweglichkeit nach, sollten wir versuchen, eine gute Stabilität in physiologischer Stellung zu erreichen. Reicht die Kraft der gewölbeerhaltenden und -tragenden Muskulatur aufgrund des fortschreitenden entzündlichen Prozesses nicht mehr aus, muß mit Hilfe von Einlagen, korrigierenden Verbänden oder orthopädischen Schuhen ein Absinken der Fußgewölbe verhindert werden (**Abb. 2**).

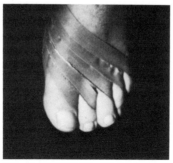

Abb. 2: Korrigierender Pflasterzügelverband am Vorfuß

Spreiz- und Senkfüße verschieben nicht nur das Gleichgewicht zugunsten der ohnehin kräftigeren und seltener befallenen Extensoren, unkorrigiert führen sie zu den so häufig anzutreffenden Deformierungen.

Kniegelenke: Hier ist die Stabilität wichtiger als die Mobilität. Bei bereits eingesteiften Sprunggelenken dagegen sollte eine gewisse Beweglichkeit erhalten bleiben, da sonst das Hüftgelenk und die Wirbelsäule durch zwangsläufige Ausweichbewegungen verstärkt belastet werden. Die Kniegelenkstreckung ist, wenn eine Bewegung nur auf Kosten der anderen zu erreichen ist, wichtiger als die Beugung, da beim Gehen die fehlende Endstreckung eine große Mehrbelastung für das Retropatellargelenk bedeutet. Ein instabiles Knie, das beim Rheumatiker häufig zum X-Bein tendiert, sei es aufgrund eines insuffizienten Bandapparates oder zu schwacher Muskulatur, muß so lange mit stabilisierenden Apparaten wie Kreuz- oder Gitterschienen versorgt werden, bis die muskuläre Situation eine Belastung in physiologischer Stellung gewährleistet (**Abb. 3**).

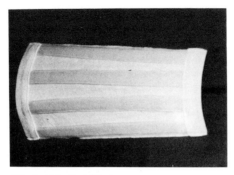

Abb. 3: Kniegitterschiene

Nach operativen Eingriffen stelle man die Belastung so lange zurück, bis die Beweglichkeit des Kniegelenkes einschließlich der aktiven Endstreckung zufriedenstellend ist, da auch hier eins auf Kosten des anderen geht. Umlagerungen, noch am gleichen Tag begonnen, verhindern ein Verkleben des Kapselbandapparates.

Hüftgelenke: Die Abduktion und Extension sind häufig zuerst eingeschränkt, folglich kommt es zur Insuffizienz der kleinen Glutaeen und des Glutaeus maximus, so daß ein physiologisches Gehen nicht mehr möglich ist. Nach Lösung der kapsulären Verklebungen mit Techniken der manuellen Therapie, Dehnlagerungen, Dauerzügen und Linderung der Schmerzen des umgebenden Weichteilmantels durch lockernde, durchblutungsfördernde und entspannende Maßnahmen, versucht man, die Beweglichkeit zu verbessern und die Muskulatur zu kräftigen. Bei Schwäche und belastungsbedingten Schmerzen sollte frühzeitig an Entlastung durch Gehhilfen gedacht werden, um Ausweichbewegungen zu vermeiden.

Fingergelenke: Abgesehen von der gezielten Behandlung der typischen Fehlstellungen und Eingehen auf die individuellen Schwierigkeiten, gilt es, die Kraft, den Spitzgriff und die grobe Funktion unter dem Gesichtspunkt des Gelenkschutzes zu üben. Bei fehlendem Faustschluß, Schwanenhalsdeformierung sowie zur allgemeinen Verbesserung der Flexion in den Grund- und Mittelgelenken kann das zeitweise Tragen eines Quengelverbandes von Nutzen sein (**Abb. 4**).

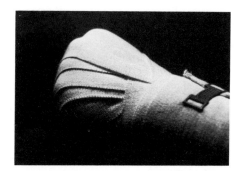

Abb. 4: *Quengelverband an der Hand, von ulnar nach radial gewickelt*

Bei einem Streckdefizit nach synovitischen Schwellungen im Bereich des Handrückens erreicht man durch dynamische Extensionsschienen eine Kräftigung der Strecksehnen und damit eine Verbesserung der Funktion.
Bei Neigung zu oder bereits bestehender Schwanenhalsdeformität wird die Beugung der Mittel- und die Streckung der Endgelenke aktiv geübt, während bei der Knopflochdeformität die Streckung der Mittel- und die Beugung der Endgelenke im Vordergrund steht. Zusätzliche Versorgung mit Funktionsschienen hilft schlimmste Fehlstellungen zu verhüten. Das gleiche gilt für die Ulnardeviation, auch hier gilt es, durch entgegenwirkende, korrigierende Übungen die Muskulatur zu kräftigen und bereits prophylaktisch den Patienten mit Nachtlagerungsschienen zu versorgen.
Eine typische Fehlstellung des Daumens ist in Adduktion mit Verlust der Opposition, deshalb sollte möglichst frühzeitig das Gegenüberstellen des Daumens zu den anderen Fingern, besonders aber des Zeigefingers, geübt werden. Die sogenannte 90/90-Deformierung (Flexion im Grund-, Hyperextension im Endgelenk) korrigiert man über den Spitz- und

Schlüsselgriff. Stehen die Gelenke bereits in Luxationsstellung, werden isometrische Spannungsübungen zur Erhaltung der Muskulatur durchgeführt.

Handgelenk: Hier wiederum steht die Stabilität in Funktions- d. h. Nullstellung im Vordergrund, die man nötigenfalls durch die Versorgung mit Lagerungs- und Funktionsschienen zu erreichen versuchen muß. Bei noch beweglichem Handgelenk ist eine Überdehnung besonders der anfälligeren Strecksehnen zu vermeiden, da Rupturen durch Entzündungen der Sehnenscheiden nicht selten sind.

Ellbogengelenk: Die Behandlung des Ellbogens ist meist äußerst schmerzhaft. Trotzdem muß versucht werden, genügend Beweglichkeit zu erhalten, um die wichtigsten Funktionen wie Essen, Kämmen und Intimpflege zu ermöglichen. Bei eingeschränkter Pro- und Supination empfiehlt es sich, die Behandlung mit dem Lösen der Membrana interossea zu beginnen, vorzugsweise nach den Techniken der manuellen Therapie oder durch vorsichtiges Gegeneinanderbewegen von Ulna und Radius. Zur Verbesserung der Streckung eignet sich eine Triceps-Schulung nach passiver Dehnung durch Sandsacklagerung.

Schultergelenk: Wenn konsequent bewegt worden ist, haben wir zwar keine entscheidenden Bewegungseinschränkungen, trotzdem aber häufig ein relativ funktionsuntüchtiges Gelenk. Entzündung, Schmerzen und Muskelatrophien führen fast immer zu einer Lockerung des Schultergelenks mit Sub- bis Luxationsstellung des Humeruskopfes. Das aktive Anheben des Arms ist dem Patienten oft unmöglich. Lernt der Patient durch Anspannen der gesamten Schultergürtelmuskulatur und aktivem Herausschieben des Armes von proximal nach distal eine durchlaufende Muskelspannung aufzubauen und damit dem Oberarmkopf mehr Halt zu geben, wird ihm auch das aktive Bewegen des Armes wieder leichter fallen. Bis dies dem Patienten möglich ist, kann man ihm mit einem fixierenden Griff behilflich sein (**Abb. 5**).

Man beginnt zunächst mit kurzem Hebelarm in schmerzfreien Ausgangsstellungen und erarbeitet dann langsam die übrigen Bewegungsrichtungen.

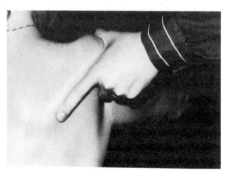

Abb. 5: 37jährige Patientin mit deutlichen Atrophien im Schultergürtelbereich; fixierender Handgriff zur Unterstützung der Anteversion

Halswirbelsäule: Da nicht selten bei einer Mitbeteiligung der HWS der Kapsel-Bandapparat geschädigt ist und gerade beim Polyarthritiker häufig zusätzlich eine Osteoporose der Wirbelsäule vorliegt, sollte von einer mobilisierenden Behandlung ohne vorherige spezielle Rückfrage beim behandelnden Arzt abgesehen werden. Wegen der Gefahr einer atlantoaxialen Dislokation sollte die Flexion auf keinen Fall forciert geübt werden, und daß Extensionsbehandlungen in diesem Fall kontraindiziert sind, versteht sich von selbst. Unser Ziel, der HWS durch ein möglichst gutes Muskelkorsett besseren Halt zu geben, versuchen wir über isometrische Spannungsübungen zu erreichen. Bei bereits bestehender Dislokation muß der Patient mit einer äußeren Fixierung versorgt werden (**Abb. 6**).

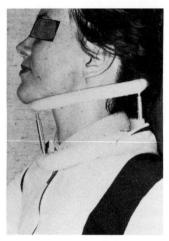

Abb. 6: Fixierung der HWS mit einem Gestell nach Camp bei atlanto-axialer Dislokation

Zum Schluß noch ein Wort zu den **Kiefergelenken**: Sie sind nicht selten mitbetroffen, nur werden die Schmerzen oft fälschlicherweise als Ohrenschmerzen diagnostiziert und mit Rotlicht behandelt, was häufig zu einer Verschlechterung führt. Nur viel Bewegung und vor allem regelmäßige Kontrolle der Mundöffnung können den Patienten vor Bewegungseinschränkungen bewahren.

Dorothea Dangelat
Orthopädische Universitäts-Klinik
Eppendorf
2000 Hamburg 70

Ute Donhauser-Gruber
Von-der-Tann-Straße 150
8500 Nürnberg 70

Alfred Gruber
Von-der-Tann-Straße 150
8500 Nürnberg 70

VI FORUM – Referate

B. Heuer
H. Orth
A. Grossmann
B. Engelke
E. Schäfer
I. Jäger
H. Runge
M. Dymczynski
Ch. Flügge
I. Schröder
I. Schuh
F. Maltusch
K. Stein
J. Grete
M. Keller
M. Marx
R. Wirbser
A. Erhard
N. Ipsen
H. Hippler-Beth
U. Heinrichs
H. Hofmann
W. Schmidt
J. Krummrei
W. Kuprian
I. Lieske
Dr. A. Schneider
B. Graebener
U. Zeiger
H. Krahmann
U. Rasch
M. Altmann
H. S. Reichel
D. Brecht
H. Güth
H. Lehmann
S. Brinkmann
H. Frohse, Dr. H. Röver

1 Krankengymnastische Behandlung bei Störungen der Bewegungsentwicklung im Bereich der Automatisierung und Programmsteuerung von sequentiellen Abläufen.

Birgit Heuer, Tübingen

Ich arbeite an der Universitäts-Nervenklinik Tübingen, deren Abteilung für Kinder- und Jugendpsychiatrie von Prof. Lempp geleitet wird. Von dort werden uns Kinder zur krankengymnastischen Untersuchung und Therapie geschickt. Einmal sind es Kinder, deren motorische Entwicklung auffällig verlaufen ist oder deren Bewegungsbild erst jetzt gestört zu sein scheint; zum anderen aber auch sind es Kinder, die nicht wegen Störungen der Motorik auffallen, sondern wegen Sprach- und Lernbehinderungen.

Nach langjähriger Erfahrung wissen wir, daß auch diese Kinder motorisch auffällig sind, nämlich im Bereich der Automatisierung und Programmsteuerung von sequentiellen Abläufen.

Bei der krankengymnastischen Untersuchung überprüfen wir dabei in jedem Fall erst die Gesamtkörpermotorik mit Hilfe des Körperkoordinationstests für Kinder von Schilling und Kiphard motometrisch und motoskopisch, aber auch noch mit weiteren Bewegungsaufgaben, die den ganzen Körper sowie die Hand- und Fingermotorik betreffen. Auf diese Weise ermitteln wir einen Motoquotienten und beurteilen das Bewegungsbild in bezug auf Metrik, Kraftdosierung und Selektivität.

Bei allen gestellten Aufgaben beachten wir sehr sorgfältig bereits die bewegungssteuernde Wahrnehmung bei der Erfassung der geforderten Bewegungsmuster, wie auch deren Übertragung auf das eigene Körperschema, und das sowohl über den visuellen und taktilkinästhetischen als auch über den sprachlichen Zugang.

Darüber hinaus aber gilt unsere besondere Beachtung allen Störungen des Bewegungsflusses im weitesten Sinne. Bewegungsabläufe sind niemals ein einmaliges Ereignis, sondern werden aus Impulsketten gesteuert, die zeitlich genau reguliert werden müssen, um ein flüssiges Bewegungsbild zu ergeben. Der zeitliche Ablauf einer Muskelbewegung muß geregelt werden durch selektive und zeitlich gestaffelte Innervation und durch ebenso zeitlich präzises Beenden der Innervation. Dieser gesamte Impulsplan einer einzelnen Bewegung muß automatisiert, d. h. zu einer Abrufeinheit zusammengefaßt werden und als einheitliches Programm ohne bewußte Steuerung der Details ablaufen. Dann erst kann die einzelne Bewegung flüssig in einen größeren motorischen Ablauf eingebettet werden.

Wenn irgendwo innerhalb des motorischen, des sensiblen oder des sensibilisierenden Steuerungsapparates Störungen bestehen, ist bereits diese Prozeßstufe des einzelnen Bewegungsablaufs mehr oder weniger stark spastisch, ataktisch oder hyperkinetisch gestört.

Hiervon unterscheiden wir Kinder, deren Bewegungsstörungen erst dann auftreten, wenn der einzelne Bewegungsablauf eingebettet werden muß in den flüssigen Ablauf von größeren Bewegungsprogrammen. Kleine Bewegungseinheiten, oder auch noch monotone Wiederholungen von Bewegungen, können nämlich sehr häufig noch unauffällig durchgeführt werden, solange nicht das Arbeitsgedächtnis mitbeansprucht wird. Aber Bewegungsprogramme mit regelhafter Ablaufreihenfolge können dennoch nicht aufgebaut und flüssig abgerufen werden. Sie sind vielmehr gekennzeichnet durch zahllose Unterbrechungen, durch in der

Reihenfolge falsche oder unvollständige Ausführungen, bis hin zum Zerfall des Musters. Diese Störungen sind bedingt durch Schwächen in den Antizipationsleistungen. Nachfolgende Sequenzen von Bewegungen können nicht rechtzeitig vorbereitet, „vorgewärmt", und dementsprechend nicht rechtzeitig abgerufen werden.

Diese Antizipation eines nachfolgenden Produktionsprozesses während des Ablaufs anderer Aktivitäten ist aber auch auf dieser Prozeßstufe erst dann möglich, wenn mehrere oder vorausgegangene Teilaktivitäten — in diesem Falle ganze Bewegungsabläufe — zu einer einheitlichen Sequenz mit gleichbleibender Reihenfolge unter einem einzigen Abrufimpuls zusammengefaßt werden können.

Diesen Vorgang nennt man im Funktionsbereich des menschlichen Arbeitsgedächtnisses Codieren. Dieses Codieren ermöglicht eine enorme Erweiterung der Speicherkapazität im menschlichen Gedächtnis sowie eine beträchtliche Ausweitung der menschlichen Bewegungs- und Handlungskapazität.

Störungen auf dieser Funktionsebene behandeln wir mit Bewegungsmustern, die grundsätzlich nicht einmalig, sondern fortlaufend durchgeführt werden.

Wir üben dabei die folgenden Stufen:
— die monotone Wiederholung eines Bewegungsmusters;
— den alternierenden Wechsel von zwei Bewegungsmustern;
— den Zusammenschluß von drei Mustern zu einer Sequenz, die als Einheit in gleichbleibender Reihenfolge wiederholt werden soll;
— die Wiederholung von mehreren bereits bekannten Sequenzen, die in festgelegter Reihenfolge oder nach freier Wahl abgerufen werden soll.

Diese sequentiellen Ablaufstufen werden durchgeführt mit vielfältig variierten Bewegungsmustern in verschiedenen Körperstellungen und Bewegungsabläufen im Liegen, Sitzen, Stehen, Gehen, Balancieren, Hüpfen sowie mit Hand- und Fingerbewegungen. Es werden viele verschiedene Geräte dazu benützt.

Bei der Ausführung dieser Bewegungsfolgen geht es einmal um deren Automatisierung, d. h. um die Verlagerung von notwendigen Codierpausen vor den Ablauf der einzelnen Bewegungssequenz, und dafür um die Verringerung der vielen „Muß-Pausen" innerhalb der einzelnen Sequenz; zum anderen geht es um die Temporegulierung im Verlauf der Bewegungsfolgen.

Je nach Schwierigkeitsgrad der Bewegungsmuster üben wir:
— das Einhalten eines gleichmäßigen Tempos über längere Zeit
— unter bewußter Kontrolle schneller und langsamer werden zu können
— das Einhalten geregelter Pausensysteme im Verlauf von Bewegungsfolgen, das bedeutet, präzise stoppen und wieder einsetzen zu können
— während des Verlaufs der Bewegungsfolgen selbständiges Auswählen von verschiedenen vorgegebenen Mustern, ohne Tempo- und Pausensysteme zu verändern
— während des Verlaufs der Bewegungsfolgen Veränderungen herbeizuführen, entweder durch Aufnehmen von neuen Mustern von außen oder durch eigenes Planen, und dies wieder ohne Verschiebung des Tempos oder der Pausensysteme.

In den Übungsstunden werden die verschiedenen Bewegungsfolgen im sozialen Wechsel mit anderen Kindern oder mit dem Therapeuten durchgeführt. Hierbei geht es dann um die

Einbeziehung der Muster in Randprogramme, indem die Eigensteuerung von Motorik und Handeln neben der gleichzeitigen Beachtung des Partners in einer sozial-kommunikativen Situation gefordert und möglich wird.

Wir üben damit auch, daß die übergeordnete Programm- und Zielvorstellung stabil gehalten wird gegenüber programmfremden Außenreizen und eigenen Aktivitäten.

Diese Übungsmöglichkeiten sind somit nicht nur ein spezifisches Trainingsprogramm für Störungen der Automatisierung und Programmsteuerung in Motorik und Sprache, sie sind auch ein Training von Aufmerksamkeitssteuerung und Kontrollprozessen, deren Störungen den Kern von vielen Lernbehinderungen ausmachen.

B. Heuer
Abt.: Kinder- und Jugendpsychiatrie
Universität Tübingen
Osianderstr. 14
7400 Tübingen 1

2 Schwerpunktverlagerung im Schultergürtel in der normalen Entwicklung und beim Reflexkriechen.

Heidi Orth, Braunschweig

Im folgenden möchte ich versuchen, die Schwerpunktverlagerung, vom Schultergürtel aus gesehen, anhand von 4 Entwicklungsschritten im 1. Lebensjahr zu beschreiben, wie sie für die spätere Fortbewegung wichtig ist.

Ferner spreche ich unter diesem Aspekt das Reflexkriechen, einen Teil der VOJTA-Therapie, an, mit welchem die normalen Entwicklungsschritte in komplexer Form angeboten werden.

Was ist der Schwerpunkt im allgemein physikalischen Sinn?

Er ist ein fiktiver Punkt, in welchem man sich das gesamte Gewicht eines Körpers vereinigt denkt, wenn sich dieser Körper im Gleichgewicht befindet.

Die Lage des Schwerpunktes richtet sich somit nach der Lage der Einzelmassen eines Körpers.

Bei symmetrischen Körpern liegt er in der Symmetrieachse.

Der Schwerpunkt ist deshalb wichtig, weil er in unmittelbarem Zusammenhang mit dem Gleichgewicht des Körpers steht.

In der menschlichen bipedalen Fortbewegung haben wir es mit einem labilen Gleichgewicht zu tun, das leicht zu stören ist.

Diese Fortbewegung findet in drei Dimensionen statt: nach der Seite, nach oben und nach vorn. Sie kann nur stattfinden, wenn der Schwerpunkt aktiv aus der Symmetrieachse gebracht wird und gleichzeitig das Gleichgewicht wieder hergestellt wird.

Die Fähigkeit, aktiv den Schwerpunkt aus der Symmetrieachse zu verlagern, erlangt das Kind im 1. Lebensjahr.

Beim Neugeborenen liegt der Schwerpunkt in der Symmetrieachse sehr tief zur Unterlage. Wird der Schwerpunkt z. B. durch die Massenbewegungen versehentlich aus dieser Achse herausgebracht, so hat es noch keine Möglichkeit, Stützpunkte zu verändern, um das Gleichgewicht zu erhalten; es fällt um.

Mit Erreichen des symmetrischen Ellbogenstützes mit 3 Monaten befindet sich der Schwerpunkt in dem Dreieck zwischen Ellbogen und Symphyse. Er wurde durch den Stütz auf die Ellbogen um deren Länge nach dorsal gebracht. Dies ist der erste Schritt in die Vertikale, eine der drei Dimensionen, die für die spätere bipedale Fortbewegung gebraucht werden.

Erst allmählich, wenn mit 4—5 Monaten der Einzelellbogenstütz erreicht ist, kommt es zur seitlichen Verlagerung des Schwerpunktes aus der Symmetrieachse heraus. Das Kind sieht beispielsweise einen begehrenswerten Gegenstand und möchte ihn haben. Der Schwerpunkt wird seitlich verlagert, das Gleichgewicht wird gestört, der Stützpunkt wird auf den Ellbogen, der dem Hinterhaupt zugewandten Seite gebracht, hierdurch entsteht Freiraum auf der dem Gesicht zugewandten Seite zum Greifen. Beim Drehvorgang, ebenfalls in diesem Alter, kommt es zur Verlagerung des Schwerpunktes nach cranial-lateral, wenn das Kind den Stütz auf eine Schulter erreicht hat. Dann die Verlagerung zum Ellbogen mit 6 Monaten; hieraus resultiert dann eine Teilaufrichtung gegen die Schwerkraft.

Mit 8—9 Monaten, wenn der Drehvorgang mit dem Handstütz im Vierfüßlerstand vollendet ist und das Krabbeln beginnt, ist die dritte Dimension, nach vorn, erreicht.

Reflexkriechen

Wie sieht nun diese Schwerpunktverlagerung beim Reflexkriechen im Schultergürtel aus? Aus einer bestimmten Ausgangslage auf dem Bauch (auf die ich hier nicht eingehen kann), die vom Patienten und vom Therapeuten gesichert wird, ist es möglich mit Hilfe von adäquaten Reizen über bestimmte Zonen, die an den Extremitäten und am Rumpf liegen, den angeborenen, im ZNS veranlagten Bewegungskomplex auszulösen. Die Extremitäten sind nach der Kopfstellung in gesichtsseitige und hinterhauptseitige benannt.

Der Gesichtsarm versucht nach caudal zu schreiten und der Hinterhauptarm nach cranial. Bremse ich nun den Gesichtsarm in einer bestimmten Winkelstellung an dieser Schreitbewegung, so verlagere ich den Stützpunkt außerhalb des Rumpfes. Gleichzeitig wird das Schultergelenk der bewegliche Punkt. Die durch die Ausgangsstellung vorgedehnte Muskulatur des Oberarmes und der Schulter zieht in ihrer Kontraktionsrichtung zum Stützpunkt Ellbogen und somit wird der Rumpf zu diesem festen Punkt hingezogen.

Der Schwerpunkt wird aus der Symmetrieachse nach cranial und lateral verlagert sowie nach dorsal durch die Aufrichtung des Schultergürtels um die Länge des Oberarmes.

Alle beteiligten Muskeln, ventral sowie dorsal, ziehen zur stützenden oberen Extremität, über die die Fortbewegung nach vorn geplant ist.

Dieser Vorgang ist dynamisch und wird in seinem Ablauf im Reflexkriechen möglichst lange aufrecht erhalten; dies ist durch das Nicht-Adaptieren der proprioceptiven Reize an den Zonen möglich.

Durch die beschriebene Verlagerung des Schwerpunktes wird die Hinterhauptseite entlastet. Es entsteht Bewegungsraum für den Hinterhauptarm, der über die Außenrotation, Abduktion und mit geöffneter Hand aktiv nach vorn geholt wird. Dies wäre bei erfolgter Kopfdrehung die künftige Gesichtsseite.

Die Muskelkettenkontraktion verläuft zum stützenden Ellbogen, also von proximal nach distal. Die automatisch ausgelöste, vom Kind aktiv vollzogene Bewegung ist reziprok und beinhaltet die drei Dimensionen der menschlichen Fortbewegung, dem Gehen.

Das Reflexkriechen hat den großen Vorteil, daß es schon zu einem Zeitpunkt eingesetzt werden kann, an dem sich bei cerebral bewegungsgestörten Kindern die primitive abnorme Motorik noch nicht fixiert hat. Es können z. B. die oben beschriebenen Entwicklungsschritte mit der entsprechenden Schwerpunkt-Verlagerung zeitlich vorweggenommen werden.

Im Reflexkriechen wird dem ZNS die dreidimensionale Schwerpunktverlagerung in komplexer Form zugängig gemacht, d. h. so wie sie in der normalen Entwicklung beim Säugling im ersten Lebensjahr Schritt für Schritt erreicht wird und dann als Basis für individuelle differenzierte Bewegungen gilt.

Keineswegs aber beschränkt sich das Anwendungsgebiet der VOJTA-Technik nur auf junge Säuglinge mit zentralen Koordinationsstörungen. Es gibt eine Fülle von weiteren Anwendungsgebieten bei allen neuromuskulären Störungen. Begründet ist dies in den bei jedem Menschen angeborenen, im ZNS veranlagten physiologischen Bewegungsmustern, die über den Bewegungskomplex des Reflexkriechens erreicht werden.

H. Orth
Dornstr. 14
3300 Braunschweig

3 Stellenwert der Neumann-Neurode-Methode im Rahmen der heutigen Säuglingsbehandlung.

Annemarie Grossmann, Staufen/Breisgau

„Neumann-Neurode wurde unmodern", haben wir selbst (1) in den 60er Jahren als Vorwort einem Übungsbuch vorangestellt. Wie will man überhaupt die Aktualität oder den Stellenwert einer Methode bestimmen?
Umfangreiche statistische Erhebungen wären notwendig, sind aber einer niedergelassenen Krankengymnastin schon aus zeitlichen Gründen kaum möglich. Mit der Dokumentation krankengymnastischer Behandlungserfolge liegt es ohnehin im argen.

Von ärztlicher Seite (2) wurde 1975 für die Tübinger Tagung der DGOT eine Umfrage bei den krankengymnastischen Lehranstalten und großen Kliniken gestartet, welche krankengymnastischen Behandlungsmethoden überhaupt im Gebrauch seien.

Aus krankengymnastischen Praxen liegen meines Wissens gar keine exakten Daten über angewandte Methoden und die erzielten Ergebnisse vor.

Versuchen wir also der Frage anders beizukommen:
Was ist das Kennzeichen dieser Methode? Was ist das Moderne daran? Man wird Neumann-Neurode zugestehen müssen, daß er als erster Behandlungsrichtlinien entwickelte, die ganz speziell auf das Kind ausgerichtet sind. Sie basieren auf feiner Beobachtung und großer persönlicher Erfahrung. Daraus entwickelten sich Übungen, die dem Kind Erfolgserlebnisse vermitteln und ihm Freude machen, welche die körperlichen Fähigkeiten fördern und auf die Schwächen durch verschiedenste Varianten Rücksicht nehmen:

a) durch die Hilfestellung,
b) den Übungsablauf und
c) die Anforderungssteigerung.

Dafür in diesem Rahmen nur ein paar sehr verschiedenartige Beispiele:

1. Die Rotation spielt für jeden Bewegungsablauf und für die Kindesentwicklung eine große Rolle. N-N hat dazu — rein aus Erfahrung — Übungen *entwickelt, die vom Kopf* aus die Rotationsfähigkeit erarbeiten. Das Kopfkreisen aus dem Hang und das seitlich federnde Dehnen waren die Übungen, die bei dem Kind das eigenständige Drehen erreichten. Diese Übungen greifen betont in die tonischen Halsreflexe ein. Man räumt heutzutage den Mechanismen der tonischen Halsreflexe eine „Schlüsselposition" in der frühkindlichen motorischen Entwicklung ein (Buchmann) (3).
Folgerichtig ist damit über fast 60 Jahre hinweg eine Brücke geschlagen zwischen Erfahrung und theoretischer Begründung.

2. N-N hat seine Säuglingsgymnastik entwicklungsgerecht aufgebaut, z.B. das Kopfheben in der Bauchlage mit gleichzeitigem Vorstrecken der Arme und Öffnen der Hände (Puppy-Stellung) werden mit der Übung „Beine unter den Bauch und Abstemmen von der Hand der Krankengymnastin" gefördert und trainiert.
Durch abgestufte geringe Forderung an das Kind erreicht N-N mit der seitlichen Spannbeuge zunächst das Kopfheben aus der Seitlage. Mit den verschiedenen Möglichkeiten, die Anforderung zu steigern und zu variieren, ist die seitliche Spannbeuge besonders für die Korrektur der Säuglingsskoliose geeignet.

Sehr wirksam sind auch Übungen wie: „Schweben in der Bauchlage", „Schwimmlage" und „Aufrichten aus der Päckchenstellung".
Sie werden auch von ärztlicher Seite den Müttern gern als Grundübung gezeigt.
Die Übungen sind also übersichtlich, die Methode didaktisch einprägsam.

3. Für die Kleinstkinder (1—3 Jahre) hat uns N-N mit den „Übungen auf dem Schoß der Krankengymnastin" Möglichkeiten gegeben, die in diesem schwierigen Alter durchführbar sind, bei Bedarf maximale Anforderungen an das Kind stellen und gute Korrekturmöglichkeit bieten. Auch sie sind für die Mütter nach entsprechender Anleitung leicht erlernbar. Die Schoßübungen bieten einen nahtlosen Übergang für spätere gezielte Arbeit auf dem Pezziball.

Schon für dieses Alter ist das Gerät eine große Übungshilfe. N-N hat mit der kindgerecht gebauten schiefen Ebene uns eine breite Palette an Übungsmöglichkeiten auch für das Kleinstkind geschaffen. Es regt das Kind zur Mitarbeit an, fordert allerdings von ihm aktiven Kräfteeinsatz.

Den Kindern macht es Freude, an diesem Gerät zu arbeiten. Gleiches gilt für die Nackenschaukel. Natürlich ist sie nicht problemlos. Aber ich habe die echten Gefahrenquellen dabei schon aus dem Übungsprogramm herausgenommen, wie Sie in unserem Buch sehen können.

Damit komme ich zum Problem jeder Methode, auch der heute so stark in den Vordergrund gestellten:

Man sollte auch bei denen einmal 50–60 Jahre abwarten und dann eine Bilanz ziehen; denn nicht immer hält der theoretische Anspruch der Bewährung in der Praxis stand — und der erfahrene Behandler wird sich aus dem vielseitigen Angebot das Nötige und das Wichtige heraussuchen. Besonders gilt dies meines Erachtens für die verzögerte Kindesentwicklung, die gar keine einheitliche Ursache hat und nur selten eine echte Zerebralparese bedeutet. Jede Technik ist ohnehin nur so gut wie derjenige, der sie ausübt.

Ich erinnere daran: N-N war seiner Zeit in vielem voraus. Er war der Mann der Praxis, der gute Beobachter, der erfahrene Kinder-Pädagoge. Das zählt auch heute noch zum wichtigsten Rüstzeug in der täglichen Arbeit. Zu N-N's Lebzeiten war das theoretische Wissen um die motorisch-reflektorischen Vorbedingungen der Kindesentwicklung nur in groben Zügen bekannt. Um so erstaunlicher ist es, daß sich auch heute noch die meisten seiner Übungen als wirksam, zielrichtig und in der späteren theoretischen Begründung als stichhaltig erwiesen haben.

Damit ist sein Stellenwert für mich gesichert. Das eigentlich Moderne liegt in einem selbst: Für den aktuellen Fall das Zeitrichtige tun!

Und wenn in den letzten Monaten auffallend genaue Kopien Neumann-Neurodischer Techniken veröffentlicht werden, so ist dies Beweis seiner Aktualität in einer verblüffenden Art.

Annemarie Grossmann
Alois-Schnorr-Str. 3
7813 Staufen

Literatur:

1) HARFF-GROSSMANN, A.: Übungsbehandlung f. Säuglinge u. Kleinkinder 1. Aufl. 1969
2) HÄUSERMANN, U.: Z. Orthop. u. ihre Grenzgebiete (455—460) 114 Heft 4 (1976)
3) BUCHMANN, J.: Motorische Entwicklung u. Wirbelsäulenfunktionsstörungen. Z. Krankengymnastik 1, 1980

4 Gruppentherapie bei minimaler cerebraler Dysfunktion unter psychomotorischen Gesichtspunkten.

Beatrice Engelke, Hamburg

Unsere Aufmerksamkeit gilt in letzter Zeit zunehmend dem Patienten mit der Diagnose „MINIMALE cerebrale Dysfunktion". Der Begriff „minimal" bezieht sich in erster Linie auf die cerebrale Ursache, aber nicht so sehr auf die Dysfunktion. „Dysfunktion" umfaßt nämlich das gesamte Erscheinungsbild mit all seinen Folgen, die meist nicht mehr minimal zu nennen sind.

Betrachten wir zunächst die Zusammenhänge von Motorik und sinnlicher Wahrnehmung: Um zu sehen und zu hören, richten wir uns auf, um zu fühlen, bewegen wir uns einem Ziel entgegen. Die anatomische Anordnung unserer Sinne bestimmt unser Körperschema, die Differenzierung unserer Wahrnehmung bestimmt die Koordination unserer Bewegung im Raum.

Anhand von Beispielen will ich die Ursachen und Folgen von minimalen cerebralen Dysfunktionen innerhalb des Regelkreises „Motorik - Wahrnehmung - Psyche - Sozialverhalten" verdeutlichen:

1. Beispiel

Sieht oder hört ein Kind nur wenig oder gar nicht, fehlt ihm die Motivation, seinen Radius motorisch zu vergrößern. Es richtet sich z. B. nicht optimal auf mit der Aufmerksamkeit eines Beobachtenden oder eines Lauschenden; seine Haltung wird introvertiert, sowohl körperlich als auch seelisch, und seine Symmetrie und sein Gleichgewicht werden gestört sein. Es nimmt also nicht teil am Geschehen seiner Umwelt und wird zwangsläufig zum Außenseiter, was wiederum Verhaltensstörungen entstehen läßt.

2. Beispiel:

Verhindern tonische Reflexe die Aufrichtung, Hinwendung und Fortbewegung zum Geschehen der Umgebung, sind Erfahrungsmangel und eingeschränkte Wahrnehmung die Folge. Durch ständige Frustrationen werden Ängste, Aggressionen oder Vermeidungsverhalten bewirkt.

3. Beispiel:

Ebenso bewirkt eine primär taktile Wahrnehmungsstörung
   a) bei zu niedriger Reizschwelle motorische Unruhe, da Begreifen als unangenehm empfunden wird.
   b) bei zu hoher Reizschwelle eine eher adynamische Motorik, da es kaum Reize beim Begreifen der Umwelt gibt. Beide Typen gelten als sozial unangepaßt.

4. Beispiel:

Gilt Kindern, deren Regelkreis in umgekehrter Kausalität gestört ist, nämlich
   a) Soziale Deprivation als Ursache von gestörter Motorik und Wahrnehmung, sowie
   b) Endogene Psychosen mit Auswirkung auf Motorik, Wahrnehmung und Sozialverhalten.

Da die Auswirkung von Motorik und Wahrnehmung auf Psyche und Sozialverhalten wesentlich von der Reaktion der Umwelt abhängt, muß man innerhalb einer Therapiestunde einmal ideale Bedingungen schaffen, in denen das Kind sich und seine Mitmenschen als kreativ und kooperativ erfährt.

Es wäre falsch, Übung an Übung zu reihen, wobei jedes Kind darauf bedacht ist, möglichst

Erster und Bester zu sein, um nicht wieder der Demütigung und der Frustration ausgesetzt zu sein. Für den besseren Weg halte ich kreative, motivierende Psychomotorik.

Die Rolle der Krankengymnastin besteht in diesem Fall darin, selbst sehr genau wahrzunehmen, wo die Schwierigkeiten und wo die Stärken eines jeden Patienten sind, um ihn dann bei seinen Qualitäten abzuholen und zu den entsprechend schlechter ausgebildeten Gegenpolen hinzuführen. Das Ziel heißt also, das Gleichgewicht herzustellen zwischen Polaritäten, die jedem gesunden Menschen innewohnen. Polaritäten wie Spannung und Entspannung, Anpassung und Selbständigkeit, laut und leise, schnell und langsam oder Geist und Leib. Es gilt nicht nur die Ausgewogenheit herzustellen, sondern auch den Handlungsradius zu vergrößern. Dem Weg dorthin liegt ein rhythmisches, ganzheitliches Erziehungsprinzip zu Grunde.

Die Praxis möchte ich am Beispiel eines Stundenabrisses darstellen: Das Thema dieser Therapiestunde soll heißen: „Waagerecht und senkrecht". Als Geräte werden verwendet: Stäbe und ein Melodieinstrument.

Ein auf seiner Mitte balancierter Stab gilt als Vorbild für waagerecht. Ein herabhängender Stab gilt dann später als Vorbild für senkrecht. Die Kinder suchen Linien und Flächen im Raum, die in entsprechender Richtung verlaufen. Am eigenen Körper werden diese Richtungen dargestellt und gefunden. Jeder erfindet Möglichkeiten, den Stab in unverändert waagerechter bzw. senkrechter Richtung um sich herum zu bewegen, oder sich selbst um einen waagerecht oder senkrecht gehaltenen Stab herumzubewegen. Unzählige Übungsebenen von Gleichgewicht, Körperbeherrschung und Wahrnehmung entstehen daraus ganz zwanglos. Mit geschlossenen Augen können die Kinder Richtungen ertasten und erraten. Auf einem Melodieinstrument können die Richtungen durch Melodieverläufe hörbar gemacht werden. Überhaupt stellt die Übertragung in verschiedene Wahrnehmungsebenen eine wichtige Abstraktions- und somit Begriffsfähigkeit dar.

Die Stunde verläuft in Spannungsbögen, der Konzentrationsausdauer der Kinder harmonisch angemessen. Die Kinder nehmen aus einer solchen Stunde viele Erfahrungen mit nach Hause: Nicht nur das Erleben eines Begriffes durch Erfahrung mit allen Sinnen, mit dem ganzen Körper und der Gruppe, sondern auch die Erfahrung, durch immer neue Spielregelvariationen mit geringen Mitteln endlos lang spielen zu können. Sie gehen mit dem Gefühl nach Hause, etwas Positives geleistet zu haben und die Gruppe als kooperativ und bereichernd erlebt zu haben.

Natürlich ergibt sich hier die Frage nach der Kompetenz. Sind nicht in dieser Therapieform Aufgaben von Heilpädagogen, Sonderschulpädagogen, Krankengymnastinnen, Beschäftigungstherapeuten, Psychologen, Musiktherapeuten und Rhythmikern zusammengefaßt? Es ist aber gerade die Koordination aller dieser Therapiebereiche, die hier zum Erfolg führt. Meine Meinung ist es, daß der Krankengymnastik diese Kompetenz zufällt, da die Bobaththerapie und unsere vielseitigen motorischen Erfahrungen die wichtigsten Grundkenntnisse liefern. Was uns fehlt, ist die Erfahrung mit Wahrnehmung und die pädagogischen Grundlagen, die den Rahmen dieser Therapie darstellen. Hier begegnen sich Rhythmiker und Krankengymnasten auf einem neuen Feld interdisziplinärer, ganzheitlicher Therapie.

B. Engelke
Admiralitätsstr. 71
2000 Hamburg 11

5 Behandlung von Säuglingen und Kleinkindern mit motorischen Störungen unter Berücksichtigung pädagogischer Aspekte.

Elke Schäfer, Stuttgart

Wenn eine Mutter zum ersten Mal ihren Säugling zu uns zur Behandlung bringt, kommt sie auf Anraten des Kinderarztes, — und sie kommt mit Ängsten und Sorgen. Ihr Kind reagiert nicht wie andere Kinder, es bewegt sich nicht von selbst oder nur in extremen Stellungen. Auf Ansprache und Aufforderung kann es seine Haltung und Bewegung nicht ändern. Die Mutter fragt nun uns, was wir für ihr Kind tun können.

Wir können viel tun. Als erstes müssen wir uns die Mühe machen, der Mutter — wenn möglich auch dem Vater — unsere Behandlungsmethode zu erklären. Während der Therapie ist es wichtig, die Eltern Schritt für Schritt in das Behandlungsprogramm einzubeziehen. Sie zu beraten und zu schulen.

Das Ziel unserer Behandlung ist, dem Kind Möglichkeiten zum sensomotorischen Lernen zu verschaffen. Die Sinnesempfindungen wie Sehen, Hören, Fühlen, sowie das „Sichbewegen" und „Bewegt werden" ermöglichen dem Kind das Lernen und die freie Entfaltung in seiner Umgebung. Ist diese aktiv und anregend, so wird der Säugling viel über Gegenstände seiner Umwelt, über sich selbst, seinen Körper und seine Fähigkeiten erfahren.

Mit der Entwicklung neuer wirksamer Techniken auf dem Sektor „Bewegungstherapie" haben sich uns optimale Möglichkeiten eröffnet. Diese Techniken bauen auf neurophysiologischen Kenntnissen auf. Bei richtiger Anwendung und Ausführung sind wir Krankengymnastinnen in der Lage, die Motorik wesentlich zu beeinflussen und zu ändern. Dabei spielt das Kind in seiner Aktivität eine entscheidende Rolle.

Aus zwei Gründen muß jeweils der ganze Körper behandelt werden:
1. um die Körperteile zu erfassen, die normal zu sein scheinen, und
2. um das funktionale Zusammenspiel der einzelnen Körperteile zu fördern und zu verbessern.

Durch gezielte und richtige Handhabung, durch zentrale Körperkontrolle und durch Kontrolle an proximal gelegenen Schlüsselpunkten, sowie durch Druck und Zug an charakteristischen Körperzonen können wir normale, grundlegende Bewegungsabläufe oder Koordinationskomplexe, also die Grundelemente menschlicher Fortbewegung, anbahnen und weiterentwickeln.

Bei fachgerechter Behandlung und guter Zusammenarbeit mit den Eltern hat der Säugling mit geringer motorischer Störung die besten Chancen, unauffällig zu werden.

Beginnt die Behandlung erst im Kleinkindalter oder zu einem Zeitpunkt, in dem sich die Kinder schon falsche Bewegungen und Haltungen angewöhnt haben, ist die Chance, unauffällig zu werden, immer geringer. Diese Kinder werden ihre falschen Bewegungsmuster weiterhin anwenden, besonders dann, wenn sie sehr aktiv sind. Ein Durchhalten der Therapie lohnt sich dennoch. Wir können eine weitere Verschlechterung verhindern, die allgemeine Beweglichkeit und das Gleichgewichtsgefühl verbessern und somit den Kindern zu mehr Sicherheit bei ihren alltäglichen Aktionen vermitteln.

Spricht die Behandlung nicht an, kann es sich um Kinder mit ausgedehnter Hirnschädigung und schwerer geistiger Behinderung oder um Kinder mit Anfallsleiden oder anderen schweren Erkrankungen handeln.

Im Dezember 1978 hatte ich Gelegenheit, an einem Lernprogramm von Prof. Kuno Beller aus Berlin teilzunehmen. Ich habe versucht, Ansätze seiner Ziele und Methoden der — wie es heißt — „pädagogischen Intervention zur individuellen Kleinkindförderung" in die Bewegungsbehandlung zu übernehmen.

Nach Prof. Beller's Methode werden pädagogische Angebote und Anregungen in die Behandlung und in den Alltagsablauf wie Wickeln, Füttern, Topfen und Spiel eingebaut. So kann das Kind, permanent sowohl im körperlichen als auch im sozial-emotionalen und auch im geistigen Bereich gefördert werden.

Da es sich hier um eine „pädagogische" Methode handelt, ist die Behandlung auf jeden Fall dem Entwicklungsstand des Kindes anzupassen. Prof. Beller beurteilt diesen an Hand einer Entwicklungstabelle und erstellt für jedes Kind ein Entwicklungsprofil. Hier zeigt sich, wo sich das Kind am wenigsten und wo es sich am meisten entwickelt hat.

Die „pädagogische Intervention" soll es dem Kind ermöglichen, sich mit seinen eigenen Schwächen auseinanderzusetzen. Das pädagogische Programm durchläuft drei Leistungsstufen. In der ersten Stufe, der „Vertrauensstufe", werden dem Kind Aufgaben gestellt, die es beherrscht. Es soll Selbstvertrauen entwickeln und auch Vertrauen zur Krankengymnastin bekommen. In der zweiten Stufe, der „Anregungs- und Aufforderungsstufe" werden höhere Anforderungen gestellt, die das Kind nur teilweise oder nur mit Mühe erfüllen kann. Erbringt das Kind auf dieser zweiten Stufe zufriedenstellende Leistungen, dann kann man versuchen, ihm in der dritten Stufe neue, ihm noch unbekannte Aufgaben zu stellen.

Bestes pädagogisches und soziales Verhalten ist jedoch egozentrisch, wenn keine personale Wechselbeziehung zwischen Kind und Krankengymnastin entsteht. Zeigt das Kind negative oder unerwartete Reaktionen wie Weinen und Wutanfälle, so müssen wir die Ursache dieses Verhaltens herausfinden. Sie kann liegen in einem unbewußten Gefühl von Hilflosigkeit, Angst oder Ärger. Reagieren wir dann frustriert oder aggressiv, so gehen wir auf unsere eigenen Gefühle ein und nicht auf die Bedürfnisse des Kindes. Um diesen Bedürfnissen pädagogisch sinnvoll zu begegnen, müssen wir die Therapie mit Mitgefühl, Einfühlungsvermögen und Solidarität durchführen. Entsprechend seinen Anlagen, kann das Kind lernen, sich in seiner Umwelt angepaßt zu bewegen und richtig zu verhalten.

E. Schäfer
Dachswaldweg 93
7000 Stuttgart 80

6 Plexusschädigung beim Säugling und deren Behandlung aus klinischer Sicht.

I. Jaeger, Hamburg

Zu Beginn eine kurze Erläuterung zum Krankheitsbild der Plexusparese.
Man unterscheidet folgende Formen:
1. Die obere Plexusparese — Erb'-Lähmung
2. Die mittlere Armlähmung — mit typischer Fallhand — (Radialistyp)
3. Die untere Plexusparese — Klumpke' Lähmung
4. Die totale Armlähmung — eine Kombination aus den bisher genannten, mit zusätzlichem Hornerschen Symptomenkomplex
5. Atypische Lähmungen — rudimentäre Lähmung mit isolierten Paresen und Kombinationslähmungen unter Mitbeteiligung gleichseitiger Zwerchfell- oder auch Facialisparesen.

Um auf die Plexusparese beim Säugling zurückzukommen, wären dazu folgende Nebenbefunde zu erwähnen, die auftreten können:
Seltener die Clavicula- und Oberarmfrakturen, etwas häufiger dagegen der Schiefhals.
Die folgenden Maßnahmen einer krankengymnastischen Behandlung der Plexusparese im Neugeborenen- und Säuglingsalter resultieren aus jahrelanger klinischer Beobachtung. Alle Maßnahmen sollten nur als Möglichkeiten einer Therapie verstanden werden.
Da über 90% der Plexusparese im Kindesalter geburtstraumatisch bedingt sind, möchte ich zuerst über die Lagerung sprechen:
Wird ein Neugeborenes in die Kinderklinik verlegt, so wird die Plexusparese bis zum 10. Lebenstag ruhiggestellt, da durch das Geburtstrauma ja eine frische Verletzung vorliegt. Diese Ruhigstellung erfolgt in RL, wobei der betroffene Arm in 90° Abd., 90° Ellenbogenbeugung und Supinationsstellung der Hand an eine Rolle fixiert wird, die wiederum am Bett befestigt ist. Dann wird, wenn möglich noch in der 1. Lebenswoche, je nach AZ des Kindes, vom Orthopäden eine Gipsschale angefertigt, die etwa so wie diese hier mitgebrachte Schale aussieht. Vorteile dieser Lagerungsmöglichkeit:
Das hier geschädigte Nervengeflecht wird ruhiggestellt; zweitens vermeiden wir eine Kapselüberdehnung im Schultergelenk; die typische Lähmungshaltung von Adduktion, Streckung und IR wird korrigiert; außerdem bestehen günstige Abflußbedingungen, die den häufig auftretenden Stauungen und Schwellungen entgegenwirken. Weiterhin erhält man die wichtige Körpersymmetrie, und wenn nötig lassen sich ein vorhandener Schiefhals oder eine entstehende Skoliose günstig beeinflussen. — Doch wie alles nicht nur Vorteile hat, gibt es auch Nachteile zu erwähnen:
Durch längeres Fixieren in der Gipsschale, und damit in RL, werden motorische Entwicklungsvorgänge, insbesondere die der Kopfkontrolle, aber auch die Rotation verzögert. Darum muß darauf besonders in der KG-Behandlung eingegangen werden.
Die Dauer des Tragens der Schale richtet sich individuell nach dem Zustand des Armes, aber auch nach dem Alter des Kindes. Sowie die ersten Aktivitäten vorhanden sind, wird die Schale nur noch mittags und nachts angelegt, damit dem Kind am Tag Gelegenheit zur Bewegung, dann auch in BL, gegeben wird. Bessert sich die Parese über Wochen und Monate überhaupt nicht, so werden je nach Wachstum neue Schalen angefertigt, wobei etwa

vom 4. Lebensmonat an auf das Kopfteil verzichtet wird. Das Tragen der Schale wird aber in jedem Fall mit zunehmendem Alter reduziert.

In einigen Fällen von oberer und unterer Plexusparese haben wir beobachtet, daß sich aus der bestehenden Fallhand bei beginnender Innervation eine Krallhand entwickelte, am häufigsten zwischen dem 4.-6. Lebensmonat. Dann wurden zusätzlich Unterarmhandschienen zur Ruhezeit als Korrektur angefertigt, die das Handgelenk in leichte Dorsalextension bei Fingerstreckung korrigieren. Bei größeren Kindern wird für diese Schienen Plastikmaterial verwandt.

Die eigentliche KG-Behandlung beginnt dann am 11. Lebenstag:

Zu den vorbereitenden Maßnahmen der Übungsbehandlung stehen zu Anfang die durchblutungsfördernden Maßnahmen wie: Massage, Wasserbehandlung, Eisbehandlung oder Bürstenmassage. Dann erfolgt zur Kontrakturverhütung das korrekte passive Durchbewegen aller am Arm befindlichen Gelenke, wobei das Schultergelenk besondere Aufmerksamkeit verlangt. Bei Beobachtung der Säuglinge über lange Zeiträume haben sich trotz intensiver Behandlung leider immer wieder im Schultergelenk zum Teil erhebliche Kontrakturen gebildet.

Nach dem passiven Bewegen beginnt die Aktivierung durch manuelle Reizgriffe auf Haut und über Muskeln mit allen geläufigen Techniken. Durch verschieden starken Druck, Zug und Gegenzug, die Funktionsrichtung beachtend, kann man auch durch Klopfen, Kneifen, Klatschen oder Kitzeln eine aktive Bewegung hervorrufen; die Reaktionen sind hierbei individuell ganz verschieden. Auch Reflexe, wie Moro-, Greifreflex oder ATNR lassen sich dann therapeutisch nutzen, wenn sie altersbedingt physiologisch auftreten. Außerdem werden alle motorischen Entwicklungsvorgänge, entsprechend dem Alter, mit in die KG-Behandlung einbezogen, wobei vorhandene Erkenntnisse nach den verschiedensten Methoden wie Bobath oder Vojta mit angewandt werden können.

Ganz unerläßlich ist jedoch die Elternmitarbeit; hier muß in der Klinik eine sorgfältige Anleitung erfolgen, bevor das Kind nach Hause entlassen werden kann, um dann ambulant, nach Möglichkeit täglich, weiterbehandelt werden zu können.

Eine zusätzliche Behandlung durch die Beschäftigungstherapeutin, besonders in bezug auf Perzeptionstraining, Hand-Mund- und Hand-Augen-Koordination hat sich als sehr positiv erwiesen.

Zum Schluß komme ich zur Elektrobehandlung, die auf Auskunft von Fachärzten beruht: Bevor mit der Elektrobehandlung beim Säugling begonnen wird, sollte vorher ein EMG durch den Neurologen erstellt werden, da man an Hand dieser Untersuchung schon ab der 2. Lebenswoche erkennen kann, wie schwerwiegend die Schädigung ist. Von diesem Ergebnis her entscheidet man, ob elektrisiert wird oder nicht. Wie Sie alle wissen, fördert die Elektrobehandlung ja nicht die Regeneration der Nerven, sondern verzögert und vermindert eine Atrophie des Muskels. Läßt das EMG nur eine Markscheidenschädigung erkennen, so erholt sich diese in 4—6 Wochen und bedeutet keinen Untergang von Nervenfasern. In diesem Fall könnte der Heilungsprozeß durch das Elektrisieren empfindlich gestört werden. Liegt aber ein Zerrungsschaden an der Nervenfaser vor, sollte sofort, und zwar täglich einmal, mit der Elektrobehandlung begonnen werden.

Mit der Punktelektrode benutzen wir Exponentialstrom mit einer Impulsdauer von 125 ms, einer Pausendauer von 500 ms und einer Stromstärke bis zu 5 mA.

Außer den von mir genannten Möglichkeiten der KG-Behandlung einer Plexusparese im Säuglingsalter möchte ich nicht versäumen, Sie über operative Möglichkeiten zu informieren:

Hier besteht die Tatsache, daß bei Kindern die Erfolgsaussichten einer Operation größer sind als beim Erwachsenen. Trotzdem ist man sehr zurückhaltend mit operativen Eingriffen in Form von Nervennähten oder gar kompletten Nerventransplantationen. Der Aufwand dafür ist riesig: Eine Operation würde 6—8 Std. dauern und ein Erfolg kann kaum garantiert werden; es besteht höchstens die Aussicht, Teilschädigungen und Restfunktionen zu verbessern. Trotzdem sollte man diese Möglichkeit nicht außer acht lassen und auch hier die kleinen Patienten den Spezialisten einmal vorstellen.

I. Jaeger
Süderfeldstr. 41
2000 Hamburg 54

7 Lagerung und Handling beim Opisthotonus

Helga Runge, Hamburg

Ich möchte Ihnen meine Erfahrungen aus meiner Arbeit, vorwiegend mit Säuglingen, zu diesem Thema schildern.

Ihnen ist bekannt, daß die Opisthotonushaltung eine pathologische Überstreckung des gesamten Körpers bedeutet. Der Kopf wird nach hinten überstreckt, der Rumpf ist in einer totalen lordotischen Haltung, die Schultern sind retrahiert und die Hüftgelenke überstreckt. Rückenlage ist kaum möglich, der Körper kippt zur Seite.

Ziel der Beeinflussung des Opisthotonus ist es, den Körper in eine immer dauerhaftere Beugestellung zu bringen, um physiologische Bewegungsabläufe zu erreichen. Neben intensiver krankengymnastischer Behandlung kann für die übrige Tages- und Nachtzeit durch Lagerung und Handling = Handhabung eine Korrektur versucht werden. Ich habe verschiedene Versuche gemacht und diese jeweils von Kind zu Kind ausprobiert. Nicht jede Lagerung ist für jedes Kind geeignet.

Das Kind ist in Rückenlage, die Halswirbelsäule ist in Beugestellung durch Polster am Hinterkopf gehalten. Das Polster darf *nicht* im Nacken liegen, da sonst wieder Streckstellung provoziert werden würde. Die Hüft- und Kniegelenke sind durch eine Rolle bis zum rechten Winkel gebeugt und auch die Füße sollten rechtwinklig gelagert sein. Es darf kein Bettdeckendruck auf die Füße erfolgen. Polster liegen unter den Armen, damit die Schultern protrahiert werden. Spielzeug sollte nicht zu hoch, etwa in Taillenhöhe angebracht werden, damit das Kind aus dieser Korrekturlage zum Spielen angeregt wird.

Eine ähnliche Korrektur kann man erzielen, indem man ein Modell genau nach den Maßen des Kindes, seinem Kopf und Rumpf aus einer dicken Schaumgummimatte mit einem Skalpell herausschneidet. Diese Mulden sind je nach Wachstum des Kindes stets wieder gut zu erweitern. Die Extremitäten liegen neben der geformten Mulde. Das Ganze wird nicht zu straff mit einem weichen Laken bezogen, damit es keinen Gegendruck erzeugt. Vorsicht! Manchmal besteht Hautempfindlichkeit gegen Schaumgummi.

Der nächste Vorschlag ist die Seitenlage. Ich lege die ganz Kleinen in schräger Seitenlage gegen eine lange Rolle, die durch die Bettenwand fixiert wird. Wichtig ist, daß diese Lagerung nach jedem Hochnehmen des Kindes gewechselt wird, mal rechts, mal links, um Lageschäden zu vermeiden. Das Pflegepersonal wird durch sogenannte „Denkzettel" an den Betten darauf aufmerksam gemacht. Ist diese Lagerung wegen Unruhe des Kindes nicht ausreichend, fixiere ich das Kind zusätzlich locker an die Rolle mit einer breiten Binde. Ich nehme eine gefaltete Windel und mache eine Achtertour, beginne vor dem Brustkorb, gehe genau unterhalb der Achselhöhle bis zum Rücken, überkreuze und mache die zweite Tour um die Rolle und befestige die Rolle gleichzeitig mit am Bettengitter. Zusätzlich ist noch ein Keil am Hinterkopf mit der Spitze zum Kind möglich. Gleichzeitig kommt ein Polster zwischen die Beine, um eine übermäßige Adduktion der Hüften zu vermeiden. Spielzeug wieder korrekt anbringen, etwa in Ellenbogenhöhe. Außerordentlich wichtig ist, daß die Rolle länger ist als das Kind, damit die Beine oder der Kopf nicht wieder in Überstreckung kommen können.

Zu erwähnen wäre noch die stundenweise Lagerung in einer Hängematte. Ich persönlich habe keine guten Erfahrungen damit gemacht und wende sie nicht an.

Bei größeren Kindern benutze ich auch gern einen Liegestuhl, um das Gesichtsfeld zu erweitern und zum Füttern. Der Stuhl wird weich ausgepolstert, wieder Kopfkorrektur, Hüften,

Knie und Füße auch wieder im 90-Grad-Winkel, Polster unter die Oberarme zur Protraktion der Schultern.
Und nun die Haltung zum Füttern, die außerordentlich wichtig ist. Passiert doch das Füttern in regelmäßigen Abständen und bedeutet daher regelmäßige Korrektur.
Die Mutter oder das Pflegepersonal werden ausdrücklich darauf hingewiesen, den Haltearm nicht im Nacken, sondern am Hinterkopf des Kindes zu haben. Durch die Beugehaltung des Kopfes wird der Schluckakt erheblich erleichtert. Auch wir neigen bei der Nahrungsaufnahme unseren Kopf vor. Beide Arme des Kindes müssen nach vorn gehalten werden und nicht ein Arm des Kindes nach hinten an den Rumpf der Mutter gepreßt werden. Rumpf und Beine ebenso in Beugehaltung. Wichtig ist wiederum, daß das Kind nicht bei jeder Mahlzeit im gleichen Arm gehalten wird, sondern eine Mahlzeit im linken und die nächste im rechten Arm. Denn auch bei den Brustmahlzeiten findet ja ein stetiger Wechsel statt.
Ebenso bedeutend ist das korrekte Tragen. Kopf wieder leicht vor, der eigene Unterarm stützt den Rumpf und die Beine sind wieder in Beugung. Eventuell eigene Hand zwischen die Beine. Zu starke Rumpfbeugung halte ich für falsch. Auch hier muß ein stetiger Wechsel zwischen rechtem und linkem Tragarm vorgenommen werden.
Zuletzt will ich noch den sogenannten ,,Wickelgriff'' erwähnen. Um eine Überstreckung zu vermeiden und um eine gerade Rumpflage zu erzielen, greife ich mit meinem linken Unterarm unter den rechten Oberschenkel des Kindes und umfasse den linken Oberschenkel des Kindes mit meiner linken Hand. Dann bringe ich beide Hüften in Beugestellung und habe für meine rechte Hand die Möglichkeit zur Manipulation.

H. Runge
Ebertallee 205
2000 Hamburg 52

Anmerkung:
Während des Kurzreferates wurden 5 Doppeldias gezeigt.

8 Die postoperative krankengymnastische Behandlung bei frühkindlichem Hirntumor

Margot Dymczynski

Ich möchte Ihnen eine Möglichkeit der postoperativen Behandlung beim klinischen Hirntumor demonstrieren:
Der kindliche Hirntumor ist nicht als ein einheitliches Krankheitsbild zu verstehen, sondern als Ursache einer Gruppe verschiedener Symptome, je nach Lokalisation des Tumors. Daher ist es wichtig, von jedem Kind einen Befund aufzunehmen und die Behandlung den Bedürfnissen des einzelnen Kindes anzupassen. Die Notwendigkeit ist, daß alle, die mit der Betreuung des Kindes zu tun haben, also Pflegepersonal, Ärzte, Eltern und auch wir, die Art der Behinderung des Kindes verstehen. Es soll nicht nur festgestellt werden, was es nicht kann, sondern was für die psychische Entwicklung des Kindes wichtig ist; es sollen seine motorischen Fähigkeiten erkannt werden und wie sie durch richtiges Verhalten zum Tragen gebracht werden können.

Ich möchte Ihnen nun eine Behandlungsmöglichkeit in einem Film zeigen. Der Film wurde ein Jahr nach der Operation aufgenommen. Bitte Film ab!

Unsere kleine Patientin Katja fiel präoperativ durch Verlangsamung der Reaktion und der Sprache sowie eine Ataxie auf. Ihr wurde im Oktober 1977 an unserer Universitätskinderklinik in Homburg/Saar ein cystisches Kleinhirnspongiom reseziert und 4 Wochen später, wegen bestehendem Hirndruck, ein ventrikulo-peritonealer Shunt implantiert. Anschließend wurde sie zytostatisch und radiologisch nachbehandelt.

Hier sehen Sie, welche Schwierigkeiten Katja beim Gehen noch hat. Durch die fehlende Gleichgewichtsreaktion des Rumpfes und durch die assoziierte Bewegung des linken Armes kommt die physiologische Pendelbewegung der Arme nicht zustande. Beachten Sie bitte die fehlende Torsion des Rumpfes!

(Hüpfen): Die Ursache der motorischen Schwierigkeiten hier bei Katja liegt weniger in einer Schwäche oder Lähmung, sondern in der Koordinations- und Gleichgewichtsstörung. Es werden oft assoziierte Bewegungen der Arme sichtbar, die als Kompensation der mangelhaften Kopf- und Rumpfreaktion auftreten. Daher ist das Problem, schwache Muskeln zu kräftigen, nur von zweitrangiger Bedeutung. In der Behandlung wird besondere Betonung auf normale motorische Grundmuster wie Kopf- und Körperstellreaktionen, Stützfunktion der Arme und Hände, Rotation bzw. Torsion und Gleichgewichtsreaktionen gelegt. Das Hüpfen auf dem linken Bein ist mangels Beckenstabilisation nicht möglich. Das Seitwärtsgehen bereitet ihr zum einen große Schwierigkeiten wegen der fehlenden Gleichgewichtsreaktion, zum anderen fällt uns als zusätzliches Problem die fehlende Beckenstabilisation wieder auf. Zehen- und Fersengang sind bei Katja möglich, aber beachten Sie bitte wieder die fehlende Torsion des Rumpfes und die assoziierten Bewegungen mit einbezogenen Armen.

Das Ausziehen soll einen Einblick in die feinmotorischen Fähigkeiten von Katja geben. Ihre rechte Hand ist die Aktionshand, die linke Hand wird zwar auch mitbenutzt, aber wie wir sehen doch verzögert. Katja, die ihre Schwäche kennt, bemüht sich, die linke Hand nicht zu vernachlässigen, muß sich aber stark auf sie konzentrieren.

(Langsitz auf dem Schaukelbrett): Ich habe bei Katja das Schaukelbrett zur Behandlung gewählt, da durch die Gewichtsverlagerungen Kopf, Rumpf, Arme und Beine koordiniert arbeiten müssen, um das Gleichgewicht zu halten. Außerdem soll die fehlende Torsion durch seitliche Gewichtsverlagerungen erarbeitet werden.

Leider haben wir bei den Aufnahmen nicht auf eine größere Unterstützungsfläche durch Abduktion der Beine geachtet. Beachten Sie bitte, wie Katja durch fehlende Torsion und mangelhafte Beckenstabilisation in die Lateralflektion ausweicht. Dadurch findet die physiologische Reaktion der Arme und Beine im Sinne des angedeuteten Gehmusters nicht statt. Bei der Gewichtsverlagerung im Schneidersitz, also auch einer kleineren Unterstützungsfläche, ist neben koordinierter Kopf- und Rumpfbalance die Stützreaktion und Stützfunktion der Arme und Beine wichtig zur Erhaltung des Gleichgewichts.

Durch die Gewichtsverlagerungen auf dem Schaukelbrett wird eine wechselseitige Spannung der Muskulatur hervorgerufen, die eine Tonusminderung bewirkt und assoziierte Reaktionen positiv beeinflußt.

Hier können Sie die assoziierte Bewegung des linken Armes beobachten, aber nach einiger Zeit stellt sich doch die erwartete Stützreaktion ein. Man muß den Kindern oft Zeit zum Reagieren lassen.

Im Fersensitz ist die Unterstützungsfläche noch kleiner, zwar größer als im Stand, und auch stabiler, da der Schwerpunkt tiefer liegt.

Dennoch bemerken wir hier schon eine größere Unsicherheit. Es ist auch eine größere Bewegungsfreiheit der Arme gewährleistet als in den vorausgegangenen Ausgangsstellungen. Es wäre eine Pendelbewegung zu erwarten, hervorgerufen durch die Torsion des Rumpfes.

Voraussetzung für den Kniestand ist eine sichere Stütz- und Haltefunktion der Beine sowie eine gute Kopf- und Rumpfhaltung. Der Kniestand dient zur Vorbereitung für Gleichgewichtsreaktionen im Halbkniestand bzw. Einbeinkniestand, Stand und Gang. Da bei Katja die Voraussetzungen für diese Ausgangsstellungen noch nicht optimal sind, haben wir die Unterstützungsfläche durch Abduktion der Beine vergrößert.

Bei unserer Patientin bestand neben der zu erwartenden Ataxie eine linksseitige Hemiparese. Bei Durchsicht der Krankenblätter konnte eine Ursache hierfür nicht sicher gefunden werden. Im Entlassungsbericht wird diese auch nicht beschrieben. Sie ist möglicherweise zurückzuführen auf den postoperativen Hirndruck, der eine Ventilimplantation notwendig machte oder als Folge der Schädelbestrahlung.

Durch konsequente Fortführung der krankengymnastischen Behandlung konnte im gezeigten Fall eine fast vollständige Restitution mit nur noch geringen Behinderungen erzielt werden. Wie schon zu Anfang gesagt, sollte dies nur eine von vielen Behandlungsmöglichkeiten demonstrieren.

M. Dymczynski
Universitätskinderklinik
6650 Homburg/Saar

9 Nachbehandlung von Herzinfarktpatienten in der freien Praxis

Christel Flügge, Köln

Körperliches Training ist in der Rehabilitation des Patienten im Zustand nach Herzinfarkt eine Notwendigkeit. Es dient der Wiedererlangung einer genügenden körperlichen Leistungsfähigkeit zur Bewältigung des Alltagslebens und zur „Entängstigung" und somit zur Stabilisierung des Selbstbewußtseins.

Gerade aber der Patient im Zustand nach einem Herzinfarkt ist durch eine signifikante Herabsetzung seiner Leistungsfähigkeit gekennzeichnet. Zwei Gründe sind nach Hollmann hierfür die Ursache:

1. Es liegt eine Koronarinsuffizienz vor, d. h. ein Mißverhältnis zwischen Sauerstoffbedarf und Sauerstoffangebot im Herzmuskel; infolgedessen wird zwangsläufig die Leistungsfähigkeit begrenzt.
2. Der Phase des Herzinfarktes schließt sich eine notwendige Phase der Bettruhe an. Allein hierdurch aber wird die Leistungsfähigkeit erheblich reduziert. (Genaue Zahlenangaben würden hier zu weit führen.)

Infolgedessen ist ein körperliches Training notwendig, um eine den Alltagsanforderungen genügende körperliche Leistungsfähigkeit wieder zu erreichen.

Im Idealfall wird der Patient nach der Mobilisation im Akutkrankenhaus direkt oder nach kurzer Unterbrechung in ein Rehabilitationszentrum weitergeleitet; dort erfolgt dann oft schon der Ausgleich des während der Immobilisierung erlittenen Trainingsverlustes. Nach der Entlassung aus dem Rehabilitationszentrum fehlt für viele Patienten aus verschiedenen Gründen die weitere Trainingsüberwachung bzw. die Trainingsanleitung.

In Köln z. B. werden Teilnehmer eines Infarktsportprogrammes, bevor sie in eine Gruppe aufgenommen werden, einer sportärztlichen Untersuchung unterzogen. Voraussetzung für die Aufnahme in eine solche Gruppe stellen folgende Parameter dar:

1. Das Infarktereignis muß 4—6 Monate zurückliegen.
2. Es sollte eine relativ gute körperliche Leistungsfähigkeit vorliegen.

Wir versuchen uns in der Praxis auf die Infarktpatienten einzustellen, die nicht oder noch nicht an einer Infarktsportgruppe teilnehmen können, mit dem Ziel, sie dieser Sportgruppe zuzuführen.

Von den fünf motorischen Hauptbeanspruchungsformen - Koordination - Flexibilität - Kraft - Schnelligkeit und Ausdauer ist nur die letztere hierfür geeignet. Voraussetzung ist, daß es sich um die dynamische Beanspruchung großer Muskelgruppen handelt, wie z. B. Laufen, Radfahren, Schwimmen usw.

Als Belastungsform hat sich in unserer Praxis die Fahrradergometrie durchgesetzt. Sie erlaubt es, die Belastung exakt zu dosieren und zu reproduzieren. Die Pedalarbeit stellt keine hohen Anforderungen an die Koordination.

Die Meßgrößen während und nach der Ergometerbelastung sind Pulsfrequenz und Blutdruck.

Bei reduzierter körperlicher Leistungsfähigkeit oder bei nur geringer kardialer Belastbarkeit führen wir das tägliche Training im Intervallprinzip durch, d. h. Arbeits- und Erholungsphase werden in dreimaliger Wiederholung so angegeben, daß der Patient weder die individuell vom Arzt festgelegte Belastungsgrenze, noch während der Pause den Ruheausgangswert von Puls und Blutdruck erreicht.

Folgendes Beispiel sei zum Verständnis angeführt:
Ein Patient mit einer Pulsfrequenz von 80/min. und einem Blutdruck von 120/80 fährt 1 min. 30 sec. auf dem Fahrradergometer mit mittlerer Intensität. Die Pulsfrequenz 110/min., der Blutdruck 140/80.
2 min. Fahrpause, danach ist die Pulsfrequenz 90/min., der Blutdruck 130/80. 1 min. 30 sec. Fahrzeit, danach ist die Pulsfrequenz 115/min., der Blutdruck 140/80.
2 min. Fahrpause, danach ebenfalls Puls- und Blutdruckkontrolle.
Wir führen drei Wiederholungen durch, wobei wir mit der Pause aufhören.

Bei Patienten mit guter kardialer Belastbarkeit führen wir eine kontinuierliche Belastung von 5—15 min. durch mit entsprechender Belastungsintensität, so daß bis zu 50% der individuellen Kreislaufleistungsfähigkeit erreicht werden. In der Belastungsintensität stellen wir uns auf den Patienten ein. Die Steigerung kann entweder über das Fahrtempo, d. h. die Umdrehungen/min., zum anderen über den Bremswiderstand erreicht werden.

Als zusätzliche Beanspruchungsform empfehlen wir, wenn es der Belastungszustand erlaubt, den Dauerlauf.

Wir erwarten von unserem Training für den Patienten mit Sicherheit eine Erhöhung der Lebensqualität, weil er den Alltagsanforderungen leichter entsprechen kann, ferner bemühen wir uns im Gespräch während der Behandlung um eine ,,Entängstigung" des Patienten, die im Hinblick auf sein Selbstbewußtsein von größter Bedeutung ist.

Ob hierdurch auch einem Reinfarkt vorgebeugt werden kann, ist heute noch nicht mit wissenschaftlich genügender Exaktheit zu sagen.

Chr. Flügge
Siebengebirgsallee 49
5000 Köln 90

10 Trainingstherapie bei arteriellen und venösen Zirkulationsstörungen

Irene Schröder, Engelskirchen

Eine Trainingsbehandlung bei Kranken mit einer arteriellen Verschlußkrankheit ist abhängig vom Stadium der Erkrankung. Durchführbar ist sie bei den Patienten mit noch ausreichender Ruhedurchblutung und eingeschränkter Belastbarkeit — dem Stadium II.

Die Behandlung hat die Aufgaben, den Muskelstoffwechsel zu verbessern, die periphere Durchblutung zu ökonomisieren und die Gehtechnik der Patienten zu verbessern.

Neben diesen speziellen Behandlungszielen hat sie allgemeine Aufgaben, wie z. B. Muskelverspannungen und bereits vorhandene Muskelatrophien zu beseitigen und Gelenkversteifungen vorzubeugen.

Um diese Ziele zu erreichen, muß die hinter dem Strombahnhindernis liegende Muskulatur belastet werden. Da eine durchblutungsgestörte Muskulatur nur begrenzt belastbar ist, kann die Belastung nur über eine gewisse Zeit stattfinden und Pausen sind erforderlich.

Gehübungen zur Verbesserung der Koordination stehen bei der Behandlung im Vordergrund. Durch geschickteres Gehen kann der Patient Schmerzen vermeiden und so seine Gehstrecke verlängern. Dies erlernt er am besten durch wiederholtes und rasches Gehen. Manchmal ist es sinnvoll, die Gehtechnik der Patienten gezielt zu ändern, und zwar so, daß sie das durchblutungsgestörte oder schlechter kompensierte Bein entlasten, z. B. durch Änderung der Schrittlänge.

Ergänzt werden diese Gehübungen durch ein *Muskel-Gefäßtraining*. Dies sieht bei den verschiedenen Verschlußtypen folgendermaßen aus:

Das Training beim *Oberschenkeltyp* — es handelt sich um den Verschluß der A. femoralis, seltener der A. poplitea — enthält systematische Übungen der Unterschenkelmuskulatur. Wir führen es in Form von Zehenstandsübungen durch.

Das Training beim *Beckentyp* — hier liegen Verschlüsse der Iliaca-Arterien oder auch der Aorta abd. vor — besteht aus Belastungsübungen der Gesäß-, Ober- und Unterschenkelmuskulatur. Wir erreichen dies durch Kniebeugen oder Treppensteigen.

Das Training beim *Schultergürteltyp* — hier sind Verschlüsse in der A. subclavia oder axillaris vorhanden — besteht aus Belastungsübungen des Armes. Wir führen es mit Stemmen von Hanteln verschiedener Gewichte durch.

Bei Verschlüssen vom *peripheren Typ* — hier sind Unterschenkel- oder Unterarmarterien, oft auch Fuß- und Fingerarterien verschlossen — werden fuß- und handgymnastische Übungen und Rollübungen nach Ratschow durchgeführt.

Die Belastbarkeit wird ausgetestet und abhängig davon wird die Behandlung durchgeführt. Da sich nicht selten durch die Behandlung die Belastbarkeit ändert, wird diese wöchentlich neu festgelegt. Die Austestung erfolgt nach folgendem Schema: die Übungsanzahl bis zum Schmerzbeginn wird ermittelt. Von dieser Summe werden zwei Drittel zum täglichen Training genommen. Die ⅔-Anzahl wird beim Training dreimal wiederholt. Die jeweilige Pause beträgt 3 Minuten.

Zur Objektivierung der Gehleistung sollte ein Gehtest erfolgen. Um eine Kontrolle über die Veränderung der Gehstrecke zu haben, wird dieser wöchentlich wiederholt. Wir testen die

Gehstrecke — in Metern — auf einer ebenen Fläche, wobei das Schritt-Tempo mit Hilfe eines Metronoms festgelegt wird. Das Testende ist erreicht, wenn der Patient Schmerzen angibt, die ihn auch auf der Straße zum Stehenbleiben veranlassen würden.

Bei Kranken mit *nicht* ausreichender Ruhedurchblutung — dies liegt vor im Stadium III und bei den meisten Patienten im Stadium IV — unterscheidet sich die krankengymnastische Behandlung von der im Stadium II. Falls hierbei die Schmerzen nicht die Folgen einer Entzündung sind, ist es sinnvoll, die Behandlung bei tiefgelagerten Beinen durchzuführen. Sie hat die Aufgaben, die Funktion der Muskulatur, Gelenke und Bänder und des Knochens zu erhalten. Es werden folgende Übungen durchgeführt:

1. leichte statische Kontraktionen — zur Vermeidung einer Muskelatrophie
2. passive Gelenkmobilisationen — zur Vermeidung von Gelenkkontrakturen
3. Druckbelastungen — um am Knochen entstehende Schäden zu vermeiden.

Diese Übungen sollten so dosiert sein, daß der Sauerstoffbedarf der Muskulatur nicht wesentlich erhöht wird.

Bei den venösen Zirkulationsstörungen, das sind in erster Linie die Varikosis und das postthrombotische Syndrom, hat die krankengymnastische Therapie folgende Aufgaben:

1. Beschleunigung des venösen Blutstromes.
   Dies erreichen wir durch folgende Maßnahmen:
   a) rhythmische Muskelkontraktion
   b) Mehrdurchblutung der Muskulatur durch Muskelarbeit
   c) Kompression von außen
   d) Hochlagerung der Beine

2. Beseitigung der vermehrten Flüssigkeit im Gewebe.

Das Auspressen dieser Flüssigkeit ist durch wiederholte Muskelkontraktionen verbunden mit einer äußerlichen Kompression zu fördern. Dabei wird auch die Lymphzirkulation verbessert.

Bei der krankengymnastischen Therapie hat die Muskelpumpe — neben der Kompression — eine überragende Bedeutung. Zur Verbesserung und Betätigung der Muskelpumpe sind folgende Übungen möglich:

1. Gehen mit Abrollen des Fußes
2. Schrittkombinationen
3. Zehenstandsübungen
4. Laufen auf Zehenspitzen.

Diese Übungen werden im Kompressionsverband oder auch im tiefen Wasser durchgeführt. Neben der Förderung der Pumpfunktion dienen diese Übungen der Mobilisation der Fußgelenke und Kräftigung der Muskulatur.

Bei der Durchführung ist darauf zu achten, daß die Übungen eine kräftige Belastung der gesamten Beinmuskulatur darstellen. Schleuderbewegungen, z. B. durch kräftiges Ausschütteln der Beine, sollten dabei vermieden werden. Für die jeweils benötigten Übungspausen sind längeres Stehen oder Sitzen ungünstig.

I. Schröder
Aggertalklinik
5250 Engelskirchen

11 Aspekte krankengymnastischer Behandlung bei Patienten in der Geriatrie

Ilse Schuh, Ahrensburg

Nichts ist so aufschlußreich über den „Seinszustand" eines Menschen wie seine *Haltung und Bewegung*. Dies sind die augenfälligsten Merkmale, die den betagten Menschen zeichnen und ihn von jüngeren Jahrgängen unterscheiden.

Es ist die nachlassende *Elastizität* sämtlicher Funktionen, die sich langsam und zunächst unmerklich, aber doch beharrlich entwickelt und Anpassungsschwierigkeiten bereitet. Anforderungen an die *Physis*, die *Psyche* und *soziales Verhalten* werden verlangsamt und unvollständig oder auch fehlerhaft beantwortet. Dabei greifen diese Bereiche so ineinander, daß es gleichgültig erscheint, in welchem der Abbau beginnt, denn es entwickelt sich stets ein circulus vitiosus, der die Persönlichkeit zunehmend einengt und das Alter kennzeichnet. Für die Krankengymnastik ist die Physis mit dem Bewegungsapparat der gegebene Angriffspunkt, diesen fehlerhaften Kreislauf zu durchbrechen, um spezielle Behinderungen auf dem Hintergrund geriatrischer Entwicklung zu behandeln.

Das *biologische Alter* spielt dabei die entscheidende Rolle gegenüber dem *kalendarischen Alter*, wenn sich auch an letzterem gewisse Unterschiede in der Übbarkeit der Patienten nicht übersehen lassen. So ist in der Regel zwischen dem sechzigsten und siebzigsten Lebensjahr je nach Krankheitsbild eine nahezu vollständige Rehabilitation zu erwarten, auch wenn im bisherigen Leben keinerlei Training stattgefunden hatte und eigenes Körpergefühl nicht sonderlich entwickelt wurde. Kompensatorische Kräfte lassen sich noch gut schulen und krankengymnastische Techniken sind in klassischer Form anwendbar. Bei günstigen körperlichen Voraussetzungen beobachten wir diese Übbarkeit bis ins Alter von 76—78 Jahren. Dann werden die Abbauerscheinungen beherrschender, so daß sich besondere Behandlungsgesichtspunkte ergeben.

Das Resultat krankengymnastischer Bemühungen ist vorrangig von der *cerebralen Situation* des Patienten abhängig. Von der Fähigkeit zur Mitarbeit, dem Erfassen von Übungsaufträgen und dem Umsetzen des Verstandenen in Leistung. Und dann erst von dem *Herz-Kreislauf-Zustand* und dem Maße der *Gewebselastizität*. Alle Maßnahmen müssen der erniedrigten Toleranz entsprechen. Druck-, Wärme- u. Kälteköonzeptoren der *Haut* reagieren empfindlicher als bei jüngeren Menschen, während Berührung erst bei einer bestimmten Intensität wahrgenommen wird (Speisereste an Mund und Fingern werden nicht bemerkt). Die Verletzlichkeit der Hautkapillaren ist erhöht. Die Schicht des *Unterhautgewebes* ist arm an Flüssigkeit und deutlich gegen die darunterliegende Fascie abgegrenzt. Sie ist besonders bei schmalwüchsigen Typen nicht mehr in dem Maße auf Zug zu beanspruchen wie bei jüngeren Menschen, was für die Anwendung der Bindegewebsmassage von Bedeutung sein kann. Parallel dazu beobachten wir ein Nachlassen der vegetativen Reaktionen über diese Schicht. Tonus und Trophik der *Muskulatur* haben abgenommen, hier ist der Elastizitätsverlust am leichtesten zu erkennen. Sie büßt als erstes ihre Denkfähigkeit ein, dann verringert sich der Kontraktionsweg und die Haltearbeit beschränkt sich auf gewohnte Mittelstellungen funktionszugeordneter Gelenke. Durch den cerebralen Abbau ist die Innervation beeinträchtigt. Das Wechselspiel von Antagonisten wird verlangsamt, die Feinabstufung der Bewegungen erschwert, wobei sich Bewegungsfluß und Ausdauer gebräuchlicher Fertigkeiten am längsten erhalten. In der Übungsbehandlung treten schwunghafte und schnellkräftige Bewegungsfolgen gegenüber zügig-geführten zurück. Hand in Hand mit der Muskelqualität reduziert sich das *Bewegungsausmaß der Gelenke*. Es beginnt im Rumpfbereich bei Beugung und Streckung der Wirbelsäule. Es entsteht die hochsitzende Kyphose, der „Altersrundrücken" mit starrem Thorax und beeinträchtigter Atemfunktion. Auch die durch Degeneration belastete Lendenwirbelsäule weicht einem Schmerz durch Ruhigstellung aus und stört die „funktionelle Einheit Rumpf". Noch sind die Extremitäten in der Lage das zu kompensieren, bis auch rumpfnahe Gelenke durch Verlust der Endstellungen betroffen werden und das Defizit ins Bewußtsein dringt. Unvorsichtig dosierte Mobilisation schafft leicht Reizzustände im periartikulären Gewebe, die nur langsam abklingen. Beim Nachlassen der *Sinnesorgane* überwiegen Auge und Ohr, wobei für Hantierungen und Körperstatik die Sehbehinderung besonders einschneidend ist und zusätzliche Konzentration und Koordinationsschulung erfordert.

Dieser Abbau begünstigt die sog. „Alterskrankheiten", bei denen *Schenkelhalsfraktur* und *Schlaganfall* mit zu den häufigsten zählen.

Frakturbedingte Dystrophie und Dystonie regulieren sich langsam und unvollständig. Ein Umlernen gewohnter Bewegungsabläufe ist nicht mehr möglich. Das ausschließliche Arbeiten über den Verstand ist erschwert, was im Umgang mit technischen Hilfsmitteln sehr deutlich werden kann. Hier muß man den Patienten Belastung und Gangart selber finden lassen und mit Korrekturen arbeiten, die das Körpergefühl ansprechen. Interessant ist, wieviel Leistung sich durch rhythmisches Kommando, Tanzschritte, Musikbegleitung u. ä. erreichen läßt.

Jetzt hat Stabilität den Vorrang vor Mobilität. Es geht um die Selbständigkeit bei täglichen Verrichtungen, um weitgehende Unabhängigkeit von personeller Hilfe.

Dasselbe Ziel wird für den Patienten mit apoplektischem Insult angestrebt. Leider ist es aber bei manchen Folgezuständen selbst bei bester Schulung der kompensatorischen Kräfte der gesunden Körperseite nicht möglich ohne die Gefahr der Überanstrengung. Beim betagten Hemiplegiker bleibt die Spastizität der Muskulatur auf periphere Gelenke beschränkt. Rumpf und proximale Abschnitte der Extremitäten bleiben schlaff und atrophisch, selbst bei zunehmender Aktivität. Auffallend häufig sind dabei trophische Störungen mit starken Schmerzen im Schulter-Oberarm-Bereich. Lokale Eisbehandlung und intensives Muskeltraining können das günstig beeinflussen.

Sonst gilt es, so früh wie möglich die paretische Muskulatur zu stimulieren und zu üben und die Behandlung regelmäßig, am besten 2mal täglich durchzuführen. Am besten werden die gestörten Funktionen in der Senkrechten beim Gehen gefördert, auch wenn es noch massiver Unterstützung bedarf.

Meine Erfahrungen stammen aus der Tätigkeit im Richard Remé-Haus in Hamburg-Volksdorf, einer Einrichtung für kurzfristige geriatrische Rehabilitation. Zur Nachbehandlung kommen chirurgische und interne Erkrankungen, wobei Schenkelhalsfrakturen mit unterschiedlicher operativer Versorgung und Schlaganfälle mit ihren Folgen überwiegen. Unsere derzeitige Statistik sagt, daß bei einem *Durchschnittsalter von 78 Jahren* und einer *Verweildauer von 52 Tagen*, 70% bis 75% wieder in die häusliche Umgebung entlassen werden können. Eine Arbeit, die sich lohnt, und ein Resultat, das Mut macht.

Ilse Schuh
Finkenweg 26
2070 Ahrensburg

12 Schulung der Sinne bei Späterblindeten

Frauke Maltusch, Hamburg

Für einen Blinden ist es sehr wichtig, daß die ihm verbliebenen Sinne geschult werden. Durch meine sechsjährige Arbeit mit Späterblindeten habe ich erfahren, daß ich als Krankengymnastin diesen vom Schicksal hart getroffenen Menschen sehr helfen kann. Ich vermag diesen Blinden Wege aufzuzeigen, die sie begehen können, um eine neue Bewußtseinslage zu erhalten, bei der das Problem des fehlenden Augenlichtes nicht mehr im Vordergrund steht. Ich kann ihnen helfen, ein freieres, ausgeglichenes, selbständiges und ausgefülltes Leben zu führen.

Meine Arbeit besteht darin, alle noch vorhandenen Sinne (Tasten, Hören, Riechen und Schmecken) bewußt zu machen und zu schulen und die Patienten zu lehren, ihren ganzen Körper, von den Zehenspitzen bis zu den Fingerspitzen besser wahrzunehmen, und somit sich und allmählich auch ihre Umwelt.

Anregungen für meine Arbeit habe ich durch die Yoga-Übungen von Dr. Gottmann bekommen. Er spricht von einer psycho-physischen Einheit des Menschen. Meine Arbeit wurde weiterhin beeinflußt durch die Atemarbeit von Prof. Middendorf.

Meine Basisarbeit besteht darin, mit den Patienten in einem ruhigen, warmen Raum in verschiedenen Ausgangsstellungen, im Liegen, im Sitzen und im Stand Übungen zu machen.

1. damit sie ihren Körper besser kennen und fühlen lernen,
2. damit immer wieder für Spannungsausgleich im Körper gesorgt wird.

Diese Spannungen entstehen:
1. durch das Hadern mit dem Schicksal
2. durch die Angst vor der ungewissen Zukunft,
3. durch die Angst zu fallen, sich und andere beim Bewegen zu verletzen.

Bei dieser Arbeit ist besonders darauf zu achten, daß der Bauch und der entsprechende Rückenabschnitt gut gefühlt werden. Wenn das der Fall ist, werden die Beine und die Arme auch richtig eingesetzt.

Erste Möglichkeit:
Die Patientin liegt auf dem Rücken, ihre linke Hand liegt auf dem Bauch, ihre rechte Hand liegt im Rücken, so daß die Hände übereinander liegen.
Die Patientin wird aufgefordert, so bequem wie möglich zu liegen, sich wohl zu fühlen. Sie soll versuchen, jeden Finger der beiden Hände deutlich zu empfinden und sich auf sie zu konzentrieren. Die Finger werden einzeln bewußt gemacht. Dann soll sie sich den Raum zwischen ihren Händen vorstellen. Wichtig ist dabei, daß der Atem von alleine kommt und geht, nicht gepreßt oder angehalten wird.

Zweite Möglichkeit:
Die Patientin sitzt bequem auf einem Stuhl, umfaßt den rechten Fuß mit beiden Händen am Fußrücken und an der Fußsohle.
Sie richtet ihre ganze Aufmerksamkeit auf ihren rechten Fuß. Dann setzt sie ihren rechten Fuß wieder neben den linken.
Spätestens nach einigen Malen wird die Patientin den großen Unterschied zwischen ihrem rechten und ihrem linken Fuß empfinden, der rechte Fuß wird z. B. wärmer sein oder die Fußsohle sich größer anfühlen.

Dritte Möglichkeit:
Die Patientin steht auf dem Fußboden, die Füße leicht auseinander, die Arme sind erhoben, die Daumen zeigen nach hinten. Die Patientin dehnt ihren ganzen Körper etwas nach oben, ohne ihre Gelenke zu sperren.
Die Atmung kommt und geht von alleine. Sie wird aufgefordert, sich von den Fußsohlen bis zu den Fingerspitzen zu spüren.
Durch diese Arbeit werden die Patienten mehr Körpersinn bekommen, sie werden merken, daß sie nicht nur aus Augen, die nicht mehr sehen, bestehen. Allmählich werden sie sich von der Fixiertheit auf die Augen lösen.
Sie werden mehr von ihrer Umwelt spüren, diese wird ihnen nicht mehr so unheimlich sein. Ihr Selbstgefühl wird zunehmen und damit die Freude am Dasein. Soweit die Basisarbeit.
Die weitere Arbeit besteht aus Übungen, die die Patientin über ihren Körper hinaus in die Umwelt führt, erst in die nähere und nach und nach in die weitere.

Die Übungen sind:
1. Selbständiges Gehen auf freier Fläche. Die Patienten tasten sich vorwärts.
2. Selbständiges Gehen auf Boden, wo Gegenstände, Steine, Stöcke usw. liegen.

Diese Übungen, die mit Geräuschen, z. B. Klatschen, Glockenklang und Gerüchen verbunden werden können, schulen gleich den Gehör- und Geruchssinn und sind so eine gute Vorübung für das Gehen draußen auf der Straße.
Zu diesen Übungen zählen auch Gehübungen mit Partner.
Die Patienten lernen, sich einem sehenden Menschen anzuvertrauen. Beide müssen lernen, sich aufeinander einzustellen, und dann müssen Gehübungen innerhalb und außerhalb des Hauses gemacht werden.
Alle diese Gehübungen sind gute Vorübungen für das spätere Gehen mit dem Blindenstock und Blindenhund, das dann geschulte Lehrer den Blinden beibringen.
Und nun zu den gezielten Tastübungen für die Hände.
Diese geben den Patienten Aufschluß über die unterschiedliche Beschaffenheit der Dinge. Diese Übungen können sie lehren, die Gegenstände durch Form, Temperatur, Gewicht, Oberfläche und Klang zu unterscheiden.

Ein Übungsbeispiel:
Verschiedene Dinge liegen vor dem Patienten auf dem Tisch: Steine, Muscheln, Stoffstücke usw. Der Patient soll die Gegenstände anfassen, ertasten und sagen, was sie darstellen. Wenn die Übungen beherrscht werden, wird das Tempo gesteigert. Aus dem Ergebnis ersieht man, ob sich das Tastgefühl und die Konzentrationsfähigkeit der Patienten erhöht haben.
Falls man die Übungen alle richtig dosiert, kann man den Patienten immer wieder Erfolgserlebnisse verschaffen, das wird sie zur Mitarbeit motivieren.
Die Tastübungen für die Hände sind wichtig, weil die Patienten in Zukunft ihre Umgebung zum größten Teil durch das Ertasten kennenlernen werden und weil sie ein gutes Tastgefühl für das Erlernen der Blindenschrift benötigen. Die Blindenschrift besteht aus kleinen Punkten, die sich nur unwesentlich vom Papier abheben.
Neben der Basisarbeit und dem Kennenlernen der Umwelt nehmen die Gebrauchsübungen einen wichtigen Platz in der Rehabilitation ein. Die Gebrauchsübungen müssen so lange mit den Patienten geübt werden, bis sie sie können, z. B. das Gehen zur Toilette.

Durch das Erlernen der alltäglichen Verrichtungen werden die Patienten immer unabhängiger von fremder Hilfe, sie werden selbständiger, sicherer und schöpfen neuen Lebensmut.
Alle Übungen, die ich in der leider sehr kurz bemessenen Zeit bringen konnte, führen dazu, daß für die Patienten die „blinden Augen" kein so großes Problem mehr sind.
Ich habe erfahren, daß die Patienten, die unglücklich, verkrampft und verschlossen zu uns in die Klinik kamen, zufriedener, gelöster, selbständiger und aufgeschlossener für die Umwelt nach Hause gingen.
Begegnungen, Gespräche, Veranstaltungen sind weitere wichtige Bestandteile der Therapie, auf die müßte in einem gesonderten Referat eingegangen werden.

F. Maltusch
Hohenkamp 45 b
2000 Hamburg 73

13 Syndrome der Lendenwirbelsäule und ihre Behandlung mit dem Strecktisch

Kitty Stein, Hamm

Der Gedanke, die lumbalen Zwischenwirbelräume sowie die foramina intervertebralia zu erweitern, entstand schon im Altertum.
Es geschah damals nur auf eine etwas drastische Weise. Die Idee, dem stauchenden Effekt des Körpergewichts therapeutisch entgegenzuwirken, verlor auch heute nicht an Aktualität. Die einfachen Methoden der Entlastung bedienen sich des Körpergewichts als Gegenzug. Um die Zugkraft zu vergrößern, wurden bis heute an die hundert Extensionstische und -geräte entwickelt.
Im Prinzip wird dabei der Brustkorb des horizontal liegenden Patienten fixiert und die Lendenwirbelsäule extendiert. Dies kann anhaltend oder intermittent geschehen. Für den Zug wird ein Beckengurt oder Korsett benötigt. Die Menge der existierenden Tischmodelle beweist, daß diese Technik die Erwartungen häufig nicht erfüllt. Der Fehler liegt in der veralterten mechanistischen Vorstellung, daß nämlich die im Versuch an der Leiche erreichten Erweiterungswerte zwischen zwei Gelenkflächen auch analog am Lebenden zu erreichen sind, wenn nur stärkere Zugkräfte eingesetzt werden. Dagegen lehrt uns die moderne Neurophysiologie, daß der lebendige Muskel ausschlaggebend ist. Erst seine Entspannung ermöglicht eine maximale Gelenkflächen-Entfernung. Die Muskelentspannung kommt unter zwei Bedingungen zustande: erstens bei Schmerzfreiheit, zweitens bei der Ausschaltung der Schwerkraft.

1. Schmerzfreiheit:
Die Beseitigung des Schmerzes muß das vorrangige therapeutische Kriterium sein. Es muß am Strecktisch so lange nach einer Lagerung gesucht werden, bis der Patient schmerzfrei liegt. Ist eine solche Lage nicht zu ermitteln, ist die Extension zwecklos. Die häufigste analgetische Lage ist die Kyphosierung. Schon das Andrücken der Fixationsgurte oder des Korsetts führt zur reflektorischen Abwehr, zur Anspannung der paravertebralen Muskeln. Die horizontalen Strecktische erlauben entweder keine Kyphosierung oder/und verursachen Druckschmerzen.

2. Ausschalten der Schwerkraft:
Die Anspannungsbereitschaft ist in der tiefsten posturalen Schicht, den kleinen und kurzen Musculi semispinales, rotatores und dem multifidus am stärksten ausgeprägt. Diese Muskeln sind nicht mit dem Willen beeinflußbar und häufig entspannen sie nicht einmal in der horizontalen Lage gänzlich. Elektromyografische Arbeiten zeigen, daß dies erst im schrägen Liegen, mit dem Kopf nach unten, und zwar in einer Neigung zwischen 20 und 40 Grad, geschieht. Über 45 Grad Neigung kommt es wieder zur Muskelaktivität, allerdings in umgekehrter Richtung (vom Ansatz zum Ursprung), etwa wie es beim Kopfstand nötig ist. Die Bauchlage soll sich noch entspannender als die Rückenlage erwiesen haben. Es dauert etwa 10 Minuten, bis die völlige Entspannung eingetreten ist. Der optimale Strecktisch sollte also auf mindestens 30 Grad gekippt werden können. Er soll ein „Gelenk", einen Knick haben, der die häufigste schmerzfreie Lagerung ermöglicht, die LWS Kyphose.
Sonst müssen wir sie so gut wie möglich durch Kissen herstellen. Unserer Erfahrung nach hat sich die Fixation durch ein Beckenkorsett leider nur bei wenigen Patienten bewährt. Ansonsten benützen wir besser Fußmanschetten. Für die Füße soll eine Aussparung

vorhanden sein und auch der Kopf soll bequem liegen. Wir setzen voraus, daß das eigene Körpergewicht den physiologischsten Zug ausreichend gewährleistet. Um die unerwünschte Reibung möglichst gering zu halten, soll die Tischfläche hart und glatt sein (z. B. ein lackiertes Brett), der Patient liegt auf einer Wolldecke. Wir verzichten auf Wärme als zusätzlichen Entspannungsmoment. Um eventuelle falsche Bewegungen beim anschließenden Bekleiden auszuschalten, kann auch auf das Ausziehen der Schuhe verzichtet werden.

Durchführung: Um uns vor und nach der Behandlung über den Effekt zu orientieren, testen wir z. B. das Lasègue'sche Zeichen oder den Fingerbodenabstand (Schober). Wir finden gemeinsam mit dem Patienten seine schmerzfreie Lage. Der Tisch wird allmählich, nie schnell und ruckartig gekippt. Der Patient soll keinesfalls „durchhalten" wollen, sondern jedes schmerzhafte Unbehagen melden. Durch geringe passive Korrektur der Lage während der Extension kann dies beseitigt werden. Zeitdauer: minimal 15, optimal 20 bis 30 Minuten. Da jede der nötigen Fixationen früher oder später zu drücken anfängt, muß dies als Signal zum evtl. früheren Beenden der Behandlung dienen. Das Einschlafen während der Traktion betrachten wir als erwünscht. Nach der Traktion soll der Patient nicht aufspringen, aber mindestens 5 bis 15 Minuten liegenbleiben. Die Zahl und Häufigkeit der Anwendungen hängt von der Diagnose ab.

1. Bei radikulären Schmerzen ein- bis zweimal täglich, solange das Lasègue'sche Zeichen positiv ist.
2. Bei einer frischen Parese mindestens zweimal täglich, womöglich bis zur Wiederherstellung der Muskelkraft.
3. Bei Diskushernien, die versuchsweise vorerst konservativ behandelt werden, dann, wenn bei der Traktion als Probebehandlung Schmerzfreiheit erreicht werden kann. Auch da bevorzugen wir den mehrmaligen Gebrauch des Strecktisches gegenüber der Dauertraktion im Bett.
4. Auch bei Lumbalgien, vorwiegend auf Grund ligamentärer Irritation, kann die Traktion Erleichterung bringen, dabei ist die Dauer von 15 bis 20 Minuten ausreichend. Hier ist besonders wichtig, den Patienten nachher länger liegen zu lassen. Wenn diese Patienten auch ambulant kommen, bei Rezidiven nach einer einmaligen Belastung (z. B. Gartenarbeit) genügen meistens zwei bis drei Behandlungen, um die Beschwerden zu beseitigen.
5. Bei asymmetrischen muskulären Restverspannungen nach einer manipulierten Blockierung sind einige Traktionen präventiv wichtig.

Die relativ einfache Strecktischtherapie, die sehr wirkungsvoll sein kann, ist zu Unrecht in Vergessenheit geraten. In unserer Klinik für manuelle Therapie möchten wir sie nicht missen. Unser Strecktisch ist voll ausgelastet. Ärztlicherseits sollte vielleicht häufiger an die Verordnung der Lendenwirbelsäulen-Traktion gedacht werden. Es dürfte auch nicht in so vielen KG-Abteilungen und Praxen ein Strecktisch fehlen.

Um nun der Frage nach dem anzuschaffenden Modell zuvorzukommen: Ich könnte keinen der auf dem Markt erhältlichen (und meist teuren) Strecktische als ideal bezeichnen. Ich möchte aber den Vorschlag machen, sich in alten Krankenhaus-Beständen nach ausrangierten Operationstischen umzusehen. Sie haben eine Kippvorrichtung, sind hart und glatt, und es gibt solche, die ein Gelenk für die LWS-Kyphosierung haben. Es braucht nur ein metallener Bügel für das Anbringen der Fixationsgurte angeschweißt zu werden.

K. Stein
Klinik f. manuelle Therapie
Ostenallee 83, 4700 Hamm 1

14 Krankengymnastische Behandlung nach Wirbelsäulenoperationen

Jürgen Grete, Wildbad

Der operative Zugang bei einer Nucleotomie schädigt den Weichteilmantel der Lendenwirbelsäule und je nach Ausdehnung das knöcherne Skelett der Wirbelsäule im operierten Segment. Die Folge ist eine meistens reversible Instabilität und Dysfunktion des betroffenen Bewegungssegmentes. In der frühen postoperativen Phase (1. bis 14. Tag) sollte sich der Schwerpunkt der krankengymnastischen Behandlung auf eine muskuläre, statische Absicherung der Wirbelsäule bei den notwendigsten Alltagsbewegungsabläufen beschränken. Zu große zeitlich ausgedehnte Belastungen sowie Frühmobilisation ohne entsprechende reflektorische muskuläre Absicherung der Wirbelsäule können bleibende Veränderungen im intersegmentalen Zwischenraum zur Folge haben.

Wir fanden bei einer Nachuntersuchung bei 255 Probanden nach lumbaler Bandscheibenoperation in 44% der Fälle eine Gefügeinstabilität und Höhenminderung in der operierten Etage. Die Analyse ergab weiter, daß 89% der Problempatienten bereits in der ersten bis dritten postoperativen Woche erheblich mobilisiert worden sind. Nach Angaben von Patienten sind diese sogar mit Chirogymnastik oder Wasser-Gruppenbehandlung beübt worden. Der Röntgenbefund zeigt bei diesen Patienten häufig eine intersegmentale Höhenminderung (Minderung des Bandscheibenzwischenraumes), Retrolysthese und Rotationsfehlstellung der Wirbelsäule. Das Foramen intervertebrale ist in diesen Fällen verengt. Diese Patienten haben wieder pseudoradikuläre Beschwerden oder radikuläre Reizerscheinungen, die häufig auch zur Gegenseite der präoperativen Symptomatik verlagert sind.

Nach Abheilung der Muskelnarbe wurde deshalb die Behandlung dieser Patienten im Akutstadium zunächst durch Entlastung der Wirbelsäulensegmente mit gezielter Extension (z. B. Schlingentisch, Auftriebstherapie im Wasser und entsprechende Lagerungsmaßnahmen) begonnen. Die Extensionsbehandlung wird zur Elastisierung der paravertebralen Muskulatur durch ein leichtes isometrisches Training erweitert. Hierunter verstehen wir den Aufbau eines zunächst symmetrischen Muskelmanteltonus im Rumpfbereich zur Absicherung instabiler Wirbelsäulensegmente. In dieser Behandlungsphase wird eine evtl. vorhandene Schonhaltung unter entlastenden Bedingungen aktiv korrigiert. Vorhandene Paresen werden je nach Muskelfunktionsprüfung elektrisiert oder mit kontraktionsfördernden Techniken (PNF) gekräftigt. Hilfsmittel müssen evtl. verordnet und angepaßt werden. Ich denke hier besonders an die Unterstützung durch einen Handstock bei positivem Trendelenburg oder Fußheberschienen mit eingearbeiteter Einlage zur Erhaltung des Fußgewölbes bei paretischer Fußmuskulatur. Die Fußheberschienen sollten weitgehendst funktionell sein, um eine Bewegungseinschränkung im Sprunggelenk zu verhindern. Reflektorische Muskelkontraktionen im Bereich des Rumpfes, z. B. durch Auslösung von Gleichgewichtsreaktionen, sind während der krankengymnastischen Übungsbehandlung zu vermeiden. Bewegungsabläufe aus belastenden Positionen, z. B. Sitzen oder Vorneige im Stand sollten zunächst vermieden werden.

Mobilisierende Maßnahmen im lumbalen Bereich der Wirbelsäule sollten erst bei zunehmender Schmerzfreiheit und allgemeiner Reaktionsverbesserung der Muskulatur im Rahmen der alltäglichen Bewegungserfordernisse des Patienten durchgeführt werden. Der Umfang des erzielten Bewegungsausmaßes hinsichtlich der Flektion und Extension bis zur Aufrichtung während der Mobilisation muß sich im Rahmen der Schmerzfreiheit bewegen.

J. Grete
Rommelklinik
Bätznerstr. 96
7547 Wildbad

15 Die konservative Behandlung der Skoliose mit Krankengymnastik und Milwaukee-Korsett

Mechthild Keller, Köln

Die Behandlung der Skoliose richtet sich nach dem Schweregrad des Krümmungswinkels und der zu erwartenden Progredienz.

Skoliosen mit einem Krümmungswinkel von 8°—15° (gemessen nach COBB) sollen sorgfältig ärztlich überwacht werden, um eine Progredienz frühzeitig zu erkennen; und gleichzeitig intensiv krankengymnastisch behandelt werden, um die Selbstheilungstendenz der Wirbelsäule zu unterstützen. Hierzu ist eine frühzeitige Erfassung der Skoliosepatienten unbedingt wichtig.

Bei mittelschweren Skoliosen mit einem Krümmungswinkel zwischen 15°—40° ist eine kombinierte Therapie mit Orthese, Krankengymnastik und evtl. Elektrotherapie indiziert.

Bei schwereren Formen der Erkrankung sollte frühzeitig an eine Versteifungsoperation gedacht werden.

Die für die Krankengymnastik relevante Therapie liegt im Bereich der mittelschweren Skoliosen. Auf diese Therapie möchte ich in meinem Referat eingehen.

Mit dem von BLOUNT und SCHMIDT 1946 in Milwaukee/USA entwickelten Redressions- und Extensionskorsett trat eine Wende in der Skoliosebehandlung ein.

Dieses Milwaukee-Korsett hat zwei Grundideen:
1. ein passives = redressierendes und extendierendes Moment
2. ein aktives = Übungs- und Mahnmoment.

Beide Momente sind eng miteinander gekoppelt; die passive Funktion verhindert die tiefe Ruhehaltung und mahnt gleichzeitig durch den vermehrt auftretenden Pelottendruck zur aktiven Streckung und Korrektur der Fehlhaltung.

Ein gut sitzendes Milwaukee-Korsett richtet die Wirbelsäule zwischen Becken und Kopf lotrecht aus, die redressierenden Pelotten liegen dem Körper fest an, Kopf und Hüftgelenk sind frei beweglich.

Das Milwaukee-Korsett beeinflußt die :
— Wirbelsäulenstatik
— Krümmungswinkel
— Thorakale Rumpfdeformität
— statische und muskuläre Leistungsfähigkeit.

Korrekturergebnisse sind besonders auffällig während der ersten Zeit des Tragens eines Milwaukee-Korsetts, hier kommt es auch häufig zu einer Verbesserung der Atem- und Kreislaufsituation.

Bei geringen Skoliosen hat das Korsett eine aktivierende Funktion, bei schweren Skoliosen eine mehr stützende Funktion.

Analog dem Prinzip des Milwaukee-Korsetts ist das Ziel der krankengymnastischen Behandlung:

Die aktiv aufgerichtete Wirbelsäule, die auch ohne Korsett gehalten werden kann.

Gesichtspunkte und Maßnahmen zur Erlangung dieses Zieles sind:

1. **Haltungsschulung durch:**
   — aktives Aufrichten des Beckens bei symmetrischer Belastung der os isschii
   — Strecken der Wirbelsäule und lotrechtes Ausrichten des Schultergürtels über dem Becken
   — Heranziehen der Seitausbiegungen der Wirbelsäule zur Mittellinie hin.

   In kleinen Schritten wird der Haltungsaufbau vor dem Spiegel unter Augenkontrolle analysiert und dann korrigiert. Ausgehend von der Situation des Skoliosepatienten als Schüler ist es günstig, als Ausgangsstellung zur Haltungskontrolle den Hockersitz zu wählen. Symmetrische und asymmetrische Handhaltungen des Patienten, manueller Widerstand seitens der Krankengymnastin sollen als vorübergehende Hilfe verstanden werden. Die aktive Streckung und Korrektur der Wirbelsäule im Korsett soll unauffällig sein.

2. **Muskelkräftigung durch:**
   — betont asymetrisches Üben mit und ohne Gerät, gegen manuellen Widerstand und aus verschiedenen Ausgangsstellungen.
   — isometrisches Üben z.B. nach HETTINGER.

   In der Regel liegt bei der idiopathischen Skoliose die geschwächte Muskulatur auf der konvexen Seite. Bedingt kann auch symmetrisch geübt werden.

3. **Erhaltung der Wirbelsäulenbeweglichkeit durch:**
   — Verbesserung der Balance auf beweglicher Unterlage wie Therapieball, Sportkreisel, Schwebebalken.

4. **Kreislauftraining durch:**
   — Zirkeltraining
   — Ergometerfahrrad
   — Schwimmen und Tauchen
   — Dauerläufe

5. **Atemschulung durch:**
   — vermehrtes tiefes Einatmen und Ausatmen, evtl. mit Betonung in das „Rippental".

Gleiche Wortwahl, gleicher Übungsaufbau und gleiche Berührungshilfen durch den Krankengymnasten erleichtern das Lernen (Sensomotorisches Lernprinzip).

Haltungsübungen werden mit und ohne Korsett geturnt, Kräftigungsübungen vorwiegend ohne Korsett.

Die Krankengymnastin soll sich von dem Grundsatz leiten lassen: So wenig Übungen wie nötig, aber so effektiv wie möglich. Immer wieder sollte auf den Sinn der Übungen und des Korsetts hingewiesen werden, um das Tragen des Korsetts für den Patienten zu erleichtern, zumal auch nachts im Korsett geschlafen werden muß.

Ca. ½ Stunde täglich soll der Patient üben, zunächst unter Kontrolle der Eltern. Einmal wöchentlich müssen die Übungen von der Krankengymnastin überprüft und korrigiert werden. Ein längeres Intervall hat sich in der Praxis nicht bewährt. Wichtig ist, daß die Krankengymnastin die Wirkung der Übungen ständig prüft, es kann auch eine „krankengymnastische Fehlhaltung angeturnt" werden.

An dieser Stelle möchte ich aber auch noch ganz kurz die psychologische Betreuung des Skoliosepatienten erwähnen. Je jünger das Kind, um so leichter die Annahme des Korsetts, aber auch um so länger die Tragezeit. Die Probleme, die durch das Korsett, speziell den Halsring, entstehen, sollten nicht bagatellisiert werden. Zumal in der Pubertät wird die

Führung des Patienten sehr schwierig, und neben den Übungen braucht der Jugendliche auch menschliche Hilfe. Hier kann die Krankengymnastin versuchen, Mittler zwischen Eltern und Kindern zu sein.

Zusammenfassung:
Die kombinierte Behandlung der Skoliose mit Krankengymnastik und Milwaukee-Korsett umfaßt aktive und passive Elemente:

1. eine Korrektur der dreidimensionalen Fehlhaltung der Wirbelsäule,
2. eine Korrektur der skoliotischen Fehlhaltung,
3. die Stabilisierung des aktiven Korrekturergebnisses.

Eine Befreiung vom Schulsport ist nicht ratsam. Der Skoliotiker sollte eine Sportart finden, die er ein Leben lang ausüben kann und die einen günstigen Einfluß auf die Skoliose hat. Reiten, Tennis, Skilanglauf, Golf sind Sportarten, die zu empfehlen sind.

M. Keller
Städt. Krankenhaus Köln-Holweide
Neufelderstr. 35
5000 Köln 80

16 Krankengymnastik bei Skoliosen

Marianne Marx, Heusweiler

Zur Diagnostik:
Wichtig ist für mich vor allem, den Rücken nie isoliert zu sehen.
Auffällig viele der Kinder mit Skoliosen, die ich behandele, fallen in den Rahmen der sog. „Minimals".

Dabei ist bei diesen Kindern die Knick-Senkfuß-Stellung, X-Stellung von Knie und Hüfte und Hyperlordosierung der Lendenwirbelsäule, die wiederum durch eine verstärkte Kyphosierung der Brustwirbelsäule kompensiert wird, häufig vorhanden.

Die Lendenwirbelsäule ist dabei überwiegend links-konvex, der weitere Verlauf der Skoliose ist nicht in ein allgemeines Schema einzureihen (C-förmig, S-förmig oder Triple-Skoliose).

Gemeinsam haben alle diese Kinder die Schwierigkeit, zu koordinieren und im Gleichgewicht zu bleiben.

Häufig sind die Zeichen der motorischen Störung so gering, daß sie bisher niemandem aufgefallen sind und das Kind immer nur ermahnt wird: „Halte Dich gerade". Was jedoch „gerade" ist, wurde dem Kind noch nie vermittelt.

Beginnen wir nun mit diesen Kindern die Behandlung, so erwarten in den meisten Fällen Eltern als auch der behandelnde Arzt gezielte Übungen für die Skoliose von uns.

Es fiel mir am Anfang sehr schwer, den Eltern begreiflich zu machen, daß keine Besserung der Skoliose möglich ist, bevor wir nicht grundlegende Dinge in den Bewegungen des Kindes ändern.

Beginnen wir z.B. mit der Rückenlage eines solchen Kindes: die Knie und Hüften sind innenrotiert, die Lendenwirbelsäule bildet eine Hohlkreuz.
Setzt sich der Patient auf, verstärkt sich die falsche Haltung der Füße, Knie und Hüften.
In der normalen Spielhaltung jedoch ist das Gesäß zwischen den Fersen, was wiederum falsche Haltung von Hüft- und Kniegelenken und einen Sitzbuckel der Lendenwirbelsäule bewirkt.
Zum Aufstehen werden dann die Füße, Knie- und Hüftgelenke in die auffällige innenrotierte Stellung gebracht und das Becken nach vorne gekippt.
Die Bauchlage ist im Gegensatz zum normalen Liegen ähnlich auffällig wie die Rückenlage.
Um mir ein genaues Bild der Bewegungsabläufe zu machen, lasse ich die Kinder von der Rückenlage über beide Seiten drehen, von der Bauchlage über den Vierfüßlerstand zum Kniestand und zum Stand kommen (Einseitigkeit beachten).
Jetzt kann ich meine Behandlung am entsprechenden Punkt ansetzen.
Die Fähigkeit zur gezielten motorischen Bewegung versuche ich dem Kind über die Behandlung auf neurophysiologischer Grundlage zu vermitteln.
Beim direkten Eingehen auf die Skoliose habe ich ein bestimmtes Schema. Dazu gehört, daß ich die Kinder fast nie aus der Bauchlage üben lasse, da hier die Korrektur des gesamten Körpers sehr schwer ist.

Die Rückenlage ist eine sehr günstige Ausgangsstellung. Durch angestellte Beine und leicht geöffnete Knie habe ich bereits Füße, Knie-, Hüftgelenke und Lendenwirbelsäule korrigiert, und es fällt dem Kind nun leichter, seinen Rücken zu kontrollieren und in die Streckung zu arbeiten.

Der Vierfüßlerstand ist ebenso eine sehr beliebte Ausgangsstellung. Ich kann den Rücken nach vorne strecken lassen, wobei gleiche Belastung der Knie geübt werden kann und damit auch eine Stabilisierung des Gleichgewichtes erreicht wird.

Der Schneidersitz begünstigt die Beckenkorrektur. Durch wechselseitige Belastung der Sitzknorren (Tuber ischiadicum) trainiert man das Gleichgewicht im Sitzen.

Der Stand ist die letzte Phase des Übungsprogramms, wobei das vorher Erlernte umgesetzt wird.

Günstig auf den Therapieerfolg hat sich der Wechsel von Einzelbehandlung und Behandlung zweier Kinder mit gleichem Krankheitsbild ausgewirkt.

Bei der Einzelbehandlung kann intensiver gebahnt und korrigiert werden; die Behandlung zu zweit sportt die Kinder an und macht ihnen mehr Spaß.

Überhaupt ist die Freude und der Spaß bei diesen Kindern sehr wichtig, da die Behandlung doch meist über lange Zeit 2-bis 3mal wöchentlich erfolgt.

Die Motivation der Eltern muß durch gezielte Aufklärung erreicht werden, da ohne deren Mithilfe im täglichen Training zu Hause kaum ein Erfolg zu erzielen ist.

M. Marx
Trierer Str. 2
6601 Heusweiler

17 Krankengymnastik bei Morbus Bechterew

Rita Wirbser, Baden-Baden

Der Morbus Bechterew ist ein chronisch entzündliches Systemleiden, das vorwiegend die Wirbelsäule, aber auch die peripheren Gelenke erfaßt.
Es besteht eine ausgesprochene Neigung zur Ankylosierung der Iliosacralgelenke, der kleinen Wirbelgelenke sowie Befall des umgebenden Gewebes der Wirbelsäule (anulus fibrosus und Bandapparat). Der Verlauf der Erkrankung ist durch einzelne Schübe gekennzeichnet. In jedem Stadium kann es zum Stillstand kommen.
Das typische Bild des Bechterewkranken im Spätstadium zeigt die Hyperkyphose in der BWS und die Hyperlordose der HWS. Im Röntgenbild ist die charakteristische Bambusstabform der Wirbelsäule zu erkennen.

Diese entzündliche Erkrankung verlangt neben der medikamentösen vor allem eine physikalische Therapie, insbesondere die Krankengymnastik. Nur die aktive Behandlung der Wirbelsäule und ihrer Grenzgelenke kann ihre Beweglichkeit und eine ausreichende costoabdominale Atmung erhalten. Voraussetzung für die gezielte Krankengymnastik sind Kenntnisse der letzten Röntgenbilder, auch der Halswirbelsäule wegen atlanto-axialer Subluxationsgefahr sowie eine funktionelle Befundaufnahme.

Die wichtigsten Zielsetzungen für das Behandlungsprogramm sind:

1. Die Beeinflussung der Versteifungstendenz der Wirbelsäule in günstiger funktioneller und kosmetischer Hinsicht.
2. Die Erhaltung der Beweglichkeit in den stammnahen Gelenken.
3. Die Erhaltung der Atemfunktion.
4. Die Kräftigung der aufrichtenden Muskulatur.

Vorbereitend und ergänzend für die Krankengymnastik eignen sich Wärmeanwendungen und Massagen zur Lockerung und Analgesierung. Als Wärmebehandlung kommen in Frage: Fango, Paraffin, Lichtbogen, die Mikrowelle, Kurzwelle und der Ultraschall.
Die aktive Mobilisation der Wirbelsäule erfolgt um die drei Bewegungsachsen in die Flexion/Extension, Lateralflexion und Rotation.

Einige Übungsbeispiele sind:

1. *Die Gymnastik auf dem Hocker* unter Einbeziehung der oberen Extremitäten als weiterlaufende Bewegung auf die Wirbelsäule, auch mit Geräten zur Hebelverlängerung wie Stab, Keule und Ball.
2. *Übungen auf dem Pezziball* (nach Klein-Vogelbach) sitzend, in Bauchlage, Rückenlage und in Seitlage. Sie eignen sich besonders zur Mobilisierung, zum Geschicklichkeitstraining, aber auch zur Kräftigung der aufrichtenden Muskulatur.
3. *Aus dem PNF*, Armpattern auf der Körperdiagonalen nach Flexion/Abduktion/Außenrotation zur Pectoralisdehnung und Wirbelsäulenstreckung, z. B. das Liftingpattern gegen Widerstand zur Kräftigung der Rückenmuskulatur.
4. *Übungsmöglichkeiten auf der Matte* aus verschiedenen Ausgangsstellungen, z. B. die Rückenlage mit Dehnlagerungen zur Atemrichtungsschulung, die Bauchlage zur Hüft- und Schultergelenkstreckung sowie zur Ausschaltung der abdominalen Atmung. Brunkow'sche Stemmübungen aus verschiedenen Ausgangsstellungen zur Kräftigung der Rumpfmuskulatur.

Der Vierfüßlerstand in Anlehnung an das Klapp'sche Kriechen ohne Fortbewegung. Bei Gelenkbeteiligung der Extremitäten sollte auf belastende Ausgangsstellungen wie Vierfüßlerstand, Kniestand und Stand verzichtet werden.

5. *Die Atemtherapie* kann unterstützt werden durch einen Totraumvergrößerer bis zu 300 ml zur Schulung der Tiefatmung.

Die Krankengymnastik ist aber nur dann sinnvoll, wenn der Patient täglich alleine weiterübt. Dafür ist es wichtig, daß er über die Art und den wahrscheinlichen Verlauf der Erkrankung aufgeklärt wird. Die erlernten Übungen dürfen nicht zu kompliziert und zu monoton sein. Sie müssen auf kleinstem Raum durchführbar sein.

Als Richtlinien für den Alltag gelten folgende Hinweise:
— tägliches Üben 2 × ca. 20 Min., nach Möglichkeit zusätzlich 1 Std. Bauchlage.
— im Unterschied zu anderen rheumatischen Erkrankungen wird über die Schmerzgrenze geübt, jedoch sollen die Schmerzen nicht länger als 1—2 Std. anhalten.
— für die möglichst flache Lage im Bett ist eine Nackenrolle zu empfehlen, die sich der natürlich gegebenen Wölbung der Halswirbelsäule anpaßt.
— schwere körperliche Arbeit, z. B. das Tragen von Lasten, sollte vermieden werden.
— empfehlenswerte Sportarten sind Rückenschwimmen und Kraulen im warmen Wasser und Skilanglauf.

Um einen guten Behandlungserfolg zu erzielen, sollte der Bechterew-Kranke die erlernten Übungen 1-bis 2mal im Monat überprüfen und ergänzen lassen.
Kontraindiziert sind alle passiven Mobilisationsversuche.

Zusammenfassend sei gesagt: Das Hauptprinzip der krankengymnastischen Therapie ist die Vorbeugung der Versteifungstendenz und, falls sie eintritt, die Ausnutzung des verbliebenen Bewegungsausmaßes, um die Selbständigkeit, Unabhängigkeit und Würde des Patienten zu erhalten.

R. Wirbser
Staatl. Rheuma-Krankenhaus
Gernsbacherstr. 47
7570 Baden-Baden

18 Krankengymnastische Behandlung von Patienten mit Morbus Scheuermann mit dem Hannoverschen Rückentrainer

Anne Erhard, Hannover

Der Hannoversche Rückentrainer ist ein Übungsgerät, auf dem der Patient die bereits bewährte kniende Ausgangsstellung mit horizontal gelagertem Rumpf einnimmt zur Kräftigung der geschwächten Rückenmuskulatur bei Morbus Scheuermann im Brustwirbelsäulenabschnitt.

Beschreibung und Wirkung des Gerätes in der krankengymnastischen Behandlung

Das Gerät besteht aus einem mobilen Gestell mit einer Knieauflage und verstellbarem *Gegenhalt für die Kniekehlen*. Dieser Gegenhalt erleichtert es dem Patienten, die korrigierte Lendenwirbelsäulenstellung zu halten.

Eine *Beckenstütze* ist entsprechend der Oberschenkellänge des Patienten einstellbar.

Konstruktion, Funktion und Anwendung der Brustbeinstütze:

Die Brustbeinstütze kann der Rumpflänge des Patienten angepaßt oder abgenommen werden, letzteres um aus dem Oberkörperhang heraus arbeiten zu können, denn bei starken Kyphosen ist bekanntermaßen die Horizontale eine unwirksame Rumpfeinstellung. Der Oberkörper muß schräg nach unten gerichtet sein, um bei optimal gedehnter Rückenmuskulatur im Lendenwirbelsäulenabschnitt Streckimpulse in der Brustwirbelsäule auslösen zu können.

Ist die Kyphose andererseits auch aus der Horizontalstellung heraus zu behandeln, dann wird durch das Wegnehmen der Brustbeinstütze der Bewegungsweg verlängert. Fallweise kann dieses allmählich geschehen, indem man unterschiedlich hohes Lagerungsmaterial unter die Arme legt. Die Verlängerung des Bewegungsweges bedeutet Kraftzuwachs für die Rückenmuskulatur. Der Patient richtet seinen Oberkörper aus dem Hang bis zu der Höhe auf, in der der Druck der Rückenpelotte einsetzt. Diese kann im Verlauf der Behandlung zur Seite gedreht werden; erfahrungsgemäß haftet ihr Druck gut im Gedächtnis des Patienten, so daß er allmählich auch ohne Haltungshinweis durch die Pelotte die Oberkörperaufrichtebewegung vom Hang bis zur Horizontalen im regelrechten Muskelaktionsverlauf von cranial bis zum Scheitelpunkt der Kyphose durchführen kann.

Diese Übungsweise ermöglicht eine systematische Kräftigung geschwächter tiefer und oberflächlicher Rückenmuskelanteile im Brustwirbelsäulenbereich.

Geräteteil Rückenpelotte in der Anwendung:

Eine kreisförmige Rückenpelotte ist durch zwei Verstellmechanismen unterhalb des Scheitelpunktes der Wirbelsäulenkyphose anzusetzen. Sie wirkt bei der Aufrichtebewegung des Oberkörpers als Hypomochlion. Sie kann mühelos zur Seite gedreht werden, wenn im Verlaufe der Behandlung Massagegriffe eingeschaltet werden müssen.

Diese Veränderung des Gerätes ermöglicht es darüber hinaus, den Rumpf von der Horizontalen zur Senkrechten aufzurichten, wobei das optimale Zusammenwirken der gesamten Rumpfmuskulatur verbessert wird.

Eine Steigerung erfährt die Übung wieder durch Verlängerung des Bewegungsweges, wenn zusätzlich die Brustbeinstütze entfernt worden ist.
Der noch im Gedächtnis haftende Druck der Rückenpelotte wird dem Patienten bei der Aufrichtung des Rumpfes eine Hilfe sein, diese Übung richtig auszuführen.
Die Bauchmuskeln werden gespannt und verhindern eine Lordosierung in der Lendenwirbelsäule, der Kopf muß in Mittelstellung gehalten werden; über die Armhaltung werden die oberflächlichen Rückenmuskeln im Brustwirbelsäulenbereich gespannt. Bei Bewegungseinleitung verkürzen sich die Rückenmuskeln im Brustwirbelsäulenabschnitt bis zum Scheitelpunkt der Kyphose, die Spannung setzt sich nach caudal isometrisch fort, die Glutaealmuskulatur verkürzt sich kräftig und extendiert die Hüftgelenke, so daß der Rumpf mit Drehpunkt in diesen Gelenken und aktiv stabilisierter Wirbelsäule zur Senkrechten hochkommt.
Diese Art der Muskelanspannung ist unabhängig von der Wirbelsäulenverlaufsform und -beweglichkeit in jedem Falle zu erreichen.

Die Konstruktion der Brustbeinstütze läßt im Unterschied zur Bauchliegeschale nach Prof. Güntz freie Armbeweglichkeit zu, so daß die oberen Extremitäten in bekannter Art und Weise zur Kräftigung der oberflächlichen Rückenmuskulatur eingesetzt werden können, wie z. B. über Muskelkettenreaktion und Verlängerung des Hebelarmes.

Gleichseitig und alternierend ausgeführte Armbewegungen lösen darüber hinaus Streck-, Rotations- und Lateralflexionsimpulse an der Wirbelsäule aus.
Die Rumpfmuskeln, die so über die Armbewegungen erreicht werden, erfahren wirksame Tonusveränderungen, sie werden im Sinne der Spannung und Gegenspannung beansprucht, schwache gekräftigt und verspannte gelockert.
Das Gerät erlaubt dem Behandler von allen Seiten her Widerstände und taktile Reize zur Tonusbeeinflussung von Agonist und Antagonist zu setzen.

Dosierung und Einsatz zusätzlicher Geräte:

Je nach Schweregrad der Erkrankung und Belastungsfähigkeit des Patienten wird der Einsatz von Geräten, wie Ball, Stab und Pullingformer, diese Behandlung auf dem Hannoverschen Rückentrainer variieren und steigern. Er dient der Kontrolle, ob sich Spannungs- und Bewegungsabläufe automatisiert haben.

Zusammenfassung:

Mit dem Hannoverschen Rückentrainer haben wir ein Übungsgerät zur Behandlung von Patienten mit Morbus Scheuermann im Brustwirbelsäulenabschnitt, welches die Wirbelsäulenkorrektur vorgibt und im Unterschied zur Bauchliegeschale nach Prof. Güntz eine erweiterte aktive Übungsbehandlung ermöglicht.
Die Unterstützungsfläche ist zur Lagerung des Patienten groß genug und den Behandler behindert sie nicht, von allen Seiten her manuelle Hilfen geben zu können.
Die Rückenpelotte und der Gegenhalt an den Kniekehlen erleichtern es dem Patienten, sich auf bestimmte Spannungs- und Bewegungsabläufe in einzelnen Rumpfabschnitten zu konzentrieren und ein verbessertes Haltungsgefühl im Sinne der aktiven Widerlagerung bei Bewegungen aus der knienden Ausgangsstellung heraus aufzubauen.
Das Gerät läßt sich mühelos so verändern, daß Übungen aus der Horizontalen und aus dem Oberkörperhang, bei gleichzeitig gedehnter Muskulatur im Lendenwirbelsäulenbereich, heraus durchgeführt werden können.

Es ist geeignet, während bestimmter Behandlungsphasen eingesetzt zu werden. Dann nämlich, wenn die Rückenmuskulatur im Brustwirbelsäulenabschnitt gekräftigt und das optimale Zusammenwirken der Rumpfmuskulatur bei voller Belastung der Wirbelsäule erarbeitet werden soll.

A. Erhard
Staatl. anerk. Schule f. Krankengymnastik, Annastift
Heimchenstr. 1
3000 Hannover 61

19 Kriterien für die Erstellung von Programmen zum Selbstüben

Nele Ipsen, Mainz

Mehrere Gründe sind es, die den Krankengymnasten dazu veranlassen, Übungsprogramme für Patienten aufzustellen, damit diese allein üben können. Ziel ist immer, den Heilungsprozeß zu verkürzen bzw. den Zeitpunkt der Selbständigkeit vorzuverlegen.

1. Der Krankengymnast sollte grundsätzlich dem Patienten zu der *Einsicht* verhelfen, daß Besserung seiner Beschwerden *nur* durch seine aktive Mitarbeit — dazu gehört auch das Üben zu Hause — zu erreichen ist. Es genügt nicht, einige Male pro Woche oder Monat „behandelt" zu werden und sonst wird nichts getan!
2. Der Patient zeigt vermehrtes Interesse zur Mitarbeit aus *Angst,* seinen Arbeitsplatz zu verlieren, wenn er zu lange krank geschrieben ist.
3. Das *Kostendämpfungsgesetz* führt zur Reduzierung der Anzahl von Verordnungen und zwingt dadurch zu vermehrter Eigentätigkeit des Patienten.
4. Übungsprogramme sollten auch zur Vermeidung von nutzlosen, oft sogar kontraindizierten Maßnahmen dienen, in dem sie *mißverständliche Begriffe erklären.* Z. B. empfiehlt der Arzt dem Patienten nach einer Radiusfraktur: „Bewegen Sie viel!" Der Patient befolgt diese Anweisung, indem er die Hand nun mittels der anderen Hand drückt, quetscht, „bewegt". Dies ist dann häufig eine Ursache für die Sudeck'sche Dystrophie.
5. *Patienten wollen von sich aus* mitarbeiten, um ihre Selbständigkeit schneller zu erreichen und kommen mit der Frage:

DARF - KANN - SOLL - MUSS ich selbst üben?

Die Antwort sollte in jedem Fall nicht nur *Sie dürfen*, sondern *Sie müssen!* lauten.

Im Übungsprogramm sollten nun die Detailfragen beantwortet werden: wann? wie oft? wie lange? wo? was? wie? soll ich üben. Einige Fragen davon erscheinen vielleicht unsinnig. Sie spielen aber meines Erachtens für den Patienten eine wichtige Rolle, um die Barriere der Schwierigkeiten wie Angst, Unlust, Trägheit, auch Unwissenheit zu überwinden. Sie sollen mit dem Patienten durchgesprochen und seinen zeitlichen, häuslichen und individuellen Möglichkeiten angepaßt werden:

a) *Wann* im Verlauf des Tages es sinnvoll ist zu üben
b) *wie oft* am Tag und
c) *wie lange* die jeweilige Übungszeit etwa betragen sollte. Z. B. ist in vielen Fällen ein mehrmals täglich *kurzes* Üben sinnvoller als einmal lang.
d) Die Frage *wo* muß exakt beantwortet werden: im Bett, auf dem Fußboden, auf einem Stuhl, an einem Tisch sitzend. Die verschiedenen Ausgangsstellungen sollten möglichst ohne Fremdhilfe und ohne größere Schwierigkeiten — wie Möbel schieben — eingenommen werden können. Damit kommen wir zum nächsten Punkt:
e) *Was* soll geübt werden?

Grundsätzlich *wenig* Übungen angeben — unter Umständen sind 2 schon genug — deren Sinn und Ziel dem Patienten einleuchtend sind, deren Erfolg für ihn — und uns — ersichtlich, kontrollierbar ist. Nach Erreichen eines Teilziels sollte schrittweise eine Übungsänderung stattfinden, um damit fortlaufend zur Motivation des Selbstübens beizutragen.

f) Die Beantwortung der Frage, *wie* zu üben ist, sollte folgende Angaben beinhalten:
— genaue *Ausgangslage* (Handrücken nach oben)
— *Geräte, Ersatz* und *Handhabung* derselben (Flasche stehend, rechte Hand umgreift das dünne Ende)
— Möglichkeiten von *Fixationen* oder *Widerständen* (linke Hand drückt den rechten Unterarm auf den Tisch)
— *Richtungsangabe* des Bewegungsablaufs, eindeutig angeben (mit den Fingerspitzen versuchen, die gleichseitige Schulter zu fassen)
— *Tempo* des Bewegungsablaufs (schnell - langsam)
— *Häufigkeit* der einzelnen Übungen und
— wann *Pausen* angebracht sind

Um zu gewährleisten, daß der Patient das Übungsprogramm versteht und durchführen kann, sollten außer den genannten Angaben folgende Punkte beachtet werden:
— Richtlinien *schriftlich* geben, gut *leserlich*, evtl. mit Strichzeichnungen, Pfeilen ergänzt
— *kurz* fassen, keine ausschweifenden Erklärungen, die nicht gelesen werden
— *eindeutig* und *verständlich* erklären, ohne Fachausdrücke.
— Zusätzliche *Ratschläge* erteilen wie:
Temperatur des Handbades, Waschwassers nicht heiß
Arm nicht in Schlinge tragen
Noch nichts Schweres — Einkaufstasche — heben etc.
Die Erfahrung hat gezeigt, daß nur unter Beachtung dieser Kriterien und ständiger Kontrolle ein Erfolg des Selbstübens zu erwarten ist. Aus diesem Grund wird das Erstellen von Übungsprogrammen auch in den Unterricht an den Krankengymnastikschulen einbezogen.

Nele Ipsen
Krankengymnastikschule
Am Pulverturm 13
6500 Mainz

20 Motorisches Training von Parkinson-Kranken in der krankengymnastischen Praxis zur Bewältigung der Alltagsprobleme

Hildegund Hippler-Beth, Wiesbaden

Wenngleich sich die medikamentöse Therapie des Parkinson-Syndroms besonders im letzten Jahrzehnt entscheidend weiterentwickelt hat, bleibt sie ohne eine intensive, gleichzeitige, krankengymnastische Betreuung des Patienten doch unvollständig.

Durch systematisches Üben von Willkürbewegungen sind, so früh wie möglich nach Stellung der Diagnose, der Bewegungsverarmung und dem Mangel an Reaktivbewegungen entgegenzuwirken sowie Versteifungen und Deformierungen, soweit möglich, zu verhindern und zu beheben.

Da die Parkinson-Symptome zum Teil bunt gemischt und in verschiedener Wertigkeit auftreten, ist es notwendig, daß der Krankengymnast zunächst für den zu behandelnden Kranken einen individuellen Übungsplan erarbeitet, der der jeweils vorliegenden Bewegungsbehinderung gerecht wird.

Im allgemeinen werden wir jedoch ein gleichzeitiges Vorliegen der typischen Kardinalsymptome (Akinese, Rigor, Tremor) finden und diese stufenweise zu beeinflussen suchen:
Durch zunächst passive, im Liegen auf der Behandlungsbank langsam auszuführende Bewegungen der Extremitäten und des Rumpfes, verbunden mit Kopfbewegungen, auch unter Zug; in deren Folge dann rhythmisch koordinierte Bewegungsabläufe bis zum vollen Bewegungsausmaß im Sinne von Komplexbewegungen, die Patient und Therapeuten zum Schwerpunkt der krankengymnastischen Arbeit, der aktiven Bewegungsschulung, hinführen.
Zur Beeinflussung der motorischen Starre, insbesondere von Rumpf und Wirbelsäule, bedienen wir uns Übungen mit Geräten (Hanteln, Keulen, Stab), deren Ausschwingen oder Heben nach vorne, seitlich und oben der Patient mit den Augen folgen soll. Hierbei ist besonders auf ausgeprägte Streck- und Drehbewegungen der Wirbelsäule zu achten, die gegebenenfalls durch vorsichtiges passives Nachführen am Gerät seitens des Therapeuten zu verstärken sind.
Auch die Arbeit mit dem Therapie-Ball, mit und ohne Hilfe von hinzugestellten Hockern hat sich sehr bewährt.
Hierbei lernt der Patient u. a. auch z. B. durch die Verlagerung des Körpergewichts nach allen Seiten, dabei das Gewichtnehmen auf nur eine Körperseite mit Belastung von seitengleichem Arm und Bein und Entlastung der kontralateralen Körperhälfte, sowie durch Abheben und wieder Absetzen, Störungen von Bewegungsansätzen und Übergängen zu erkennen und zu verbessern.
Das Aufstehen und Hinsetzen auf den Stuhl und verschieden hohe Hocker sollte ausgiebig geübt werden, da dies dem Patienten erfahrungsgemäß durch die verlorengegangene Fähigkeit zur Schwerpunktverlagerung und zum Abfangen des Körpergewichts bei Stellungs- und Lagewechsel große Schwierigkeiten bereitet.

Sind diese Übungen dem Kranken geläufig, wird uns mit einer durchdachten Gangschulung eine Erweiterung des Aktivierungsprozesses gelingen. Zeigt der Übende noch rasche Ermüdungserscheinungen, was zu Anfang aufgrund der fehlenden „Anlasserfunktion" nicht automatisch, sondern ausschließlich willkürlich ablaufenden Bewegungen meist der Fall ist, kann das Gehen im Barren hilfreich sein. Hier fällt die Korrektur der pathologischen Haltung mit gebeugtem Rumpf und Knie nicht so schwer; hier können verschieden hohe Hindernisse eingebaut werden sowie das Seitwärts-, Vorwärts-, Rückwärtsgehen zur Überwindung der Pulsionstendenzen erarbeitet werden; kann eine Steigerung durch Änderung des Gehtempos, Abzählen der Schritte, plötzliches Anhalten und wieder Einsetzen der Bewegung erreicht werden. Bei sehr unsicheren Patienten ist zunächst ein breitbeiniger „Seemannsgang" einzuüben.

Außerhalb des Barrens geben wir Hilfen mittels zweier Stäbe, die außer zur Intensivierung der Gangschulung auch dem Eintrainieren verlorengegangener Bewegungssynergien dienen. Hier führt zunächst der Krankengymnast, bis der Patient, nur mit Hilfe des vom Therapeuten gegebenen Kommandos, selbst die Führung übernimmt. Bei allen aktiven Bewegungsabläufen geben wir dem Kranken Unterstützung durch rhythmisches, lautes, klares Kommando, Tamburinschlagen, Musik o. ä.

Ergibt sich das Zustandekommen einer Patientengruppe, so sollte dies für das Arbeiten im Rollenspiel genutzt werden. Dabei fällt den Teilnehmern in der Regel das Bewegungstraining leichter. Geübt werden Situationen des täglichen Lebens: Verabschiedung des Partners mit in den Mantel helfen, Tür öffnen und schließen, Einkauf, einen Brief zur Post geben u. ä. Es dient, außer zur Wiedererlangung von Spontan- und Reaktivbewegungen, der Überwindung der Bradyphrenie, des Einschleifens von Bewegungsautomatismen, zur psychischen Aufrichtung der, oft depressiven, Patienten im Austausch untereinander, der Kontrolle des vielfach gestörten Sprachbildes (Lautminderung, Verwaschenheit), dem Kennenlernen der eigenen Grenzen, mit der Erlangung der Einsicht, die körperliche Leistungsfähigkeit durch Training erhöhen zu können.

Unsere stärker behinderten Patienten können wir, zu Erleichterung des täglichen Lebens, auf die Hilfen der Ortho-Technik aufmerksam machen:

Schreibgriff und Knopfverschluß-Hilfe sowie spezielle Eßbestecke und Schlüssel-Schließhilfen bei starkem Tremor und, als Erleichterung bei Aufstehen und Setzen, einen Stuhl mit Katapult-Sitz.

Immer jedoch steht in unserer Arbeit die Weckung des Wunsches nach Wiedererlangung eines selbständigen, tätigen Lebens im Vordergrund und damit der Unabhängigkeit von der ständigen Fürsorge Dritter.

H. Hippler-Beth
Moritzstr. 16
6200 Wiesbaden

21 Die Bedeutung des Bewegungsrhythmus bei der Gangschulung in der Orthopädie

Ursula Heinrichs, Hannover

Einen oft viel zu wenig beachteten Faktor stellt der Bewegungsrhythmus bei der Gangschulung dar. Deshalb sollen zunächst einige Definitionen die Zusammenhänge von Bewegungsrhythmus und Gang erläutern.

Rhythmus in der Musik ist gekennzeichnet durch die regelmäßige Wiederkehr von betonten und unbetonten Takttejlen. Auch im allgemeinen Lebensbereich kann man feststellen, daß sich viele Abläufe in einem bestimmten Rhythmus wiederholen — ein Tag hat 24 Stunden, eine Stunde hat 60 Minuten, und jede Minute enthält wiederum 60 Sekunden. Ebenso vollziehen sich Atmung und Pulsschlag in Ruhe in einem ständig wiederkehrenden Gleichmaß.

Stellt man nun die Verbindung zum Gang her, so sollte man folgenden Definitionen Beachtung schenken:

— Eines der typischen Merkmale des normalen Ganges ist der „rhythmische Wechsel der Unterstützungsfläche von rechts nach links" und umgekehrt.[1]

— „Schritte sind automatische, rhythmische Verlagerungen der Unterstützungsfläche..."[2]

Hier ist lediglich zu ergänzen, daß der rhythmische Wechsel der Unterstützungsfläche von einem Bein auf das andere beim physiologischen Gang durch einen gleichwertigen Rhythmus gekennzeichnet ist, in Notenwerte umgesetzt bedeutet das, daß z. B. eine Viertelnote als Zeitmaß für den Bewegungsablauf vom Fersenkontakt bis zur Zehenablösung einer ständigen Wiederholung unterliegt. Eine Abweichung von diesem Gleichmaß ist als Hinkmechanismus zu betrachten.

Bei der Gangschulung bedeutet Bewegungsrhythmus Interaktion von Krankengymnastin und Patient, d. h., im optimalen Fall beantwortet der Patient den von der Krankengymnastin vorgegebenen Rhythmus — Rhythmusangabe von seiten der Krankengymnastin und Bewegungsrhythmus des Patienten harmonieren also miteinander. Häufig liegt aber ein Hinkmechanismus vor, der in seiner funktionellen Ursache von der Krankengymnastin analysiert und, wenn möglich, beseitigt werden sollte. Ist dieser Hinkmechanismus u. a. durch ein ungleichwertiges Schrittmaß gekennzeichnet, so wird auch der Patient motiviert sein, gemeinsam mit der Krankengymnastin an einem gleichwertigen Schrittmaß zu arbeiten, denn für ihn stellt es einen nicht unerheblichen ästhetischen, psychischen und bei der Fortbewegung bedeutenden Faktor dar. Bevor nun die Krankengymnastin mit der Gangschulung beginnen kann, ist eine genaue Vorarbeit unerläßlich. Denn nur, wenn das funktionelle Problem erkannt und behandelt worden ist, besteht auch die Wahrscheinlichkeit, daß der Patient bei der später erfolgenden Gangschulung erfolgreich verbal instruiert werden kann. Im entgegengesetzten Fall arbeiten Patient und Krankengymnastin gegeneinander und nicht miteinander, wobei der Patient oftmals von der Krankengymnastin überfordert wird und die verbale Aufforderung der Krankengymnastin eher störend als hilfreich für den Patienten ist.

Zusammenfassend gesagt ist also für die Beseitigung einer Gangarrhythmie eine genaue Befundaufnahme, d.h. funktioneller Status mit Beweglichkeitsprüfung und Ganganalyse unerläßlich, damit eine konsequente krankengymnastische Behandlung mit gleichzeitiger oder nachfolgender Gangschulung erfolgen kann.

Neben den im Befund festgestellten funktionellen Faktoren sollten aber auch die nachstehend genannten nicht unbeachtet bleiben: Schmerzen und Angst. Auf die Schmerzen kann von krankengymnastischer Seite nur zum Teil ein Einfluß ausgeübt werden, anders ist es mit der Angst. Angst entsteht durch Unsicherheit und Unkenntnis einer vorher nicht erfahrenen Situation. Nimmt man z. B. einen Patienten mit Zustand nach Amputation der unteren Extremität, so wird er das Prothesenbein nur dann ebenso belasten wie das gesunde Bein, wenn er ein sicheres Gefühl in bezug auf das Gleichgewicht hat.

Warum muß bei der Gangschulung einem gleichwertigen Bewegungsrhythmus Bedeutung beigemessen werden?

Gleichwertiger Bewegungsrhythmus ist auch mit einer gleichmäßigen Belastung der unteren Extremitäten verbunden. Wenn von krankengymnastischer Seite das Behandlungsziel normaler Gang angestrebt werden kann, so sollte dieses Ziel auch verfolgt werden, denn eine vom Therapeuten unbeachtete ungleiche Belastung kann für den Patienten negative Folgen haben wie: zunehmender Gelenkverschleiß auf der mehr belasteten Seite, Muskelatrophien auf der entlasteten Seite, Muskelverspannungen, Zunahme von Bewegungseinschränkungen auf der entlasteten Seite, vermehrte Abnutzung der passiven Strukturen auf der mehr belasteten Seite. Außerdem kann es durch alle o. g. Faktoren auch nach cranial zu erheblichen statischen Veränderungen kommen (LWS-Skoliose usw.). Somit ist dem Patienten also auf Dauer nicht geholfen, sondern es entstehen sekundär negative Folgen. Oftmals kann eine gleichmäßige Belastung durch einen schnelleren Wechsel der Unterstützungsfläche erreicht werden. Somit ist noch ein weiterer wichtiger Gesichtspunkt erfaßt, der in engem Zusammenhang mit dem Rhythmus steht: das Schritt-Tempo. „Unter dem optimalen Gangtempo verstehen wir in der funktionellen Bewegungslehre ein ökonomisches Gangtempo, bei dem durch ein Minimum an Anstrengung die relativ längste Wegstrecke in der Zeiteinheit zurückgelegt wird."[3]

Abschließend möchte ich in die Betrachtung der Zusammenhänge zwischen Gang und Bewegungsrhythmus noch einen weiteren Gesichtspunkt einbeziehen, die Auswahl der Medien bei der Schulung des Bewegungsrhythmus. Wie im Unterricht sollten auch in der krankengymnastischen Behandlung Medien hinzugezogen werden, die motivierend wirken. Nur so kann das Lernziel baldmöglichst erreicht werden. Das heißt, daß von seiten der Krankengymnastin die Vielzahl der auditiven Mittel ausgenutzt werden sollte, wenn die Möglichkeiten vorhanden sind. Das am häufigsten verwandte Instruktionsmittel ist die eigene Stimme, weniger angewendet werden Rhythmusinstrumente (z. B. Tamburin, Klanghölzer, Holzblocktrommel) und Melodieinstrumente in Form von Schallplatten, Tonbändern etc. Während die Krankengymnastin sonst auf eine Vielfalt ihrer Techniken bedacht ist, spielt das rhythmische Element in der Praxis oft noch eine untergeordnete Rolle. Sicherlich habe ich meine letzten Ausführungen etwas überspitzt formuliert, aber ich möchte damit zum Ausdruck bringen, daß die Krankengymnastin dazu beiträgt, dem Patienten die normale oder physiologische Bewegung zu ermöglichen, und dabei ist der Bewegungsrhythmus nicht wegzudenken und in erster Linie als Charakteristikum der allgemeinen Gymnastik darzustellen. Durch die Ausnutzung des rhythmischen Elements bei der Gangschule entstehen folgende Vorteile:

— Rhythmus erleichtert den automatischen Bewegungsablauf und wirkt damit tonusregulierend im Sinne der ökonomischen Aktivität.

— Rhythmus erlaubt eine permanente in gleichmäßiger Geschwindigkeit ablaufende Verlagerung des Schwerpunktes in der angestrebten Bewegungsrichtung.
— Dadurch, daß sich jeder Schritt in der Standbeinphase vom Fersenkontakt bis zur Zehenablösung und in der Spielbeinphase von der Zehenablösung bis zum Fersenkontakt in das Zeitmaß des Rhythmus einordnet, kommt es zu dem erwünschten ständig wiederkehrenden Bewegungsablauf, d. h., durch die Wiederholung automatisiert sich die Bewegung.

Trotzdem muß noch einmal ganz deutlich hervorgehoben werden, daß das mitreißende rhythmische Element nicht die Instruktion des Behandlers bei der Erläuterung von Bewegungsabläufen und Korrekturen ersetzen kann, denn Rhythmus allein kann keinen Hinkmechanismus korrigieren. Wenn aber im Anschluß bzw. im Zusammenhang mit der bewegungsspezifischen Instruktion die therapeutische Möglichkeit der Rhythmusangabe ausgenutzt wird, so ist es für die Krankengymnastin und den Patienten ein optimales Mittel, um zu überprüfen, ob das angestrebte Ziel erreicht ist.

U. Heinrichs
Koblenzer Str. 31
3000 Hannover 1

Literatur:

(1) KLEIN-VOGELBACH, Susanne
Gangtypische Bewegungsabläufe und didaktische Hinweise zur krankengymnastischen Behandlung
aus: Zeitschrift „Krankengymnastik" 4/1973, S. 118

(2) u. (3) KLEIN-VOGELBACH, Susanne
Funktionelle Bewegungslehre
Rehabilitation und Prävention Band 1
Springer Verlag, Berlin, Heidelberg, New York, 1976, S. 145

22 Krankengymnastische Behandlung nach Sehnenverletzungen an der Hand

Hergard Hofmann, Köln

Die Verletzungen können offen oder geschlossen sein. Sie kommen als Schnitt-, Stich-, Riß- und Quetschwunden sowie nach Verbrennungen vor.

Die chirurgischen Methoden der Wiederherstellung sind folgende:
1. *Primäre Sehnennaht*: sie wird nur innerhalb der ersten sechs Stunden bei einem sauberen, glatten Schnitt vorgenommen.
2. *Sekundäre Sehnennaht*: erfolgt nach Wundheilung.
3. *Sehnenplastik*: sie wird vor allem bei Beugesehnenverletzungen in Verbindung mit schweren Quetschungen, Hautdefekten oder erheblichen Frakturen durchgeführt.

Die häufigsten *Strecksehnenverletzungen* sind Riß der Sehne des M. extensor digit. communis proximal des Endgelenkes, dadurch entsteht der typische Mallet-Finger, und bei Riß der Sehne über dem Mittelgelenk kommt es zum sogenannten Knopflochphänomen.

Aus Zeitgründen möchte ich mehr auf die *Beugesehnenverletzungen* eingehen, die im Gegensatz zu den Strecksehnenverletzungen häufiger auftreten.

Wenn die Finger zum vollen Faustschluß gebracht werden sollen, beginnt die Kontraktion der tiefen Beugemuskeln zuerst im Mittel- und Endgelenk, bevor die Mm. interossei und lumbricales als kräftige Beugemuskeln des Grundgelenkes ins Spiel kommen. Durch die Verletzung ist der Ablauf dieses Zusammenspiels gestört. Nach einer Sehnennaht oder Plastik des M. flexor digit. profundus und superficialis ist das leichte Beugen der Finger nicht mehr möglich, weil die Sehne ihre frühere Gleitfähigkeit noch nicht wieder erreicht hat. Wenn der Patient versucht, die Finger zu beugen, so beansprucht er die Mm. interossei und lumbricales sehr stark, so daß die tiefen Beugemuskeln überhaupt nicht fähig sind, sich zu kontrahieren. Um dieser Schwierigkeit entgegenzuwirken, wird das Grundgelenk bei der Behandlung in leichter Beugestellung fixiert. Dieses entspricht auch einem weiteren wichtigen Prinzip, die Entlastung der Nahtstelle durch Annäherung von Ansatz und Ursprung der Muskeln bzw. Sehnen.

Gesichtspunkte der krankengymnastischen Behandlung sind folgende:
1. Die Wiederherstellung und Erhaltung der Gleitfähigkeit der Sehne
2. Schulung der Kontraktionsfähigkeit des betroffenen Muskels
3. Die Kräftigung desselben
4. Mobilisation von Mittel- und Endgelenk
5. Schulung des Wechselspieles zwischen Streck- und Beugemuskulatur
6. Schulung verschiedener Greifarten

Beginn der Behandlung ungefähr am 18. postoperativen Tag. Die Voraussetzung ist eine gut durchwärmte Hand. Es erfolgt zuerst die Schulung der Kontraktionsfähigkeit über der Beugefunktion der anderen Finger als automatisches Mitbewegen. Das isolierte Bewegen des verletzten Fingers durch Beugung im Mittel- und Endgelenk bei proximaler Fixation und Richtungshilfe durch Fingerkontakt des Behandlers in der eben erwähnten Entlastungsstellung möchte ich hiermit ganz besonders in den Vordergrund stellen. Nach weiteren 3 Wochen kann eine zunehmende Belastung bzw. Dehnung der Sehne erfolgen. Man beginnt mit der

Streckung der Finger im Grundgelenk, die sich dann mit der O-Stellung im Handgelenk kombiniert und durch die Dorsalextension noch gesteigert wird. Auch kann gegen Widerstand und Haltewiderstand gebeugt werden.

Eine Ausnahme in der Behandlung macht die primäre Beugesehnennaht nach Kleinert, die in den letzten Jahren immer mehr an Bedeutung gewonnen hat. Die Ruhigstellung erfolgt durch eine dorsale Gipsschale — das Handgelenk ist in ungefähr 40° Volarflexion — die Fingergrundgelenke in 50° Beugung ruhiggestellt — ein Gummiband ist am Fingernagel und Unterarmverband fixiert, das den Finger in Beugestellung hält. Hier beginnt die Behandlung schon am 2. postoperativen Tag durch Strecken des Fingers im Mittel- und Endgelenk gegen den Widerstand des Gummibandes. Dann soll der Finger durch den Zug des Gummibandes passiv in die Beugung gebracht werden. Dadurch bleibt die Gleitfähigkeit der genähten Sehne erhalten. Nach 3 Wochen wird die Gipsschale entfernt, der Gummizug bleibt noch ungefähr 1—2 Wochen, um eine plötzliche Mobilisation zu verhindern. Die weitere Behandlung erfolgt dann wie bereits vorher beschrieben. Die sonst üblichen Komplikationen, wie Riß der Nahtstelle bei zu früher Belastung — unnachgiebige Verwachsungen — Beugekontrakturen im Mittel- und Endgelenk entfallen bei der Behandlung nach Kleinert weitgehend.

H. Hofmann
Chir. Universitätsklinik
J.-Stelzmann-Str. 9
5000 Köln 41

Literatur:

HONIGMANN, M.: Krankengymnastische Behandlungs-Schwerpunkte nach traumatischen Sehnen- und Nervenverletzungen der Hand aus der Sicht des praktizierenden Krankengymnasten. Krankengymnastik 4, 201—203 (1977)

23 Gesichtspunkte zum Gelenkschutz bei rheumatischen Erkrankungen

Wiltrud Schmidt, Rottach-Egern

Ist ein einzelnes Gelenk oder der Bewegungsapparat generell durch einen Krankheitsprozeß geschädigt, sollte jede weitere Traumatisierung durch „unsachgemäße" Bewegung oder Belastung nach Möglichkeit vermieden werden, sonst könnte der Heilungsprozeß verzögert werden oder sogar irreparable Folgen auftreten. Der Gelenkschutz muß also bei allen Tätigkeiten des täglichen Lebens wirksam werden.

Früher wurde die Therapie des Gelenkschutzes vorwiegend bei Patienten mit Primärchronischer Polyarthritis angewendet, weil bei diesen morphologischen Veränderungen der Weichteile besonders leicht Schädigungen durch mechanische Belastungen entstehen. Da die PcP in den skandinavischen Ländern sehr häufig ist, befaßte man sich besonders in Schweden zuerst mit den Problemen des Gelenkschutzes.

Wenn man sich vom therapeutischen Standpunkt aus mit dem Schutz der Gelenke beschäftigt, muß man sich zuerst die Frage stellen: Was schädigt ein Gelenk?

Hier gibt uns Fr. Klein-Vogelbach in ihrem ersten Buch Antwort (ich zitiere): „Eine Dauerbenützung der Arretierungen, d. h. passiver Strukturen, wie Gelenkkapsel und Bänder, die das Bewegungsausmaß eines Gelenkes einschränken, ist ein Grundmechanismus einer schlechten Haltung. Dabei wird zwar Muskelaktivität gespart, aber die passiven Strukturen des Bewegungsapparates werden unphysiologischen Beanspruchungen ausgesetzt und reagieren darauf mit vorzeitigen Verschleißerscheinungen." (Ende des Zitats)

Die Erhebung des Funktionellen Status bzw. die Befundaufnahme gibt uns Aufschluß darüber, welche Gelenke gefährdet sind und wo das funktionelle Problem liegt.

Demzufolge muß die Bewegungstherapie zwei Kriterien erfüllen:
1. Die eigentliche Behandlung des funktionellen Problems als Folge der Grunderkrankung, z. B. die schonende, hubarme Mobilisation eines oder mehrerer Gelenke. Sie bedarf einer Instruktion, die nur dann für den Patienten einfach ist, wenn sie das Wahrnehmungspotential anspricht.
2. Der Gelenkschutz für Aktivitäten im täglichen Leben, der hauptsächlich darin besteht, daß die Belastung der Gelenke in Form von Gewichten soweit als möglich reduziert wird.

Ich möchte kurz einige Grundsätze der Belastung in Erinnerung bringen:
A. Je trainierter ein Muskel im Hinblick auf Geschicklichkeit, Kraft und Ausdauer ist, desto niedriger kann die Intensität der ökonomischen Aktivität (Klein-Vogelbach) bei einer bestimmten Tätigkeit sein. Hierauf beruht die eigentliche Leistungsfähigkeit eines Muskels.

Ist ein Muskel (z. B. durch eine Erkrankung) nicht trainiert, so ist er weniger belastungsfähig. Das Verhältnis von Belastung und Belastungsfähigkeit muß berücksichtigt werden. Für den Rheumatiker heißt das häufiger Wechsel der Arbeits- und Ruhephasen, der bei größer werdender Belastung um so häufiger sein sollte. Oder nach längerer tonischer Belastung, z. B. Fixation eines Gegenstandes, wiederholte phasische Muskelbeanspruchung durch agonistisch-antagonistische Bewegung, z. B. schreiben. Der Wechsel sollte sich zwischen Flexion/Adduktion/Opposition und Extension/Abduktion der Finger abspielen. Diese Bewegung ließe sich auf Hand- und Ellbogengelenke ausdehnen.

B. Druck- oder Stauchungsbelastung in Hyperextensionsstellung der Gelenke, z. B. massiver Druck des Daumens bzw. der Finger auf einen Gegenstand. Hier geraten die passiven Strukturen in eine Dauerbelastung, während die Aktivität der Muskulatur ausgeschaltet wird. Wenn durch Angewohnheit und damit auf Dauer diese arretierenden, passiven Strukturen verwendet werden, so vollzieht sich der Verschleiß dieser Gelenke frühzeitig in Form von Lockerung und führt zu Instabilität des Gelenkes. Damit büßt das schon vorgeschädigte Gelenk einen wichtigen Schutzfaktor ein. — Der andere, große Nachteil dieser Mechanismen ist die automatische Ausschaltung der Muskelarbeit, die schon erwähnt wurde.

Grundsätzlich gilt bei allen Tätigkeiten und an jedem Gelenk als oberstes Gesetz: der Schmerz muß weitmöglichst vermieden werden. Er ist ein Warnsignal, das nicht achtlos übergangen werden sollte, da er Ausweichmechanismen hervorruft, die aus oben erwähnten Gründen auf die Dauer schädlich sind und den bereits bestehenden Defekt vergrößern.

Da wir uns ja mit den Aktivitäten des täglichen Lebens beschäftigen, interessiert uns
1. die Handhabung von Gegenständen
2. Haltung und Bewegung des Körpers während der Tätigkeit.

Zu 1.: Gewichte sollten nach Möglichkeit reduziert werden, z. B. in der Küche leichte Schüsseln und Töpfe. Muß dann ein Gegenstand, der Form und Gewicht bedeutet, festgehalten oder getragen werden, so ist es leichter, wenn es unterstützend, d. h. von unten geschieht, da der Griff bzw. die Halteaktivität entlastet wird und ein großer Kontakt der Hand mit dem Gegenstand hergestellt wird. Damit überträgt sich das Gewicht auf proximale Gelenke und Muskeln, die es aufgrund ihrer Größe einfacher bewältigen können. — Bei der Fixation kleiner Gegenstände muß noch die ausgeübte Kraft beachtet werden. Je größer die Kontaktfläche zwischen Hand und Gegenstand ist, um so geringer ist der Kraftaufwand. Der Anspruch an Kraft nimmt zu, wenn
a. die Oberfläche glatt und rutschig ist
b. z. B. ein Kugelschreiber schwer angeht und beim Schreiben aufgedrückt werden muß.

Wir merken uns als kraftsparend für die Hand:
— große Kontaktfläche der Hand mit dem Gegenstand (nicht Fingerspitzen, sondern Handteller)
— griffige Oberfläche des Gegenstandes
— möglichst große Oberfläche des Gegenstandes in Beziehung zur Hand (Vergrößerung durch Umwickeln)

Beim Bewegen eines Gegenstandes sieht man die meisten Ausweichmechanismen, wenn die Tätigkeit nicht mühelos durchgeführt werden kann, z. B. Öffnen einer Ölsardinenbüchse mit einfachem Öffner. Gerade hier sehen wir ein Beispiel, wie die Kraft über hyperextendierte Gelenke übertragen wird und es dadurch zur Belastung der passiven Strukturen kommt. Auf die Hilfsmittel, die sich hier anbieten, komme ich später noch zu sprechen.

Zu 2. Haltung und Bewegung des Körpers während einer Tätigkeit
    a. Heben und Tragen
    b. sitzende und stehende Tätigkeiten

Beim Heben und Tragen interessiert uns die Stellung und Bewegung des Körpers, wenn er zusätzlich die Position von Gewichten im Raum verändert.

Fr. Klein-Vogelbach arbeitet z. Z. an diesem zentralen Problem. Als hypothetische Regel gilt heute schon:

Beim Bücken und Heben müssen die Körperabschnitte Becken, Brustkorb und Kopf annähernd in die Körperlängsachse eingeordnet und die LWS sich automatisch in ihrer Nullstellung stabilisieren, wenn die Körperlängsachse die Vertikale verläßt. Damit werden die Abscherbelastungen reduziert und die Wirbelsäule maximal belastungsfähig.
Es ist allgemein bekannt, daß bei sitzenden und stehenden Berufen die einseitige Dauerbelastung des Körpers nicht zuträglich ist. Viele Fachleute beschäftigen sich mit diesem Problem. Es gibt zahlreiche Vorschläge und Ratschläge. Leider sind sie nur allzu global. Aus der Sicht der Funktionellen Bewegungslehre bedarf jede allgemeine Empfehlung zusätzlich der Anpassung an das individuelle Problem des Patienten.
Grundsätzlich sollten wir immer versuchen, das Bedürfnis nach Bewegung zu wecken, und wenn es nur das morgendliche Räkeln oder das Dehnen und Strecken während einer Dauersitzhaltung ist. Damit kommen wir noch zum Thema der Hilfsmittel.
Technische Geräte, wie automatische Dosenöffner, Brotschneidemaschine, Teewagen oder Spannbettücher können für manche Menschen ebenso wichtig sein wie ein Strumpfanzieher oder eine lange Greifzange. — Die Hilfsmittel sollen vorwiegend der Arbeitserleichterung dienen, indem sich mit ihrer Hilfe die aufzuwendende Kraft reduzieren läßt. Oder, der andere Fall, daß der Patient überhaupt erst mit ihrer Hilfe eine bestimmte Arbeit verrichten kann. Die Patienten sollten sich hier das reichhaltige Angebot, das wir der Technik verdanken, zunutze machen.

Alle Maßnahmen zum Gelenkschutz sind aber nur dann sinnvoll, wenn der Patient sofort eine Erleichterung spürt und den Gelenkschutz auch wirklich benützt.
Wenn es gelingt, den Schmerz zu mindern, ist ein Teil des funktionellen Problems gelöst und die Behandlung bedeutet dem Patienten eine echte Hilfe.

W. Schmidt
Südl. Hauptstr. 7
8183 Rottach-Egern

24 Krankengymnastische Grundsätze in der Betreuung von Sportlern

J. Krummrei, Hamburg

Schon im Altertum wurden Sportler medizinisch betreut. Bei Galen (130-199 n. Chr.) wurde die Massage als Heilmittel zur Sportvorbereitung eingesetzt und beschrieben. Die Aufgabe der Krankengymnastik ist nicht, die seit dieser Zeit etablierte Sportmassage zu ersetzen oder mit ihr in Konkurrenz zu treten. Die Sportmassage im klassischen Sinn hat andere Aufgaben als die Krankengymnastik bei der Behandlung von Wettkämpfern. Der Krankengymnast sieht seine Arbeit im präventiven, therapeutischen und rehabilitiven Bereich als Ganzheitsbetreuung des Sportlers in enger Bindung an die Sportmedizin. „Optimale Herstellung der Funktion durch Funktion."

Seit über 10 Jahren besteht eine Arbeitsgemeinschaft Sportmedizin im Zentralverband der Krankengymnasten e.V., in der sich Krankengymnasten auf dem Gebiet der Sportmedizin fortbilden. Die Aufgabe dieser Arbeitsgemeinschaft ist es, sich mit sportmedizinischen Problemen zu beschäftigen, Krankengymnasten auf sportmedizinischen Gebieten weiterzubilden und der Krankengymnastik einen gut fundierten Platz in der Sportmedizin zu sichern. Die Krankengymnastik im Leistungssport wurde in den letzten Jahren aus verschiedenen Gründen unterbewertet. Warum dies so ist, ist mir unverständlich. Im Training und im Wettkampf wird vom Leistungssportler eine ungeheure aktive Leistung gefordert, setzt aber die Therapie ein, dann sollen passive Maßnahmen alleine helfen; hier liegt ein Mißverhältnis vor.

Krankengymnastik im Leistungssport unterteilt sich in:
I. Befunderheben
II. Behandeln
III. Auftrainieren
IV. Prävention

Bevor die Behandlung beginnt, findet eine sportspezifische Befunderhebung statt. Dazu verwenden wir, wie die weiteren Ausführungen zeigen, viel Zeit. Jedoch ist es besser, sich länger diesem Punkt zu widmen, als unnütze oder falsche therapeutische Maßnahmen einzusetzen.

I. Befunderheben

A. Vorgeschichte: Name — Alter — Geschlecht
Sportdisziplin — Unfallhergang
Erstverletzung oder Rezidiv

B. Befund: 1. Inspektion
2. Palpation
3. Funktion

1. Inspektion — Bewegungsabläufe der Sportdisziplin analysieren
verletzungsauslösende Bewegungen analysieren
Gangbild (Schonhaltung)
Schwellung, Erguß (intra- oder periarticulär)

2. **Palpation** —
Vertiefung, Einriß
Atrophie
Fehlstellung
Wunden, Druckstellen, Schwielen
a) Haut und Unterhaut
Temperatur
Verschieblichkeit
Schwellungen und Vertiefungen
b) Muskel und Sehne
Übergang — Muskel — Sehne
Übergang — Sehne — Knochen (Ansatzpunkte)
Verschieblichkeit
Schwellungen und Vertiefungen
Schmerz (in Ruhe und max. Dehnung)
c) Gelenk (Knochen, Kapsel, Ligament)
Erguß (intra- oder periarticulär)
Form — Fehlstellung der Gelenkpartner
Schmerz
d) Gefäße und Nerven
Einfluß durch Schwellungen
Entzündungen
Quetschungen
Risse

3. **Funktion** —
a) aktive Bewegung
b) passive Bewegung
c) Widerstandstest
d) Gelenktest

a) Aktive Bewegungen prüfen alle anatomischen Strukturen, wir achten auf Schmerz und Krepitation.
b) Passive Bewegungen prüfen alle nichtkontraktilen Strukturen. Bei Normalbefund ist die passive Bewegung identisch mit der aktiven Bewegung. Eine forcierte Endbewegung gibt Auskunft über die Gelenkstabilität und das sogenannte Endgefühl. Wir stellen fest, ob es sich um einen hypo- oder hypermobilen Abschnitt handelt.
Die Einteilung der anatomischen Strukturen erfolgt nach Cyriax.
1. Nichtkontraktile Strukturen
2. Kontraktile Strukturen
Ebenso erfolgt die Differenzialdiagnose nach Cyriax.
c) Widerstandstest, gegen maximalen Haltewiderstand werden die kontraktilen Strukturen getestet, da die nichtkontraktilen Strukturen unbeteiligt bleiben.
Die Widerstandsteste werden wieder nach der Interpretation von Cyriax beurteilt.
d) Gelenktest, durch translatorische Bewegungen (Traktion, Kompression und Gleiten) werden die anatomischen Gelenke mit den intraarticulären Strukturen geprüft. Normalbefund bei nicht eingeschränktem Gelenkspiel.

Alle Funktionsprüfungen, wie aktive und passive Bewegung, Widerstandstest und Gelenktest, werden auch mit der nicht geschädigten Extremität oder Körperseite verglichen.

Abweichungen und Einschränkungen werden nach der Neutral-Null-Methode notiert. Auf den ersten Blick erscheint diese Befunderhebung sehr aufwendig, geübte Krankengymnasten beherrschen sie in wenigen Minuten. Sie ist auch für die weitere Behandlung von großer Wichtigkeit und deshalb hier so ausführlich beschrieben.

II. Behandeln

A. Schmerzlindernde Maßnahmen
 1. Thermo-, Hydro- und Elektrotherapie (THE). Bei akuten Verletzungen immer Eis oder sonstige Kälteanwendungen.
 2. Immobilisation durch Verbände
 3. Mobilisation durch Traktion und Weichteiltechniken. Traktion wird bis zur dreidimensionalen Richtung gesteigert.
B. Beweglichkeitsmindernde Maßnahmen bei Hypermobilität
 1. Stabilisation — Übungen zur Minderung der Beweglichkeit.
  Verbände zur Stützung und Kontrolle.
C. Beweglichkeitsfördernde Maßnahmen bei Hypermobilität
 1. Weichteilmobilisation
 2. Gelenkmobilisation

III. Auftrainieren

Behandlungsziel ist es, durch aktive und passive physikalische Maßnahmen eine Schmerzfreiheit und Sportbelastbarkeit zu erreichen. Ein gezieltes Auftrainieren bringt den Sportler zur vollen Belastungsfähigkeit. Dazu dienen folgende Maßnahmen:

In der Entlastung
1. Isometrisches Muskeltraining
2. Dynamisches Muskeltraining
3. Komplexbewegungen (PNF), dreidimensionales Muskeltraining

In der Belastung
4. Bewegungstherapie im Wasser (vom Schwimmen zum Gehen und Laufen steigern)
5. Radfahren (auch als Ausgleichssport)
6. Minustraining — durch Übungen an Spezialgeräten wird das Körpergewicht reduziert
7. Belastungstraining mit vorheriger Zweckgymnastik
8. Krafttraining mit Zusatzbelastung

Wie weit Ausdauer-, Geschicklichkeits- und Intervalltraining, das zu dem üblichen Training eines Leistungssportlers gehört, zum Auftrainieren angebracht ist, muß im Einzelfall zwischen Arzt, Krankengymnast und Trainer entschieden werden.

IV. Prävention

Die präventiven Maßnahmen in der Sportmedizin sind heute unbestritten. Es ist deshalb deprimierend zu sehen, wie man auf der einen Seite die Erfolge der Krankengymnastik registriert, sie aber andererseits nicht im praktischen Alltag des Trainings umsetzt. Durch Prävention lassen sich viele Verletzungen vermeiden. Die Aufgabe des Krankengymnasten besteht hier darin, die Bewegungsabläufe der einzelnen Sportart zu analysieren und dahingehend zu verändern, daß Verletzungsrisiken weitgehend ausgeschaltet werden. Das

geschieht durch aktive und passive Maßnahmen, z. B.:
a) gezielte Kräftigung einzelner Muskelgruppen
b) Verbände zur Stütze und Korrektur
c) Beratung, z. B. richtige Schuhe zur Sportart und Bodenbeschaffenheit der Trainings- und Wettkampfstätte.

Alle Maßnahmen hier im einzelnen zu besprechen, würde den Rahmen dieses 7- Minuten-Vortrages sprengen.

Zusammenfassung

Die Arbeit des Krankengymnasten mit Sportlern versteht sich als Ganzheitsbetreuung in Training und Wettkampf. Sowohl in der Prävention als auch in der Rehabilitation steht die aktive Therapie im Vordergrund. Treten Verletzungen auf, so bestimmt eine sportspezifische Befunderhebung die Behandlung, sie endet erst mit der Wiedererlangung der vollen Sportbelastbarkeit. Wesentlich zum Erfolg trägt die intensive Zusammenarbeit zwischen dem sportbetreuenden Arzt und dem Krankengymnasten und dem verletzten Sportler bei.

Jürgen Krummrei
Krankengymnast
Hohenzollernring 19
2000 Hamburg 50

Literatur:

1. CYRIAX, J.: Orthopädic Medicine, 6. Aufl., London (1975)
2. EITNER, D.: Sportverletzungen, Krankengymnastik (6/1977)
3. HIRSCHFELD, P.: Die Sportverletzung und ihre Behandlung. I. Das Knie, Schwarzenbeck-Verlag Münch. (1976)
4. KALTENBORN, F.: Manuelle Therapie der Extremitätengelenke, Olaf Norlis Bokhandel, Oslo 4. Aufl. (1977)
5. KRUMMREI, J.: Kälteanwendung bei Sportverletzungen, Vortrag Fortbildungsveranstaltung der AG Sportmed. 3/4.12.1977 in Kronberg/Ts.
6. KUPRIAN, W.: Fortbildung auf sportmedizinischem Gebiet, Krankengymnastik (5/1977)
7. KUPRIAN, W.: Sportmassage, Krankengymnastik (7/1972)
8. MEISSNER, L.: Die krankengymnastische Betreuung im Hallenhandball, Krankengymnastik (11.1975)
9. SCHOBERT, H.: Sportmedizin, Fischer-Taschenbuch (7/1977)

25 Hippotherapie

Werner Kuprian, Königstein/Ts.

Unter Hippotherapie versteht man eine spezielle krankengymnastische Übungsbehandlungsmethode, die mit Hilfe des Pferdes als „Übungsgerät" durchgeführt wird. Das Wort Hippotherapie ist von dem griechischen Wort „Hippos" — das Pferd abgeleitet.

Primär entscheidend für die oftmals erstaunlichen therapeutischen Effekte der Hippotherapie sind die auf den Patienten, auf sein Becken, seine Wirbelsäule und seine Organe einwirkenden Bewegungen des Pferderückens. Diese Bewegungen sind nicht durch andere krankengymnastische Übungsformen zu ersetzen oder durch Geräte zu simulieren. — Die Bewegungen des Pferderückens, die sich auf den Körper des Patienten übertragen, haben vielfältige, vorwiegend lockernde, durchblutungsfördernde und kräftigende Effekte.

So werden im Reitsitz z. B. das Gleichgewicht, die Koordination, die Reaktion und viele andere motorische Eigenschaften geschult. Voraussetzung ist, daß der Patient sich diesem Bewegungsrhythmus „passiv" anpaßt. — Das Wort „passiv" muß hier aber in seiner Bedeutung eingeschränkt werden, denn bei diesem passiven Anpassungsvorgang werden neuromuskuläre, psycho-physische Reaktionen und Kräfte aktiviert. Die „Passivität" bezieht sich also darauf, daß der Patient im Sinne des aktiven Reitens, also der reiterlichen Hilfengebung, passiv bleiben soll. Aus diesem Grunde wurde auch der frühere Terminus „Reittherapie" verlassen. Die Übertragung des dreidimensionalen Schwingungsrhythmus vom Pferderücken auf den Patienten ist elektromyographisch und röntgenologisch u. a. durch Rommel, Wildbad, nachgewiesen worden. Die Filme des Orthopäden Baumann, Basel, und des Pädiaters Wolf, Bremerhaven, sowie wissenschaftliche Arbeiten anderer Autoren, machen diesen dreidimensionalen Schwingungsrhythmus ebenfalls deutlich.

In der Analyse dieses komplexen psycho- und sensomotorischen Bewegungsablaufs handelt es sich um das Kippen des Beckens nach vorn im Wechsel mit der so wichtigen Beckenaufrichtung, ferner um die Auf- und Abbewegung in der Senkrechten und nicht zuletzt um die Rotationsbewegungen der WS bei fixiertem Becken.

Der regelmäßige und symmetrische Ablauf dieser Schwingungen ist dabei von entscheidender Bedeutung. Er bewirkt die Lösung muskulärer Verspannungen, die Mobilisation und Lockerung der Bewegungssegmente der WS, besonders der LWS , und ggf. die Herabsetzung und Minderung von Spastik und Rigor, die Konditionierung von Stellreflexen und die Vermeidung von pathologischen Bewegungsmustern.

Durch diesen dreidimensionalen Schwingungsrhythmus des Pferderückens eines geeigneten Therapiepferdes können jene Wirkungen erzielt werden, die sich bisher mit anderen krankengymnastischen Methoden nicht erreichen ließen.

Durch die Schwingungen des vorwiegend in der Hippotherapie im Schritt gehenden Pferdes wird gleichzeitig auf den Patienten ein Bewegungsmuster übertragen, das den normalen Gangbewegungen des Menschen entspricht. Patienten mit einseitiger Lähmung erfahren z. B. dabei, oft zum ersten Mal, die Vorstellung eines symmetrischen Ganges, was zum Ausgleich ihrer lähmungsbedingten Asymmetrien und falschen Bewegungsmustern sowie für die Bahnung normaler Bewegungsmuster von grundlegender Bedeutung ist.

Meist ergänzt und unterstützt die Hippotherapie die sonstige krankengymnastische Behandlung. Nur in seltenen Fällen ist sie als alleinige Therapie angezeigt.

Die Hippotherapie ist ganz eindeutig von allem, was mit aktivem Reiten als Sport, auch als Behindertensport zu tun hat, abzugrenzen. Hippotherapie und Reiten haben außer dem Pferd nicht viele Gemeinsamkeiten. Sie ist eine spezielle krankengymnastische Maßnahme, sozusagen eine krankengymnastische Sondermethode wie etwa Bobath, Vojta u. a., die bei dem durchzuführenden Krankengymnasten eine Zusatzausbildung und subtile hippologische Kenntnisse und Erfahrungen sowie reiterliche Fertigkeiten voraussetzt.

Als Indikationen für die Hippotherapie sind zu nennen:
Infantile Cerebralparesen, Multiple Sklerose, Gliedmaßenschäden, bestimmte WS-Erkrankungen, Skoliosen 1. und 2. Grades, abgeheilter Scheuermann, Haltungsschäden und -schwächen, schlaffe Lähmungen, Querschnittslähmungen und Halbseitenlähmungen. Darüber hinaus gibt es aus dem internistischen und kardialen Bereich sowie aus der Psychiatrie (von der Mühlen) noch bestimmte Indikationen.

Der wissenschaftliche Beirat des „Kuratoriums für therapeutisches Reiten e.V." hat eine neue Definition der Materie vorgenommen. Die Bezeichnung „Therapeutisches Reiten" ist ein Überbegriff, unter dem folgende Gruppierungen zusammengefaßt sind:

1. Hippotherapie als medizinisch-krankengymnastische Maßnahme bei exakter ärztlicher Diagnose und strenger Indikationsstellung und Kontrolle. Verweisen möchte ich dabei auf die Arbeiten von Baumann, Rommel, Rieger, Wolf und Kuprian.
2. Das heilpädagogische Reiten und Voltigieren wendet sich an die Lern- und Verhaltensstörungen. Es ist weniger eine medizinische als eine Maßnahme der Sonderpädagogik. Der Schwerpunkt dieser Arbeit liegt beim Sonderpädagogen und bei der Mitarbeit des Psychologen. Der Psychiater und Psychologe Zinke (Weilburg) sowie der Sonderpädagoge Kröger (Münster) haben darüber Arbeiten veröffentlicht.
3. Beim Reiten als Behindertensport handelt es sich um eine unspezifische Maßnahme zur Gesunderhaltung und Erhaltung der verbliebenen Funktionen und der Leistungsfähigkeit des Behinderten. Heipertz, Heipertz-Hengst, Lorenzen und andere haben darüber Aussagen gemacht.

W. Kuprian
Altkönigstr. 46
6240 Königstein

26 Sporttherapie für den Querschnittgelähmten

Ingrid Lieske, Reinbek

In der Bundesrepublik gibt es z. Z. 200 000 Behinderte, davon etwa 10 000 Querschnittgelähmte. Diese Zahl erhöht sich jedoch jährlich um ungefähr 1000 Personen.
Noch vor 30 Jahren waren diese Menschen überwiegend zum Tode verurteilt. Heute ist es durch moderne Behandlungsmethoden möglich, 90% der rückenmarkgeschädigten Patienten am Leben zu erhalten.

Hierbei ist es wichtig, daß es nicht nur auf das Überleben der Verletzten ankommt, sondern daß ihnen der Zugang zum allgemeinen Leben in Familie, Gesellschaft und Beruf erleichtert wird.
Ein wesentlicher Teil zur Rehabilitation ist die Sporttherapie. Wir alle wissen, daß der Sport, insbesondere nach dem Zweiten Weltkrieg, seinen festen Platz als wesentliche Maßnahme im Rahmen der Rehabilitation gefunden hat.

Wenn das Thema Sporttherapie mit in diese Veranstaltung einbezogen wird, dann zeigt das, daß nicht nur der Krankengymnastik, sondern auch dem in der Klinik betriebenen Sport eine therapeutische Bedeutung beigemessen wird; hier insbesondere der Sporttherapie für den Querschnittgelähmten. Wir sind in unserem Hause bestrebt, den Patienten so früh wie möglich an den Sport heranzuführen.

Die Voraussetzung für einen frühzeitigen Beginn mit der Sporttherapie muß immer sein, daß der Heilungsprozeß so weit abgeschlossen ist, daß ohne jede Gefahr der Schädigung mit wohldosierten sportlichen Maßnahmen begonnen werden kann. Der Arzt setzt die Verordnung an und der Therapeut wählt die geeignete Form des Sportes für den Querschnittgelähmten aus. Dabei ist es meistens so, daß zunächst mit dem Einzelsport begonnen wird. Zu einem späteren Zeitpunkt, den der Therapeut auch selbst zu entscheiden hat, wird der Querschnittgelähmte in eine Gruppe eingegliedert, wo er dann mehr gefordert werden kann. Dabei ist es wichtig, daß man erkennt, ob ein Behinderter angespornt oder in seiner Aktivität gebremst werden muß, um schädigende Überlastungen zu vermeiden.

Der Einzelsport des Querschnittgelähmten beginnt meistens mit dem Rollstuhltraining. Hier lernt der Behinderte den aktiven Umgang mit seinem Fahrzeug, außerdem wird die Grundlage zur Ausübung der verschiedenen Rollstuhlsportarten geschaffen.
Hat der Querschnittgelähmte eine tiefe Läsion, so ist es für ihn nicht ganz so schwierig, eine gute Sitzbalance zu erreichen, als für einen höher Gelähmten.

Zum Rollstuhltraining gehören: vorwärts-, rückwärts-, Kurvenfahren, das Türen auf- und zumachen, ferner das Bergauf- und Bergabfahren mit der richtigen Körperlage, der Transfer vom Rollstuhl auf die Behandlungsbank, auf den Stuhl oder auf den Fußboden.
Nicht vergessen sollte man das Ankippen zu üben. Ankippen bedeutet, daß die kleinen Vorderräder angehoben werden müssen. Dieses gilt als Vorbereitung für das Fahren auf den Hinterrädern zur Überwindung von kleinen Hindernissen und Bordsteinkanten.

Jeder Rollstuhlfahrer, der nicht auf den Hinterrädern fahren kann, ist in der Öffentlichkeit immer auf die Hilfe einer zweiten Person angewiesen, oder er muß so weit fahren, bis eine Abschrägung der Bordsteinkante für einen Radweg kommt.

Übrigens gibt es genügend Rollstuhlfahrer, die Treppenstufen — mehrere, nicht nur eine — auf zwei Rädern herunterfahren können.

Beim Tetraplegiker sieht das Rollstuhltraining etwas anders aus. Wegen der viel schwächeren oder nur noch zum Teil erhaltenen Rumpf-, Schulter- und Armmuskulatur, muß der normale Rollstuhl etwas abgeändert werden. Oft wird am Anfang die Rückenlehne durch ein gepolstertes Brett verlängert, das aber im Laufe der klinischen Rehabilitationsphase mit zunehmender Stabilisierung des Rumpfes abgebaut werden kann. Das gleiche gilt für die verlängerten Bremshebel und die Nockengreifräder. Meistens fahren diese Behinderten mit Spezialhandschuhen, die zur Schonung der Handflächen dienen und durch den Noppenbesatz ein besseres Vorwärtskommen gewährleisten.

In der Sporttherapie dient das Tischtennisspielen, sei es nun beim Tetraplegiker oder beim Paraplegiker, dem Training der Rumpf-, Schultergürtel- und Armmuskulatur, schult ausgezeichnet die Sitzbalance und ist eine sehr gute Koordinations- und Konzentrationsübung.

Die Querschnittgelähmten können im Tischtennisspiel einen so guten Leistungsstandard erreichen, daß dieser mit dem eines Nichtbehinderten durchaus vergleichbar ist. Es gibt viele Rollstuhlfahrer, die zusammen mit Nichtbehinderten in den Vereinen trainieren und auch an diesen Punktspielen teilnehmen.

Auch das Bogenschießen, das für den Querschnittgelähmten ein gutes Training der Sitzbalance und Kräftigung des Oberkörpers darstellt, wird z.T. mit Nichtbehinderten durchgeführt.

Die Leichtathletik bietet eine ganze Reihe von Übungsformen für die Sporttherapie: Speerwerfen, Kugelstoßen, Diskuswerfen, Keulewerfen (nur für Tetraplegiker), Rollstuhlschnellfahren von 50 m über 100 m, 400 m bis 1500 m.

Nicht zu vergessen sei das Rollstuhlslalom- und Hindernisfahren. Hierbei handelt es sich um einen Geschicklichkeitsparcours, bei dem das ganze Repertoire geübt wird, das der Behinderte in seinem täglichen Leben braucht.

Eine wesentliche Rolle in der Sporttherapie des Querschnittgelähmten spielt das Schwimmen. Es ist ein sehr gutes Oberkörpertraining, sowie eine Kräftigung der inkomplett Querschnittgelähmten.
Das Herz-Kreislauf-System wird trainiert und die Vitalkapazität vergrößert. Die Wassertemperatur sollte 30° — 34° betragen. In vielen Fällen wirkt sich das warme Wasser positiv auf die Spastizität aus.
Die verschiedenen Schwimmtechniken, Rücken-, Brust und Freistilschwimmen, sind abhängig von der Höhe der Verletzung, dem Ausmaß der Spastik und eventuellen Kontrakturen im Bereich der großen Gelenke.
Beim regelmäßigen Schwimmen kommt es bald zu einem echten Ausdauertraining.

Das Mannschaftsspiel der Querschnittgelähmten ist das Basketballspiel. In der Sporttherapie wird der Behinderte mit den Grundzügen dieses Spieles vertraut gemacht. Hier lernt er das Umgehen mit dem Ball unter Fortbewegung des Rollstuhles, er lernt das geschickte Fahren, ohne gleich mit einem anderen Spieler zusammenzustoßen und sich dadurch ein Foul einzuhandeln. Und wenn er das erste Mal einen Korb erzielt hat, merkt er, daß er schon sehr viel kräftiger geworden ist, denn der Basketballkorb hängt genauso hoch wie bei den Nichtbehinderten.

Zum Schluß sei gesagt, daß es unser Ziel ist, die Querschnittgelähmten anzuregen, sich nach der stationären Behandlung einer der über 40 Rollstuhlsportgruppen Deutschlands anzuschließen, um hier weiter regelmäßig Behindertensport zu treiben.

Ingrid Lieske
Rehwinkel 1
2057 Reinbek

27 Krankengymnastik in der Rehabilitation

Dr. A. Schneider, Marmagen

Der Begriff „Rehabilitation" ist inzwischen durch die Problematik mit den Kassen sehr dehnbar geworden.

Im Rahmen dieses Vortrages möchte ich drei Ziele festlegen, welche die Krankengymnastik in der Rehabilitation darstellt:
1. Wiedererlangung der Fähigkeit, sich selbst zu helfen, und sei es auch mit Hilfsmitteln.
2. Wiedererlangung der Fähigkeit, sich außerhalb der gewohnten Umgebung mit der Behinderung zu bewegen, zu arbeiten und sich in keiner Weise benachteiligt zu fühlen.
3. Vollständige Wiederherstellung der Gesundheit, Aufnahme der Arbeit im erlernten bzw. vor der Erkrankung ausgeübten Beruf.

Erwähnt sei trotz der gezielten Themenstellung, daß zur Rehabilitation eines Erkrankten ein völlig konform arbeitendes Team aus Ärzten, Therapeuten, einschließlich Psychologen und sozialem Dienst erforderlich ist.

Im Rahmen der Rehabilitationsbehandlung kommt die Krankengymnastik mit allen Krankheitsbildern und allen medizinischen Disziplinen in Berührung.

Die Beherrschung aller Grundtechniken einschließlich Spezialbehandlung ist für die Therapeuten speziell in bezug auf Rehabilitation — und mein Kapitel bezieht sich nicht auf die Erstmaßnahmen, z. B. auf Intensivstation in bewußtlosem Zustand, auf die Erstmaßnahmen nach akutem Herzinfarkt usw., sondern auf den zweiten Schritt, einen völlig leistungsfähigen Patienten soweit zu therapieren, daß er die o. g. Kriterien erfüllen kann — .

Die Therapeutin muß medizinisch, theoretisch und auch praktisch sämtliche Krankheitsbilder kennen. Sie muß Verständnis für die Wirkung der Erkrankung oder Verletzung auf die Psyche des Patienten aufbringen oder bei psychisch veränderten Patienten auf deren Zustand eingehen können. Sie muß in jeder Beziehung den augenblicklichen psychischen Zustand des Patienten oder seine persönliche Reaktion erkennen und in puncto des Behandlungsaufbaus darauf eingehen.

Selbstverständlich ist, daß der Krankengymnastin ein ausführlicher ärztlicher Befund vorliegt mit angegebenem erreichbarem Ziel, mit erreichbarem Rehabilitationsbehandlungsziel. Im Rahmen der Teambesprechung werden die Röntgenaufnahmen durchgesprochen, im Notfall zwischen Therapeutin und Arzt. Ebenfalls erfolgt ein Rückschluß und Beweis durch erneute ärztliche Diagnostik, die der Therapeutin dann weitergegeben wird.

Somit hat die Krankengymnastin die Aufgabe, in allen Situationen, sei es Patient-Therapeuten-Verhältnis, sei es Verstimmungszustand, seien es Schmerzen, sei es Unwilligkeit, sei es Unkenntnis des Patienten usw., ihn psychisch und physisch zu führen und zu therapieren.

Erwähnt sei kurz der Aufbau eines Rehabilitationsprogrammes: Selbsthilfetraining (ADL) über Erlernen von einfachen Bewegungen, allgemeine körperliche Mobilisation, Erprobung und Einsatz von Hilfsmitteln, in Idealsituation in einer Klinik zusammen mit den Beschäftigungstherapeuten. Ich muß dies erwähnen, daß in der heutigen Situation der Rehabilitation es selten möglich ist, ohne Beschäftigungstherapeuten, Gymnastiklehrer und Sportlehrer zusammenzuarbeiten. Zu meiner Ausbildungszeit war es noch Aufgabe der Krankengymnastin, Hilfsmittelerprobung, Hilfsorthesen und Prothesen, Schulung mit Rollstuhl, Erlernen des Autofahrens mit veränderten Instrumenten durchzuführen.

Ich möchte hiermit betonen, daß es in bezug auf die Rehabilitationsbehandlung zwar für verschiedene Therapeuten Spezialgebiete gibt, aber jeder Therapeut muß einen therapeutischen Aufbau aller Krankheitsbilder und aller Fachrichtungen erstellen können, er muß Grundtechniken und Spezialtechniken bis zum erreichbaren Ziel voll einsetzen.

Nun folgt eine Diaserie, die in bezug auf krankengymnastische Rehabilitationsbehandlung schwerste Fälle zeigt.

Diaserie 1: Einführung in Selbsttraining und Selbsthilfe einschließlich Lagerung eines Hemiplegie-Patienten, herausgegriffen aus dem Bobath-Konzept, gleichzeitig als Demonstration für die Zusammenarbeit Arzt-Pflegepersonal-Krankengymnastin- Beschäftigungstherapeutin usw.

Die 2. Diaserie zeigt Gebrauchsbewegungen eines Patienten 14 Tage nach Oberschenkelamputation.

Die 3. Diaserie zeigt Aufbau des Trainings eines vor 14 Tagen amputierten Patienten.

Die Einteilung der amputierten Patienten erfolgt:

1) Amputation auf Grund persistierender Durchblutungsstörung mit Durchblutungsstörung der erhaltenen Extremität.
2) Amputation bei arteriellen Durchblutungsstörungen mit akutem peripherem, distalem oder proximalem Verschluß.
3) Amputation nach Unfall.

Die Therapie erfolgt durch Festlegung eines Tagesprogrammes:
Ein Tagesprogramm enthält unter Einteilung in Gruppe 1, 2 und 3:
1: Kardial oder auf Grund hochgradiger Durchblutungsstörungen des erhaltenen Beines sehr leistungsgeschwächte Patienten. Diese Patienten erhalten Oberkörpertraining entsprechend der Leistungsfähigkeit des Herzens.
AVL-Training des erhaltenen Beines mit Begrenzung.
Stand- und Balanceübungen bis zur Schmerzgrenze.
Gehen mit Gehhilfen ohne Prothese.
Spezielles Stumpftraining und Rumpfmuskeltraining.

Patienten aus der 2. Gruppe erlernen ebenso Umgang mit dem Rollstuhl.
Oberkörpertraining wird mehr forciert und die Patienten werden erheblich mehr beansprucht.
Training: Umsteigen und Aussteigen von Rollstuhl zur Erde oder auf Rollbrett usw.
Stand- und Balanceübungen, Gehen mit Unterarmgehstützen ohne Prothese.
Spezielles Stumpftraining unter Vorbereitung über die Bewegung mit der Prothese.
Schwimmtraining.

Patienten der 3. Gruppe erlernen zusätzlich Anleitung zum Selbsttraining, Hindernistraining, Überwindung von Treppen, Verhütung von Sturzgefahr mit dem Rollstuhl.
Sie werden auch sportlich im Rollstuhl trainiert.
Sie erlernen vollständigen Umgang mit der Prothese, selbständiges Gehen über Hindernisse, Treppensteigen usw. soweit möglich ohne Hilfsmittel.
Sie lernen richtiges Auffangen eines Sturzes.
Ebenso alle Komplikationen, die mit dem Rollstuhl auftreten können.

Je nach Gruppe sind die Patienten eigentlich täglich dauernd therapeutisch beansprucht. Ich halte diese Rehabilitationsmaßnahme, vor allen Dingen unter Einteilung der verschiedensten

Ursachen der Beinamputation und unter Berücksichtigung der verschiedensten Stumpflängen, Stumpfform usw. für ein sehr komplexes, kompliziertes, wichtiges Thema. Vor allen Dingen sei betont, daß dies maximale Forderungen an die Therapeuten stellt.

Dr. med. A. Schneider
Eifelhöhen-Klinik
Abt. Physikalische Therapie
5376 Marmagen

28 Krankengymnastik in der Psychiatrie

Barbara Graebener, Stuttgart

Als freiarbeitende Krankengymnastin stellte ich in meiner beruflichen Tätigkeit fest, daß ich allein mit den herkömmlichen krankengymnastischen Maßnahmen nicht zu dem erwünschten therapeutischen Erfolg kam, sondern daß viele psychologische Ursachen auf das Krankheitsbild mit einwirkten. Um diesem Geschehen nachzugehen, habe ich mich psychologisch informiert, schulen und auch selbst behandeln lassen. Auf diesem Wege kam ich zu den psychischen Kranken in meiner Praxis. Durch Gespräche mit Angehörigen von psychisch Kranken wurde ich massiv mit der Problematik dieser Kranken konfrontiert.

Eine 35jährige Frau verbrachte jeden Morgen erst eine Weile herumkriechend auf dem Fußboden, nachdem sie das Bett verlassen hatte. Ihre Mutter glaubte, durch Bewegungsübungen würde sich dieses Verhalten ändern. Das Mädchen hatte eine schwere Depression, das Problem lag im psychischen Bereich und wäre mit reinen Bewegungsübungen, so wie die Mutter sich das vorstellte, in der Krankheitsursache nicht genügend erreicht worden. Ein anderes Beispiel: Bei einer 28jährigen schizophrenen Patientin in meiner Praxis, die zu Hause nur auf dem Stuhl saß, konnte ich in einer halbjährigen Einzelbehandlung Berührungsängste abbauen, durch Partnerübungen mit Zwischengerät oder durch Übungen mit Haut- und Körperkontakten. Immer wenn ihre Wahnvorstellungen, wie das Hören von Stimmen, sie beeinträchtigten, gelang es mir, sie in die augenblickliche Realität zurückzuholen. Bewegungsmäßig reagierte sie am besten auf Beatgymnastik. Da war sie mit Freude dabei und wirkte hinterher im Verhalten gelöster. Nachdem ich glaubte, daß auch die Vertrauensbasis zu mir einigermaßen stabil war, machte ich der Patientin den Vorschlag, eine zweite Patientin zu der Gymnastik dazuzunehmen. Danach ist die Patientin nie wieder in meine Praxis gekommen, obwohl sie vorher regelmäßig zur Gymnastik erschien. Das ist ein Beispiel dafür, wie empfindlich psychisch Kranke auch auf äußerliche Veränderungen reagieren können.

Meine Arbeit mit psychisch Kranken habe ich auch in Gruppengymnastik weitergeführt, mit Patienten, die aus den psychiatrischen Landeskrankenhäusern entlassen wurden, und Gruppengymnastik innerhalb der psychiatrischen Landeskrankenhäuser. Mich interessierte, und das wollte ich mit der Zeit herausbekommen, welche psychischen und welche motorischen Schwierigkeiten haben psychisch Kranke. Eine reine Männergruppe von Alkoholikern verhielt sich bei der Gruppengymnastik anders als zum Beispiel eine Gruppe von Drogenabhängigen, den Fixern, die akut suchtkrank waren. Um hierin mehr zu erfahren, ging ich in die Teestuben im Release-Haus in Stuttgart. Ich wollte diese Art von Suchtkranken motorisch kennenlernen. Das Sensitivity-Training, eine amerikanische Methode, war das einzige, worauf die Drogenabhängigen aktiv und ausdauernd eingingen. Beatgymnastik wurde als viel zu schnell abgelehnt und gar nicht erst versucht. Es war bewegungsmäßig ein mühevolles Arbeiten, außer mit dem Luftballon kam es zu keiner Spontanbewegung. Es fehlte jeder Antrieb zur Bewegung, motorisch waren sie total desinteressiert, ähnlich wie die schwer depressiven Patienten. Nur daß die depressiven Patienten durch Aggressionsübungen zum Beispiel — eher motorisch reagieren.

Bei dieser Arbeit mit psychisch Kranken habe ich wertvolle Erfahrungen gemacht, und auch die Erfahrung, daß viel mehr Krankengymnasten in der Psychiatrie arbeiten sollten. Das war auch ein Grund dafür, weshalb ich vor neun Jahren die Tagung in Stuttgart gründete, in

Zusammenarbeit mit der Diakonie und unserem Landesverband Baden-Württemberg: mit dem Thema „Sozialpsychiatrie und Krankengymnastik". Die Sozialarbeiterin vom diakonischen Werk Stuttgart, Frau Harmsen, arbeitet praktisch in der Psychiatrie und war mir dabei behilflich. Hier konnten Kolleginnen untereinander Erfahrungen austauschen, die sie in der Arbeit in der Psychiatrie gemacht hatten und sich durch verschiedene Referenten neue Anregungen holen. Eine erfahrene Referentin für schizophrene psychisch Kranke war Frau Krietsch-Mederer, die jahrelang auf unseren Tagungen wertvolle Informationen geben konnte.

Wie schon oben erwähnt, interessierten mich die motorischen und psychischen Schwierigkeiten, und so habe ich im Laufe der Zeit ein Konzept ausgearbeitet als Richtlinien oder Anhaltspunkte für Krankengymnasten bei ihrer Arbeit mit psychisch Kranken. Zunächst: Welche Patientengruppe zähle ich zu den psychisch Kranken?
1.) Patienten der endogenen Psychosen, also Schizophrene, manisch Depressive.
2.) Patienten der Psychosomatik,
3.) Neurotiker,
4.) Suchtkranke.
Diese Krankheitsbilder sind medizinisch nicht genau differenziert, für mich gehören sie aber für eine sinnvolle Bewegungstherapie zu dem Begriff „psychisch Kranker".

Ich habe einige Schwierigkeiten der psychisch Kranken zusammengestellt, die allen psychisch Kranken gemeinsam sind. Jeder psychisch Kranke lebt in einer innerpsychischen Isolation. Weitere Schwierigkeiten: Kontaktschwäche, Mißtrauen, Beeinträchtigung der Konzentration und aggressive Tendenz. Die motorischen Schwierigkeiten: Jeder psychisch Kranke ist motorisch gestört. Außerdem: durch Hemmung, Antrieb, Koordination und Einwirkung der Psychopharmaka. Das sind Gesichtspunkte, nach denen ich eine gezielte Bewegungstherapie durchführe. Ich konnte auch beobachten, daß der psychisch Kranke ein gestörtes Verhältnis zu seinem Körper hat und zum eigenen Gefühl. Ich erreiche den psychisch Kranken, indem ich ihn gefühlsmäßig anspreche.

Zu meiner Überraschung habe ich immer wieder beobachten können, daß Beat- oder Jazzgymnastik motorisch auf den psychisch Kranken anregend wirken. Herr Greitner hat auf unseren Tagungen in Stuttgart uns darin weitergeholfen, auch mit seinen emotional betonten Übungen.

Alle Übungen sind aber nur wirksam, wenn man sie erst einmal selbst an sich erleben kann. Ich bespreche mit den Patienten die Übungen hinterher und frage sie: Wie haben Sie die Übungen empfunden? Nur wenn wir die Übungen selbst an uns erlebt haben, können wir sie an die Patienten weitergeben.

Im Filmraum dieses Kongreßhauses habe ich einen Film laufen mit dem Thema „Gruppengymnastik mit psychisch Kranken", der weitere Informationen über die Gruppengymnastik geben kann.

B. Graebener
Jahnstr. 6
7000 Stuttgart 70

29 Elektrotherapie — eine aktuelle Begleittherapie?

Ulrike Zeiger, Gießen

Seit einiger Zeit ist die Elektrotherapie schlaffer Lähmungen zum Reizwort geworden, das heißt, es sind — wie schon einmal — Meinungsunterschiede in bezug auf die Erfolgsaussichten einer Behandlung mit Reizstrom entstanden. Es geht hier in erster Linie um die Behandlung paretischer Muskulatur nach Schädigung von peripheren Nerven. Die Widersprüche beziehen sich auf die Möglichkeiten, kontraktile Substanz erhalten zu können oder nicht. Jeder, der viel mit Elektrotherapie zu tun hat, weiß, daß trotz täglicher Behandlung mit Exponentialstrom eine sichtbare Atrophie eintreten kann. Diese Atrophie tritt aber auch auf bei intensiver krankengymnastischer Behandlung. Trotzdem oder gerade deshalb ist es für den Patienten sehr wichtig zu wissen, und vor allen Dingen zu sehen, daß die Muskulatur, die er willkürlich nicht mehr benutzen kann, sich doch noch mit Hilfe von Stromimpulsen kontrahieren kann.

Das ist besonders wichtig bei Patienten nach schweren Unfällen oder bei Patienten, die zum Beispiel durch fehlerhafte Lagerung und dergleichen plötzlich Paresen aufweisen. Ein weiterer Grund, die Reizstrombehandlung weiterzuführen, ist die Möglichkeit zu testen, inwieweit ein Muskel oder eine Muskelgruppe geschädigt ist. Es ist eine Tatsache, daß ein geschädigtes Nerv-Muskel-System anders auf Strom reagiert als gesunde Muskulatur. Der peripher gelähmte Muskel ist nicht mehr in der Lage, auf ganz kurz aufeinanderfolgende Impulse, so wie sie der neofaradische Strom aufweist, zu reagieren. Er reagiert aber auf einen langen Impuls. Das bietet die Möglichkeit, erkrankte Muskulatur selektiv zu reizen, da die gesunde Muskulatur sich diesem Impuls anpassen kann und erst bei wesentlich höherer Stromstärke reagieren würde. An Hand einer I-T-Kurve oder einer Kurzbestimmung läßt sich schnell ermitteln, wie stark die Entartungsreaktion ist. Davon leitet sich ab, welche Impulsdauer, Pausendauer und welche Anstiegssteilheit zu wählen sind. Dieser Test sollte 1x pro Woche wiederholt werden, um die Einstellung des Gerätes auch immer exakt dem Schädigungsgrad anzupassen.

Auch zur Unterstützung der Innervationsschulung ist die elektrische Behandlung zu befürworten. Bei Metallimplantaten ist in der Regel von einer Behandlung mit Stromimpulsen abzusehen, da auch hier die Größe der Ionenverschiebung und damit der Schädigungsgrad nicht genau bekannt ist. Nur bei starken Schmerzsensationen oder Sensibilitätsstörungen muß die Therapie abgesetzt werden.

Solange nicht 100% feststeht, daß eine Reizstromtherapie schlaffer Lähmungen wirklich ohne jeden therapeutischen Effekt ist, und im Moment sind die Meinungen 50 pro— 50 contra, sollten wir Krankengymnasten mit der nötigen Diplomatie versuchen, unsere Vorgesetzten davon zu überzeugen, daß die Behandlung mit Reizstrom wenig aufwendig, aber zur Diagnostik wichtig ist. Eine Gruppe namhafter Neurochirurgen und Neurologen hat sich jedenfalls dafür ausgesprochen, daß beim gegenwärtigen Stand unseres Wissens die Reizstromtherapie schlaffer Lähmungen nach wie vor ihren Platz hat, vorausgesetzt, eine aktive Innervation des paretischen Muskels ist nicht mehr möglich. Nicht zu vergessen ist die psychologische Wirkung auf den Patienten, der dadurch oft eine positivere Einstellung zu seiner Erkrankung und zur Behandlung bekommt. Es ist allzu menschlich, daß der Patient seine anfängliche Stromangst überwinden muß. Abhängig ist der Erfolg natürlich in erster Linie von der exakten Einstellung und der genügend hohen Dosierung der Impulsfolgen.

Eine andere Art der Behandlung mit Strom sind die diadynamischen Ströme und der Interferenzstrom. Sie sind durch ihre typischen Frequenzen besonders gut geeignet zur Schmerzlinderung, Durchblutungsförderung und Resorptionsförderung. Gerade nach Sportverletzungen mit Zerrungen und Prellungen oder bei Ödemen und Hämatomen unterstützen sie die ärztliche und krankengymnastische Behandlung.

Das Gebiet der Hochfrequenz-Therapie ist leider etwas aus dem Behandlungsgebiet der Krankengymnastik gerückt, da diese Geräte in erster Linie in den Praxen niedergelassener Ärzte stehen und von deren Personal bedient werden. Es ist aber dennoch notwendig, daß wir über die Wirkungsweise und die Bedienung dieser Geräte informiert sein müssen, da leider sehr häufig die Wirkung unterschätzt wird. Hier ist es oft leider der Patient, der die Dosierung bestimmt. Dadurch kann es zu Überdosierungen kommen mit Überwärmungsfolgen und eventuell Schmerzverstärkung. Das gilt besonders für die Dezimeterwelle.

Zusammenfassend möchte ich sagen, daß ich das Fragezeichen hinter dem Thema dieses Referates gerne durch ein Ausrufungszeichen ersetzen möchte.

Ulrike Zeiger
KG-Schule Gießen
Wartweg 50
6300 Gießen

30 Standort und Zielsetzungen der Krankengymnastik im geburtsvorbereitenden Team

Hella Krahmann, Freiburg

Das geburtsvorbereitende Team besteht aus Arzt, Hebamme, Krankengymnastin.
Im Rahmen der Schwangerenvorsorge hat der Arzt die Funktion, die Frau über alles zu informieren, was für einen guten Schwangerschafts- und Geburtsablauf von Bedeutung ist.
Zu diesem Thema bedeutet es, auf das Angebot geburtsvorbereitender Kurse hinzuweisen und durch Rückfragen den Besuch zu überprüfen.

Es besteht in der Regel aus
— spezifischen geburtsvorbereitenden Übungen ⎫
— Schwangerschaftsgymnastik ⎬ durch Krankengymnasten
— Schwangerschaftsschwimmen
— Säuglingskurs durch Hebamme/Säuglingsschwester
— Psychoprophylaxe durch Arzt, evtl. Hebamme

Die Hebamme ist in der Regel bei der Schwangerenvorsorge anwesend, führt Säuglingskurse und Kurzvorbereitungen durch, hat gemeinsam mit dem Arzt die Geburtsleitung.

In der psychosomatischen Geburtsvorbereitung ist das körperliche Training Aufgabe der Krankengymnastin, das heißt
— Vermittlung von Entspannungsfähigkeit
— Vermittlung von Atemtechniken
— Einüben geburtserleichternder Verhaltensweisen: Lagerungen, Wahrnehmen von Spannungen, Spannungslösung auch unter dem Einfluß von Störfaktoren usw.
— Beeinflussung schwangerschaftsbedingter Beschwerden z. B. Förderung des Venenrückstroms, Vermeidung einer Überdehnung der Bauchmuskulatur (Kreuzschmerzen), Haltungsschulung, Kreislauftraining

Außer den geburtshilflichen Zielsetzungen hat ein Teil der Übungen die Funktion einer schnellen und besseren Rehabilitation im Wochenbett (Erholungsphase, Senkungsprophylaxe).

Die Vermittlung der genannten Inhalte findet außerhalb des eigentlichen Bedienungsfeldes — Kreißsaal, Geburtsgeschehen — statt. Das bedeutet, die Schwangere soll nicht einmal wöchentlich eine fröhliche Übungsstunde absolvieren, sondern soll und muß einen Lernprozeß vollziehen. Die Vermittlung muß so sein, daß die Gebärende in der Lage ist, den Transfer im Kreißsaal während der Geburt zu vollziehen. Das erfordert ein hohes Maß an Eigenständigkeit, das einerseits durch die methodische Vermittlung, andererseits durch regelmäßiges, häusliches Üben erworben werden kann. In diesem Kontext hat der Ehemann entscheidende Aufgaben, die gleichzeitig seine Anwesenheit im Kreißsaal mit vorbereiten.

Außerdem muß die Gebärende befähigt werden, Hilfen der Hebamme und des Arztes anzunehmen und darauf zu reagieren. Für die Krankengymnastin bedeutet es, sie muß die Besonderheiten der Klinik und die Einstellung des Teams kennen. Die Schwangere muß stets positiv auf die Klinik gestimmt sein. Fachliche Konflikte dürfen nicht auf dem Rücken der Frau ausgetragen werden.

Die Krankengymnastin befindet sich in einem „Risikofeld", d. h., sie ist prozentual zeitlich am längsten mit der Schwangeren zusammen. In der Schwangerschaft ist die Frau leichter suggestiv beeinflußbar. Dieser Gefahr muß sich die Krankengymnastin bewußt sein. Sie darf in der Vorbereitung die Frau nicht an sich binden. Postpartale Äußerungen „Bei Ihnen konnte ich alles gut, aber im Kreißsaal klappte es nicht, die Hebamme kann das nicht so wie Sie" sind ein Pseudolob für die Krankengymnastin und erreichen das Ziel „positives Geburtserlebnis" nicht. Auf die Bedeutung eines positiven Geburtserlebnisses in bezug auf die späteren Mutter-Kind-Beziehungen braucht hier nicht weiter hingewiesen werden, sie ist ausreichend bekannt.

Um diese Aufgaben erfüllen zu können, muß die Krankengymnastin im Team verankert sein. Genauso wie sie sich über das Kreißsaalmilieu informieren, Geburtsabläufe erlebt haben muß, müssen die anderen Teammitglieder Selbsterfahrung in bezug auf unterschiedliche Möglichkeiten der Spannungslösung praktizieren.

Wie die Schwangere das in der Geburtsvorbereitung Erlernte unter der Geburt anwendet bzw. überträgt, muß ständig von der Krankengymnastin überprüft werden. Dabei sollten nicht nur die Äußerungen der Gebärenden, sondern auch die Beobachtungen von Arzt und Hebamme gehört werden. Aus diesem feed-back kann die Krankengymnastin Rückschlüsse auf ihre Vorbereitung zur weiteren Optimierung ziehen.

Zusammenfassend ist zu sagen: optimale Geburtsvorbereitung kann nur Teamarbeit sein. Für den somatischen Anteil ist vorwiegend die Krankengymnastin verantwortlich. Es kann aber nicht als „Üben" im alltäglichen Sinne verstanden werden. Die Effektivität hängt wesentlich von pädagogischen und psychologischen Aspekten ab.

Die Ziele sind

— eine beschwerdefreie bis -arme Schwangerschaft
— eine schmerzarme Geburt
— ein positives Geburtserlebnis

Die Krankengymnastin und im besonderen die Ausbildungsstätten haben hier noch viel Arbeit vor sich. Denn vor allem muß eine Forderung gestellt werden:
Geburtsvorbereitung kann nur von medizinisch geschultem Personal ausgeführt werden.

H. Krahmann,
Krankengymnastikschule
am Klinikum der A. Ludwigsuniversität
Fehrenbachallee 8
7800 Freiburg i. Br.

31 Bericht über die Arbeits- und Ausbildungsorganisation beim Aufbau einer zentralisierten Abteilung für Physikalische Medizin und Rehabilitation

Ute Rasch, Hannover

Nach dem Willen des Gründungsausschusses der Medizinischen Hochschule Hannover wurde für die Behandlung der stationären und poliklinischen Patienten eine zentrale Abteilung für Physikalische Medizin und Rehabilitation erbaut, die 1975 ihre klinische Funktion übernehmen konnte.

Auf konsiliarische Anforderungen aus den klinischen Bereichen werden Patienten von Ärzten der Abteilung untersucht. Die physikalisch-medizinischen Maßnahmen werden auf der Therapiekarte, die eigens dafür entworfen wurde, vermerkt und an die Behandlergruppe weitergeleitet. Aus- und Fortbildungsverpflichtungen der Hochschule gelten selbstverständlich auch für unsere Abteilung. Innerhalb der Abteilung läuft der Informationsaustausch über eine eigene Anmeldeeinheit. Dort werden auch die Anmeldetermine für die ärztliche Untersuchung und die Krankenakten vorbereitet oder ergänzt. Schwierigkeiten bereitet die Koordination von Person, Zeit und Ort der Behandlung, da ein Terminal für die zentrale EDV-Anlage nicht errichtet werden konnte.

Die Großgruppe der Krankengymnastinnen ist in 5 Bereiche aufgegliedert, wobei jeweils eine gruppenleitende Krankengymnastin in ihrem Bereich den reibungslosen Arbeitsablauf überwacht. Das gleiche geschieht durch den Leitenden Masseur und medizinischen Bademeister in der Hydrotherapiegruppe. Wie es die klinischen Bereiche erforderten, entstanden so Teams von 4—8 Krankengymnastinnen. Die Gruppe „PÄD" arbeitet in speziell ausgestatteten Räumen (WC, Waschbecken etc.) in der Kinderklinik.

Der Krankentransport bringt die Patienten zum Behandlungstermin in die Abteilung. Die Abteilungshilfen können den älteren und behinderten Patienten beistehen, so daß eine größere Konzentration auf die Behandlung möglich wird.

Die Therapiekarte ist Informationsträger zwischen Arzt und Behandler und dokumentiert Krankheitsdaten und physikalisch-medizinische Maßnahmen in Zahl, Dosis und evtl. Kombination. Der Verlaufsbogen erweitert die Information: Dort werden Dauer und Verlauf der Behandlungsserie sowie ihre Verträglichkeit verzeichnet. Gleichzeitig gilt sie der Anmeldeeinheit als Unterlage für die Abrechnung. Um eine möglichst vielseitige Ausrichtung der krankengymnastischen Tätigkeit zu erreichen, wurde für die KG-Bereichsgruppen die Rotation eingeführt.

Im Rotationsschema ist für die gruppenleitende Krankengymnastin eine konstante Funktionsstellung vorgesehen. Erweiterte spezielle Erfahrung in einem klinischen Bereich erlaubt der Einsatz über 2 Jahre, für jüngere Kolleginnen ist die Orientierungsphase durch den einjährigen Einsatz im klinischen Bereich möglich. Neu eintretenden Kolleginnen wird durch einen halbjährigen Wechsel die Einarbeitung in die Funktion der Abteilung und des Klinikums erleichtert.

Die Rotation soll bewirken, daß die Großgruppe der Krankengymnastinnen funktionell wieder zu einem kleinen Team wird, wobei die Kolleginnen sich näher kennenlernen, ihre Arbeitsweisen und Erfahrungen einbringen und auch spezifische Verfahrensweisen ihrerseits übernehmen.

Krankengymnastinnen in 1- und 2-Jahresrotation werden verstärkt für Fortbildungskurse dienstbefreit. Sie berichten dann der Gesamtgruppe über neue Fakten und Erkenntnisse. Daraus leitet sich die praktische Übung in Kleingruppen ab. Die Basisfakten der verschiedenen Arbeitstechniken werden nach Prüfung und Diskussion in die „Behandlungsakte" aufgenommen, die alle Standardmethoden enthält, die in der Abteilung angewandt werden. Diese werden von den Ärzten der Abteilung formuliert und dargestellt. In den wöchentlichen Fortbildungsveranstaltungen der Abteilung werden nicht nur eigene Methoden vorgestellt, sondern auch von Ärzten anderer klinischer und vorklinischer Bereiche werden Referate dargeboten.

Nach den gemachten Erfahrungen mit Fortbildungsthemen und Darstellungsart sind wir nun dazu übergegangen, die Themen blockartig abzuhandeln, wie z. B. bei Verletzungen des Unterschenkels, die Anatomie, Pathophysiologie, die Operationsmethoden, die Heilungsphasen sowie die verschiedenen Behandlungsverfahren. Aktuelle Behandlungfragen werden in den 14tägig stattfindenden Falldemonstrationen erörtert. Der Erfolg regelmäßiger Fortbildungsveranstaltungen spiegelt sich bei der Diskussion und im täglichen Behandlungsablauf, aber auch in der Führung der Verlaufsbögen wider.

Die Praktikanten in der Berufsausbildung werden 2x in der Woche unterrichtet, wobei auch besondere Fragen in einer variablen Themenwahl gestaltet werden. Da die Kenntnisse der Praktikanten unterschiedliches Niveau aufweisen, wird im wesentlichen krankengymnastisches Grundwissen aufgearbeitet.

Die Aus- und Fortbildungsproblematik im Sinne eines gleichmäßigen Anspruchsniveaus bei examinierten Krankengymnasten könnte durch Bekanntgabe der Unterrichtsinhalte der verschiedenen Schulen durch den ZVK sicher erleichtert werden.

Zusammenfassung:
Anhand eigener Erfahrung werden die Probleme und Lösungsfindungen beim Aufbau einer zentralen Abteilung für Physikalische Medizin und Rehabilitation in einem universitären Großklinikum aufgezeigt. Insbesondere wird auf die Integration von funktionalen Bereichen, die Anpassung an die Raum- und Personalverhältnisse sowie den klinischen und auch verwaltungstechnischen Arbeitsablauf hingewiesen.
Wichtig ist der zwischenmenschliche Kontakt innerhalb einer großen Arbeitsgruppe, wobei die interpersonelle Kommunikation genauso wichtig ist wie die Aus- und Fortbildung der Krankengymnasten mit bereits abgeschlossener oder noch nicht beendeter Ausbildung.

U. Rasch
Medizin. Hochschule Hannover
Abt. Phys. Medizin + Rehab.
K.-Wiechert-Allee 9
3000 Hannover 61

32 Probleme der Interaktion zwischen frei praktizierendem Krankengymnast und Arzt

(Einige Überlegungen zur Verbesserung der Zusammenarbeit)

Marietta Altmann, München

I. Einleitung

Mit dem Problem der Interaktion zwischen KG und Arzt hat sich wohl jede Kollegin in der freien Praxis auseinanderzusetzen. Für mich brachte der Wechsel in die freie Praxis nach neunjähriger Klinikarbeit mit vier Jahren Lehrtätigkeit nicht nur neue Erfahrungen, sondern auch Enttäuschungen.

II. Zur Situation

Die Schwierigkeiten werden wohl in jeder Praxis ähnlicher Art sein. Darum möchte ich nur kurz die wichtigsten Punkte aufzählen, die m.E. die erforderliche gute Zusammenarbeit zwischen Arzt und KG erschweren:

1. Neben dem obligaten Zeitmangel beiderseits ergeben sich im Gegensatz zur Klinikarbeit durch die räumliche Entfernung zwischen Arzt und KG Schwierigkeiten in der Kontaktaufnahme.
2. Durch die mit den Kassen vereinbarten Verschreibungsformulierungen (für Masseure ‚Bewegungsübungen', für KGs ‚Krankengymnastik') entstehen Verwirrungen. Außerdem bereitet dem Arzt das vielfältige Angebot sonstiger Assistenz-Heilberufe Schwierigkeiten.
3. Grundsätzlich kann ein allgemeiner Informationsmangel (auch und insbesondere bei den Ärzten) über die KG-Tätigkeit konstatiert werden.

III. Einige Vorschläge

Zu 1.: Das Telefon stellt das einfachste Kommunikationsmittel zwischen Arzt und KG dar. Er wird allerdings nicht besonders erfreut sein, wenn er während überfüllter Sprechstunden gestört wird. Stellen Sie fest, wann die günstigste Anrufzeit ist und versuchen Sie diese mit Ihrem eigenen Praxiszeitplan in Übereinstimmung zu bekommen. Gelegentliche Besuche bei den mit Ihnen in Verbindung stehenden Ärzten wären noch persönlicher und würden dem Arzt Gelegenheit geben, im Gespräch über Patienten mehr über die krankengymnastische Arbeit zu erfahren. Bereiten Sie jedoch diese Besuche mit der Sprechstundenhilfe vor, damit diese für den vereinbarten Termin Patientenkarten und Röntgenbilder bereitlegen kann.

Zu 2.: Es kommt immer wieder vor, daß ein Patient mit der Verordnung ‚Massage' oder ‚Bewegungsübungen' zu uns kommt. Wir sollten Massagen, da wir ja hierin auch ausgebildet sind, nicht grundsätzlich ablehnen. Durch die häufig erfolgende Ablehnung von Massagebehandlungen durch KGs gibt es Orthopäden, die es vorziehen, Gymnastiklehrer anzustellen, da diese bereit sind, beides zu tun.

Es besteht im übrigen die Möglichkeit, daß Massagepatienten durch Sie überhaupt erst Kenntnis und Aufklärung über krankengymnastische Behandlungsmöglichkeiten erfahren. Sprechen Sie jedoch möglichst selbst mit dem behandelnden Arzt, ob er bereit ist, Krankengymnastik zu verschreiben — machen Sie den Patienten nie zum Zwischenträger! Es könnte den Arzt verärgern, wenn ohne Ihre Schuld Falsches übermittelt wird.

Im Falle der Verordnung ‚Bewegungsübungen' bedarf es meist nur eines einmaligen Gespräches, um den jeweiligen Arzt über die Vereinbarung mit den Kassen zu informieren.

Zu 3.: Zur Verbesserung des allgemeinen Informationsstandes über Krankengymnastik tragen bereits einige der oben angeführten Vorschläge bei. Der Arzt hat zwar Gelegenheit, während seiner Ausbildung das breite Spektrum der Physikalischen Therapie kennenzulernen, sie bleibt aber immer noch das Stiefkind neben den vielen anderen Fächern. Erinnert sei hier an die mager besuchten Vorlesungen — Physikalische Therapie ist immer noch kein Prüfungsfach im Staatsexamen.

Durch ständige Information und gute Arbeit dürfen wir darum nicht müde werden, dem Arzt und den Patienten zu zeigen, was Krankengymnastik ist. Bedenken Sie, daß der Patient zwar vom Arzt die Verordnung erhält, ihm aber immer noch die freie Behandlerwahl bleibt.

Ein interessanter Versuch wird zur Zeit in München gestartet: In verschiedenen Stadtteilen werden jeweils in der Praxis einer Kollegin Fortbildungsabende veranstaltet, zu denen auch Ärzte eingeladen werden mit der Bitte, zu dem vorgesehenen Thema etwas vorzutragen. Derartige Veranstaltungen sollen nicht nur die Kontakte zwischen Ärzten und KGs eines Stadtteils verbessern, sondern auch die kooperative Zusammenarbeit zwischen den Kolleginnen anregen.

IV. Zusammenfassung

Ich bin der Ansicht, daß geschickte Bemühungen der einzelnen sowie der Gruppe langsam zu einem Erfolg führen müssen. Leider bedeutet das aber auch unbezahlte Überstunden! Vielleicht lernt dann aber auch der Arzt die Möglichkeiten schätzen, über den Therapeuten, dem sich der Patient im Laufe der Behandlung häufig mehr aufschließt, Näheres zu den besonderen Problemen des Patienten zu erfahren. Das würde den KGs eine Art Vermittlerrolle zwischen Arzt und Patient einräumen. In einigen Fällen wäre u. U. auch ein Gespräch am Ende einer Behandlungsserie ratsam.

Ich würde mich freuen, wenn mein vorliegender Beitrag einen Erfahrungsaustausch auslöste, der die Situation weiterhin verbessert.

M. Altmann
Beltweg 20
8000 München 40

33 Überlegungen zur Planung einer Krankengymnastikpraxis

H. S. Reichel, München

Die freie KG-Praxis hat in den letzten Jahren einen unerhörten Aufschwung genommen. Allerdings wurde der Trend zur Niederlassung sowohl für die Kostenträger wie auch für den Berufsverband beinahe beängstigend.

Dies wurde häufig seitens der Kostenträger als negativ gewertet und erschwerte die Gebührenverhandlungen zuweilen sehr. Wir als Berufsverband werden auch oft gefragt, warum wir nichts gegen die vielen Niederlassungen unternehmen. Ich möchte nur darauf hinweisen, daß auch wir das Grundgesetz nicht ändern können und jeder das Recht auf freie Berufsausübung hat. Man kann nur in privatrechtlichen Verträgen mit den Kostenträgern die Voraussetzungen festlegen. Aber darauf komme ich später noch zu sprechen.

In der nächsten Zeit wird sich aber vielleicht die Einstellung zur freien Praxis wieder etwas ändern, weil auch diese im Zeichen der Kostendämpfung mit in die Schußlinie geraten wird. Der Existenzkampf wird auch vor ihr nicht Halt machen. Es ist nun einmal eine „Tatsache, daß der allgemeine Topf Gesundheitswesen" leergegessen ist und alle, die daran beteiligt sind, werden es spüren und etwas zurückschrauben müssen. Man kann also hoffen, daß die Niederlassungswelle abebbt und vielleicht die KG-Versorgung im Zuge einer besseren Planung flächendeckender wird.

Auch wird es sich bei einem gewissen Rückgang der Verordnung zeigen, wer aufgrund seiner qualitativ hohen Arbeit weiterhin genug zu tun hat und vor allem, wer als KG es verstanden hat, die zuweisenden Ärzte vom Wert der KG-Behandlung zu überzeugen.

Nun aber möchte ich kurz aufgliedern, wie m. E. an die Planung einer KG-Praxis herangegangen werden soll.

Der Aufbau und Betrieb einer KG-Praxis ist eine ernstzunehmende Angelegenheit, die vorher gut durchdacht und geplant werden muß und den ganzen Menschen erfordert. Nur wer bereit und imstande ist, diese Bedingungen zu erfüllen, sollte sich in Zukunft daran wagen.

Im Anfang sollte die Kontaktaufnahme zum zuständigen Berufsverband stehen. Dieser kann Auskunft geben über die nötigen Voraussetzungen.

Zunächst sind die persönlichen und fachlichen Voraussetzungen zu erfüllen, die in letzter Zeit verschärft wurden. Ganz wichtig ist sodann zu prüfen: Wie ist in dem betreffenden Gebiet die Bevölkerungsdichte, die ärztliche Versorgung, welche Fachrichtungen sind vorhanden, wie ist die Verkehrslage, gibt es schon andere KG-Praxen? Wenn ja, wie sind diese ausgelastet? Kontaktgespräche mit Ärzten in dem Gebiet wären nützlich, um zu sehen, ob eine Niederlassung überhaupt erfolgversprechend ist und Patienten zu erwarten sind.

Danach sind geeignete, gewerblich nutzbare Räume zu finden. Die unbedingt nötigen Voraussetzungen stehen im Merkblatt des Berufsverbandes. Darüber hinaus gelten aber vielleicht auch noch andere Gesichtspunkte: Welche KG-Schwerpunkte stehen im Vordergrund (Kinder, Behinderte) und wie sind die Räume hierfür geeignet; Treppen, Hindernisse, Parkmöglichkeiten etc. Sind für mögliche Zusatzeinrichtungen die räumlichen und technischen Möglichkeiten vorhanden, wie z.B. Warmwasserversorgung, Stromanschlüsse u.a.m., d.h. die Räume müssen auf das Leistungsspektrum der KG zugeschnitten sein.

Danach ist eine möglichst genaue Liste der benötigten Einrichtungsgegenstände zu machen, wofür der Berufsverband ein Verzeichnis zur Verfügung stellt. Wenn die Planung so weit gediehen ist, muß eine genaue Aufstellung der Investitionskosten gemacht werden. Hierbei darf nicht vergessen werden, daß auch die Anlaufzeit der Praxis mitfinanziert werden muß, da es zirka 3 Monate dauert, bis das erste erarbeitete Geld einlaufen kann. Für die Kreditaufnahme sollten mehrere Kreditinstitute befragt werden, vor allem nach möglichen Existenzaufbaudarlehen oder zinsbegünstigten Krediten.

Wichtig ist sodann eine Ermittlung der Betriebskosten und des erzielbaren Umsatzes, um die Rentabilität zu berechnen. Zu den Betriebskosten zählen vor allem: Miete, Bürokosten, Strom, Heizung, Telefon, Personalkosten, Praxisversicherung, Kapitalkosten etc. Man sollte aber als Freiberuflicher auch bedenken, daß man sein eigener Chef ist und daher die Kosten für Altersversorgung, Krankenversicherung, Urlaub, Krankheit in voller Höhe auf ihn und seinen Verdienst zukommen und diesen beeinträchtigen. Dies wird nämlich in der Kalkulation häufig nicht genügend bedacht.

Der mögliche Umsatz wird errechnet, indem man festlegt, wie viele Stunden man in der Praxis arbeiten wird und wie viele Patienten in dieser Zeit behandelt werden können, wie hoch dafür die Honorare sind. Zu berücksichtigen ist auch, inwieweit nebeneinander gearbeitet und zwei Leistungen gleichzeitig erbracht werden können (z.B. Heißluft oder Extension). Hier ist aber gleich eine Anmerkung zu machen: Es kann nicht angehen, daß man die Zeiteinheit, die man einem Patienten zukommen läßt, danach berechnet, daß ein möglichst hoher Umsatz zustande kommt. In erster Linie muß der Patient ausreichend lange und verantwortungsbewußt behandelt werden und schon aus diesem Aspekt heraus sind hier aufgrund der Kapazität eines einzelnen Menschen dem Verdienst Grenzen gesteckt.

Wenn nun an diesem Punkt der Planung festgestellt worden ist, daß die Rentabilität gegeben ist, geht es an die Durchführung. Die nötigen Einrichtungsgegenstände und Drucksachen werden unter Beachtung der Lieferzeiten bestellt, die Anträge bei Kostenträger und dem Berufsverband, ca. 6 Wochen vor geplanter Eröffnung, eingereicht. Die nötigen Versicherungen werden abgeschlossen. Hierzu soll nicht nur die Berufshaftpflichtversicherung, Inventar- und Betriebsunterbrechungsversicherung zählen, sondern auch die eigene Person genügend abgesichert werden. Hierzu empfiehlt es sich, mit mehreren Versicherungsgesellschaften Kontakt aufzunehmen, bevor man sich entscheidet.

Werbung ist jedem KG untersagt. Erlaubt aber sind die nötigen Informationen, z.B. durch Anzeigen in der Tagespresse bei Geschäftseröffnung. Antrittsbesuche bei den umliegenden Ärzten sind ratsam.

Im allgemeinen Ablauf der Praxis ist zu empfehlen, sich vorher eine reibungslose Termingestaltung zurecht zu legen, Leerlaufzeiten zu vermeiden, aber genügend Spielraum zu lassen, um die nötigen Verwaltungs- und Zwischenarbeiten noch bewältigen zu können. Eine allein arbeitende KG kann sich für solche Leistungen kaum eine ganztägige Sprechstundenhilfe leisten, bei einer Praxisgemeinschaft wäre dies aber schon sehr zu überlegen, da dies dann dem KG sehr viel mehr Handlungsfreiheiten gibt. Empfehlenswert ist aber eine stundenweise arbeitende Bürokraft, da eine KG, die am Patienten arbeitet, in der Stunde mehr erbringen kann, als sie einer Bürohilfe zahlen muß. Dieser Gedankengang wird m.E. zu wenig beachtet, würde aber vielen Kollegen, die wertvolle Zeit für Verwaltungsarbeiten opfern, sicher nützlichen Spielraum geben. Zu überlegen wäre auch noch, sich einen tüchtigen Steuerberater zu suchen, der die Buchführung und die Steuerfragen gegen ein vernünftiges Honorar übernimmt.

H.S. Reichel
Belgradstr. 5a
8000 München 40

34 Anwendung der Verstärkung und Bekräftigung in der Lernsituation mit Krankengymnastikschülern

Doris Brecht, Gießen

Wo immer Lernen stattfindet, ob im Alltagsgeschehen oder gezielt in der Schule, wann immer es um Lernprozesse geht, sind diese nicht möglich ohne Verstärkung und Bekräftigung. Ganz allgemein kann gesagt werden, Verstärkung bewirkt folgendes:
Förderung *positiver* Verhaltensformen, beziehungsweise Löschung, also Exstinktion gezeigter *negativer* Verhaltensweisen.

Verhaltenspsychologisch ist feststellbar, daß eine verstärkte Verhaltensform relativ häufiger auftritt als eine nicht verstärkte. Voraussetzung dafür ist allerdings, daß ein Individuum schon gewisse Verhaltensweisen kennt, sonst kann keine Verstärkung erfolgen.

In der Lernsituation mit Adoleszenten spielen die *sekundären Verstärker*, also solche, die gelernt und erworben sind, eine wesentliche Rolle. Dazu gehören z. B. Lob, Anerkennung, Zuneigung, Ermutigung.

Möglichkeiten des Einsatzes solcher Verstärker im Rahmen der krankengymnastischen Ausbildung sollen hier aufgezeigt werden.

Die Ausbildung an unseren Schulen ist ja sehr vielseitig. Das ergibt sich schon durch den ständigen Wechsel von Theorie und Praxis. Hier fehlt es also nicht an Gelegenheiten zur Bekräftigung. In der Vermittlung von Grundtechniken, z. B. PNF, Massagearten oder Bewegungserziehung, muß der für den Schüler zunächst völlig fremde Stoff anfangs in sehr kleinen Schritten erarbeitet und geübt werden. Solche Teilschritte zunächst unmittelbar nach erbrachter Leistung, später in variierender Weise zu bekräftigen, ist nicht schwer. So können z. B. richtig durchgeführte Griffe eben als richtig benannt werden. Einzelnes kann von den Schülern vorgemacht und von den anderen auf Sachrichtigkeit hin beurteilt werden. Auch damit geschieht Bekräftigung, zugleich wird Beobachtung geschult. Dabei eine Schülergruppe dahin zu bringen, daß die gegenseitige Beurteilung möglichst so sachbezogen bleibt, daß sie vom anderen als konstruktive Kritik aufgefaßt werden kann, ist Sache des Lehrers. Deshalb besteht die Forderung an ihn, neben fachlichen Äußerungen, prosoziales Verhalten, sobald es gezeigt wird, ebenso positiv herauszustellen, und damit zu verstärken. Mit der Art, wie erbrachte Leistungen beurteilt werden oder wie er sich selbst am Krankenbett verhält, ist der Lehrende oft genug das Modell dafür, daß Verhalten geändert wird.

Eine weitere Möglichkeit ist die *Kleingruppenarbeit*. Beim Erarbeiten oder Ausprobieren einer gestellten Aufgabe wird Aktivität und Kreativität gefördert. Während der gemeinsamen Auswertung im Plenum können häufig mehrere Schüler zugleich eine positive Verstärkung erfahren. Sei es, daß theoretisches Wissen deutlich wird oder daß gute praktische Vorschläge eingebracht werden. Bei der Gegenüberstellung von richtig und falsch wird zugleich das Lernen durch Einsicht geübt. Von sich aus ruhige und scheue Schüler kommen in der Kleingruppe oft besser zum Zug.

Erwähnt sei noch das Lernen in *Partnerarbeit*. Hier besteht wohl mit die beste Gelegenheit zur individuellen Verstärkung, die vor allem der leistungsschwächere Schüler braucht. Häufiges Wiederholen läßt meistens auch bei ihm positive Ergebnisse merkbar werden und sind damit verstärkbar.

In der Arbeit mit dem Schüler am Patienten selbst fehlt es nicht an Möglichkeiten zur individuellen und auch dosierten Verstärkung. In sehr vielen Fällen erfährt der Schüler eine solche schon dadurch, daß ihn „seine" Patienten mit oft sehr deutlich gezeigter Freude erwarten. Freundliche Zuwendung und Bemühen um guten Kontakt zum Patienten ist eine unerläßliche Forderung an jeden Behandler. Solches Verhalten sollte, was die Bekräftigung betrifft, nicht vergessen werden, neben der Verstärkung fachlich guter Leistungen. Immer wieder passiert es aber, daß der Schüler, besonders der leistungsschwächere, der vom fachunkundigen Patienten Lob und Anerkennung erfährt, die Qualität seiner Behandlung nicht mehr zu sehen vermag. Dem Schüler am Einzelfall darzustellen, daß das Wie und das Was von Wichtigkeit ist, ist sicher eine unserer wichtigsten Aufgaben.

Dabei sollten die positiven Verhaltensformen, die merkbar werden, herausgestrichen, die negativen abgeklärt werden. Wir können ja nicht negative Verhaltensformen im Sinne falscher Behandlungen unbeachtet und damit den Patienten den Preis zahlen lassen, nur um dem günstigsten Prinzip der Exstinktion zu folgen. Echte Fehler müssen benannt werden. Zugleich sollte doch noch eine positive Verstärkung erfolgen, indem man Details guter Leistungen — und seien sie noch so klein — lobend erwähnt. Weitere Hilfen und Bekräftigungsmöglichkeiten bestehen darin, daß man dem Lernenden, der im sozialen oder fachlichen Bereich noch mehr Schwierigkeiten zeigt als andere, Gelegenheit zum Modellernen gibt. Das kann geschehen durch Zuschauen bei Mitschülern oder durch Lehrerdemonstration.

In regelmäßig durchgeführten Besprechungen mit der Gruppe merkt der einzelne Schüler meistens sehr schnell, wenn sein fachliches Können, seine Techniken, sein Umgang mit dem Patienten nicht so anerkennend erwähnt werden wie bei anderen. Damit hat jeder Gelegenheit, sein Verhalten zu ändern, sei es bekräftigte Leistungen weiter zu verbessern, sei es, nichtverstärktes Verhalten zu ändern.

Mehr oder weniger große Erfolgserlebnisse in den verschiedenen Praktika sind ein stark motivierender Faktor für die höheren Anforderungen des theoretischen Unterrichts im Ausbildungsverlauf. Eigenerfahrungen werden eingebracht, gewonnene Einsichten ausgetauscht. Beachtet und verstärkt man solche Beiträge, kann damit Aktivität neu gefördert und das Unterrichtsgeschehen selbst belebt werden.

Selbstverständlich läßt sich während der Ausbildung das Phänomen des sog. Lorbeereffekts nicht ganz ausschließen, d.h. Unterrichtsvorbereitung und Mitarbeit lassen nach Prüfungen oft sehr zu wünschen übrig. Aber gerade in der Arbeit am Kranken und mit ihm erlebt es der Schüler ja selbst, daß Ausruhen auf erbrachten Lorbeeren hier nicht sein kann und darf, weil jeder Patient vollen Einsatz für sich beanspruchen kann. Schülerverhalten dahingehend zu verstärken, daß er sich später anhaltend der Verantwortung bewußt ist, die er gegenüber Abhängigen hat, halte ich mit für die wichtigste Aufgabe von uns Lehrenden in diesem Beruf.

D. Brecht
Krankengymnastikschule
Wartweg 50
6300 Gießen

35 Erfahrungen mit Beurteilungsbögen für die Beurteilung von Schülern im klinischen Praktikum

Hannelore Güth, Gießen

Wir benutzen seit annähernd drei Jahren das Heidelberger Modell der Praktikumsbeurteilung von Schülern in den Kliniken. Ich möchte Ihnen diesen Beurteilungsbogen zunächst einmal im Bild vorstellen.

Sie sehen hier nach den formalen Angaben über Schüler und Kliniksbereich unterschiedliche Beobachtungskategorien mit einem dazugehörigen Verhaltensmerkmal. Anschließend die verschiedenen Ausprägungsgrade zur Leistungsbeurteilung.

Die Inhalte bzw. Lernziele der einzelnen Beobachtungskategorien sind in einer Handanweisung abgeklärt.

Bei der Verwendung dieses Beurteilungsbogens sind bestimmte Voraussetzungen nötig:

1. die Handanweisung muß mit den Schülern genau durchgesprochen werden
2. sie muß für die Schüler jederzeit einsehbar sein, da die Zugehörigkeit einzelner Punkte zu den entsprechenden Kategorien mit der Zeit vergessen wird.
3. jeder Beurteiler muß sich genau an die abgesprochenen Lernziele halten.

Nach kurzer Anwendungszeit des Bogens merkten wir, daß er uns die Arbeit wesentlich erleichtert. Die Beurteilung wurde versachlicht und beschränkte sich auf das Wesentliche. Doch trotz ausführlicher Absprache innerhalb des Kollegiums faßten wir manche Beobachtungskriterien unterschiedlich auf. Gerade bei der Besprechung einzelner „Fälle" kamen wir nur durch heftigste Diskussionen zu einer Einigung. Die Schwierigkeiten lagen zumeist beim Zuordnen. Oder wir waren uns nicht einig über die Gleichwertigkeit einzelner Lernziele: Sind z. B. „einfache" Techniken wie passives Bewegen gleich zu beurteilen wie „schwere" wie beispielsweise PNF?

Schwierig zu beurteilen sind für mich nach wie vor die Punkte: „Überwinden von Schwierigkeiten" und „Zuwendung zum Patienten". Ich bin mir klar darüber, daß diese Kriterien nur schwer objektivierbar sind. Denn das Verhalten eines Patienten kann für *einen* Schüler als schwierig gelten, für einen *anderen* dagegen problemlos sein. Genauso gelten natürlich die unterschiedlichen Empfindungen bei Schüler und Lehrer.

Ebenso bei der Zuwendung zum Patienten. Sicher gibt es Grundsätze beim respektvollen Verhalten zum Patienten. Aber ich bin mir manchmal unsicher, ob ich wirklich objektiv versuche zu urteilen. Oder versuche ich nur, den Schüler dahingehend zu beeinflussen, meine Vorstellungen von Verhaltensweisen anzunehmen?

Nun zu den Ausprägungsgraden schwach — mittel — stark. Sie bereiteten uns anfangs große Probleme. Wir waren zunächst der Ansicht, daß eine Notenskala präziser sei. Wir stellten allerdings bald fest, daß die neue Art der Bewertung für den Schüler viel transparenter ist. Denn zu jedem Kriterium müssen wir genau Auskunft geben, wie das Leistungsergebnis zustande kommt.

Leider treten trotz ausführlicher Besprechungen bei den Schülern große Schwankungen bezüglich der Wertigkeit auf. D. h. liegt ein Schüler leistungsmäßig im „Mittel", unterscheiden sich häufig die Vorstellungen, was dieses Mittel bedeutet. Manche Schüler setzen die Ausprägungsgrade weiterhin in Noten um. Aber auch im Kollegium hatten wir Probleme, das Mittel nach oben und unten abzugrenzen.

In der Praxis verwenden wir den Beurteilungsbogen nach jeder vollständig protokollierten Behandlung. Der Ablauf dieser Behandlung wird mit dem Schüler besprochen und bewertet. Natürlich werden nur die Beobachtungskriterien herangezogen, die in der Behandlung tatsächlich vorkommen. Der Durchschnitt aller Beurteilungen ergibt die Gesamtbewertung während eines Klinikpraktikums. Um die Durchschnittsleistung eines Schülers in allen Klinikbereichen zu ermitteln, werden alle Gesamtbeurteilungen zusammen ausgewertet.

Zusammenfassend läßt sich sagen, daß wir trotz aller anfänglichen Probleme gute Erfahrungen mit dem Heidelberger Modell gemacht haben. Unsere Beurteilungen sind einheitlicher geworden. Sie beziehen sich immer auf dieselben Kriterien und werden durch die lernzielorientierten Inhalte versachlicht. Wir sind gezwungen, uns ständig mit unserer Art der Beurteilung auseinanderzusetzen. Und wir können dem Schüler besser erklären, wie seine Beurteilung zustande kommt. Nach Angaben der Schüler sind es diese Erklärungen, die ihnen ihr sachliches Fehlverhalten klarmachen. Sie sind sich einig, daß diese Art der Beurteilung sie in ihrer Orientierung zur Leistung weiterbringt.

Hannelore Güth
Schule für Krankengymnastik
Wartweg 50
6300 Gießen

36 Unterschiede in der krankengymnastischen Ausbildung innerhalb der Europäischen Gemeinschaft

Hildegard Lehmann, Bayreuth

Das Thema „Unterschiede in der krankengymnastischen Ausbildung innerhalb der Europäischen Gemeinschaft" kann in den 7 Minuten nur als grober Überblick abgehandelt werden.
Ich habe die 8 Berufsverbände für Krankengymnastik, Physiotherapie und Kinesitherapie innerhalb der EG angeschrieben und nach Anzahl der Schulen für die Fachrichtung Krankengymnastik, der Ausbildungsdauer und der Unterrichtsfächer befragt.
In der EG gibt es insgesamt 206 Schulen für Krankengymnastik, Physiotherapie oder Kinesitherapie, die sich wie folgt aufteilen:

BRD und Westberlin	45
Italien	40
Frankreich	36
Großbritanien	33
Belgien	25
Niederlande	20
Dänemark	5
Irland	2
Luxemburg	0

Auf die Einwohnerzahl berechnet gibt es die meisten Schulen in Belgien, nämlich 360 000 Einwohner auf eine Schule.

Land	1 Schule / Einwohner in Mio.
Belgien	0,36
Niederlande	0,65
Dänemark	1
BRD und Westberlin	1,35
Italien	1,37
Frankreich	1,42
Großbritanien	1,70
Irland	2,50

Die deutschen Massageschulen sind in diesem Überblick nicht berücksichtigt.
In allen Ländern dauert die Ausbildung 3 Jahre, ausgenommen die Niederlande mit einer 4jährigen Ausbildung; wobei die rein schulische Ausbildung ohne Patientenbehandlung 2 Jahre dauert und 2 Jahre Praktikum mit begleitendem Unterricht folgen.
Die Abschlußprüfung wird immer am Ende der gesamten gesetzlich vorgeschriebenen Ausbildungszeit abgelegt — also nach der schulischen Ausbildung und nach dem Praktikum.
Die Bundesrepublik ist das einzige Land, in dem die Abschlußprüfung vor dem Praktikum abgenommen wird.
Nach jedem Ausbildungsjahr werden Zwischenprüfungen abgehalten, die zur weiteren Fortsetzung der Ausbildung berechtigen. Diese Zwischenprüfungen sind in unserer Ausbildungs- und Prüfungsordnung nicht vorgesehen.
Anschließend möchte ich Ihnen die Anteile der schulischen Ausbildung und des Praktikums in Prozentwerten aufzeigen.

Land	Anteil der schul. Ausb.	Praktikum
	%	%
Großbritannien	72	28
Irland	72	28
BRD und Westberlin	67,5	32,5
Belgien	66	34
Niederlande	66	60

in Großbritannien und Irland überwiegt die schulische Ausbildung. In Frankreich hat das Praktikum mit 60% den Vorrang.

Die schulische Ausbildung unterscheidet sich vor allem im praktischen Unterrichtsbereich. In den deutschen Schulen liegt der Schwerpunkt der praktischen Ausbildung in der Vermittlung krankengymnastischer Techniken. Nach einer Umfrage 1976 nehmen die krankengymnastischen Techniken ⅔ des praktischen Unterrichts ein, die unterstützenden und ergänzenden Maßnahmen wie Massage, Hydrotherapie und Elektrotherapie nur ⅓.

In allen anderen Ländern der EG wird im Verhältnis zur Bewegungstherapie am Kranken mehr Massage, Hydrotherapie und Elektrotherapie unterrichtet, wie die Stundentafeln angeben. Hier gibt es die Ausbildung zum Masseur als eigenständigen Berufszweig nicht. Für den theoretischen Bereich ist als wesentlicher Unterschied zu nennen, daß die Psychologie, Didaktik und Methodik als eigenständige Unterrichtsfächer gelehrt werden, soweit sie für die Patientenbehandlung von Bedeutung sind. Bei uns werden Psychologie, Didaktik und Methodik nur innerhalb des praktischen Unterrichts vermittelt.

Mit 40 Wochenstunden Unterricht und Praktikum werden die Schüler in der Bundesrepublik Deutschland am stärksten gefordert. In den anderen Ländern werden die Schüler nur durchschnittlich 34 Wochenstunden unterrichtet. Bei uns erhalten die Schüler 6 Wochen Ferien im Jahr, in den übrigen Ländern der EG 11 Wochen.

Zusammenfassend ist zu sagen, daß bei uns die rein krankengymnastischen Fächer im Vergleich zu den anderen Ländern eine größere Bedeutung haben. Die Pädagogik und Psychologie sollten auch bei uns als eigenständige Unterrichtsfächer angeboten werden.

H. Lehmann
Städt. Berufsfachschule f. Krankengymnastik
K.-Hugel-Str. 14
8580 Bayreuth

37 Aufnahmebedingungen zur Ausbildung als Krankengymnast in der Europäischen Gemeinschaft

Susanne Brinkmann, Aachen

An der Ausbildung zum Krankengymnasten ist vieles noch verbesserungswürdig, vieles noch zu vereinheitlichen. Es wäre schön, wenn die Vereinheitlichung nicht nur „regional" steckenbleiben würde, sondern es in irgendwelchen fernen Tagen einmal möglich sein könnte, als Krankengymnast in einem Land der Wahl, zumindest in den Ländern der EG, seinem Beruf nachgehen zu können. Grundvoraussetzung zur Verwirklichung dieses *Zukunftstraumes* ist meines Erachtens eine mehr oder minder einheitliche europäische Berufsausbildung zum Krankengymnasten und einheitliche Aufnahmekriterien zur Ausbildung.

Hiermit bin ich bereits mitten in meinem Thema: „Aufnahmebedingungen zur krankengymnastischen Ausbildung in den Ländern der EG."

Wie Sie immer wieder heraushören werden, betreffen die meisten Aufnahmekriterien — gesetzlich geregelt oder nicht — schulische Vorbildungen, Mindestalter zu Ausbildungsbeginn, vorher geleistete Praktika und ärztliche Gesundheitszeugnisse.

Beginnen möchte ich in der Darstellung der Aufnahmebedingungen der neun EG-Staaten mit unserem Heimatland Deutschland. Hier sind Ausbildung und folgende Voraussetzungen zur Zulassung an einer Krankengymnastikschule gesetzlich geregelt:
1. Als schulische Voraussetzung wird die erfolgreich abgeschlossene Realschulbildung oder eine mindestens gleichwertige Schulbildung verlangt.
   Hierbei ist diese sog. Gleichwertigkeit vor allem in den naturwissenschaftlichen Fächern (Physik, Chemie, Biologie) entscheidend.
2. Die körperliche Eignung vor Berufausübung muß durch Vorlage eines ärztlichen Zeugnisses nachgewiesen werden.
3. Nicht gesetzlich gefordert, aber von den meisten deutschen Lehranstalten erwünscht sind mindestens 3monatige Krankenpflegepraktika vor der Ausbildung und das Mindestalter von 18 Jahren zu Ausbildungbeginn.
   Die meisten Schulen erheben darüber hinaus Zusatzbedingungen wie z. B. Durchschnittsnoten in naturwissenschaftlichen und sportlichen Fächern und das Bestehen ihres speziellen Aufnahmeverfahrens, um durch diese weiteren Aufnahmebedingungen Herr über die Bewerberflut zu werden.

Welche Bedingungen stellen nun die Nachbarstaaten?

In den *Benelux-Staaten* stellt *Luxembourg* die Bedingung einer 13jährigen schulischen Vorbildung. Dieses Kriterium ist aber wohl mehr zukunftsweisend zu verstehen; denn noch hat Luxembourg keine eigene Krankengymnastikschule!

In den *Niederlanden* sind Ausbildung und deren Voraussetzungen ebenfalls gesetzlich geregelt:
Hier reicht allerdings die Realschulbildung nicht, der Bewerber muß mindestens ein VWO- oder HVO-Diplom vorweisen können, das einem Niveau zwischen Realschule und Gymnasium entspricht. In Sonderfällen werden Ausnahmen von dieser Bestimmung gemacht, wenn der Bewerber eine entsprechende, abgeschlossene Berufsausbildung nachweisen kann.

Darüber hinaus muß der niederländische Bewerber wie der deutsche ein ärztliches Gesundheitszeugnis über seine Eignung zur Berufsausübung vorweisen, um alle Zulassungsbedingungen zu erfüllen.

In *Belgien* stellen beide Schultypen, die staatlichen und die vier belgischen Universitäten, die die staatliche Ausbildungsform umgehen, die gleichen Aufnahmebedingungen: Absolvierte 6 Schuljahre an einer école primaire sowie 6 Jahre an einer weiterführenden Schule, einer école sécondaire. Es wird positiv bewertet, wenn der Bewerber in der weiterführenden Schule Fächerkombinationen in Hinblick auf seinen späteren Beruf gewählt hat. Weiter wird lediglich ein Mindestalter von 18 Jahren zu Ausbildungsbeginn gefordert.

In *Frankreich* sind die Ausbildungsbedingungen zum Masseur-Kinesithérapeute ebenfalls gesetzlich geregelt. Hier wird das erfolgreich abgeschlossene Abitur, ein Mindestalter von 17—18 Jahren sowie das Bestehen einer Aufnahmeprüfung vorausgesetzt.

In *Italien* gibt es keine offiziellen, gesetzlich geregelten Aufnahmebedingungen für die „Terapisti della Riabilitazione". Die meisten Schulen verlangen aber lediglich eine etwa dem Abitur entsprechende schulische Vorbildung und ein Mindestalter von 18 Jahren, ehe sie den Bewerber aufnehmen.

Ungemein genau stellen sich die Bedingungen — zumindest bezüglich der schulischen Vorbildung — dar, die der *englische und nordirische* Gesetzgeber stellt.
Nur so viel sei gesagt: Je weniger englisch (sondern vielleicht schottisch oder nordirisch) der Bewerber, um so mehr Qualifikationen müssen nachgewiesen werden.
Mindestens das „General Certificate of Education", mindestens der „Grade A, B oder C" in genau vorgegebenen Fächern, oder aber das Northern Ireland Certificate oder aber eine Bescheinigung über bestandene Zulassungsprüfungen zur Universität von Cambridge gemeinsam mit dem allgemeinen Schulzeugnis, frei übersetzt: der englische Bewerber muß eine höhere Schulbildung etwa vom Niveau zwischen Realschule und Abitur vorweisen können.
Es gibt auch Ausnahmen von dieser Regelung, etwa, wenn der Bewerber eine bereits abgeschlossene Berufsausbildung oder das mit gutem Erfolg bestandene Reifezeugnis vorweisen kann.
Von ausländischen Bewerbern wird darüber hinaus ein Zeugnis über Englisch-Kenntnisse verlangt, hier gilt dann auch nur das „General Certificate of Education pass in English Language" oder das „Certificate of Proficiency in English" der Universität von Cambridge. Außerdem muß der Bewerber mindestens 18 Jahre alt sein, es sei denn, er hat sehr gute schulische Leistungen vorzuweisen, dann wird er auch schon mit 17 Jahren angenommen. Er darf aber auch nicht älter als 35 Jahre sein!
In England wird die Zulassung zentral in die Wege geleitet, der Bewerber übergibt seine Unterlagen zu einem bestimmten Termin dem sogenannten „Physiotherapy Training Clearing House", das die Schulen seiner Wahl anschreibt.
Die endgültige Auswahl des Schülers untersteht dann allerdings der Verantwortlichkeit des Schulleiters und dessen Entscheidung ist verbindlich.

Auch das letzte zu besprechende Land, *Dänemark,* hat gesetzlich geregelte Zulassungsbedingungen, hier reichen folgende schulische Vorbildungen:
Das Abitur, höhere Vorbereitungsexamina für die Studienzulassung, höhere Handelsschulexamina, Realschulexamina mit Mathematik sowie erweiterte Volksschulabschlüsse.

Von den bis zu 10% zugelassenen nichtdänischen Bewerbern wird ein Examen verlangt, das durch ein gesetzliches Abkommen geregelt — zu weitergehender Ausbildung berechtigt und zusätzlich eine während der Aufnahmeprüfung an der KG-Schule bestandene Prüfung in Dänisch. Ausländer werden darüber hinaus auf ihre Einstellung zu Dänemark, und warum sie gerade hier die Ausbildung machen wollen, überprüft.

Weiteres Aufnahmekriterium ist die bei der Bewerbung vorzulegende, über Lohnstreifen und Arbeitsgeberbescheinigung nachzuweisende, mindestens 9monatige vorherige Erwerbstätigkeit des Bewerbers, die nicht Teil einer Berufsausbildung gewesen sein darf. Militär- bzw. Zivildienst werden anerkannt.

Darüber hinaus muß der Bewerber in Dänemark 19 Jahre alt sein, ehe er sich zu festgesetzten Terminen an den Schulen seiner Wahl bewirbt.

Nach dieser Fülle von Einzelinformationen kann man zusammenfassend feststellen:
Die meisten Länder verlangen gesetzlich geregelte schulische Vorbildungen etwa vom Niveau zwischen Realschulabschluß und Abitur und ein Mindestalter um etwa 18 Jahre. Einige wenige stellen Zusatzbedingungen wie ärztliches Gesundheitszeugnis, vorher abgeleistete Praktika.
Und überall dort, wo die Anzahl der Bewerber über der der Ausbildungsplätze liegt, werden zusätzliche Aufnahmeprüfungen an den einzelnen KG-Schulen durchgeführt.
Aber Sie sehen, wie wenig einheitlich die Bedingungen letztendlich sind und Vereinheitlichung mit dem Ziel der Verbesserung tut not — wie eingangs angesprochen.

S. Brinkmann
Staatl. anerk. Lehranstalt f. Krankengymnastik
Technische Hochschule
Goethestr. 27
5100 Aachen

Quellennachweise und Adressen:

Deutschland: „Blätter zur Berufskunde — Krankengymnast" Hrsg.: Bundesanstalt für Arbeit, Nürnberg, im Einvernehmen mit dem Deutschen Verband für Physiotherapie
Verfasser: Frau Antje Hüter.

Informationen über die anderen Länder:
Luxembourg: Gleiche Adresse wie die 2. Adresse von Dänemark.
Belgien: Association des Kinésithérapeutes de Belgique, Av. Adolphe Buyl 29 A, Brüssel, 1977
Niederlande: Nederlands Genootshap voor Fysiotherapy, Van Hogendorplaan 8, Amersfort, 1974
Frankreich: Fédération Francaise des Masseur Kinésithérapeutes Rééducateurs, 9 rue des Petits-Hôtels, Paris 10e
École des Masso-Kinésithérapie et Rééducation de l'Assistance publique de Paris.
Hôspital Cariboisiére,
6, rue Guy — Patin, Paris 10e

Italien: Associazione Italiana Terapisti della Riabilitiazone, Milano, 1978,
Frau Inge Kallen, Krankengymnastin, Via Dell' Agora 50
04100 Latina
England/Irland: Careers in the Health Service — Physiotherapist —
prepared by the Department of Health and Social Security, the Home and Health Department, Nov. 1978
Cartered Society of Physiotherapy, 1977
Dänemark: Broschüre des Dänischen Innenministeriums, Knud Enggaard, Mai 1979
Standing Liaison Comittee of Physiotherapists. Within the Economic Community, Mrs. Elisabeth Haase
General Secretary
c/o Danske Fysioterapeuter, Nannasgade 28, Kopenhagen
(von hier stammen auch viele der Informationen über die anderen Länder)

38 Einsatz des Biofeedback-Innervationstrainings bei Inaktivitätsatrophie

Heidrun Frohse, H. Röver, Hannover

Biofeedback-Verfahren werden seit ca. 20 Jahren hauptsächlich in den USA als EMG-Feedback und EEG-Feedback im Bereich der Psychosomatik und Neurologie therapeutisch angewandt. Die Körperfunktionen des Patienten, die normalerweise nicht oder kaum wahrnehmbar sind, werden bei diesem Verfahren meßtechnisch erfaßt, elektronisch verarbeitet und über eine optische und akustische Anzeige dargestellt.

Seit Beginn des Jahres 1979 wurde in der Abteilung Physikalische Medizin und Rehabilitation in Hannover ein jeweils 10tägiges isometrisches Biofeedback-Innervationstraining an knie- und hüftoperierten Patienten durchgeführt.

Jeder, der sich mit der postoperativen Therapie von knieverletzten Patienten beschäftigt, weiß, wie schwer den Patienten in der ersten postoperativen Phase die Innervation des Quadriceps fällt. Der Grund dafür ist die reflektorische Hemmung der Muskelinnervation beim verletzten bzw. operierten Knie, die durch unkontrolliertes isometrisches Training nur langsam zu überwinden ist (1). Außerdem fehlt dem Patienten oft die Motivation für ein selbständiges isometrisches Training.

Die Effektivität des Feedback-Innervationstrainings wurde durch Auswertung von 25 Trainingsprotokollen knieoperierter Patienten überprüft.
Bei dem 20minütigen täglichen Training können die liegenden Patienten zu jeder Zeit das jeweilige Innervationspotential, welches als Summenpotential durch 2 Meß- und 1 Bezugelektrode von der Quadricepsoberfläche abgenommen wird, sowie die Zeit, die ein vorher eingespeichertes Trainingspotential überschritten hat, ablesen. Dieser Trainingswert ergibt sich aus dem Mittel von 10 vor dem Training durchgeführten Maximalspannungen minus 15 %. Der Patient wird aufgefordert, diese Schwelle so lange und so oft wie möglich zu überschreiten. Die Zeit, die das vom Patienten erbrachte Innvervationspotential den Schwellenwert überschreitet, das höchste Innervationspotential eines jeden Tages und die zu Beginn und am 3., 6., und 10. Tag durch ein Dynamometer bestimmte Quadricepszugkraft wird im Trainingsprotokoll festgehalten.

Folgende Ergebnisse brachte das Training:
Das Innervationspotential stieg in den ersten 4 bis 5 Tagen steil an (30 μV). In dieser Zeit werden die durch reflektorische Hemmung nicht an der Kontraktion teilhabenden motorischen Einheiten aktiviert. Diese Aktivierung ist am 8. Tag des Trainings nahezu abgeschlossen. Insgesamt erhöht sich das Innervationspotential in dieser Zeit durchschnittlich um 224 %. Bei weiterem Training würde die Kurve aber wieder abfallen, da es zu einem späteren Zeitpunkt zu einer Desynchronisierung der motorischen Einheiten im Sinne einer Ökonomisierung der Muskelarbeit kommt (2).

Die durchschnittliche Zugkraft der Patienten stieg während der ersten Hälfte des Trainings kräftig an (3,2 kp/Tag), während sie sich in den letzten Tagen nur noch langsam erhöhte (0,35 kp/Tag). Diese Kurve würde natürlich auch weiterhin ansteigen.
Die bei diesen Mittelwerten auftretenden großen Standardabweichungen sind durch das unterschiedliche Patientenkollektiv zu erklären. So nahmen am Training z. B. ältere Patien-

ten teil, die am Ende des Trainings ein maximales Innervationspotential von 100 μV erreichten, andererseits aber auch Sportler, die mit ihrer atrophierten Muskulatur schon zu Beginn ein Innervationspotential von 380 μV erreichten.

Bei den großen Abweichungen innerhalb des Patientenkollektivs ist weiter zu differenzieren: Der Trainingserfolg von Patienten mit einem maximalen Innervationspotential bis 220, 400 und 800 μV wird im Vergleich zur untrainierten Seite betrachtet:
Je höher das maximale Innervationspotential zu Beginn des Trainings ist, um so schneller ist es dem Patienten möglich, sowohl das maximale Innervationspotential als auch die maximale Zugkraft der gesunden Seite zu erreichen und sogar zu übertreffen.

Während die Gruppe, die das Training bei durchschnittlich 50 μV beginnt, weder das maximale Innervationspotential noch die maximale Zugkraft der gesunden Seite erreicht, gelang dieses den Patienten mit einem Anfangspotential von 120 μV bzw. 280 μV. In der Gruppe 3 sind ohne Ausnahme Patienten, die vor der Operation sportlich tätig gewesen sind.

Es folgt daraus, daß es Patienten mit ausreichend vortrainierter Muskulatur durch ein 10tägiges Myofeedback-Training möglich ist, sowohl das maximale Innervationspotential als auch die maximale Zugkraft der gesunden Seite zu erreichen und zu übertreffen. Für die Praxis bedeutet das, daß ein Muskeltraining zur Steigerung des Innervationspotentials schon vor einem operativen Eingriff unerläßlich ist, um postoperativ in kurzer Zeit die Muskelkraft der gesunden Seite zu erreichen.

Zusammenfassend hat das Myofeedback-Innervationstraining folgende Vorteile:
1. Das Training kann in jeder Rehabilitationsphase durchgeführt werden, sogar durch ein Gipsfenster.
2. Bei den meisten Patienten reicht ein 8tägiges Training aus, um sowohl das Innervationspotential als auch die maximale Zugkraft der nicht atrophierten Seite zu erreichen.
3. Der Patient ist motiviert, das isometrische Innervationstraining durchzuführen, da er zu jeder Zeit sein Innervationspotential und dessen Zuwachs kontrollieren kann.
4. Das Training ist nicht zeitaufwendig; die Patienten gewinnen dabei das richtige Gefühl für die Innervation und können zu Hause effektiv weiter trainieren.
5. Für die Krankengymnastin ist die Behandlung zeitsparend, weil sie nur zu Beginn der Therapie die Elektroden anlegt und anschließt; das eigentliche Training kann der Patient anschließend allein durchführen.

Abschließend ergibt sich also ein gelenkschonendes, ökonomisches Verfahren, welches am Anfang einer Rehabilitationskette steht, dem aber dynamische und koordinative Schulung folgen müssen.

Heidrun Frohse, Henner Röver
Abteilung Physikalische Medizin und Rehabilitation
der Medizinischen Hochschule
Hannover
Karl-Wiechert-Allee 9,
3000 Hannover 61

Literatur

1. Stener, B.,
Experimental Evaluation of the Hypothesis of ligamento-muscular Protective Reflexes, Acta Physiol. Scan **48**, 166 (1959)
2. G. Friedebold, H. Stoboy, W. Nüßgen
Isometrisches Training und elektrische Aktivität bei der Inaktivitätsatrophie des Skelettmuskels, Zeitschrift. f. d. gesamt. exp. Med. **129**, 401—411 (1957

Referentenverzeichnis

Altmann Jutta, Med. techn. Ass.
Bundesvorsitzende des Deutschen Verbandes Techn. Assistenten in der Medizin e. V.
Offenbachstr. 15a, 4800 Bielefeld 14
Altmann Mariette
Krankengymnastin
Beltweg 20, 8000 München 40
Aufschnaiter von Dorit
Krankengymnastin
Heinrich-Heine-Str. 12, 2800 Bremen 1
Bartmes-Kohlhaußen Barbara
Krankengymnastin
Lehranstalt für Krankengymnastik,
Klinikum der Stadt Mannheim
Käfertaler Str. 162, 6800 Mannheim 1
Baumann W., Prof. Dr. rer. nat.
Deutsche Sporthochschule Köln,
Institut für Biomechanik
Carl-Diem-Weg, 5000 Köln 41
Bingel Gerda,
Krankengymnastin
Deutsches Herzzentrum, Klinik für Herz- und Kreislauferkrankungen,
Lothstr. 11, 8000 München 2
Brecht Doris,
Krankengymnastin
Staatl. Schule für Krankengymnastik am Klinikum der Justus-Liebig-Universität,
Wartweg 30, 6300 Gießen
Brinkmann Susanne
Krankengymnastin
Staatl. anerk. Lehranstalt für Krankengymnastik an der Abt. Orthopädie der Medizinischen Fakultät der Rhein.-Westf. Technischen Hochschule
Goethestr. 27–29, 5100 Aachen
Brokmeier Alf-Anso
Krankengymnast
Todtglüsinger Str. 22 b, 2117 Tostedt
Brünger Barbara
Krankengymnastin
Abteilung für Kardiochirurgie der Universitätsklinik Köln – Physikalische Therapie
Josef-Stelzmann-Str. 9, 5000 Köln 41
Dahmen G., Prof. Dr. med.
Direktor der Orthopädischen Universitäts-Klinik und -Poliklinik Eppendorf
Martinistr. 52, 2000 Hamburg 20
Dangelat Dorothea
Krankengymnastin
Orthopädische Universitäts-Klinik Eppendorf,
Martinistr. 52, 2000 Hamburg 20
Donhauser-Gruber Ute
Krankengymnastin
Von-der-Tann-Str. 150, 8500 Nürnberg

Dymczynski Margot
Krankengymnastin,
Universitäts-Kinderklinik, 6650 Homburg/Saar
Ehrenberg Hilla
Krankengymnastin
Keesburgstr. 38, 8700 Würzburg
Engelke Beatrice
Krankengymnastin
Admiralitätsstr. 71/72, 2000 Hamburg 11
Erhard Anne
Krankengymnastin
Staatl. anerk. Schule für Krankengymnastik am Orthop. Rehabilitationszentrum Annastift e. V.
Heimchenstr. 1–6, 3000 Hannover 61
Fehlig B., Dr. med., Chefärztin
Kinderkrankenhaus Seehospiz
»Kaiserin Friedrich«
Benekestr. 27, 2982 Norderney
Flügge Christel
Krankengymnastin
Siebengebirgsallee 49, 5000 Köln 90
Friedrich K.-W.
Masseur und med. Bademeister
Techn. Direktor der Sebastian-Kneipp-Schule,
8939 Bad Wörishofen
Frisch H., Dr. med.
Facharzt für Orthopädie
1. Vorsitzender der Deutschen Gesellschaft für Manuelle Medizin –
Ärzteseminar Hamm (FAC) e. V.
Ostenallee 80, 4700 Hamm
Frohse Heidrun
Krankengymnastin
Medizinische Hochschule Hannover,
Abt. Physikalische Medizin und Rehabilitation
Karl-Wiechert-Allee 9, 3000 Hannover 61
Graebener Barbara
Krankengymnastin
Jahnstr. 6, 7000 Stuttgart 70
Grete Jürgen
Krankengymnast
Rommel-Klinik
Bätznerstr. 96, 7547 Wildbad
Grossmann Annemarie
Krankengymnastin
Alois-Schnorr-Str. 3, 7813 Staufen
Güth Hannelore
Krankengymnastin
Staatl. Schule für Krankengymnastik am Klinikum der Justus-Liebig-Universität
Wartweg 30, 6300 Gießen
Haeusermann U., Dr. med.
Facharzt für Orthopädie
Tangstedter Landstr. 77, 2000 Hamburg 62

Heinrichs Ursula
Krankengymnastin
Staatl. anerk. Schule für Krankengymnastik am Orthop. Rehabilitationszentrum Annastift e. V.
Heimchenstr. 1–6, 3000 Hannover 61
Henatsch H.-D., Prof. Dr. med.
Direktor des Physiologischen Instituts der Universität Göttingen,
Lehrstuhl II
Humboldtallee 7, 3400 Göttingen
Heuer Birgit
Krankengymnastin
Neurol. Universitäts-Klinik Tübingen
Staufenstr. 10, 7400 Tübingen
Hipp Maria, Hebamme
Vorsitzende des Verbandes Deutscher Anstaltshebammen e. V.
Universitäts-Frauenklinik
7800 Freiburg i. Br.
Hippler-Beth Hildegund
Krankengymnastin
Moritzstr. 16, 6200 Wiesbaden
Hirsch Susanne
Krankengymnastin
Staatl. Berufsfachschule für Krankengymnastik an der Universität München
Marchioninistr. 15, 8000 München 70
Hofmann Hergard
Krankengymnastin
Chirurgische Universitätsklinik Köln
Josef-Stelzmann-Str. 9, 5000 Köln 41
Hüter Antje, Krankengymnastin
Staatl. anerk. Schule für Krankengymnastik a. d. Orthop. Klinik u. Poliklinik der Universität Heidelberg, Schlierbacher Landstr. 200a, 6900 Heidelberg 1
Innenmoser J., Dr. rer. nat., Dozent
Institut für Rehabilitation und Behindertensport der Deutschen Sporthochschule Köln
Carl-Diem-Weg, 5000 Köln 41
Ipsen Nele
Krankengymnastin
Krankengymnastikschule am Klinikum der Johannes-Gutenberg-Universität Mainz
Am Pulverturm 13, 6500 Mainz
Jaeger Ingrid
Krankengymnastin
Süderfeldstr. 41, 2000 Hamburg 54
Jochheim K.-A., Prof. Dr. med.
Leiter des Rehabilitationszentrums der Universität zu Köln
Lindenburger Allee 44, 5000 Köln 41
Keil Elisabeth
Krankengymnastin
Kinderkrankenhaus Seehospiz
»Kaiserin Friedrich«
Benekestr. 27, 2982 Norderney

Keller Mechthild
Krankengymnastin
Städt. Krankenhaus Köln-Holweide
Neufelder Str. 32, 5000 Köln 80
Kosel H., Stud.-Prof. Dr.
Deutsche Sporthochschule Köln
Carl-Diem-Weg, 5000 Köln 41
Krahmann Hella
Krankengymnastin
Krankengymnastikschule am Klinikum der Albert-Ludwigs-Universität Freiburg i. Br.
Fehrenbachallee 8, 7800 Freiburg i. Br.
Krummrei Jürgen
Krankengymnast
Hohenzollernring 19, 2000 Hamburg 50
Kuprian Werner
Krankengymnast
Altkönigstr. 46, 6240 Königstein
Lehmann Helgard
Krankengymnastin
Städt. Berufsschule für Krankengymnastik
Karl-Hugel-Str. 14, 8580 Bayreuth
Liebenstund Ingeborg
Krankengymnastin, Staatl. Berufsfachschule für Krankengymnastik an der Universität München
Marchioninistr. 15, 8000 München 70
Lieske Ingrid
Krankengymnastin
Berufsgenossenschaftliches Unfallkrankenhaus Hamburg
Bergedorfer Str. 10, 2050 Hamburg 80
Maltusch Frauke
Krankengymnastin
Bundeswehrkrankenhaus
Lesserstr. 180, 2000 Hamburg 70
Martens Heidi
Krankengymnastin
Staatl. anerk. Krankengymnastikschule am Oskar-Helene-Heim, Orthop. Klinik und Poliklinik der Freien Universität Berlin
Clay-Allee 229, 1000 Berlin 33
Marx Marianne
Krankengymnastin
Trierer Str. 2, 6601 Heusweiler
Meissner Lutz
Krankengymnast
Leipziger Str. 16, 6400 Fulda
Miehlke K., Prof. Dr. med.
Facharzt für Innere Medizin
Chefarzt der Rheumaklinik Wiesbaden
Leibnizstr. 23, 6200 Wiesbaden
Neuhaus Rosemarie
Krankengymnastin
Kreiskrankenhaus München-Pasing
Steinerweg, 8000 München 60
Niggemeier Anneliese
Krankengymnastin, Krankengymnastikschule am

Klinikum der Johannes-Gutenberg-Universität
Mainz
Am Pulverturm 13, 6500 Mainz
Orth Heidi
Krankengymnastin
Fr.-Löffler-Weg 40, 3300 Braunschweig
Palstring von Christa
Krankengymnastin
Lehranstalt für Krankengymnastik am Universitätskrankenhaus Eppendorf
Martinistr. 52, 2000 Hamburg 20
Peterson Frauke
Krankengymnastin
Rommel-Klinik
Bätznerstr. 94/96, 7547 Wildbad
Plate Maria
Krankengymnastin
Lehranstalt für Krankengymnastik am Universitätskrankenhaus Eppendorf
Martinistr. 52, 2000 Hamburg 20
Plodek Sonja
Krankengymnastin
Lehranstalt für Krankengymnastik
Klinikum der Stadt Mannheim,
Käfertaler Str. 162, 6800 Mannheim
Rasch Ute
Krankengymnastin
Medizinische Hochschule Hannover
Abt. Physikalische Medizin und Rehabilitation
Karl-Wiechert-Allee 9, 3000 Hannover 61
Reichel Hilde Sabine
Krankengymnastin
Belgradstr. 5a, 8000 München 40
Recklies Karin
Krankengymnastin
Staatl. anerk. Lehranstalt für Krankengymnastik
Dr. Lubinus
Dahlmannstr. 1–3, 2300 Kiel 1
Röttger Gertrud
Krankengymnastin
Prälatenweg 12, 8120 Weilheim
Runge Helga
Krankengymnastin
Ebertallee 205, 2000 Hamburg 52
Schäfer Elke
Krankengymnastin
Dachswaldweg 93, 7000 Stuttgart 80
Schilling F., Prof. Dr. phil.
Fachbereich Erziehungswissenschaften der Philipps-Universität – Fachrichtung Sportwissenschaft
Barfüßerstr. 1, 3550 Marburg
Schmid-Carlshausen Ute
Beschäftigungstherapeutin
Berufsgenossenschaftliches Unfallkrankenhaus
Hamburg, Abteilung Beschäftigungstherapie
Bergedorfer Str. 10, 2050 Hamburg 80

Schmidt F. L., Dr. med.
Leitender Arzt der Klinik Lipperland der Bundesversicherungsanstalt für Angestellte
Am Ostpark 1, 4902 Bad Salzuflen 1
Schmidt Wiltrud
Krankengymnastin
Südl. Hauptstr. 7, 8183 Rottach-Egern
Schneider Anneliese, Dr. med.
Chefärztin der Orthopädie, Leiterin der Abteilung für Physikalische Therapie, Eifelhöhenklinik,
Rehabilitationszentrum, 5376 Marmagen
Schoot van der, P., Prof. Dr.
Institut für Rehabilitation und Behindertensport der Deutschen Sporthochschule Köln
Carl-Diem-Weg, 5000 Köln 41
Schröder Irene
Krankengymnastin
Aggertalklinik, 5250 Engelskirchen
Schuh Ilse
Krankengymnastin
Kirchlicher Verein für weibliche Diakonie
in Hamburg e. V. Richard-Remé-Haus
Farmsener Landstr. 71–75, 2000 Hamburg 67
Sennewald H., Prof. Dr. phil.
Direktor des Instituts für Pädagogische Psychologie der Johann Wolfgang Goethe-Universität
Senckenberganlage 31, 6000 Frankfurt/M.
Siemon G., Dr. med., Priv.-Doz.
Chefarzt der Fachklinik für Erkrankungen der Atmungsorgane
Ludwigstr. 68, 8405 Donaustauf
Sommerwerck D., Dr. med.
Leiter des Labors für Herz- und Lungenfunktion,
Krankenhaus Großhansdorf der LVA Hamburg
Wöhrendamm 80, 2070 Großhansdorf
Stein Kitty
Krankengymnastin
Klinik für Manuelle Therapie
Ostenallee 80, 4700 Hamm 1
Stoboy H., Prof. Dr. med.
Orthop. Klinik und Poliklinik der Freien Universität
Berlin im Oskar-Helene-Heim
Clay-Allee 229, 1000 Berlin 33
Stühmer Beate
Krankengymnastin
Chirurgische Universitäts-Klinik Köln – Physikalische Therapie
Josef-Stelzmann-Str. 9, 5000 Köln 41
Teichen Christa Johanna
Krankengymnastin
Staatl. Schule für Krankengymnastik am Klinikum der Justus-Liebig-Universität Gießen
Wartweg 50, 6300 Gießen
tum Suden Anneliese
Krankengymnastin
Staatl. anerk. Lehranstalt für Krankengymnastik und Massage an der Orthop. Universitätsklinik

»Friedrichsheim«
Marienburgstr. 2, 6000 Frankfurt/M. 71
Vollmer Margarete
Krankengymnastin
Klinikum der Johann-Wolfgang-Goethe-Universität, Innere Medizin – Therapeutikum
Theodor-Stern-Kai 7, 6000 Frankfurt/M. 70
Weinrich Rosemarie, Oberin
Hauptgeschäftsführerin des Deutschen Berufsverbandes für Krankenpflege e. V.
Heinrich-Hoffmann-Str. 3, 6000 Frankfurt/M. 71
Wiraeus Lars
Krankengymnast
Herz-Kreislauf-Klinik Vebensen
Römstedter Str. 25, 3118 Bad Bevensen
Wirbser Rita
Krankengymnastin
Staatl. Rheumakrankenhaus Baden-Baden
Gernsbacher Str. 47, 7570 Baden-Baden

Wulfert Elfriede
Sozialarbeiterin (grad.)
Arbeits- und Sozialbehörde – Sozialdienst im Krankenhaus – Freie und Hansestadt Hamburg
Hamburger Straße 47, 2000 Hamburg 76
Zauner Renate
Krankengymnastin
Dorfplatz 1, 8011 Parsdorf
Zeiger Ulrike
Krankengymnastin
Staatl. Schule für Krankengymnastik am Klinikum der Justus-Liebig-Universität Gießen
Wartweg 50, 6300 Gießen
Zinke Petra
Krankengymnastin
Leiterin des Instituts für neurophysiologische Frühförderung der Stadt Neuss
Am Kivitzbusch 1, 4040 Neuss

Krankengymnastik

Zeitschrift für Physikalische Therapie, Bewegungstherapie, Massage, Prävention und Rehabilitation

Offizielles Organ des Deutschen Verbandes für Physiotherapie – Zentralverband der Krankengymnasten (ZKV) e. V.

Unentbehrliche Informationsquelle für die Krankengymnastin und den Krankengymnasten

vierteljährlich einmal mit der Schriftenfolge „Beiträge zu Unterricht und Ausbildung"

Jede Monatsausgabe KRANKENGYMNASTIK setzt sich ein Schwerpunktthema zum Ziel und die umfassende Information über

- den aktuellen Stand in den Basiswissenschaften Medizin, Pädagogik und Psychologie
- Entwicklungen und Anwendungen krankengymnastischer Techniken in allen Fachgebieten
- die neueste Fachliteratur, Kongresse, Tagungen und Veranstaltungen auf nationaler und internationaler Ebene

Außerdem veröffentlicht die KRANKENGYMNASTIK die Mitteilungen des Zentralverbandes und aller Landesverbände.

Fordern Sie Probenummer an!

Pflaum Verlag

Richard Pflaum Verlag KG
Lazarettstraße 4, 8000 München 19
Telefon (0 89) 18 60 51